AF638538

Hoffnung auf ein krebsfreies Leben

Dr. Kelly A. Turner

Hoffnung auf ein krebsfreies Leben

Aus dem amerikanischen Englisch
von Claudia Callies

IRISIANA

© der deutschen Ausgabe 2021 by Irisiana Verlag,
einem Unternehmen der Penguin Random House Verlagsgruppe GmbH,
81673 München

Die amerikanische Originalausgabe erschien 2020
bei Hay House, Inc. US unter dem Titel *Radical Hope. 10 Key Healing Factors from Exceptional Survivors of Cancer & Other Diseases*,
Copyright © 2020 by Kelly A. Turner

Die Verwertung der Texte und Bilder, auch auszugsweise, ist ohne Zustimmung des Verlags urheberrechtswidrig und strafbar.
Dies gilt auch für Vervielfältigungen, Übersetzungen, Mikroverfilmung und für die Verarbeitung mit elektronischen Systemen.

Die Penguin Random House Verlagsgruppe weist ausdrücklich darauf hin, dass im Text enthaltene externe Links vom Verlag nur bis zum Zeitpunkt der Buchveröffentlichung eingesehen werden konnten.
Auf spätere Veränderungen hat der Verlag keinerlei Einfluss.
Eine Haftung des Verlags für externe Links ist stets ausgeschlossen.

FSC
www.fsc.org
MIX
Papier aus verantwortungsvollen Quellen
FSC® C014496

Penguin Random House Verlagsgruppe FSC® N001967

1. Auflage 2021
Projektleitung: Nikola Teusianu
Übersetzung aus dem amerikanischen Englisch: Claudia Callies
Herstellung: Claudia Scheike
Lektorat: Susanne Schneider
Satz: Uhl+Massopust Aalen
Umschlaggestaltung und Konzeption: Geviert – Büro für Kommunikationsdesign München unter Verwendung eines Motivs von © Shutterstock, Chekmareva Irina
Druck und Bindung: GGP Media GmbH, Pößneck
Printed in Germany

ISBN 978-3-424-15407-8

INHALT

Vorwort

Wenn ein Arzt Ihnen sagt: »Sie haben Krebs«, versetzt Sie das erst einmal in einen Schockzustand. Ihre Amygdala – dieser Überlebensmechanismus im Gehirn, der schon unsere Höhlenmenschen-Vorfahren anschrie: »Lauf vor dem Tiger davon, jetzt!« – aktiviert die Kampf-oder-Flucht-Reaktion. Es geht nur noch ums blanke Überleben.

Die meisten neu diagnostizierten Krebspatienten berichten über eine ähnliche Erfahrung. Unabhängig davon, ob die Prognose lautet: »Sie müssen schnell operiert werden, und dann geht es Ihnen wieder gut«, oder: »Es ist unheilbar; versuchen Sie, Ihre Angelegenheiten in Ordnung zu bringen«, überfällt sie eine überwältigende Angst.

Was Betroffene und ihre Angehörigen in diesem Moment vor allem brauchen, ist Hoffnung. Sie wollen wissen, dass andere Patienten trotz ähnlicher düsterer Prognosen überlebt haben, und sie haben das instinktive Bedürfnis, solche Überlebenden zu finden.

Deshalb haben wir dieses Buch geschrieben – um Menschen, die von Krebs oder anderen Krankheiten betroffen sind, radikale Hoffnung zu geben, wenn sie sie am meisten benötigen.

Was ist eine Radikalremission?

Eine Radikalremission ist eine statistisch unerwartet auftretende Remission. Sie ist gegeben, wenn ein Patient …

1. ohne eine herkömmliche schulmedizinische Behandlung geheilt wird; oder
2. nach Ausschöpfung der schulmedizinischen Möglichkeiten zu alternativen Heilmethoden wechselt und erst dann Heilung erfährt; oder

3. sowohl herkömmliche als auch alternative Behandlungsmethoden nutzt, um eine statistisch gesehen fast unüberwindbare Erkrankung zu überstehen (eine Erkrankung mit weniger als 25 Prozent Lebenserwartung für einen Zeitraum von fünf Jahren).

Mein erstes Buch, *9 Wege in ein krebsfreies Leben*, war das Ergebnis eines Jahrzehnts der Erforschung dessen, was im medizinischen Bereich als »Spontanremission« bezeichnet wird und was ich Radikalremission nenne. Ich wollte wissen, wie es sein kann, dass jemand nach Hause geschickt wird, um an Krebs zu sterben, nur um ein Jahr später lebendig und gesund in der Arztpraxis zu erscheinen, vielleicht sogar gesünder als vor der Diagnose.

Wer waren diese wundersamen Überlebenden? Warum waren in medizinischen Fachzeitschriften mehr als tausend solcher verifizierter Fälle erwähnt und trotzdem hatte sich niemand eingehender damit befasst? Was hatten diese Menschen getan, um zu heilen, und warum wurden sie ihrer eigenen Meinung nach gesund?

Dies waren die Fragen, mit denen ich mich im Rahmen meiner Doktorarbeit an der Universität von Kalifornien in Berkeley beschäftigte. Im Laufe des nächsten Jahrzehnts wertete ich mehr als tausend wissenschaftliche Artikel über medizinisch verifizierte Spontanremissionen aus und führte ausführliche Interviews mit Hunderten von Patienten aus der ganzen Welt, denen es trotz schlechter Prognose dennoch gelang, unerwartet zu genesen. Diese Recherchen wurden zur Grundlage meiner Dissertation und schließlich auch zu der des vorliegenden Buches.

Als ich Menschen befragte, die eine sogenannte Spontanremission erlebt hatten, wurde mir schnell klar, dass »spontan« nicht der richtige Begriff dafür war. Diese Überlebenden sprachen vielmehr davon, dass sie signifikante Veränderungen im Lebensstil und Gefühlszustand vorgenommen hatten, um zu heilen. Ihre sogenannten Wunderheilungen geschahen, weil sie Körper, Geist

und Seele einem radikalen Wandel unterzogen hatten, und zwar dauerhaft. Sie stellten ihr *ganzes* Leben auf den Kopf. Dementsprechend schien mir der Begriff »Radikalremission« für das, was am Ende dieses Prozesses stand, viel passender.
Aus meinen ausführlichen Gesprächen mit Hunderten von Krebspatienten, die es entgegen aller Wahrscheinlichkeit geschafft hatten, schälten sich neun Faktoren heraus, die sie alle gemein hatten. Meine Gesprächspartner hatten nicht gewusst, dass sie die gleichen Heilungsstrategien wie andere Überlebende anwandten, und viele von ihnen hatten auch mehr als nur diese Maßnahmen ausprobiert. Allen jedoch waren neun Vorgehensweisen gemein, die die Grundlage für ihre Heilung bildeten.
Diese neun wichtigsten Heilungsfaktoren lauten wie folgt:

- Die Ernährung radikal umstellen
- Die Verantwortung für sich selbst übernehmen (sich selbst stärken)
- Der eigenen Intuition folgen
- Heilkräuter und Nahrungsergänzungsmittel nehmen
- Unterdrückte Emotionen loslassen
- Positive Emotionen verstärken
- Soziale Unterstützung zulassen
- Spirituelle Verbindung vertiefen
- Starke Gründe für das Leben haben

Diese neun Faktoren sind bereits das Thema meines Buches *9 Wege in ein krebsfreies Leben*. In diesem Buch nun möchte ich sie noch eingehender und vertiefter behandeln.

Radikalremission

Zu meiner großen Überraschung stand *9 Wege in ein krebsfreies Leben* bereits in der ersten Woche nach Erscheinen auf der Bestsellerliste der *New York Times*. Ich wurde in zahlreiche Fernseh-

und Radiosendungen eingeladen, und das Buch wurde im Laufe der Zeit in 22 Sprachen übersetzt. Offensichtlich bin ich nicht die Einzige, die vom Thema Radikalremission fasziniert ist.

Mit steigenden Verkaufszahlen wurde *9 Wege in ein krebsfreies Leben* bald zu einer Plattform für Heilung und Unterstützung. Patienten und ihre Familien baten um weitere Hilfen, und mein kleines Team und ich taten unser Bestes, um ihre Wünsche zu erfüllen. Ein viel geäußerter Wunsch von Lesern und Leserinnen waren zum Beispiel Workshops mit detaillierteren Anleitungen, wie sich das Immunsystem stärken lässt. Inzwischen bieten wir solche Kurse auf der ganzen Welt an, geleitet von unserer wunderbaren Gruppe von zertifizierten Kursleitern für Radikalremission. Menschen, die zu krank sind, um persönlich an den Workshops teilzunehmen, finden auf unserer Website einen Onlinekurs, der bequem von zu Hause (oder im Krankenhauszimmer) im individuellen Tempo absolviert werden kann. Es gab auch Anfragen nach Einzelcoachings, um das in einem Workshop angeeignete Wissen vertiefen zu können. Um diesem Wunsch nachzukommen, haben wir Gesundheitscoaches ausgebildet, die nach Bedarf persönliche oder virtuelle Sitzungen anbieten. Und natürlich sind wir dankbar dafür, dass die sozialen Medien es uns ermöglichen, mit Ihnen ins Gespräch zu kommen. Schicken Sie uns doch zum Beispiel shelfies (Fotos des Buches im Regal) unter dem Hashtag #radicalremission!

Die Fortführung der Recherchen zu Radikalremissionen hat eine hohe Priorität für mich, und deshalb erfassen mein kleiner Mitarbeiterstab und ich alle neuen Fälle, von denen wir hören, auf RadicalRemission.com. Dank unserer kostenlosen Onlinedatenbank brauchen Überlebende nun nicht mehr darauf zu warten, dass ihr Onkologe ihren Fall aufschreibt und in einer medizinischen Fachzeitschrift veröffentlicht (obwohl dies nach wie vor eine wichtige Aufgabe für Ärzte sein sollte). Stattdessen kann ein Patient, der eine Radikalremission erfahren hat, in nur zehn Minuten seine Geschichte auf unserer Website veröffentlichen. Ein

Ziel dieser Datenbank ist es, die zukünftige Forschung durch den Aufbau einer ständig wachsenden Sammlung verifizierter Fälle zu erleichtern.

Wir freuen uns, berichten zu können, dass unsere Website RadicalRemission.com seit dem Erscheinen von *9 Wege in ein krebsfreies Leben* mit immer neuen Fallberichten förmlich überschwemmt wird. In den letzten sechs Jahren haben wir jedes Jahr das *Sechsfache* der durchschnittlichen Zahl der Fälle von Radikalremissionen erfasst, die jährlich in medizinischen Fachzeitschriften veröffentlicht werden – was darauf hindeutet, dass Radikalremissionen viel häufiger auftreten, als die Ärzte sich bewusst sind. Auch die neueren Berichte auf unserer Website bezeugen weiterhin die vorgestellten neun Heilungsfaktoren, die sich bereits im ersten Jahrzehnt meiner Recherchen herausgeschält haben. Das ist genau das, was sich eine Wissenschaftlerin erhofft: eine Bestätigung ihrer ursprünglichen Feststellungen. Ich liebe es, wenn uns jemand seine Heilungsgeschichte schickt und dazu schreibt: »Ich habe Ihr Buch gelesen, und es war, als würde ich mein eigenes Tagebuch lesen. Das waren genau die Dinge, die ich vor 20 Jahren praktiziert habe, um meinen Krebs zu heilen!«

Nachdem *9 Wege in ein krebsfreies Leben* erschienen war, traten Forscher der Harvard-Universität an uns heran und fragten, ob sie die Auswirkungen von Radikalremissions-Workshops auf Krebspatienten untersuchen könnten. Wir freuen uns, berichten zu können, dass derzeit eine Pilotstudie zu diesem Thema durchgeführt wird, die zum Teil durch Ihre großzügigen Spenden an unsere gemeinnützige Forschungsorganisation, die Radical Remission Foundation, unterstützt wird. Wir haben auch einer Biotech-Firma geholfen, die das Blut und die genetische Ausstattung von Patienten, die eine Radikalremission erlebt haben, analysieren wollte. Und dank zahlreicher unserer Newsletter-Leser und -Leserinnen, die für die Studie Blut gespendet haben, testet das Unternehmen derzeit in seinem Labor neuartige Krebsimmuntherapien.

Der zehnte Faktor

In den ersten zehn Jahren meiner Recherchen war körperliche Aktivität ein sehr häufiger Heilungsfaktor bei Fällen mit Radikalremission, aber es wurde nicht in jedem Fall darüber berichtet. Ich glaube, dies lag daran, dass viele der Menschen, die ich befragte, anfangs noch sehr krank waren und Bewegung ihnen einfach nicht möglich war. Beispielsweise waren einige der von mir interviewten Personen im Rollstuhl und mit einer Ernährungssonde zur Hospizpflege nach Hause geschickt worden, bevor dort ihr Heilungsweg begann.

Bei der Durchsicht unseres Archivs von Radikalremissionen ist jedoch klar geworden, dass Überlebende – sobald sie körperlich dazu in der Lage sind – sich ein Leben lang mäßige bis intensive Aktivitäten zur Gewohnheit machen. Darüber hinaus nutzten einige von ihnen Bewegung auch als direkte Heilungsmethode, indem sie vom Tag der Diagnose an Aktivitäten wie hochintensives Intervalltraining (HIIT), Springen auf einem Minitrampolin oder Krafttraining in ihr Heilungsprogramm aufnahmen.

In diesem Buch werden wir ausführlich auf diesen zehnten Heilungsfaktor eingehen und auch die neuesten Forschungsergebnisse rekapitulieren, warum Bewegung bei einer Krebserkrankung von entscheidender Bedeutung ist. Sie erfahren in dem entsprechenden Kapitel, wie Patienten nach einer Radikalremission körperliche Aktivitäten in ihr Leben integrieren, und lesen die Heilungsgeschichte einer Frau, die sich auf Bewegung als einen ihrer wichtigsten Heilungsfaktoren bei der Überwindung von Brustkrebs verließ.

Meine Geschichte

Krebs kam in jungen Jahren in mein Leben. Bei einem engen Freund wurde Magenkrebs diagnostiziert, obwohl er wie ich erst 14 Jahre alt war. Zwei Jahre später starb er, nachdem alles versucht worden war, was die konventionelle Medizin zu bieten hatte, einschließlich Chirurgie und Chemotherapie. Während meine Zukunft noch vor mir lag, strahlend und voller Möglichkeiten, war seine im Alter von 16 Jahren schon vorbei.

Es war eine traurige und verwirrende Zeit für mich, und Geschichten boten mir einen Ausweg. Ich las stundenlang, sah Filme, Theaterstücke und Musicals. Meine Liebe zu Geschichten, besonders zu wahren und inspirierenden, folgte mir an die Harvard-Universität, wo ich die analytischen und kreativen Seiten meines Gehirns ausbalancierte, indem ich sowohl Psychologie als auch Drehbuchschreiben studierte.

Nach meinem Abschluss begann ich an Wochenenden als Freiwillige in einem örtlichen Krankenhaus mit Krebspatienten zu arbeiten. Dies inspirierte mich dazu, an der Universität von Kalifornien in Berkeley den Master in onkologischer Sozialarbeit mit dem Schwerpunkt Betreuung und Beratung von Krebspatienten zu machen. Es war eine emotional anstrengende Zeit, aber Krebspatienten auf so tiefgreifende Weise zu helfen, war auch sehr erfüllend für mich. Jeder Mensch durchlebte eine ganz eigene Heilungsreise, und ich hörte den Patienten sehr gerne zu, wenn sie mir ihre Geschichten erzählten.

Eine der Geschichten, die ich damals las, faszinierte mich ganz besonders – sie handelte von einer Heilung durch eine Radikalremission. Nun wollte ich mehr zu diesem Thema wissen. Nach einigen anfänglichen Recherchen wurde mir klar, dass es in den medizinischen Fachzeitschriften eine Fundgrube mit *Tausenden* von bestätigten Fällen von »Spontanremissionen« gab, die niemand eingehend untersucht hatte. In der Folge verbündeten sich die beiden Seiten von mir – Forscherin und Geschichtenliebhaberin – und beschlossen, ein wichtiges Rätsel zu lösen: *Wie wurden diese Menschen geheilt?*

Um diese Frage zu beantworten, blieb ich an der Universität von Kalifornien in Berkeley, erwarb dort meinen Doktortitel und veröffentlichte später auf der Grundlage meiner Doktorarbeit

9 Wege in ein krebsfreies Leben. Das *Radical Remission Project* ist im Laufe der Jahre gewachsen und hat immer mehr unglaubliche Heilungsgeschichten ans Licht gebracht und denen Hoffnung gegeben, die sie gebrauchen können. Wenn ich nicht an den Informationsquellen arbeite, die wir auf RadicalRemission.com anbieten, füllen andere Formen des Geschichtenerzählens meine Zeit aus. Dazu zählt auch das Schreiben des Drehbuchs für den Film *Open-Ended Ticket*, einem auf meinem Buch basierenden Spielfilm, und die Erstellung einer zehnteiligen Doku-Serie über das Thema Radikalremission. In jüngster Zeit hat mir das Verfassen meines zweiten Buches, *Hoffnung auf ein krebsfreies Leben*, die Gelegenheit gegeben, einige ganz besonders erstaunliche Fälle von Radikalremissionen zu analysieren.

Zu diesem Buch

Dieses Buch ist insofern ähnlich aufgebaut wie *9 Wege in ein krebsfreies Leben*, als dass sich jedes Kapitel auf einen der wichtigsten Heilungsfaktoren konzentriert. Sie werden jedoch feststellen, dass die Faktoren in einer anderen Reihenfolge behandelt werden als im ersten Buch. Damit wollten wir zum Ausdruck bringen, dass wir bisher nicht wissen, welcher der zehn Faktoren am wichtigsten ist (wenn es denn überhaupt einen wichtigsten gibt). In jedem Kapitel werden wir …

- auf einen Radikalremissions-Heilungsfaktor eingehen;
- darüber informieren, was wir und andere Forscher im Laufe der Jahre seit dem Erscheinen von *9 Wege in ein krebsfreies Leben* dazugelernt haben;
- die Heilungsgeschichte eines Menschen erzählen, der eine Radikalremission erfahren hat, die dem entsprechenden Faktor besondere Bedeutung zukommen ließ;
- Ihnen einige Empfehlungen geben, wie Sie den Faktor in Ihr Leben einbringen können.

Wir möchten hier auch noch einmal betonen, dass wir, wie alle beim *Radical Remission Project*, nicht grundsätzlich gegen die konventionelle Medizin zur Krebsbehandlung sind. Wir glauben einfach, dass es von enormem Wert ist, auch den Tausenden von Fällen von Menschen nachzugehen, die ohne eine schulmedizinische Therapie geheilt wurden oder nachdem eine solche Behandlung erfolglos geblieben war. Jeder, der entgegen allen Erwartungen von Krebs geheilt wurde, kann uns etwas über Krebs und das Immunsystem lehren.

Ein weiterer wichtiger Punkt, den wir klarstellen wollen, ist, dass wir Radikalremissionen *untersuchen*, nicht *verschreiben*. Wir sind Forscherinnen, die über ein Phänomen berichten, und keine Ärztinnen, die Ihnen sagen, was Sie tun sollen. So sollte dieses Buch nicht als Ersatz für medizinischen Rat verwendet werden, und wir können nicht versprechen, dass die beschriebenen zehn Faktoren Ihre Krankheit oder die eines/r anderen heilen werden. Zum jetzigen Zeitpunkt wissen wir, dass diese zehn Heilungsfaktoren anscheinend einigen Menschen geholfen haben, eine Remission zu erfahren. Ob die Faktoren auch bei anderen Menschen wirken, können wir erst nach dem Abschluss mehrerer randomisierter, prospektiv kontrollierter Studien beurteilen. Die derzeit laufende Pilotstudie von Forschern der Harvard-Universität ist der erste Schritt in diesem langen Prozess. Es wird noch 20 bis 50 Jahre und mehrere zehn Millionen Dollar mehr an Forschungsgeldern erfordern, bevor wir endgültige Antworten haben. Doch wir können Ihnen bereits jetzt, während wir noch auf die Forschungsergebnisse warten, Handlungsvorschläge am Ende jedes Kapitels machen, weil sich in anderen unabhängigen klinischen Studien klar gezeigt hat, dass die zehn Faktoren auf jeden Fall dem Immunsystem zugutekommen. Ob sie Ihr Immunsystem ausreichend stärken, um Ihren Krebs in Remission zu bringen, ist noch nicht definitiv nachgewiesen.

Bei neun der zehn Heilungsfaktoren können Sie eigenständig vorgehen. Die Einnahme von Heilkräutern oder Nahrungsergänzungsmitteln jedoch sollte unter der Anleitung eines qualifizierten Gesundheitsexperten erfolgen, und es ist immer eine gute Idee, mit Ihrem Arzt oder einem anderen Heilberufler alle Änderungen der Lebensweise oder der Ernährung zu besprechen, die Sie vornehmen möchten.

Hoffnung finden

Trotz der unzähligen bisher stattgefundenen Aktivitäten im Rahmen des *Radical Remission Project* haben wir festgestellt, dass das, wonach sich Patienten und Betreuer am meisten sehnen, die Geschichten von Fällen mit Radikalremissionen aus dem wirklichen Leben sind.

Wir verstehen das voll und ganz, denn genau solche Heilungsgeschichten haben uns inspiriert, unsere Recherchen Tag für Tag fortzusetzen. Es gibt nichts Lebensbejahenderes, als einen Menschen zu befragen, der Krebs im Stadium IV überwunden hat. Dies sind nicht nur »Geschichten« – es sind verifizierte Fallberichte von Heilung gegen alle Widerstände, und es ist uns eine Ehre und ein Privileg, ihre Boten zu sein.

Ein Gesundheitscoach sagte einmal zu einem Krebspatienten, der eine Radikalremission erlebt hatte: »In Ihrer Stadt scheinen Sie wie ein ›Krebs-Einhorn‹ zu sein – weil Sie es entgegen aller Wahrscheinlichkeit geschafft haben, den sogenannten unheilbaren Krebs zu überleben. Aber in meinem Beruf sehe ich Tausende von Überlebenden. Ich wünschte, jeder könnte wissen, dass es ganze Rudel von Einhörnern gibt, genau wie Sie.«

Anhand der Überlebensgeschichten in diesem Buch lernen Sie einige der Einhörner aus dem großen Rudel kennen, die Sie inspirieren und befähigen sollen, selbst für Ihre Gesundheit zu sorgen. Unser größter Wunsch ist es, dass diese verifizierten Fallstudien von echten Menschen, denen wir begegnet sind, mit denen wir gesprochen, gelacht und geweint haben, Ihnen die radikale Hoffnung geben, dass Heilung jederzeit möglich ist.

Kapitel 1

Körperlich aktiv sein

»Wenn es körperliche Aktivität in Pillenform gäbe, wäre sie das meistverschriebene Medikament der Welt.«

GRETE WAITZ,
NORWEGISCHE WELTREKORD-LANGSTRECKENLÄUFERIN
UND MITBEGRÜNDERIN VON AKTIV AGAINST CANCER

Wir wissen, dass Bewegung gut für uns ist, und es sollte nicht überraschen, dass sportliche Betätigung gesundheitliche Vorteile bringt, auch für Menschen, die an Krebs erkrankt sind. Bis vor Kurzem jedoch hat körperliche Aktivität bei Krebs noch nicht viel Aufmerksamkeit von Forschern, Patienten oder den Medien bekommen. So bringt zum Beispiel eine schnelle Onlinesuche nach Büchern über »Bewegung und Krebs« viel weniger Ergebnisse als eine Suche nach solchen über »Ernährung und Krebs«.

Zentrale Themen und neue Erkenntnisse

Bei meinen Recherchen für mein erstes Buch *9 Wege in ein krebsfreies Leben* kristallisierte sich körperliche Aktivität zwar bereits als einer der Schlüsselfaktoren zur Heilung von Krebs heraus, aber nicht bei allen Patienten. Deshalb hatte ich ihn in meiner Doktorarbeit und dem Buch noch nicht zu den häufigsten Heilungsfaktoren gezählt. Inzwischen habe ich verstanden, dass viele der Menschen, die ich befragte, zu Beginn ihrer Heilungsreise einfach noch zu schwach waren, um sich körperlich zu betätigen. Sobald sie sich aber wieder etwas kräftiger fühlten, fingen praktisch alle damit an, sich regelmäßig körperlich zu betätigen oder gar Sport zu treiben. Die Krankheit und/oder die Behandlung hatten zuvor ihren Körper stark geschwächt, langfristig jedoch war Bewegung für das Erreichen einer Remission unerlässlich. Nachdem wir uns die älteren Fallgeschichten von ehemaligen Krebspatienten noch mal angesehen und die neuen Fälle, die uns nach dem Erscheinen von *9 Wege in ein krebsfreies Leben* berichtet wurden, analysiert hatten, stellten wir fest, dass all die Krebspatienten mit Radikalremission in irgendeiner Form wieder Bewegung oder sportliches Training in ihr Leben gebracht hatten, sobald sie kräftig genug waren. Aus diesem Grund nehmen wir in dieses Buch nun Bewegung als zehnten gemeinsamen Faktor der Fälle von Radikalremission auf.

Es könnte vielleicht hilfreich sein, Bewegung neu zu definieren. Viele der genesenen Patienten, die ich für mein erstes Buch befragt hatte, dachten gar nicht daran, ihre Aktivitäten zu erwähnen, weil sie ihre täglichen Spaziergänge oder Ähnliches als nicht weiter bemerkenswert ansahen. Tracy (die Co-Autorin dieses Buches) ist ein gutes Beispiel. Als ehemalige Marathonläuferin, Triathletin und Yogini legte Tracy die Messlatte für das, was sie unter körperlicher Aktivität verstand, hoch. Der absolute Tiefpunkt ihrer Krankheit war für Tracy die Zeit, als sie überhaupt nicht trainierte, weil ihr Körper zu sehr schmerzte. In der schlimmsten Zeit, als sie am allerschwächsten war, konnte sie kaum ein paar Schritte gehen.

Als ich sie jedoch fragte, ob sie ihren Körper in dieser Zeit denn wirklich überhaupt nicht bewegt habe, erinnerte sie sich, dass sie zur Kräftigung ganz bewusst kleine Dinge getan hatte, wie beispielsweise so weit wie möglich die Straße entlangzugehen, sich eine Minute auszuruhen und dann wieder nach Hause umzukehren. Sie betrachtete diese Aktivität weder als Training noch als Teil ihrer Behandlung. Es war etwas, das sie tat, um zu überleben. Wenn Sie sehr krank sind, kann auch schon eine einfache Besorgung als körperliche Aktivität gelten, da Sie in diesem Zustand bereits relativ viel Energie dafür aufwenden müssen. Tracy erinnert sich, wie sie es richtig gefeiert hat, als sie am selben Tag sowohl in den Lebensmittelladen als auch in die Bibliothek gehen konnte, ohne ein zweistündiges Nickerchen machen zu müssen. Denken Sie mit dieser Geschichte im Hinterkopf daran, dass Bewegung gar nicht sehr intensiv sein muss, um als solche zu gelten. Sie brauchen keine spezielle Kleidung und müssen sich auch in keinem Fitnessstudio anmelden. Bewegen Sie sich einfach jeden Tag, so viel, wie Sie eben können.

Seitdem *9 Wege in ein krebsfreies Leben* in die Buchläden kam, haben sich auf unserer Website RadicalRemission.com viele weitere Überlebende gemeldet. Eine dieser Personen ist Tremane aus Neuseeland, bei dem 2012 Bauchspeicheldrüsenkrebs im

Stadium IV diagnostiziert wurde. Er war körperlich immer sehr fit und aktiv, spielte Hallenfußball, praktizierte Yoga und ging zwei- bis dreimal pro Woche ins Fitnessstudio und am Strand Bodyboarden. Doch dann veränderte die Diagnose sein Leben von Grund auf:

Sie sagten mir, es sei Krebs im Endstadium. Und ich solle meine sportlichen Aktivitäten ganz einstellen, weil der Tumor gegen meinen Magen und meine Lunge drücke, und sie wollten nicht, dass er sich ausbreitet. Also hörte ich auf, mich viel zu bewegen, was – im Nachhinein betrachtet – ein Fehler war. Erst ein Jahr später wurde mir klar, dass ich nicht sterben würde. Ich befand mich in einer Phase, in der ich mich weder erholte noch starb; ich überlebte einfach nur. Und eines der Dinge, die mich aus diesem Loch herausholten, war Bewegung. Ich hatte ein Jahr lang nicht mehr trainiert und dachte nun: »Das ist ein Fehler. Ich kann so nicht weitermachen.« Es liegt sowieso nicht in meiner Natur, still zu sitzen. Also begann ich erst einmal damit, wieder etwas längere Strecken zu gehen, einfach jeden Tag nach der Arbeit ein paarmal den Häuserblock zu umrunden. Nach weiteren sechs Monaten fing ich wieder mit Yoga an.

Was Tremanes Beispiel interessant macht, ist die Tatsache, dass er regelmäßig trainierte, bis seine Ärzte ihm nach der Diagnose sagten, er solle aufhören. Glücklicherweise folgte er seiner Intuition und nahm nach einem Jahr das Training wieder auf, von dem er heute glaubt, dass es ihm (in Kombination mit dem Praktizieren der anderen neun Heilungsfaktoren) zu einer Radikalremission verholfen hat. Zum Glück deckte sich Tremanes Intuition mit den neuesten wissenschaftlichen Erkenntnissen, laut denen mäßige bis intensive körperliche Betätigung eines der besten Dinge für Krebspatienten ist, um ihre Heilung zu unterstützen.

In diesem Kapitel wird es zunächst darum gehen, warum Bewegung für die Gesundheit und Lebensqualität eines jeden Menschen von wesentlicher Bedeutung ist, auch während und nach der medizinischen Behandlung. Wir werden ausführlich über die neuesten Forschungsergebnisse zu diesem Thema berichten und verschiedene Trainingsformen für Krebspatienten erörtern. Das Herzstück des Kapitels ist eine detailliert beschriebene Überlebensgeschichte, von der wir hoffen, dass sie Sie dazu inspirieren wird, sich in diesen zehnten Heilungsfaktor »hineinzustürzen«. Am Ende des Kapitels empfehlen wir Ihnen ein paar einfache Maßnahmen, wie Sie fortan mit Leichtigkeit mehr Bewegung in Ihr Leben bringen können.

Jeder Mensch profitiert von Bewegung

Leben heißt sich bewegen. Wir wissen, dass Bewegung uns gesünder macht. Bereits 1996 war der Surgeon General, der Leiter des öffentlichen Gesundheitsdienstes in den USA, extrem besorgt, dass körperliche Inaktivität eine nationale Gesundheitskrise auslösen könnte. Er ließ daraufhin einen Bericht mehrerer Behörden veröffentlichen, in dem jahrzehntelange Forschungsarbeiten zusammengestellt waren, die den Nutzen von Bewegung für die Gesundheit belegen.[1]

Jede körperliche Aktivität ist besser als keine. Im Jahr 2008 ging ein zweiter Bericht des Surgeon General noch einen Schritt weiter, in dem er empfahl, dass alle Amerikaner und Amerikanerinnen über sechs Jahren sich entweder 150 Minuten pro Woche mäßig oder 75 Minuten pro Woche intensiv bewegen sollten, um von den erheblichen gesundheitlichen Vorteilen von Bewegung zu profitieren.[2] Ein dritter, 2018 veröffentlichter Bericht, die »Physical Activity Guidelines for Americans«, zeigte auf, dass sich die Gesundheit aller Menschen mit körperlicher Aktivität verbessert: Männer und Frauen aller Rassen und Ethnien, Kleinkinder bis hin zu älteren Erwachsenen, Frauen vor oder nach einer Geburt, Menschen, die mit einer chronischen Erkrankung oder einer Behinderung leben, und Menschen, die ihr Risiko für chronische Krankheiten verringern wollen.[3] In diesem Bericht wird weiter ausgeführt, dass Erwachsene mit Behinderungen und chronischen Erkrankungen (auch Krebskranke) Untätigkeit um jeden Preis vermeiden[4] und ihre Ärzte konsultieren sollten, was sie tun können.

Jüngste Studien haben auch ergeben, dass Adipositas eine globale Epidemie ist.[5] Sie ist die Ursache Nummer eins für vermeidbare Todesfälle,[6] und sie stellt ein direktes und schweres Krebsrisiko dar.[7] Adipositas ist tödlicher als Rauchen oder Bluthochdruck, hoher Cholesterinspiegel oder Diabetes.[8] Glücklicherweise stellt Bewegung, zusammen mit einer gesunden Ernährung, die erste Verteidigungslinie im Kampf gegen die Fettleibigkeit dar.

Hier sind nur einige der wissenschaftlich nachgewiesenen Vorteile von körperlicher Aktivität:[9]

- Verringerung des Risikos, vorzeitig zu sterben,
- Verringerung des Risikos, an Herzkrankheiten und Krebs zu sterben,[10]
- Verringerung des Risikos, an Diabetes zu erkranken,
- Verringerung des Risikos, an Bluthochdruck zu erkranken, beziehungsweise Senkung des Blutdrucks bei Menschen, die bereits an Bluthochdruck leiden,
- weniger Depressions- und Angstgefühle,
- Beibehaltung eines gesundes Gewichts,
- Aufbau und Erhalt gesunder Knochen, Muskeln und Gelenke,
- Verlängerung der Lebensspanne.

Der letzte Punkt ist es wert, hervorgehoben zu werden: Laut einer neueren Studie kann regelmäßige Bewegung oder Sport Ihr Leben um drei bis acht Jahre verlängern, je nachdem, wie viel Sie sich bewegen und wann Sie damit beginnen.[11] Am entgegengesetzten Ende des Spektrums haben andere Forschungen herausgefunden, dass es einen umbringen kann, ein Stubenhocker zu sein. Eine Metaanalyse mit mehr als einer Million Teilnehmern ergab, dass Menschen, die sich mäßig intensiv bewegen (insgesamt 60 bis 75 Minuten pro Tag), dadurch das erhöhte Sterberisiko in Zusammenhang mit einer hohen täglichen Sitzzeit eliminieren können (es sei denn, dieses Sitzen ist mit anhaltendem Fernsehkonsum verbunden; in diesem Fall bleibt das Risiko bestehen).[12] Wenn Ihr Beruf Sie also dazu zwingt, den ganzen Tag am Schreibtisch zu sitzen, können Sie die negativen gesundheitlichen Auswirkungen durch körperliche Betätigung ausgleichen. Sollten Sie dann aber den ganzen Abend auf der Couch vor dem Fernsehgerät verbringen, machen Sie den gesundheitlichen Nutzen Ihrer Aktivitäten wieder zunichte.

Krebspatienten profitieren ebenfalls

Die ersten Studien, die die Auswirkungen von Bewegung auf Krebspatienten und Überlebende untersuchten, wurden in den 1980er-Jahren veröffentlicht.[13] Seitdem sind das National Cancer Institute, die American Cancer Society und das American College of Sports Medicine (ACSM) zu der entscheidenden Schlussfolgerung gelangt, dass körperliche Aktivitäten während einer Krebsbehandlung nicht nur sicher und durchführbar sind, sondern darüber hinaus während der Behandlung die körperliche Leistungsfähigkeit verbessern, die Müdigkeit verringern und die Lebensqualität erhöhen können.[14, 15] Im Jahr 2018 veranstaltete das ACSM einen runden Tisch, um die neuesten Forschungsergebnisse zu erörtern und eine Empfehlung bezüglich Bewegung als eine Form der Krebsvorsorge und -bekämpfung abzugeben. Es gibt immer mehr Belege für die Wirksamkeit von körperlicher Bewegung bei der Krebsprävention, der Unterstützung der Behandlung, der Verringerung der Rezidivrate und der Verbesserung der Überlebenshäufigkeit. Die größte Herausforderung besteht darin, die Vorteile von Bewegung bei Krebs bekannt zu machen und die Onkologen so zu schulen, dass sie mit ihren Patienten über dieses Thema sprechen.[16]

Wie Sie sich vielleicht vorstellen können, sind körperlich aktive Krebspatienten kräftiger als solche, die sich wenig bewegen. In einer Studie mit Prostatakrebspatienten fanden Forscher heraus, dass bereits ein relativ kurzes tägliches Training die Muskelmasse, Kraft, körperliche Funktion und das Gleichgewicht der Patienten im Vergleich zu Prostatakrebspatienten, die nicht trainierten, deutlich verbesserte.[17]

Neben der allgemeinen Kräftigung von Krebspatienten kann Bewegung auch dazu beitragen, die Nebenwirkungen einer konventionellen Krebsbehandlung zu verringern. In einer Studie wurden zum Beispiel Brust- und Darmkrebspatientinnen und -patienten, die sich einer Chemotherapie unterziehen mussten, 10 000 Gehschritte pro Tag verordnet. Im Vergleich zu einer Kontrollgruppe von Krebsbetroffenen, die nur wenig auf den Beinen waren, zeigten sich bei denjenigen, die ihre 10 000 Schritte pro Tag gegangen waren, deutlich geringere Nebenwirkungen der Behandlung, sie litten weniger an Schmerzen und Schwellungen und konnten ihre Mobilität verbessern.[18]

Eine andere Studie untersuchte Brustkrebspatientinnen, die während der Chemotherapie Sport trieben. Im Vergleich zu einer Kontrollgruppe wiesen die Sportlerinnen weniger Entzündungsbiomarker auf und konnten ihre neurokognitiven Funktionen gut aufrechterhalten.[19] Dank des Trainings litten sie also weniger an Entzündungen und einem »Chemohirn«.

Zahlreiche weitere Studien haben gezeigt, dass Bewegung die Lebensqualität von Krebspatienten während der Behandlung verbessert, einschließlich ihres Körperbilds und Selbstwertgefühls, der Schlafqualität, der sozialen Funktionsfähigkeit, der Sexualität, der Müdigkeit und des Schmerzniveaus sowie des psychischen Wohlbefindens (insbesondere verringert körperliche Aktivität Depressionen und Ängste signifikant).[20,21]

Die Verbesserung der Lebensqualität ist wichtig, aber Sie fragen sich vielleicht, was genau Bewegung mit dem menschlichen Körper macht, insbesondere mit einem Körper, der versucht, von Krebs zu heilen. Laut diverser Studien führt Bewegung zu einer Reihe von spezifischen physiologischen Veränderungen im Körper von Krebspatienten, darunter …

- weniger Entzündungen,
- eine verringerte Insulinresistenz,
- eine erhöhte Aktivität und Anzahl der Immunzellen,
- ein stärkerer Lymphfluss im Lymphsystem,
- die verbesserte Fähigkeit des gastrointestinalen Systems, um die Belastung durch Giftstoffe zu begrenzen,
- ein niedrigerer Spiegel von Schlüsselhormonen wie Insulin und Östrogen,[22]
- eine verbesserte Sauerstoffzufuhr und -verwertung,
- eine gesteigerte mitochondriale Biogenese (ein Prozess, durch den in der Zelle neue Mitochondrien gebildet werden),[23]
- reduzierte Fettleibigkeit.

All dies führt zu *sehr positiven* körperlichen Veränderungen bei Krebspatienten (natürlich nicht nur bei ihnen, sondern eigentlich bei allen Menschen). Dementsprechend empfiehlt die American Cancer Society sämtlichen Krebspatienten Bewegung, auch denen, die bettlägerig sind – für Letztere wird eine physikalische Therapie empfohlen.

Bewegung und Überleben in der Krebstherapie

Für Krebspatienten besonders interessant sind auch die Ergebnisse von Studien, die zeigen, dass körperliche Betätigung das Gesamtrisiko eines erneuten Auftretens der Krebserkrankung und die Sterblichkeit bei bestimmten Krebsarten verringert.[24] So senkt Bewegung beispielsweise das Sterblichkeitsrisiko bei Brust-, Darm-, Prostata-, Gebärmutterkörper-, Eierstock- und Lungenkrebs.[25] In einer der Studien zogen die Wissenschaftler den Schluss, dass eine bescheidene Menge an anstrengender Aktivität – wie Radfahren, Tennis, Joggen oder Schwimmen für drei oder mehr Stunden pro Woche – die Überlebenshäufigkeit von Männern mit Prostatakrebs signifikant erhöht.[26]

Eine andere Studie ergab, dass Frauen mit Brustkrebs, die nur eine Stunde pro Woche bei einer durchschnittlichen Geschwindigkeit von 3 bis 5 Stundenkilometern zu Fuß unterwegs waren, ein bis zu 49 Prozent geringeres Risiko hatten, an Brustkrebs zu sterben, im Vergleich zu Frauen, die sich weniger körperlich betätigten.[27] In einer großen Studie mit Dickdarmkrebspatienten hatten diejenigen, die in der Freizeit körperlich aktiv waren (zum Beispiel mit Tennis, Golf, Radfahren, Schwimmen, schwerer Gartenarbeit, schnellem Gehen, Tanzen, Aerobic oder Jogging), ein um 31 Prozent geringeres Sterberisiko als diejenigen, die sich wenig bewegten. Und dies galt unabhängig davon, ob sie sich bereits vor der Diagnose körperlich betätigt hatten oder nicht.[28] Das sind ermutigende Neuigkeiten für Menschen, die derzeit nicht trainieren und vielleicht denken, dass es dafür ohnehin schon zu spät ist – nein, es ist nie zu spät! Diese und viele andere Studien zeigen uns, dass wir uns bewegen *müssen*, idealerweise jeden Tag, wenn wir unsere Chancen, an Krebs zu sterben, deutlich und dauerhaft verringern wollen.

Bewegung als zielgerichtete Medizin

Bis jetzt konzentrierte sich der größte Teil der Forschung über Bewegung und Krebs auf Bewegung als etwas, das Krebsüberlebende tun können, um eine Wiedererkrankung zu verhindern, oder etwas, mit dessen Hilfe sie die Nebenwirkungen einer konventionellen Behandlung mildern können. Neue Erkenntnisse deuten jedoch darauf hin, dass körperliche Aktivität sogar das direkte Ansprechen einer Person auf konventionelle Krebsbehandlungen, einschließlich Strahlen- und Chemotherapie, verbessern kann.[29]

In einer dieser Studien untersuchten Wissenschaftler über einen Zeitraum von sechs Wochen Mäuse mit Darmkrebs. Eine Gruppe von Mäusen wurde auf ein Laufrad gesetzt, eine andere Gruppe nicht. Die Mäuse, die trainierten, erfuhren einzigartige mitochondriale Veränderungen, die das Wachstum ihrer Tumore tatsächlich verlangsamten, während die Tumore der nicht aktiven Gruppe mit der typischen Geschwindigkeit weiterwuchsen.[30]

Bewegung kann dem Immunsystem Ihres Körpers Starthilfe bei der Bekämpfung von Tumorzellen geben. In einer anderen Studie reduzierten Mäuse, die sich durch Laufen auf einem Rad bewegten, ihr Tumorwachstum um 60 Prozent und erhöhten ihre Adrenalin- und natürlichen Killerzellen (NK-Zellen) sowie die Funktion des Immunsystems auf eine Weise, die die Tumorheilung förderte.[31]

Stellen Sie sich vor, eine Onkologin würde ihrer Patientin irgendwann in der Zukunft sagen: »Aufgrund Ihres speziellen Krebstyps empfehle ich Ihnen sechs Wochen gezielte Immuntherapie, 30 Minuten pro Tag hochintensives Intervalltraining und 15 Minuten Krafttraining pro Tag.« In manchen Ländern wie Australien und Norwegen ist man schon sehr weit darin, Bewegung als direkte Krebstherapie zu erforschen, und nicht als eine Möglichkeit, Nebenwirkungen zu reduzieren. Das australische Exercise Medicine Research Institute zum Beispiel arbeitet mit Krebspatienten zusammen, um deren konventionelle medizinische Behandlung durch Bewegung zu ergänzen. Die Patienten werden nach der Chemotherapie oder Bestrahlung direkt im Krankenhaus von einem ausgebildeten Physiologen erwartet, der mit ihnen ein maßgeschneidertes Training durchführt.[32] In ähnlicher Weise konzentriert sich AKTIV Against Cancer, eine gemeinnützige Organisation, die 16 Zentren für körperliche Aktivität in ganz Norwegen betreibt, darauf, Bewegung zu einem integrierten Bestandteil der Krebsbehandlung zu machen.[33] Beide Organisationen haben sich zum Ziel gesetzt, eines Tages körperliche Aktivität als gezielte Therapie zu »verschreiben«, um bei Krebspatienten das Fortschreiten der Krankheit zu verlangsamen und die Überlebenshäufigkeit zu erhöhen.

Unter anderem dank der Forschungsfinanzierung durch AKTIV Against Cancer beginnen nun auch die USA, zu Australien und Norwegen aufzuschließen. AKTIV Against Cancer hat zum Beispiel dem Memorial Sloan Kettering Cancer Center bereits mehr als drei Millionen Dollar zur Finanzierung von onkologischer Forschung über den Einfluss von Bewegung zugesagt.

Körperliche Aktivität

Es gibt viele verschiedene Arten von Übungen, jede mit ihren eigenen einzigartigen Vorteilen für Krebspatienten während der Behandlung und Remission. Ausdauer- und Krafttraining sind in diesem Zusammenhang schon seit Jahrzehnten bekannt, und in jüngster Zeit ist auch das Interesse an hochintensivem Intervalltraining (HIIT) und Lymphtraining bei Krebs stark angestiegen. Nachfolgend finden Sie einen Überblick über diese Übungsarten und den Stand der Forschung.

Den Begriff »Training« assoziieren die meisten von uns als Erstes mit aerobem Ausdauertraining. Das Wort *aerob* bedeutet »in Verbindung mit Sauerstoff«, und daher bezieht sich *aerob* auf jedes Training, das unsere Sauerstoffaufnahme erhöht.[34] Jedes schnelle Gehen, Laufen, Schwimmen oder Radfahren ist aerob, weil wir bei diesen Aktivitäten tiefer und schneller atmen müssen, um unsere Muskeln mit zusätzlichem Sauerstoff zu versorgen. Aerobes Training ist die am besten untersuchte Form von sportlicher Aktivität, und es bietet alle Vorteile von Bewegung, wie sie oben beschrieben sind.

Krafttraining

Krafttraining, das entweder durch Heben von Gewichten oder Ziehen von Widerstandsbändern erfolgt, ist eine Form der körperlichen Aktivität, die es seit Jahrhunderten gibt, die aber erst vor noch nicht allzu langer Zeit mit Krebspatienten untersucht wurde. Keine Sorge, Sie müssen nicht in der Lage sein, eine

80-Kilo-Hantel zu stemmen. Studien haben aber gezeigt, dass die regelmäßige Verwendung von Gewichtsmanschetten (ein, zwei oder drei Kilo an Hand- oder Fußgelenken) zur Erhaltung der Muskelmasse beitragen kann.[35] Zwei der besonders belastenden Nebenwirkungen bei Krebspatienten, die sich einer Chemotherapie und Bestrahlung unterziehen, sind der Verlust von Muskelmasse und der entsprechende Kraftverlust. Dieser Rückgang beeinträchtigt ihre Lebensqualität und kann ihre Funktionsfähigkeit im Alltag stark einschränken. In einer umfangreichen Auswertung von Studien zu diesem Thema kamen die Forscher zu dem Schluss, dass Krafttraining für Krebspatienten, die sich einer Chemotherapie und Bestrahlung unterziehen, eine sichere Form des Trainings ist, die behandlungsbedingte Nebenwirkungen verringert, die Muskelkraft deutlich erhöht, zur Aufrechterhaltung eines normalen Körpergewichts beiträgt und den Gesamtanteil des Körperfetts reduziert.[36]

Hochintensives Intervalltraining (HIIT)

HIIT ist in den letzten Jahren unglaublich populär geworden, und zwar nicht nur in Fitnessmagazinen oder Blogs, sondern auch in der medizinischen Gemeinschaft. Und das aus gutem Grund, denn es ist wissenschaftlich erwiesen, dass hochintensives Intervalltraining für Menschen mit und ohne Krebs in vielfältiger Weise nützlich ist.[37]

HIIT unterscheidet sich von herkömmlichem Ausdauertraining oder Training mit kontinuierlicher Intensität wie Joggen, Spinning oder Gewichttraining. Bei solchen Sporteinheiten ist es das Ziel, Ihre Herzfrequenz in einen vorgegebenen Bereich zu bringen und dort mindestens 20 Minuten lang zu halten. Im Gegensatz dazu umfasst ein HIIT sehr intensive Trainingseinheiten (in der Regel ein bis vier Minuten), die den gesamten Körper beanspruchen und sich mit Erholungsphasen ähnlicher Länge abwechseln. HIIT kann die gleichen kardiovaskulären Vorteile wie aerobes Training in geringerer Zeit bringen.[38]

Für Krebsüberlebende hat die Forschung gezeigt, dass *jede* Art von Anstrengung die Lebensqualität, die funktionelle Kapazität der Lungen und bestimmte Risikofaktoren für kardiovaskuläre Erkrankungen verbessert. Allerdings stellte sich bei einer Vergleichsuntersuchung einer Gruppe von Krebspatienten, die 20 Minuten lang auf einem stationären Fahrrad oder auf einem Laufband mit geringer Intensität trainierten, und einer anderen Gruppe, die in HIIT-Intervallen (sieben 30-Sekunden-Intervalle) trainierte, heraus, dass sich die allgemeine Herz-, Lungen- und Muskelfitness der HIIT-Gruppenmitglieder schneller verbesserte.[39]

In einer anderen Studie wurden die Auswirkungen von HIIT auf Überlebende von Darmkrebs untersucht. Es ist bekannt, dass nach der Diagnose von Darmkrebs und der Krebstherapie die Abnahme der kardiorespiratorischen Fitness und der Muskelmasse zu einem signifikanten Anstieg des Sterberisikos führt. Die Wissenschaftler wollten nun wissen, ob es einen Unterschied zwischen HIIT und Training mit mittlerer Intensität gibt, wenn es darum geht, die Überlebenschancen solcher Patienten zu verbessern. Innerhalb von nur vier Wochen erzielten die Darmkrebsüberlebenden, die HIIT-Einheiten absolvierten, weitaus bessere Ergebnisse als diejenigen, die sich Trainingseinheiten mit mittlerer Intensität unterzogen. Um genauer zu sein, übertraf die HIIT-Gruppe die andere Gruppe bei der maximalen Sauerstoffaufnahme, bei der mageren Körpermasse und beim verringerten Körperfettanteil.[40]

In Anbetracht dieser und zahlreicher weiterer Studien, die in den letzten Jahren veröffentlicht wurden, scheint HIIT eine hocheffiziente und effektive Trainingsform zu sein, die von Krebspatienten sowohl während als auch nach der Behandlung ausgeübt werden kann.

Lymphtraining

Das Lymphsystem beziehungsweise das lymphatische System ist ein lebenswichtiger Teil des Immunsystems. Durch ein Netzwerk von Gefäßen und Knoten hilft es, krankheitsbekämpfende weiße Blutkörperchen im ganzen Körper zu verteilen und gleichzeitig unerwünschte Virus-, Bakterien- und Krebszellen zusammenzulesen und zu entsorgen. Für diese wichtigen Funktionen muss die Flüssigkeit in den Lymphgefäßen zirkulieren.[41]

Anders als das Herz, das mit jedem neuen Herzschlag Blut in den gesamten Körper pumpt, verfügt das Lymphsystem jedoch über keine Pumpe, das heißt, es ist auf die Bewegung des Körpers (also auf Ihre körperliche Aktivität!) angewiesen, um Lymphflüssigkeit durch seine Gefäße und unerwünschte Krebszellen aus dem Körper zu befördern.[42] Es hat sich gezeigt, dass die Lymphflussrate während der Bewegungsphasen auf ein Niveau ansteigt, das zwei- bis dreimal höher ist als im Ruhezustand.[43] Auf diese Weise spielt Bewegung eine entscheidende Rolle bei der Unterstützung der täglichen Aufgabe des Lymphsystems, Krebszellen zu identifizieren und zu beseitigen.

Patienten, die eine Radikalremission erfahren haben, berichten besonders häufig davon, dass bei ihnen zu Hause ein Minitrampolin steht, mit dessen Hilfe sie ihr Lymphsystem stimulieren. Es gibt zwar nur relativ wenige Forschungsstudien zu Minitrampolinübungen (Rebounding), doch eine Studie ergab, dass diese spezielle Art der körperlichen Aktivität das Muskelwachstum anregt,[44] und eine weitere Studie, dass solche Fitnessübungen in einer signifikanten Verringerung der Körpermasse und des Blutdrucks ebenso wie einer merklichen Verbesserung des Glukoseprofils und der maximalen Sauerstoffaufnahme resultieren.[45] Auch in Phasen großer Schwäche sind Krebspatienten fast immer in der Lage, wenigstens ein paar Sprünge auf dem Trampolin zu absolvieren.

Nachdem wir nun die unzähligen Vorteile von Bewegung für Ihre körperliche und geistige Gesundheit beschrieben haben, möchten wir Ihnen die Heilungsgeschichte einer Frau erzählen, die auf körperliche Aktivität (und die anderen neun Faktoren) setzte, um ihren Brustkrebs zu heilen. Bei Mary wurde, nur einige Jahre nachdem sie den Titel »Stärkste Frau der Welt« errungen hatte, ein invasives duktales Karzinom diagnostiziert. Ihre bemerkenswerte Geschichte illustriert die Bedeutung von Fitness vor, während und nach einer Krebserkrankung.

MARYS GESCHICHTE

Krebs wirkte sich lange vor ihrer eigenen Diagnose auf das Leben von Mary Rust aus. Als sie 18 Jahre alt war, wurde bei ihrer Mutter Eierstockkrebs diagnostiziert. Eierstockkrebs wird auch als »stiller Killer« bezeichnet, weil er sich vielfach zu dem Zeitpunkt, an dem er entdeckt wird, bereits im Spätstadium befindet und sich ausgebreitet hat. Dies war bei Marys Mutter der Fall. Schockiert und am Boden zerstört, hatten Mary und ihre Familie Mühe, die Diagnose zu verstehen. Marys immer aktive Mutter fühlte sich eigentlich ganz gesund. Es gab keine Vorgeschichte von Krebs in der Familie, und sie trank und rauchte nicht.

Während der Chemotherapie, der Bestrahlung und mehrerer Operationen blieb Mary an der Seite ihrer Mutter. Konventionelle Medizin war alles, was ihr zu dieser Zeit zur Verfügung stand. Mary sagt: »Sie war eine Kämpferin, aber ich wurde Zeugin ihrer Verwandlung von einer gesunden, dynamischen Frau zu einer, die durch den Krebs, die Chemotherapie und die anderen Behandlungen sehr beeinträchtigt war.« Ihre Anfangsprognose betrug nur zwei Jahre. Sie schaffte dann vier.

Als Mary zwei Tage vor dem Tod ihrer Mutter allmählich spürte, dass das Ende nahte, wählte sie das Kleid für die Beerdigung aus. Ihre Mutter bat sie noch einmal zu sich ans Bett und gab ihr ein Vermächtnis für ihren weiteren Lebensweg mit.

Sie sah mir in die Augen und sagte: »Mary, das ist nicht der Weg, um Krebs zu besiegen. Es muss einen anderen Weg geben, wie der Körper sich selbst heilen und wiederherstellen kann.«

Mary wusste, dass ihre Mutter einen starken Lebenswillen hatte und unbedingt noch lange genug leben wollte, um ihre Enkelkinder kennenzulernen. Leider reichte dieser Wille allein nicht aus, um sie zu retten. Später erkannte Mary, wie sehr das Leiden ihrer Mutter durch die schulmedizinische Behandlung ihre eigene Perspektive der Krebsbehandlung und -heilung zutiefst prägte.

Mary war in Loveland, Colorado, von der Mutter, die sie so sehr verehrte, zu einer Perfektionistin erzogen worden. Sie hatte verinnerlicht, wie glücklich ihre leistungsorientierten und konkurrenzbetonten Eltern waren, wenn sie eine Eins bei einer Klassenarbeit bekam. Schon eine Zwei quittierten sie mit einem gleichgültigen Achselzucken.

Diese perfektionistische Ader trieb Mary dazu, sich den Titel »Fittest Woman in the World« zu verdienen, indem sie 1999 bei der Fitness Olympia, dem »Super Bowl« des Frauen-Bodybuildings, als Siegerin hervorging. Und dieser Sieg verschaffte Mary auch ihren Traumberuf als Repräsentantin einer großen Gesundheits- und Ernährungsvertriebsfirma – sie und ihr Mann waren begeistert. Die Begeisterung wuchs noch, als Mary kurz nach der Unterzeichnung des Vertrages erfuhr, dass sie schwanger war. Sie stellte sich eine idyllische Zukunft vor, in der sie eine Familie gründen und innerhalb des Unternehmens ein Ernährungsprogramm für eine »fitte Schwangerschaft« entwickeln würde.

Stattdessen sollte ihr nun die turbulenteste Zeit ihres Lebens bevorstehen. Aufgrund der Schwangerschaft kündigte das Unternehmen den Vertrag wieder. Mary war einerseits am Boden zerstört, freute sich aber immer noch sehr auf die Mutterschaft. Sie beschloss, sich erst einmal ganz auf das Neugeborene zu konzentrieren, und tauchte in das kostbare erste Jahr seines Lebens ein. Bald darauf wurde sie zum zweiten Mal schwanger, und für die nächsten Jahre genoss sie es, Vollzeitmutter von zwei wunderbaren Kindern zu sein. Ihr Mann war in seinem Beruf als Generalunternehmer sehr erfolgreich, und alles schien gut für die junge Familie zu laufen.

Dann brach im Jahr 2006 der Immobilienmarkt ein und Marys Mann verlor alles. Plötzlich standen sie vor dem Bankrott, mit zwei kleinen Kindern, einem Haus, für das die Zwangsversteigerung eingeleitet wurde, und Millionen von Dollar Schulden. Die Familie zog in die abgeschiedene Stadt Gillette in Wyoming um, wo ihr Mann eine Stelle gefunden hatte. Mary versuchte, weiterhin das Positive in ihrem Leben zu sehen – sie hatte ein Dach über dem Kopf, eine großartige Familie und ihre Gesundheit –, aber im Rückblick ist ihr inzwischen klar, dass sie damals »kurz vor dem Zusammenbruch« stand.

Zwei Jahre nach dem erzwungenen Umzug der Familie fühlte Mary einen Knoten in ihrer Brust. Es kam ihr nicht in den Sinn, die Geschwulst untersuchen zu lassen, da sie sich ansonsten völlig gesund fühlte. Als nach ein paar Monaten eine Kampagne gegen Brustkrebs lanciert wurde und in den Medien Thema war, war der Knoten immer noch da, und so beschloss Mary, sich nun doch untersuchen zu lassen. Sie ging zur Mammografie und erwartete ein Routineverfahren, gefolgt von der Bestätigung ihres Arztes, dass sie so gesund war, wie sie sich fühlte.

Stattdessen identifizierte die Mammografie ihren Knoten als »verdächtig«. Bald darauf wurden ein Ultraschall und anschließend eine Exzisionsbiopsie durchgeführt. Die Ärzte entfernten dabei so viel von dem Knoten wie möglich, aber alles konnten sie nicht herausholen. Nachdem die Pathologen das entnommene Gewebe untersucht hatten, erhielt Mary zwei Tage nach ihrem 36. Geburtstag die offizielle Diagnose Brustkrebs.

Wie kann bei der »fittesten Frau der Welt« neun Jahre später eine Krebsdiagnose gestellt werden?, fragten sich Mary und ihr Mann. Das ergab überhaupt keinen Sinn. Mary fühlte sich so gut

wie an dem Tag, an dem sie bei der Fitness Olympia gewonnen hatte.
Als sie sich an die Tortur ihrer krebskranken Mutter erinnerte, geriet Mary in Panik. Sie hatte Angst davor, kränker zu werden und bei der Therapie die Haare zu verlieren. Sie wollte verzweifelt einen Weg finden, um ein langes, gesundes Leben zu führen. Schließlich war sie erst 36 Jahre alt und hatte ein Schul- und ein Kindergartenkind, die sie beim Erwachsenwerden begleiten wollte.

All diese Stimmen machten sich in meinem Kopf breit, und ich war einfach in Panik. Dann, ganz plötzlich, war da eine Stimme, die »Stopp« sagte. Und in dieser Stille hörte ich ganz klar die Worte: »Mary, das ist nicht der Weg, um Krebs zu heilen. Es muss einen anderen Weg geben.« Es war, als ob genau in diesem Moment die Stimme meiner Mutter zu mir durchdrang, ebenso wie das Wissen, dass es einen anderen Weg gibt und dass ich ihn finden musste.

Mary begann sofort damit zu recherchieren: schulmedizinische Behandlung, ganzheitliche Optionen, Diäten und Nahrungsergänzungsmittel. Sie fand überzeugende Argumente sowohl für konventionelle als auch für komplementäre und alternative Behandlungen, was sie noch mehr verwirrte. Erschwerend kam hinzu, dass sie sich mit erheblichen Zweifeln und Ängsten ihrer Freunde und Familie auseinandersetzen musste.

Damals war ich sehr zwiespältig, ob ich mich einer konventionellen oder alternativen Therapie oder vielleicht einer Kombination aus beidem unterziehen sollte. Die Diagnose Krebs ist eben auch etwas sehr Beängstigendes. Aber da war diese innere Stimme, die mir sagte: »Nein, Mary. Es gibt einen anderen Weg. Vertrau mir, ich werde ihn dir zeigen. Ich werde dich führen.«

Da sich in ihrem Körper noch Gewebe befand, das Krebszellen enthielt, wollten Marys Ärzte entweder eine vollständige Mastektomie, also Entfernung dieser Brust, oder zumindest eine zusätzliche Operation durchführen, um bei der Biopsie saubere Ränder zu erhalten. Danach sollte Mary acht Wochen lang bestrahlt, zwölf Wochen lang chemotherapeutisch behandelt und ein Jahr lang mit dem Medikament Herceptin behandelt werden. Und abschließend sollten noch die Eierstöcke operativ entfernt werden.

Das war für Mary eine Menge zu verarbeiten, ganz zu schweigen davon, es zu akzeptieren. Mary fühlte sich seit ihrer Zeit als Wettkampfbodybuilderin tief mit ihrem Körper verbunden und wusste, wie er funktioniert. Dass sie ihren Körper gut kannte, war für sie einer der Hauptgründe dafür, nicht den konventionellen Weg zu beschreiten, den ihre Mutter gewählt hatte, und stattdessen die persönliche Entscheidung zu treffen, es zuerst mit alternativen Therapien zu versuchen.

Marys Reise begann auf der physischen Ebene. Sie recherchierte und experimentierte mit verschiedenen Ernährungsumstellungen, Vitaminzusätzen und Entgiftungsmaßnahmen wie Backpulverbädern, um herauszufinden, auf welche ihr Körper am besten reagierte. Als sie zum Beispiel die Gerson-Therapie (eine strenge pflanzliche Diät) ausprobierte, fielen ihr die Haare aus, sodass sie damit aufhörte und wieder Fleisch von Tieren aus Weidehaltung und andere Proteine in ihre Ernährung einfügte, worauf sie gut reagierte.

Auch wenn sie sich zunächst für alternative Methoden entschieden hatte, wollte sie die von ihren Ärzten empfohlenen konventionellen Behandlungen nicht von vornherein völlig ausschließen. Sie versuchte einfach zuerst andere Dinge. Am Anfang, sagt Mary, fühlte sie sich »göttlich geführt … zu den Fachleuten, Büchern und Heilplänen – sie alle kamen auf mich zu«. Sie fühlte sich zu einfachen Heilungsaktivitäten hingezogen, die sie zu Hause durchführen konnte. Mit der Zeit kam sie zu der Einsicht,

dass ihr Weg vielleicht nicht für alle der richtige ist, *für sie* aber durchaus.
Mary war überzeugt, dass ihr Körper dorthin folgen würde, wohin ihr Geist ging.

Ich wusste und verstand, dass der Körper zu unglaublichen Dingen fähig ist. Wenn man also seinen Körper liebt, unterstützt und nährt, kann er sich physisch verändern. Einer der Gedanken, die mir durch den Kopf gingen, war: »Wenn mein Körper einen Zustand wie Krebs geschaffen hat, und ich weiß, dass mein Körper darauf ausgelegt ist, zu heilen, warum konnte mein Körper diese Krankheit, die sich anbahnte, nicht rückgängig machen?« Ich vertraute diesem göttlichen Wissen.

Als lebenslange Sportlerin und Wettkämpferin wandte sich Mary bei ihrem Heilungsprozess ganz natürlich der körperlichen Aktivität zu, aber selbst das, so glaubte sie, wurde von göttlicher Führung geleitet. Sie fühlte sich in dieser Zeit sehr eng mit Gott verbunden und glaubte, dass Gott sie jedes Mal, wenn sie vor einer Entscheidung stand, zur richtigen Lösung führen würde. Wenn sich etwas nicht richtig anfühlte, passte sie sich an und versuchte etwas Neues. Anstatt zu intensivem Gewichtheben und Bodybuilding zurückzukehren, kaufte sich Mary ein Minitrampolin, um die Lymphflüssigkeit in Bewegung zu halten, und begann außerdem, Yoga zu praktizieren. Bewegung würde der Schlüssel für ihre Heilung sein, wusste sie tief im Innern, Gewichttraining jedoch, das spürte sie intuitiv, war zu jener Zeit nicht der richtige Heilungsweg für sie.

Bewegung unterstützt das Gehirn. Heutzutage sitzen wir nur noch am Computer, arbeiten damit, sehen Videos an oder tätigen Onlinebestellungen. Auf die Jagd nach Nahrung muss sich der Mensch schon lange nicht mehr machen. Und doch sind unsere Körper dafür geschaffen! Gehen Sie mit Ihrem Hund spazieren oder spielen Sie mit Ihren Kindern im Freien – egal was, Hauptsache, Sie erfüllen das Bedürfnis des Körpers nach Bewegung.

Zusätzlich zu der körperlichen Betätigung brachte Mary intuitiv auch die anderen neun Radikalremissionsfaktoren in ihren Heilungsprozess ein. Sie lebte während ihrer Behandlung weit weg von Freunden und von Vater und Geschwistern, was sich letzten Endes als Segen für sie erwies, da viele ihrer Lieben den Entscheidungen, die sie traf, skeptisch oder ängstlich gegenüberstanden. Sie startete einen Blog, um sie auf dem Laufenden zu halten, ohne sich direkt mit ihrem Widerstand auseinandersetzen zu müssen, und fand schließlich eine kleine Gruppe von Freunden, die sie unterstützten und ähnliche Ansichten vertraten. Heute glaubt sie, dass dies mitentscheidend war, weil es ihr erlaubte, ihre positive Einstellung beizubehalten. Darüber hinaus hatte Mary das Glück, zwei sehr fröhliche Kinder zu haben, deren Faxen ihr halfen, in der Gegenwart zu bleiben und Spaß zu haben.

Im Laufe der Monate beschloss sie, ihre Fortschritte mit Thermografien anstelle von PET-(Positronenemissionstomografie) oder CT- (Computertomografie) Aufnahmen zu verfolgen, da sie keine unnötige Strahlenbelastung auf sich nehmen wollte (die Thermografie ist ein nicht-invasives bildgebendes Verfahren, bei dem eine Infrarotkamera verwendet wird, um Wärmeflecken im Körpergewebe zu erkennen; sie kommt ohne Strahlenbelastung aus, ist aber beim Erkennen von Brustkrebs weniger präzise als die Mammografie).

Sehr zu Marys Erleichterung fielen die Ergebnisse der beiden nächsten Thermografie-Nachuntersuchungen äußerst positiv aus, und auch bei der Blutuntersuchung zeigten sich keinerlei Anzeichen von Krebs mehr. Inzwischen ist es mehr als zehn Jahre her, dass Marys Arzt sie für krebsfrei erklärte. Mary wusste jedoch bereits damals intuitiv, dass sie mit ihrer Heilarbeit noch nicht fertig war.

Meine Gedanken überschlugen sich. Konnte das wirklich wahr sein? Bin ich tatsächlich krebsfrei? In dem Moment fasste ich den Beschluss, die Aussage des Arztes zu akzeptieren und einfach weiterzuleben, von Tag zu Tag. Aber dann sagte diese innere Stimme: »Mary, deine Körperarbeit war nur ein Teil des Heilungsprozesses.« Ich wollte leben, meine Kinder groß werden sehen, und ich wurde durch diese wunderschöne Heilungsreise geführt, durch die körperlichen genauso wie durch die geistigen Aspekte der Heilung und dann durch die spirituellen Aspekte der Selbstwerdung.

Als Sportlerin und Ernährungswissenschaftlerin begann Mary ihre Heilungsreise mit den körperlichen Faktoren Bewegung, Ernährung und Nahrungsergänzungsmittel. Wenn sie heute an ihre Reise zurückdenkt, versteht sie, dass das Körperliche nur ein Teil des Gesundheitspuzzles und eine Auflösung von Blockaden im Körper-Seele-Geist-System ebenfalls entscheidend für ihren Erfolg war.

Mary meint heute: »Krebs kann wie ein Weckruf aus deiner Seele kommen, der sagt: ›Es gibt noch so viel mehr für dich.‹« Sie ist überzeugt, dass alles in unserem Leben letztendlich einem höheren Zweck dient. Und sie findet Erleichterung in der Tatsache, dass sie eine unmittelbare Krise – sei sie körperlich, finanziell, in Beziehungen und so weiter – loslassen und ihr Herz und ihren Verstand für eine größere Botschaft öffnen kann: Wunder sind möglich.

»Das Leben passiert uns nicht einfach, es passiert für uns«, sagt Mary. Sie glaubt, dass Krankheit und Heilung aus vielen verschiedenen Gründen geschehen, manchmal aus physischen, manchmal aus seelischen oder emotionalen Gründen, oder manchmal, um unserem Leben einen höheren Sinn zu geben.

Seit der Radikalremission verfolgt Mary das, was sie heute als ihren Lebenszweck betrachtet, nämlich jeden Tag in vollen Zügen zu genießen und anderen Krebspatienten durch Gesundheitscoaching zu helfen. Teil ihres ständigen Lernprozesses war es, darüber nachzudenken, warum sie Heilung erfahren hatte, andere jedoch nicht, und zu analysieren, warum auch Menschen überlebten, die einen anderen Weg als sie gingen. Aus der kollektiven Erfahrung von ihr selbst und ihren vielen Klientinnen und Klienten in den letzten zehn Jahren hat sie bei Menschen, die wieder gesund wurden, einige wichtige Änderungen der inneren Einstellung festgestellt.

Mary ist fest davon überzeugt, dass die Kraft des Geistes für die Heilung entscheidend ist, und wissenschaftliche Studien über den Placeboeffekt bestätigen das. In den letzten 60 Jahren haben zahlreiche klinische Studien gezeigt, dass das, woran Sie glauben, mehr als jedes eingenommene Medikament einen signifikanten Einfluss auf Ihre Gesundheit haben wird.[46] Im Laufe der Jahre hat Mary mit Ernährung, Nahrungsergänzungsmitteln und der inneren Einstellung experimentiert, um herauszufinden, was ihr am meisten hilft, den Krebs in Schach zu halten. Sie hat herausgefunden, dass eine Nahrungsergänzung oder eine bestimmte Ernährungsweise bei ihr genau so wirkt, wie sie *glaubt*, dass sie wirken wird. Das zeigt sehr deutlich: Die Art der Therapie, für die sich eine Person entscheidet, ist nicht annähernd so wichtig wie ihre Einstellung und ihre Überzeugungen bezüglich der Behandlung.

Was ihre Einstellung betrifft, so hat Mary in den letzten zehn Jahren weiter daran gearbeitet, unterdrückte Emotionen loszulassen. Sie hat einen Therapeuten konsultiert, der sich auf Bewusstseins- und Schattenarbeit spezialisiert hat (ein psychologisches Verfahren, das von Carl Gustav Jung entwickelt wurde, um die »dunkle Seite« unserer Psyche zu verstehen).[47] Alle verdrängten Emotionen, Schmerzen oder Traumata, die wir von der frühen Kindheit bis zur Gegenwart erleben, kommen dabei zur Sprache. Auf diese Weise arbeitet Mary weiter daran, sich von alten Mustern zu befreien, wie zum Beispiel von ihren perfektionistischen Tendenzen.

Eine weitere geistige Transformation, die Mary während ihrer Heilungsreise erlebte, betrifft die Spiritualität. Sie hatte immer einen starken Glauben an Gott gehabt, was ihr auf ihrem Weg half, aber es war eine andere mentale Veränderung, die diesen Faktor ein paar Jahre nach ihrer Remission voll in ihr Leben brachte.

Ich habe zwar prinzipiell immer daran geglaubt, dass Wunder geschehen können, aber zu jener Zeit war ich zuerst nicht so sicher, ob das auch für mich galt. Als ich mich dann aber dafür entschied, es zu glauben, hatte das enorme Auswirkungen. Wer nicht daran glaubt, gesund zu werden, glaubt auch nicht, dass Wunder für ihn möglich sind. Dadurch wird eine geistige Blockade errichtet, die Heilung erschwert.

Mary ist der Meinung, dass Sie unabhängig von Ihrem Behandlungsverlauf in der Lage sein müssen, sich mit Ihrer eigenen inneren Führung und Intuition zu verbinden, um Heilung zu erfahren, insbesondere wenn dies im Widerspruch zu den Ratschlägen der Menschen um Sie herum steht. Mary glaubt, dass dieser Faktor der Intuition einen großen Teil ihrer eigenen Heilung ausgemacht hat.

Das Wunder war nicht, dass mein Körper von Krebs geheilt wurde, denn unser Körper ist dafür geschaffen, zu gesunden. Das Wunder war, dass ich auf die sanfte, ruhige Stimme hörte und ihr vertraute – diese Stimme, die sagte: »Ich werde dich auf einen Weg führen.« Und ich war in der Lage, dieser Stimme zu folgen.

Mary hörte die Stimme ihrer Intuition und folgte ihr von dem Moment an, als die erste Diagnose gestellt wurde, und diese führte sie auf den Weg der Besserung. Als ich Mary fragte, ob sie sich Gedanken darüber gemacht habe, warum sie überhaupt Krebs bekommen hatte, gab sie eine intuitive Antwort:

Ich habe in meinem Leben fast nur gegeben und kaum genommen. Ich habe alles für meine Kinder getan, aber nichts für mich. Als ich mich auf die Botschaften meines Körpers einließ, wurde mir klar, dass es einen Grund gab, warum ich Brustkrebs bekommen hatte, nicht Darm- oder Leberkrebs. Die Brust repräsentiert Selbstliebe, Selbstversorgung. Sie nährt das Leben eines Neugeborenen und versorgt es. Was habe ich alles nicht für mich selbst getan? Ich habe mich nicht genährt, mich nicht um mich gekümmert. Ich habe alles verschenkt.

Heute, mehr als elf Jahre nach ihrer ersten Brustkrebsdiagnose, ist Mary nach wie vor krebsfrei und setzt weiterhin auf die zehn Heilungsfaktoren für Radikalremission, einschließlich körperlicher Aktivität. Sie passt ihr Bewegungsprogramm nun an das an, was sich an einem bestimmten Tag am besten für ihren Körper anfühlt, und ist der Meinung, dass Bewegung vor allem Spaß machen sollte. Sie geht oft wandern, Rollschuh laufen, nutzt regelmäßig ihr Minitrampolin und macht Übungen mit leichten Hanteln. Auf jeden Fall achtet sie darauf, ihren Körper jeden Tag mindestens 20 Minuten lang zu bewegen.

Vor allem aber möchte Mary, dass das Erzählen ihrer Geschichte andere inspiriert. An Hoffnung kann man sich während einer Krebsheilungsreise festhalten. Mary drückt es so aus: »Wenn Sie keine Hoffnung haben, was haben Sie dann?« Mehr über Mary können Sie auf der Website maryrust.com erfahren.

Empfehlungen

Es ist wichtig, dass Sie sich immer mit Ihrem Arzt beraten, um herauszufinden, welche Art und welcher Grad von Aktivität für Sie richtig sind. Wenn Sie vor der Diagnose wenig körperlich aktiv waren, empfehlen Ihnen die Ärzte wahrscheinlich zunächst Aktivitäten niedriger Intensität, wie zum Beispiel Stretching oder kurze Spaziergänge. Bei älteren Patienten oder Patienten mit Knochenmetastasen, Osteoporose oder erheblichen Beeinträchtigungen wie Arthritis oder periphere Neuropathie lautet die Empfehlung möglicherweise, mit einem Fitnessprofi zu trainieren, um sicherzustellen, dass solche Erschwernisse berücksichtigt werden. Patienten, denen Bettruhe verordnet wurde, verlieren schnell an Kraft und magerer Körpermasse, weshalb in der Regel eine Physiotherapie empfohlen wird, um Kraft und Beweglichkeit zu erhalten und gleichzeitig der Müdigkeit und Depression entgegenzuwirken, die häufig mit dem Bettlägerigsein einhergehen.[48]

Bei Bewegung geht es um schrittweise Steigerung. Wenn Sie am Anfang nur um den Esszimmertisch herumgehen können, so machen Sie das zu Ihrer Bewegungsaufgabe für die ersten Tage. Probieren Sie dann, jeden Tag eine Runde mehr um den Tisch herum zu schaffen. Irgendwann wird das dazu führen, dass Sie nach draußen gehen.

So wie ein Mensch nicht an einem Tag von einer Krankheit heilen kann, kommt er auch nicht an einem Tag in Form. Der Schlüssel liegt in der Beständigkeit und darin, Bewegung zu einer lebenslangen Gewohnheit zu machen. Hier sind ein paar Tipps, damit körperliche Aktivität zu einem regelmäßigen Bestandteil Ihres Lebens wird:

1. Legen Sie eine Zeit fest.

Die Forschung zeigt, dass Menschen, die sich bestimmte Zeiten für das Training einplanen, anstatt zu versuchen, es noch irgendwo hineinzuquetschen, mehr Erfolg haben. Schreiben Sie sich jeden Tag mindestens zehn Minuten für körperliche Aktivität in Ihren Tageskalender und halten Sie sich dann daran, so wie an jeden anderen Termin.

2. Lieber zu wenig als zu viel vornehmen.

Wir alle kennen die berühmten Neujahrsvorsätze, von denen ein besonders beliebter lautet: »Mehr Sport treiben und gesünder leben«,[49] doch die große Mehrheit dieser Vorsätze ist spätestens im Februar schon wieder vergessen. Wir scheitern oft an guten Vorsätzen, weil wir zu hohe Ziele haben und keine realistischen Pläne machen. Setzen Sie sich kleine Ziele, die gut umsetzbar sind und auf deren Erreichen Sie dann stolz sein können. Planen Sie zum Beispiel, eine Woche lang täglich zehn Minuten zu Fuß zu gehen (falls Sie dazu in der Lage sind). Beginnen Sie damit, dass Sie von Ihrer Haustür aus fünf Minuten gehen, sich dann umdrehen und wieder nach Hause zurückkehren. Nach einer Woche gehen Sie täglich siebeneinhalb Minuten, bevor Sie umkehren, und steigern sich dann allmählich auf 15 Minuten, sodass Sie jeden Tag (mindestens) eine halbe Stunde zu Fuß unterwegs sind.

3. Legen Sie bereits am Vorabend die Trainingskleidung heraus.

Viele Menschen mögen es, gleich morgens nach dem Aufstehen zu trainieren. Wenn Ihnen das auch so geht, legen Sie Ihre Trainingskleidung und -schuhe am Abend vorher bereit. Dieser Trick wird Sie morgens in Schwung bringen, da Sie keine Ausrede haben werden, noch eine Runde zu schlafen, weil Sie gerade nicht wissen, wo Ihre Sportschuhe sind.

4. Suchen Sie sich einen Trainingspartner.

Mit einem Trainingspartner gehen Sie eine Verpflichtung ein. Wenn Sie wissen, dass der oder die andere Sie zu einem Spaziergang oder einer Joggingrunde abholt oder im Fitnessstudio auf Sie wartet, werden Sie das Training weniger wahrscheinlich auslassen (und abgesehen davon macht es zu zweit auch mehr Spaß). Das gibt außerdem Bonuspunkte für das Zulassen sozialer Unterstützung (Heilungsfaktor Nummer 10)!

5. Bewegung soll Freude machen.

Wenn Sie körperliche Aktivität als lästige Pflicht ansehen, werden Sie sie mit geringerer Wahrscheinlichkeit ausüben. Finden Sie kreative Wege, damit sie Ihnen Spaß macht. Der bereits oben erwähnte Tremane aus Neuseeland zum Beispiel hat herausgefunden, dass er bei seinen Yogaübungen gerne Comedyshows ansieht (Bonuspunkte für die Verstärkung positiver Emotionen!).

6. Bewegen Sie sich zusammen mit der Familie.
Die Chancen stehen gut, dass auch die anderen Mitglieder Ihrer Familie einen kleinen Bewegungsschub gebrauchen könnten. Machen Sie einen Spaß für alle daraus, indem Sie zum Beispiel vor dem Schlafengehen eine Familientanzparty veranstalten oder einen Spaziergang im Park machen und den Kindern am Ende noch ein Eis spendieren. Ihre Lieben werden sich gut fühlen, Teil Ihres Heilungsprozesses zu sein und Sie tatkräftig unterstützen zu können.

7. Gehen Sie nach draußen.
Frische Luft füllt Ihre Zellen mit gesundem Sauerstoff, und draußen zu sein kann Ihnen helfen, Ihre spirituelle Verbindung anzuzapfen, Ihnen einen Vitamin-D-Schub geben und Ihre positiven Emotionen verstärken.

8. Nutzen Sie das Internet.
Sind Sie neugierig auf HIIT oder eine andere Form der Bewegung, möchten aber nicht in ein Fitnessstudio gehen? Auf YouTube finden Sie Beispiele für jede Art von Training, die Sie sich vorstellen können. Geben Sie als Suchbegriff zum Beispiel »HIIT für Anfänger« ein, und es werden Ihnen jede Menge Anleitungen angezeigt, schriftlich oder als Video. Sie finden auf diese Weise auch Tanztrainings, Yogaübungen und so weiter. Lassen Sie Ihrer Neugierde freien Lauf.

Bewegung ist ein heilender Faktor, der viel innere Motivation erfordert. Schließlich kann niemand außer Ihnen Ihren Körper aktivieren. Denken Sie daran, dass tägliches Training Ihr Leben um Jahre verlängern kann. Und da viele Arbeitsplätze heute erfordern, dass Menschen den ganzen Tag am Schreibtisch sitzen, ist es wichtiger denn je, dass wir unseren Körper in Bewegung halten, indem wir viel auf den Beinen sind, stehend und gehend und (hoffentlich) Freudensprünge machend.

Kapitel 2

Die spirituelle Verbindung vertiefen

»Verweile nicht in der Vergangenheit;
träume nicht von der Zukunft;
konzentriere dich auf den gegenwärtigen Moment.«

BUDDHA

So wie eine große Anzahl von Zuggleisen allesamt zu einem Hauptbahnhof führen, führen auch verschiedene spirituelle Übungen letztendlich alle zum selben, wichtigen Ort: der Verbindung mit Mächten, die größer sind als wir Menschen. Der Heilungsfaktor der Vertiefung der spirituellen Verbindung ist allen von uns untersuchten Fällen von Radikalremission gemeinsam. Viele ehemalige Krebspatienten praktizieren ihre spirituelle Verbindung täglich, weil sie festgestellt haben, dass diese Verbindung sich sowohl auf den Körper als auch auf die Gefühle unmittelbar wohltuend auswirkt.

Für manche Menschen bedeutet spirituelle Verbindung, Gott durch Religionsausübung zu finden. Auch Bailey O'Brien, deren vollständige Heilungsgeschichte wir später in diesem Kapitel erzählen werden, fand ihre spirituelle Verbindung über die Kirche. Dieser Heilungsfaktor setzt jedoch nicht voraus, dass Sie einer bestimmten Religion angehören oder eine bestimmte Glaubensrichtung vertreten. In ihrer einfachsten Form kann die spirituelle Praxis ein ruhiger Spaziergang in der Natur sein. Sie kann sich aber auch manifestieren, indem Sie malen, meditieren, am Strand sitzen, einen Tempel besuchen oder mit dem Hund spazieren gehen. Die Variationen in der spirituellen Praxis sind so grenzenlos wie die Menschen, die sie ausüben.

Es ist eine schon lange vorhandene Konstante in der Menschheitsgeschichte, dass sich die Menschen durch organisierte Religionen mit Gott verbinden – in christlichen Kirchen, jüdischen Tempeln, muslimischen Moscheen. Auch für diejenigen, die heute noch regelmäßig an Gottesdiensten teilnehmen, bleibt die Verbindung zu Gott der wichtigste Grund dafür.[1] Darüber hinaus betrachtet sich eine zunehmende Zahl von Amerikanern als spirituell. Laut einer kürzlich vom Pew Research Center durchgeführten Studie halten sich 27 Prozent der Amerikaner für »spirituell, aber nicht religiös«, was einem Anstieg von 8 Prozent innerhalb von fünf Jahren entspricht.[2] Eine weitere Pew-Studie ergab, dass 72 Prozent der Amerikaner, die nicht regelmäßig zur Kirche gehen, trotzdem oft beten.[3]

Viele spirituelle Führer glauben, dass diese Bewegung weg von den organisierten Religionen hin zu einer allgemeineren spirituellen Praxis einen großen Paradigmenwechsel in unserer Gesellschaft in Richtung globaler Verbundenheit darstellt. Janet O'Shea, eine spirituelle Psychotherapeutin, Heilerin und metaphysische Lehrerin, denkt das auch:

Ein globaler Wandel vollzieht sich auf so vielen verschiedenen Ebenen. Ich glaube, während wir in der Zeit voranschreiten, gibt es ein Erwachen zu der Idee, dass wir keine getrennten Wesen sind. Wir sind auf dem Planeten nicht voneinander getrennt. Wir teilen uns alle die gleiche Atemluft. Ein verstärktes Gewahrsein, dass Gemeinschaft der Schlüssel ist, beginnt, unsere DNA zu dem Bewusstsein zu erwecken, dass wir wirklich alle »eins« sind.

Diese neue Sichtweise der Spiritualität hat ein Bewusstsein für die vielen Möglichkeiten geschaffen, wie wir uns mit einem spirituellen Zustand abseits des traditionellen Gebetsweges verbinden können. Zu den alternativen Pfaden gehören Meditation, Achtsamkeit, Yoga und Gesang. Es gibt ganz verschiedene Namen für den spirituellen Zustand: Gott, Seele, Chi, Lebenskraft, Prana, das Universum oder einfach »Energie«. Wie auch immer die Bezeichnung lautet, wichtig sind das Gefühl der Verbindung, das Sie bei Ihrer täglichen spirituellen Praxis haben, und die physischen und emotionalen Veränderungen, die Sie als Ergebnis dieser Praxis beobachten.

In *9 Wege in ein krebsfreies Leben* beschrieb ich verschiedene Aspekte der spirituellen Energie, die von Patienten mit Radikalremission und alternativen Heilpraktikern immer wieder erwähnt werden. Zu diesen Aspekten gehören …

- dass spirituelle Verbindung auch eine körperliche Erfahrung ist,
- dass spirituelle Verbindung ein überwältigendes Gefühl bedingungsloser Liebe hervorruft,
- die Theorie, dass der Mensch ein spirituelles Wesen in einem physischen Körper ist,
- wie wichtig es ist, dass das spirituelle Verbinden regelmäßig geübt wird, und
- wie wichtig es ist, den eigenen Geist zu beruhigen.

Auch bei unseren derzeitigen Recherchen spielen diese fünf Aspekte der Spiritualität bei den untersuchten Fällen von Radikalremission immer wieder eine wichtige Rolle.

So verkörpert zum Beispiel die ehemalige Krebspatientin Jill Ayn Schneider die Essenz globaler Spiritualität, indem sie sich eine Decke mit Glaubenssätzen aus der ganzen Welt zusammenwebt. Im Jahr 1975 wurde bei der damals 29-jährigen Jill nach zwei positiven Abstrichen Gebärmutterhalskrebs der Klasse 5 diagnostiziert. Damals stuften die Ärzte Krebs nicht wie heute in vier Stadien ein, sondern teilten die Fälle in Klassen ein – Klasse 1 galt als gesund/normal und bei Klasse 5 war der Krebs schon sehr weit fortgeschritten. Jills Arzt wollte dementsprechend ihre Gebärmutter sofort operativ entfernen (Hysterektomie).

Ihre Intuition flüsterte ihr bei dem Arztgespräch jedoch ein, einer sofortigen Operation nicht zuzustimmen. Stattdessen erbat sie sich einen Zeitraum von etwa einem Monat, um zu versuchen, sich selbst zu heilen. Ihr Arzt war wütend und stürmte aus dem Zimmer. Nichtsdestotrotz hielt Jill an ihrem Entschluss fest und begann, chinesische Kräuter einzunehmen, zu meditieren, Akupunktursitzungen zu absolvieren und sich gemäß einer japanischen makrobiotischen Diät zu ernähren, die hauptsächlich aus braunem Reis, Gemüse der Saison, Misosuppe und Hülsenfrüchten sowie kleineren Mengen an Meeresgemüse, Nüssen und Samen bestand. Außerdem kündigte sie ihren stressigen Job. Die erstaunlichen Ergebnisse dieser Maßnahmen zeigten sich sehr schnell.

Ich befasste mich damals intensiv mit der Theorie der chinesischen Medizin. Die Tatsache, dass Krebs dort als »Ungleichgewicht« bezeichnet wurde, sprach mich sehr an. Ich hatte überhaupt keine Angst davor, die konventionelle Behandlung abzulehnen. Nach einem Monat Kräuter, Akupunktur und nach der Kündigung meines anstrengenden Jobs hatte ich das Gefühl, dass es mir schon wesentlich besser ging. Ich suchte einen anderen Arzt auf, der mir das bestätigte. Die Krebsklassifikation war innerhalb eines Monats von einer 5 auf eine 3 zurückgegangen! Da wusste ich, dass ich wieder gesund werden würde. Ich fragte mich: Was soll ich jetzt auf meinem Heilungsweg weiter tun? Ich war wie ein Kind – ich vertraute dem Universum.

Ermutigt davon, wie umfangreich die Heilung bereits nach vier Wochen fortgeschritten war, folgte Jill einer inneren Stimme, einer Art spirituellem Ruf, durch Venezuela und Peru zu wandern, wo sie Schamanen aufsuchte, die Natur genoss und ihre makrobiotische Diät fortsetzte. Als sie fünf Monate später in die USA zurückkehrte, ließ sie einen weiteren Abstrich machen und wurde als »Klasse 1« (normal) eingestuft. Zwei Jahre später brachte sie ihren Sohn zur Welt, und heute erfreut sie sich an zwei wunderbaren Enkelkindern.

Jill glaubt, dass sie sich innerhalb von sechs Monaten dank tiefer spiritueller Arbeit und einer Ernährungsumstellung, die göttlich geleitet wurde, von fortgeschrittenem Gebärmutterhalskrebs geheilt hat. Dank ihrer täglichen spirituellen Übungen vertiefte sie die Verbindung und war in der Lage, den tieferen Strom »universeller Liebe« anzuzapfen, den viele Patienten, die eine Radikalremissionen erfuhren, beschreiben. Heute, mehr als 40 Jahre nach der ersten Krebsdiagnose, ist Jill immer noch krebsfrei. Sie verbringt ihre Tage damit, Menschen durch Heilungsseminare und Retreats zu führen und sie anzuleiten, mehr in Einklang mit ihrem wahren Selbst zu sein. Mehr über Jill erfahren Sie auf der Website jillaynschneider.com.

Zentrale Themen und neue Erkenntnisse

In den letzten Jahren ist das Interesse an spirituellen und Achtsamkeitsthemen stark angestiegen. Die Zahl der Menschen in den USA, die meditieren, hat sich seit 2012 verdreifacht.[4] Darüber hinaus praktizieren heute 37 Millionen Amerikaner Yoga,[5] und Unternehmen, die Wellness- und Biomarken produzieren, gehören zu den am schnellsten wachsenden der Welt.[6]

Dies sollte nicht überraschen, da wir als Gesellschaft überlastet, überreizt und überarbeitet sind. Praktiken wie Meditation und Yoga helfen uns, mit diesen alltäglichen Belastungen zurechtzukommen, und was einst als »abgedreht« galt, ist heute Mainstream. Noch vor einigen Jahren verdrehten viele Menschen die Augen, wenn in einer Gesprächsrunde das Wort »Spiritualität« fiel, aber heute ist es immer mehr ein beliebtes und spannendes Thema, über das sich die Menschen gerne austauschen.

Dieser kulturelle Wandel hin zur Akzeptanz von Achtsamkeit und Spiritualität wurde durch eine intensivere wissenschaftliche Erforschung der Wirkung von Meditation und Gebet unterstützt. In den letzten 20 Jahren haben Hunderte von Studien gezeigt, dass, wenn Menschen ihren Geist zur Ruhe bringen und den Zustand des Friedens fühlen, der durch die Praxis spiritueller Verbindung herbeigeführt wird, ihr Körper mit einer verstärkten Produktion gesundheitsfördernder Hormone reagiert sowie mit einer Zunahme des Sauerstoffanteils im Blut, einer verbesserten Blutzirkulation, einem niedrigeren Blutdruck, einer verbesserten Verdauung und Giftausscheidung, einem stärkeren Immunsystem und, erstaunlicherweise, der Fähigkeit, ungesunde Gene zu deaktivieren.

Justine Laidlaw, eine Neuseeländerin, profitierte von ihrer regelmäßigen spirituellen Praxis, die sich positiv auf ihren Körper auswirkte, und erlebte eine Radikalremission. Bei Justine wurde 2013 im Alter von 45 Jahren Dickdarmkrebs im Stadium IIIc diagnostiziert. Da sie in einer nicht-religiösen Familie aufgewachsen war, waren Meditation und Gebet bis dahin kein Teil ihres Lebens. Das änderte sich nach der Diagnose.

Die Krebsdiagnose ließ meine alte Welt zusammenbrechen, um meine Augen für Spiritualität zu öffnen. Ich war jahrelang übermäßig viel beschäftigt und immer und in Eile, mit Ängsten und Depressionen zu leben und mir nicht die Zeit zu nehmen, mich mit meinen Gedanken, Gefühlen und Erfahrungen auseinanderzusetzen. Je mehr ich anfing, mich täglich mit Atemarbeit, Tagebuchführen, Achtsamkeit und Meditation zu beschäftigen, desto mehr schmolzen meine lähmende Angst, meine Überforderung und Selbstkritik dahin und verwandelten sich in friedvolles Alleinsein, geerdete Präsenz und eine positive Perspektive. Natürlich kommen trotzdem noch ab und zu negative Gedanken hoch, doch die Spiritualität wirkte sich insgesamt wie ein leitendes Licht aus, eine Quelle der Kraft und eine mächtige Befreiung, die mich auf meiner Heilungsreise begleitete.

Justine hatte wurde kurz nach ihrer Diagnose operiert, wollte sich aber nicht der empfohlenen Chemotherapie und Bestrahlung unterziehen. Stattdessen setzte sie sich mit den neun Radikalremissions-Heilungsfaktoren auseinander und ist glücklicherweise bis heute krebsfrei geblieben. Jetzt gibt sie anderen Krebspatienten etwas zurück und arbeitet als zertifizierte Radical-Remission-Kursleiterin.

In den letzten Jahren haben Studien konkrete Wege aufgezeigt, wie Spiritualität das Krebsrisiko verringern kann. So verglichen zum Beispiel Forscher des Center for Mind and Brain an der Universität von Kalifornien Teilnehmer an einem Meditations-Retreat, die dort täglich meditierten, mit Probanden, die nicht bei dem Retreat dabei waren. Bei Ersteren zeigte sich eine signifikante Zunahme der Aktivität des Enzyms Telomerase.[7] Eine solche Aktivität hat eine Verlängerung der Telomere in der DNA zur Folge und damit einhergehend eine Verringerung des

Krebsrisikos.[8] (Anmerkung: Telomere sind sozusagen die Endkappen auf den DNA-Strängen, die dazu beitragen, diese Stränge intakt zu halten – ähnlich wie die steife Kappe am Ende eines Schnürsenkels.) Bei den Personen in der Kontrollgruppe, die nicht meditierten, war kein Anstieg der Telomeraseaktivität zu verzeichnen. Meditation hilft also offensichtlich, die DNA auf eine das Krebsrisiko reduzierende Weise zu schützen.

Bei einer anderen Studie verglichen Forscher der University of Wisconsin-Madison die Stress- und Entzündungsreaktionen einer Gruppe in Meditation erfahrener Patienten mit denen einer Gruppe von Nicht-Meditierenden. Die Angehörigen der ersten Gruppe wiesen dabei einen niedrigeren Cortisolspiegel (Cortisol gilt als »Stresshormon«), weniger wahrgenommenen emotionalen Stress und eine geringere Entzündungsreaktion auf als die Kontrollgruppe.[9] Diese Befunde sind für Krebspatienten wichtig, da sowohl niedrige Cortisolspiegel als auch die Reduzierung von Entzündungsreaktionen mit einer signifikanten Senkung des Krebsrisikos in Verbindung gebracht werden.[10, 11]

Das wissenschaftliche Fachgebiet der Epigenetik befasst sich mit der Frage, wie Lebensstilfaktoren, zum Beispiel Ernährung und Stressbewältigung, unsere Gene steuern, das heißt, wie wir durch unser Verhalten beeinflussen können, ob bestimmte Gene aktiviert oder deaktiviert werden. Dass dies möglich ist, ist eine der wichtigsten wissenschaftlichen Entdeckungen der letzten 50 Jahre. Sie erlaubt es uns, die Vorstellung zu überwinden, dass die von unseren Eltern vererbten Gene zu unvermeidlichen Ergebnissen führen, und ermutigt uns stattdessen, unsere täglichen Gewohnheiten bewusst zu nutzen, um schädigende Gene »auszuschalten« und gesundheitsfördernde Gene »einzuschalten«.

In den letzten Jahren hat die Forschung weitere Hinweise auf die unglaubliche Kraft der Epigenetik gefunden. Zum Beispiel stellte ein Forscherteam am Massachusetts General Hospital in Boston fest, dass schon eine einzige Meditationssitzung die genetischen Eigenschaften eines Menschen erheblich verbessern kann. In dieser Studie bildeten die Forscher in einem achtwöchigen Entspannungskurs Gruppen von Anfängern und erfahrenen Meditierenden aus. Nachdem die Probanden mit der Meditationsmethode vertraut waren, wurden die wissenschaftlich messbaren Parameter beider Gruppen vor, während und nach einer Meditationssitzung gemessen und ausgewertet.

Die Forscher fanden heraus, dass eine signifikante Anzahl von Genen nach nur einer Meditationssitzung eine erhöhte Expression zeigte, darunter Gene, die den Energiestoffwechsel einer Person, die Insulinausschüttung, den DNA-Schutz und die mitochondriale Funktion verbessern – allesamt entscheidende Faktoren für die Krebsprävention. Darüber hinaus reduzierte schon diese eine Meditationssitzung die allgemeinen Entzündungs- und Stressreaktionen im Körper, was bei der Senkung des Krebsrisikos hilfreich ist. Interessant hierbei ist auch, dass sich bei *beiden* Gruppen – sowohl bei den Anfängern als auch bei den erfahrenen Meditierenden – positive Veränderungen hinsichtlich ihrer genetischen Expression zeigten, diese bei den Fortgeschrittenen jedoch deutlich größer waren. Dies sagt uns, dass es gesund ist, mit dem Meditieren zu beginnen, und noch gesünder, über Jahre hinweg regelmäßig zu meditieren.[12]

Ein europäisches Forscherteam wertete die verfügbaren Studien aus, um festzustellen, ob Körper-Geist-Übungen – wie Achtsamkeit, Yoga, Tai-Chi, Qigong, Entspannungsübungen und Atemregulation – die Expression von Genen umkehren können, die an Entzündungsreaktionen auf Stress beteiligt sind. Dabei stellte sich eindeutig heraus, dass solche Übungen den gegenteiligen Effekt von chronischem Stress auf unsere Gene haben. Während chronischer Stress eine Zunahme der Expression von Genen verursachte, die mit Entzündung in Verbindung stehen (Entzündung ist eine Hauptursache für Krebs), *verringerten* Körper-Geist-Übungen die Expression dieser Entzündungsgene erheblich.[13] Wenn Sie also Ihr Krebsrisiko durch eine Reduzierung von Entzündungen senken wollen, so sind Körper-Geist-Übungen eine Möglichkeit, dies zu erreichen.

Mit solchen Bekräftigungen durch wissenschaftliche Forschung nimmt auch das Interesse der Gesellschaft an Spiritualität immer mehr zu. Zahlreiche gut konzipierte Studien konnten schlüssig aufzeigen, dass Übungen zur Vertiefung der spirituellen Verbindung die Gesundheit von Körper und Geist bis hinunter auf die genetische Ebene deutlich verbessern.

Nachdem wir nun also aus der Perspektive der Wissenschaft besser verstehen, wie wichtig es ist, eine Praxis der spirituellen Verbindung zu entwickeln, wollen wir diesen Heilungsfaktor auch auf einer persönlicheren Ebene betrachten, indem wir Ihnen Bailey O'Brien vorstellen, eine Patientin, die eine Radikalremission erlebte. Bailey hatte mit einem metastasierenden Melanom zu kämpfen. Als Teil ihrer Heilungsstrategie versenkte sie sich jeden Tag in spirituelle Übungen.

Bailey ist praktizierende Christin und die spirituelle Verbindung kommt bei ihr in dieser Form zum Ausdruck. Nachstehend geben wir Baileys Ausführungen in Gesprächen mit uns wieder. Wir möchten jedoch vorher nicht unerwähnt lassen, dass Radikalremissionen auch von Menschen anderer Religionen ebenso wie von Atheisten und Agnostikern berichtet wurden. Trotz der unterschiedlichen Glaubenssätze gab es bei ihnen einen gemeinsamen Nenner, nämlich die tägliche Praxis, die zu einem Gefühl der spirituellen Verbundenheit führt, das von einem tief entspannten körperlichen Zustand und einem emotionalen Zustand vollkommenen Friedens begleitet wird.

BAILEYS GESCHICHTE

Bailey nahm 2007 ihr Studium an der Boston University auf. Sie stammte aus einer kleinen Stadt in New York, und obwohl sie ihrer Familie – Mutter, Vater, älterer Schwester und jüngerem Bruder – sehr nahestand, freute sie sich darauf, das Nest zu verlassen und ein College zu besuchen, so wie es ihre Schwester vor ihr getan hatte. Darüber hinaus war sie in das Wasserspringerinnen-Team der Universität aufgenommen worden, was für zusätzliche Aufregung und Vorfreude bei ihr sorgte.

Die O'Briens waren als Familie gelegentlich in die Kirche gegangen, aber Baileys persönliche Erfahrungen innerhalb dieser religiösen Tradition hatten hauptsächlich mit Regeln, Schuldgefühlen und Auswendiglernen zu tun. Sie spürte keine starke Verbindung zu Gott oder dem Göttlichen: »Damals, als junge Studentin, stand das Gefühl der Scham im Vordergrund, die ich meinte empfinden zu müssen, wenn ich nicht gemäß dem christlichen Glauben gehandelt hatte.« Die wesentlichen Regeln und Rituale ihrer religiösen Tradition verstand sie, sie hatte aber nie eine echte spirituelle Praxis entwickelt. Nach der Aufnahme ihres Studiums verzichtete sie ganz auf Kirchgänge, und Spiritualität war nur noch eine Randnotiz in ihrem Leben.

Bis zum Ende des ersten Semesters lief alles gut. Dann aber bemerkte sie ein verdächtiges Muttermal an ihrer rechten Schläfe und ging sofort zum Arzt, der es entfernte und in die Pathologie zur Untersuchung einschickte. Dabei stellte sich heraus, dass es sich um die schlimmste Art von Hautkrebs handelte, ein Melanom.

Ihre Ärzte gingen standardmäßig vor, indem sie das Gewebe herausschnitten und dann einen Tracer injizierten, um festzustellen, ob sich der Krebs ausgebreitet hatte. Den dadurch entdeckten, mit Krebszellen gefüllten Lymphknoten am Ohr entfernte der Chirurg ebenfalls operativ. Bei der Biopsie wurde dann festgestellt, dass das Melanom über die Lymphbahnen bereits Metastasen gestreut hatte. Plötzlich verwandelte sich Bailey von einer Studentin, deren einzige Sorge es war, wegen des Mensaessens zu stark zuzunehmen, in eine Melanom-Krebspatientin im Stadium III. Bailey beschreibt dies so: »Ich war verängstigt und schockiert. Wie konnte mir so etwas passieren – ich war doch jung und gesund?«

Bailey wollte die Behandlung so schnell wie möglich abschließen. Sie hielt sich strikt an den konventionellen Therapieplan, der eine weitere komplexere Operation zur Entfernung von 45 Lymphknoten im Hals vorsah. Glücklicherweise wurden alle negativ auf Krebs getestet.

Bailey befolgte alle Anweisungen der Ärzte, auch wenn die Wahrscheinlichkeit eines Rückfalls hoch war. Einen Monat lang erhielt sie an fünf Tagen in der Woche Injektionen von Interferon, ein Wirkstoff gegen Tumore, der ein Wiederauftreten der Krebserkrankung verhindern sollte. Baileys Mutter betete, dass ihre Tochter zu den Glücklichen ohne Rezidiv gehören möge. Nachdem Bailey die Operation und die Interferon-Injektionen erfolgreich hinter sich gebracht hatte, kehrte sie an das College zurück und ließ regelmäßig Nachsorgeuntersuchungen durchführen.

Im Herbst trat Bailey ihr zweites Studienjahr an, voller Hoffnung, nach der erfolgreichen Behandlung in Remission zu bleiben und zu einem normalen Leben zurückzukehren, wonach es eine ganze Zeit lang auch aussah. Als Hauptfach wählte sie Ernährungswissenschaften, weil sie dieses Thema schon lange interessiert hatte. Sie gehörte zu der Sorte Menschen, die beim Einkauf von Lebensmitteln immer aufmerksam die Etiketten lesen. Dass Nahrung bei der Bekämpfung von so etwas Ernstem wie Krebs helfen kann, glaubte sie allerdings nicht. Dieses und das nächste Studienjahr vergingen hinsichtlich der Krankheit ereignislos. Baileys Leben war ausgefüllt mit Studienveranstaltungen, Training und Wettkämpfen. Am Ende des dritten Jahres jedoch endete diese glückselige Gnadenfrist abrupt, als sich bei einer routinemäßigen Nachuntersuchung verdächtige Krebsaktivitäten zeigten.

Baileys Ärzte beschlossen, sie während der Sommerferien genau zu beobachten. Eine Nachuntersuchung am Ende des Sommers zeigte eine verstärkte Krebsaktivität, was die Ärzte dazu veranlasste, eine computertomografisch gesteuerte Nadelbiopsie an einer verdächtigen Stelle hinter dem Kiefer durchzuführen. Leider wurde die Stelle positiv auf ein Melanom getestet. Baileys Befürchtungen, dass die Krebserkrankung wiederkommen könnte, hatten sich bewahrheitetet.

Frustriert und deprimiert begann Bailey ihr letztes Studienjahr mit der Vorbereitung auf eine weitere Operation zur Entfernung des Tumors. Ihre ihr eng verbundene Familie betete für sie, und auch ihre Freundinnen und Freunde unterstützten sie. Bailey wollte die Operation einfach nur schnell hinter sich bringen, damit sie wieder die Studienveranstaltungen besuchen und ihr Abschlussjahr beenden konnte. Leider verfehlte der Chirurg den Tumor um einen Millimeter, und in den Wochen, die es dauerte, bis der Fehler entdeckt wurde, war bei Bailey bereits ein zweiter Tumor hinter einem Ohrläppchen gewachsen. Etwas mehr als einen Monat später musste sie erneut operiert werden, um beide Tumore zu entfernen.

Obwohl sie sich als Mitglied des Wasserspringerinnen-Teams in bester körperlicher Verfassung befand, erwies sich die Operation als schwierig. Die Genesungsphase dauerte sechs Wochen, und unmittelbar danach erfolgte eine Strahlenbehandlung. Bailey nahm eine weitere Auszeit, um sich zu Hause zu erholen, wo sie ihren Freundeskreis und das College-Leben allerdings sehr vermisste. Sie versuchte, positiv zu bleiben und sich auf ihre Heilung zu konzentrieren, aber es war eine Herausforderung.

Nach Abschluss dieser aggressiven Doppelschlagtherapie bestand immer noch eine 80-prozentige Möglichkeit auf ein lebensbedrohliches Rezidiv. Bailey glaubte nicht, dass sie irgendetwas tun konnte, um diese statistische Wahrscheinlichkeit zu ändern, also kehrte sie einfach in ihr gewohntes College-Leben zurück, wie es ihr die Ärzte empfohlen hatten. Das bedeutete auch, dass sie wieder die typische amerikanische Ernährungsweise aufnahm, mit reichlich Kohlenhydraten und tierischem Eiweiß und wenig Gemüse, und dazu noch den College-Klassikern Chips und Alkohol. Der Krebs war jedoch unerbittlich. Im Januar 2011, nur wenige Wochen nach Abschluss der Bestrahlungen, fühlte Bailey einen neuen, winzigen Knoten unter ihrem Kinn. Sie hoffte, dass er ein ganz normaler Teil der menschlichen Anatomie war, und befragte ihre Studienkollegen, ob sie auch einen solchen Knoten unter dem Kinn hatten. Leider bejahte das niemand, und so machte Bailey erneut einen Termin beim Onkologen. Der Knoten wurde biopsiert, und wieder einmal erhielt Bailey die Mitteilung, sie habe ein Melanom. Zu diesem Zeitpunkt waren sie und ihre Familie schon mehr als entmutigt.

Ich hatte alles getan, was mein Arzt mir gesagt hatte, und es fühlte sich an, als wäre alles umsonst gewesen. Als ob es nur eine Verschwendung meiner Zeit gewesen wäre.

Nach der Biopsie wurde sie durchleuchtet und dabei zeigte sich, dass sich der Krebs definitiv auf den Hals, die Lungen und wahrscheinlich auch auf die Wirbelsäule ausgebreitet hatte. Bailey war so jung, dass sie noch nicht einmal einen College-Abschluss hatte, und sollte nun plötzlich eine Krebspatientin im Stadium IV, im Endstadium, sein? Der Verzweiflung nahe, fing sie an zu beten: »Lieber Gott, wenn du da bist, heile mich bitte und lass mir ein Wunder zuteilwerden.«

Es gab wenig, was die konventionelle Medizin Bailey zu diesem Zeitpunkt noch bieten konnte. Immuntherapeutika waren von der zuständigen Behörde, der FDA, noch nicht zugelassen, und die Teilnahme an einer diesbezüglichen klinischen Studie wurde Bailey verwehrt, weil ihr Krebs nicht die richtige genetische Mutation aufwies. Die einzigen Empfehlungen ihres Arztes waren Temodar, eine orale verabreichte Chemotherapie, und p-Aminobenzoesäure (PABA), ein Vitamin-B-Derivat. Aus schierer Verzweiflung willigte Bailey ein, beides auszuprobieren.

Darüber hinaus holten Bailey und ihre Mutter eine Zweitmeinung beim Cancer Treatment Centers of America (CTCA) ein. Als bereits die erste Ärztin, die sie dort aufsuchte, weitere Operationen, Bestrahlungen und Chemotherapien empfahl, hatte Bailey zum ersten Mal intuitiv das Gefühl, dass sie etwas radikal anderes versuchen müsse, um ihr Leben zu retten. Sie fühlte sich vom konventionellen medizinischen System im Stich gelassen, weil es ihr bis dato überhaupt nichts gebracht hatte, immer brav allen Ratschlägen Folge zu leisten. Die düstere Prognose war dadurch nicht verhindert worden.

Ich sagte zu der CTCA-Ärztin: »Okay. Wenn ich das alles mache, wie viel Zeit geben Sie mir dann noch? Zwei Jahre?« Was sie bejahte. Darauf erwiderte ich: »Tut mir leid, aber daran bin ich nicht interessiert. Ich will keinen elenden Tod sterben, und ich will mehr als nur zwei Jahre.« Ich sagte das, weil ich daran glaubte, dass mehr möglich ist. Als ich an den Punkt kam, an dem ich mich angeblich im Endstadium befand, war alles möglich.

Baileys Mutter suchte unterdessen auch Unterstützung bei ihren Freunden. Eine Freundin glaubte fest daran, dass Bailey gesund werden könnte und würde, und sie ermutigte Bailey und ihre Mutter, sich nach alternativen Heilverfahren umzusehen. Die Mutter stieß dann bei ihren Recherchen auf »Coley's Toxin«, eine Injektionsbehandlung, die für einige Melanompatienten hilfreich gewesen war. Sie wurde allerdings nur in bestimmten Kliniken in Mexiko angeboten. Bailey und ihre Mutter sprachen den Onkologen in New York auf diese Möglichkeit an.

Als meine Mutter Mexiko erwähnte, sagte die medizinische Assistentin: »Wenn Sie bereit sind, sich an unseren Therapieplan zu halten, dann können Sie uns anrufen.« Im Grunde genommen sagte sie: »Wir werden Ihre Tochter nur behandeln, wenn sie genau das tut, was wir von ihr wollen.«

Bailey gefiel der »Zu meinen Bedingungen oder gar nicht«-Ansatz des Onkologen überhaupt nicht. Und eigentlich hatte sie auch keine Lust mehr auf die wieder gleichen alten Behandlungsmethoden, die ihren Körper belasten und nur für eine begrenzte Zeit wirken würden. In der Zwischenzeit hatte sich darüber hinaus Baileys Schwester verlobt. »Ich wollte für meine Familie und meine Schwester da sein, von der ich wusste, dass sie heiraten und sicher bald Kinder bekommen würde«, erzählte Bailey.

Bailey und ihre Mutter beschlossen, trotz der ablehnenden Haltung der Schulmediziner nach Mexiko zu fliegen. Aus schulmedizinischer Sicht waren nicht genügend Studien durchgeführt worden, um den Ansatz der Klinik in Mexiko bewerten zu können. Doch für Bailey bot sie »weit mehr Hoffnung als die, die mir die konventionellen Ärzte gemacht hatten«. Sie reiste sofort ab, um nicht auch nur eine weitere Woche zu riskieren, in der der aggressive Krebs wachsen konnte. Diese Entscheidung war ihr nicht leichtgefallen, da sie dadurch die bevorstehende Wasserspringmeisterschaft verpassen würde.

Bailey hatte nur einen Block (fünf Tage) Chemotherapie mit Temodar absolviert, bevor sie zu ihrer Reise nach Mexiko aufbrach. Sie beschloss, Temodar abzusetzen, aber weiterhin PABA zu nehmen. Während ihres dreiwöchigen Aufenthaltes in der mexikanischen Klinik erhielt Bailey intensive Behandlungen mit Coley's Toxin und machte gleichzeitig die Gerson-Therapie, ein spezielles Ernährungsprogramm. Für beides gab es eine Handvoll von Fallberichten, laut denen ein Melanom im Stadium IV erfolgreich behandelt worden war. Beide Behandlungen sind in den Vereinigten Staaten nicht von der FDA zugelassen, was bedeutet, dass es den Ärzten untersagt ist, sie anzubieten.

Coley's Toxin ist eine Mischung abgetöteter Bakterien, die von Dr. William Coley in den 1890er-Jahren in New York entwickelt wurde. Dr. Coley bemerkte damals zu seiner Überraschung, dass es Krebspatienten, die nach einer Krebsoperation Infektionen bekamen, besser zu gehen schien als Patienten, bei denen dies nicht der Fall war. Er stellte die Hypothese auf, dass die Infektion das Immunsystem zur Krebsbekämpfung stimuliert haben müsse.[14]
Die Gerson-Diät ist eine von dem deutschen Arzt Dr. Max Gerson in den späten 1920er-Jahren entwickelte Therapie, bei der die Fähigkeit des Körpers zur Selbstheilung durch eine pflanzliche Ernährung aus biologischem Anbau aktiviert werden soll. Die Patienten nehmen täglich rohe Säfte und natürliche Nahrungsergänzungsmittel zu sich und unterziehen sich jedem Tag außerdem einem Darmeinlauf.[15]
Bailey erhielt dreimal wöchentlich Coley's-Injektionen in beide Arme. Diese waren so schmerzhaft, dass sie manchmal zusammenbrach und weinte. Darüber hinaus nahm sie zahlreiche Nahrungsergänzungen und ein Laetrilpräparat (eine Form von Amygdalin aus Aprikosenkernen).[16] Hinzu kamen Vitamin-C-Infusionen zweimal pro Woche, Kaffeeeinläufe dreimal täglich und eine modifizierte Version der Gerson-Therapie-Diät.

Ich musste meine Ernährungsweise radikal umstellen – und das war kein Spaß! Ich trank 13 Säfte pro Tag. Zum Frühstück gab es einen frisch gepressten Orangensaft und eine Schüssel Haferflocken. Eine halbe Stunde später trank ich dann meinen ersten frischen Gemüsesaft. Im Laufe des Tages gab es sechs Karotten-Apfel-Säfte und sechs grüne Säfte, jede Stunde einen Saft. Darüber hinaus standen eine »Hippokrates-Suppe« (eine Gemüsesuppe) zum Mittag- und Abendessen sowie Obst, Nüsse und Samen für zwischendurch auf dem Speiseplan. Es war keine ganz strenge Gerson-Diät, weshalb ich außerdem ein klein wenig tierisches Eiweiß zu mir nehmen konnte.

Bailey durfte sich glücklich schätzen, während der drei Therapiewochen sehr viel Unterstützung zu bekommen. Ihre Mutter war mitgereist, und außerdem zeigten Freunde, Familie, Teamkolleginnen und sogar Angehörige von rivalisierenden Mannschaften auf vielfache Weisen ihre Anteilnahme und Unterstützung. Unter anderem wurde eine Spendensammlung für ihre Reise nach Mexiko organisiert. »Die Ermutigung von Freunden und anderen Menschen zu haben, mit denen man reden konnte, war sehr wichtig. Die Leute haben für mich gebetet, und ich habe versucht, positiv zu bleiben«, so Bailey.

Nach drei Wochen kehrte Bailey in die USA zurück, in der Hoffnung, dass ihre Zeit in der mexikanischen Klinik das aggressive Wachstum des Krebses verlangsamt hatte. Sie beschloss, den Rest des Studienjahres freizunehmen, und ihre Mutter half ihr dabei, die Ernährungs- und Lebensstiländerungen, wie sie sie in Mexiko praktiziert hatte, in ihr Leben in New York zu übernehmen. Bailey wohnte die nächsten fünf Monate zu Hause bei ihren Eltern, während Freunde der Familie »im Schichtbetrieb« vorbeikamen, um Bailey und ihrer Mutter bei der Zubereitung des täglichen Ernährungsprogramms aus Hippokrates-Suppe, Bio-Kaffee (für die Kaffeeeinläufe) und frischen Gemüsesäften zu helfen. Außerdem ließ sich Bailey weiterhin drei Injektionen Coley's Toxin pro Woche geben.

Nach insgesamt sechs Wochen des neuen Behandlungsprogramms fand sich Bailey wenige Tage vor ihrem 21. Geburtstag bei ihrem Onkologen ein, um eine weitere PET-Tomografie durchführen zu lassen. Sie hatte sich bereits sehr darüber gefreut, dass sie den Krebsknoten unter ihrem Kinn nicht mehr spürte, und betete intensiv um ein Wunder. Als sie in der Praxis saß und auf die neuerliche Beurteilung wartete, schienen der Arzt und sein Team beim Ansehen der Bilder nervös zu werden. Sie stellten ihr immer wieder Fragen über Mexiko. Bailey war beunruhigt, dass das Herumdrucksen der Ärzte schlechte Nachrichten bedeuten könnte, und fragte schließlich: »Also, wie sind jetzt die Ergebnisse?«

Ihr Arzt antwortete: »Aus den Bildern geht nichts hervor, das auf eine aktive Erkrankung hinweist.« Bailey war erleichtert, hocherfreut und vor allem Gott dankbar für seine Gnade, die er ihr offensichtlich erwiesen hatte. Sie feierte an diesem Abend mit vielen Umarmungen und Tränen ihrer Familie und plante für das folgende Wochenende eine Reise nach Boston, um auch ihren Freunden die Neuigkeiten zu erzählen.

In jenem Sommer ging Bailey öfters in die Kirche zum Gottesdienst. Sie wollte sich bewusst bemühen, ihre positiven Emotionen zu verstärken und negative Gedanken und Emotionen loszulassen. Die Kirchgänge könnten sie bei der Erreichung dieser Ziele unterstützen, meinte sie. Doch obwohl sie die Kirche als eine angenehmere Erfahrung empfand als früher, spürte sie noch immer keine tiefe Verbundenheit mit Gott.

Baileys Eltern brachten sie im August wieder nach Boston, damit sie ihr Abschlussjahr an der Universität nachholen konnte. Bailey war sehr darauf bedacht, auch dort ihre neue Behandlungsmethode fortzusetzen, was keine leichte Aufgabe war. Sie war froh, weiterhin auf die Hilfe von ihrer Mutter und Freunden zählen zu können. Ihre Mitbewohnerinnen halfen ihr bei den Coley's-Injektionen, die immer noch einmal wöchentlich auf ihrem Heilungsplan standen. Sie nahm weiterhin die Nahrungsergänzungsmittel ein und machte zweimal täglich Kaffeeeinläufe. Nicht gerade ein einfaches Unterfangen, wenn man sich das Badezimmer mit anderen teilt.

Und während ihre Kommilitonen weiterhin alles aßen, wonach es ihnen jeweils gelüstete, blieb Bailey ihrer restriktiven Gerson-Diät treu. Die Erfahrung in Mexiko hatte ihr bewiesen, dass die Ernährung einen erheblichen Einfluss auf die Gesundheit haben kann. Es war offensichtlich kein Zufall, dass sie als Hauptfach Ernährungswissenschaften gewählt hatte, und sie freute sich darauf, ihr Wissen irgendwann einmal in einer beruflichen Tätigkeit einbringen zu können.

Durch die Gnade Gottes glaubte ich an den Ernährungsaspekt der Heilung, weil er mir ganz natürlich erschien, während andere Menschen vielleicht ihr ganzes Leben lang nie groß über Ernährung nachdenken.

Auf wundersame Weise gelang es Baileys Mutter, das Personal in der Mensa zu überzeugen, die Gerson-Therapiesäfte und -suppen für Bailey zuzubereiten und die dafür benötigten Frischwaren (circa zehn Kilo Bioprodukte pro Tag!) mit einzukaufen. Bailey musste nur jeden Morgen die leeren Flaschen vorbeibringen. Auf diese Weise hatte sie zwei Stunden am Tag mehr zur Verfügung, die sie sonst in der Küche verbracht hätte.
Während dieser Zeit nahm die Spiritualität in Baileys Heilungsreise eine wichtige Stelle ein. Bei einem Grillabend der Sportgruppe der Universität war sie unvermittelt an den Tisch der christlichen Gemeinschaft für Sportler und Sportlerinnen geraten.

Die Mädchen, die am Tisch saßen, waren alle sehr nett und irgendwie ganz normale Studentinnen. Ich ging dann bald darauf zu einem Treffen der Gruppe und hatte von Anfang an das Gefühl, angekommen zu sein. Dort waren Leute wie ich, die nach Antworten suchten und immer wieder auch Zweifel hegten, und doch hatten sie Vertrauen.

Als Bailey mit Zweifeln an ihrem Glauben zu kämpfen hatte, sprach sie mit dem Leiter der Gemeinschaft, der ihr riet, Gott als eine spirituelle Kraft zu betrachten, die durch Menschen wirkt, statt als ein greifbares Wesen. Bailey erinnert sich:

Ich konnte sehen, wie Gott einem Menschen zuflüstert, nicht hörbar, aber indem er es in sein Herz legt, sich jemandem zuzuwenden und mit ihm zu sprechen, der eine schwere Zeit durchmacht, auch wenn er gar nicht weiß, dass dieser andere Mensch

Probleme hat … Ich habe dann so für mich darüber nachgedacht, dass es Analogien zwischen Jesus und meinen Krebsbehandlungen gibt.

Bailey begriff, dass das blinde Nachfolgen Jesu, wie sie es in ihrer Jugend getan hatte – den »Regeln« gemäß – der Art entsprach, wie sie während ihrer Krebsbehandlung blind den Empfehlungen ihrer Ärzte gefolgt war.
Bailey war ihren Ärzten gegenüber ganz unvoreingenommen gewesen und bereit, die verschriebenen konventionellen Behandlungen auszuprobieren, sowohl weil es wissenschaftliche Beweise für die Wirksamkeit gab als auch weil die Ärzte daran glaubten. Fairerweise muss auch eingeräumt werden, dass die Behandlungen zumindest vorübergehend funktioniert hatten. Doch als dies nicht mehr der Fall war, erkannte Bailey, dass sie aufhören musste, blind zu folgen, und stattdessen Fragen stellen musste, viele Fragen. Sie musste ihre Zweifel äußern, auf Antworten drängen und Heilung suchen, wo immer sie sie finden konnte.
Die gleiche Logik wandte Bailey auf ihren neu gefundenen Glauben an. Als Heranwachsende war sie der Ansicht gewesen, dass es so viele historische Beweise für das Leben, den Tod und die Auferstehung Jesu und so viele Menschen, die an ihn glauben, gab, dass man an alldem schlechterdings nicht zweifeln konnte. Sie nahm an, dass sie den Glauben nur vortäuschen müsse, um sich in die Gemeinde einzufügen. Aber in ihrer neuen Glaubensgemeinschaft lernte sie nun, dass Zweifel und Fragen kein Problem sind und dass sie sogar zu einem tieferen Verständnis führen können. Ihr Leben hatte einen entscheidenden Punkt erreicht, an dem es darum ging, zu glauben oder nicht zu glauben, und sie entschied sich für den Glauben:

Ich erinnere mich, dass ich in meinem Studentenwohnheim an meinem Computer saß und aus dem Fenster auf die Skyline von Bos-

ton blickte. Ich dachte so was wie: »Okay, es kann losgehen.« Und ich beschloss, mich in Zukunft auf den Glauben zu verlassen, nicht mehr auf das Sichtbare. Und dann begannen Dinge in meinem Leben, die bestimmt zu meinem Krebs beigetragen haben, wie Stress zum Beispiel … sie begannen sich zu verändern. Ich hatte mehr positive Gedanken. Ich fühlte mehr Frieden in meinem Herzen, statt der überwältigenden Angst und Furcht. Ich habe immer noch mit diesen Dingen zu kämpfen, aber in geringerem Maße.

Ohne sich dessen bewusst zu sein, hatte Bailey die zehn Radikalremissions-Heilungsfaktoren in ihr Leben integriert. Sie war ja bereits eine aktive Sportlerin und entdeckte dann noch die Bedeutung der Verstärkung positiver Emotionen, stärkte sich selbst hinsichtlich ihrer Therapieentscheidungen und folgte ihrer Intuition, arbeitete daran, belastende Emotionen loszulassen und die Unterstützung ihrer Freunde und Familie anzunehmen, freute sich auf die bevorstehende Hochzeit ihrer Schwester, stellte ihre Ernährung radikal um und nahm dazu Nahrungsergänzungsmittel. All das fühlte sich für Bailey göttlich inspiriert an.

Gott kann einen Menschen mit einem Fingerschnippen heilen … Ich habe große Schritte bei dem Versuch unternommen, meinen Körper physisch wiederherzustellen, aber letztendlich verdanke ich alles Gottes Gabe der Heilung. Durch die Gnade Gottes konnte ich das College abschließen und meine Heilungstherapie fortsetzen.

Bailey hat viele der Maßnahmen aus der Zeit in der mexikanischen Klinik bis heute beibehalten. Sie ernährt sich immer noch überwiegend pflanzlich, trinkt zwei frische Gemüsesäfte pro Tag, und ihre Hauptmahlzeiten bestehen aus einer bunten Gemüserohkost mit einem Dressing aus Apfelessig, Olivenöl und Gewürzen. Hinzu kommt von Zeit zu Zeit ein wenig tierisches Eiweiß, wie Fisch oder Huhn, während sie Eier und Milchprodukte weiterhin meidet. Die Kaffeeeinläufe hat sie auf einen am Tag reduziert. Die Coley's-Injektionen stellte sie nach fünf Jahren ein. Darüber hinaus beschäftigte sich Bailey damit, warum sich bei ihr überhaupt Krebs entwickelt hatte. Sie glaubt heute, dass viele Faktoren dazu beigetragen haben, darunter epigenetische Faktoren und Aspekte der Lebensweise, wie zum Beispiel der Verzehr von Nahrungsmitteln schlechter Qualität (Lebensmittel aus konventionellem Anbau, die stark mit Pestiziden belastet waren, und dazu Junkfood in der Highschool und auf dem College), der Kontakt mit giftigen Chemikalien in Teppichen, Autos und Alltagsprodukten sowie möglicherweise die Impfstoffe in der Kindheit. Hinzu kam die viele Zeit, die sie als Wettkampf-Wasserspringerin in mit Chemikalien belasteten Schwimmbädern zubrachte. Nachdem sie diese potenziellen Quellen von Giftstoffen erkannt hatte, tat sie vieles, um ihr Leben zukünftig so gesund und toxinfrei wie möglich zu führen.

Ein großer Teil von Baileys andauernder spiritueller Reise besteht darin, positiv und dankbar zu bleiben. Als ihr die Ärzte drei Wochen nach ihrer Rückkehr aus Mexiko die positiven Ergebnisse mitteilten, sagte Bailey zu sich selbst: »So wunderbar, ich darf leben! Alles andere ist ein Bonus.« Mit der Zeit fand sie sich jedoch wieder in alte Muster von Unglücklichsein, Angst und Undankbarkeit verstrickt, was sie überraschte.

Ich dachte: »Was stimmt nicht mit mir? Warum handle und denke ich so, wenn ich doch so viel habe, wofür ich dankbar sein kann? Es wäre so schlimm, diese zweite Chance im Leben zu haben und sie zu vergeben, indem ich mich so fühle wie jetzt gerade.«

Es waren ihre spirituelle Gemeinschaft und ihr Glaube, die ihr halfen, wieder zu einem besseren geistigen Zustand zu gelangen. Bailey leistete tiefe spirituelle Arbeit, um ihre Lebensbestimmung zu verstehen und um zu ergründen, warum ihr eine zweite Chance gegeben worden war.

Ich glaubte, dass ich ein Ziel haben müsse, weil ich wusste, dass so viele Menschen von Krebs nicht geheilt werden. Und das habe ich nicht auf die leichte Schulter genommen ... Jeder Mensch hat eine Bestimmung im Leben, da bin ich sicher, und ich wollte wissen, welche meine ist. Wenn mein Leben einen Sinn hatte, dann musste er von irgendwo oder irgendwem kommen. Aus diesem Grund bin ich so dankbar für den Krebs und dafür, wie sich meine Heilungsgeschichte entwickelt hat ... Die Behandlungen waren zum Beispiel dazu da, dass ich die Schulmedizin ausprobieren und erkennen konnte, dass sie nicht alles ist, was es da draußen gibt.

Bailey hat die Dankbarkeit, die sie für ihre Radikalremission empfand, kanalisiert, indem sie heute anderen Krebskranken beisteht und als spirituelle Gesundheitstrainerin tätig ist. Sie ist fest davon überzeugt, dass es möglich ist, den Krebs zu besiegen, und dass Gott eine Beziehung mit uns will. Durch ihre Tätigkeit ist Bailey in Kontakt mit vielen Menschen, die wie sie eine Radikalremission anstreben. Auf die Frage, was sie zu neuen Klienten sagt, antwortete sie:

Ich würde einem neu diagnostizierten Krebspatienten sagen, dass er warten und beten soll, bevor er etwas tut. Sammeln Sie so viele Informationen wie möglich und lassen Sie sich umfassend beraten, von Schulmedizinern ebenso wie von Alternativmedizinern. Beten Sie um Weisheit. Ich werde niemandem von Chemotherapie abraten, denn vielleicht ist sie genau das, was für die jeweilige Person das Richtige ist. Beten ist wichtig, denn jeder Mensch ist ein Individuum, und Gott wirkt auf geheimnisvolle Weise.

Heute, mehr als acht Jahre nach ihrer ersten »Alles wieder gut«-Diagnose im Jahr 2011, gibt es bei Bailey weiterhin keine Anzeichen einer neuen Erkrankung. Neben der fortgesetzten Ausübung der anderen neun Heilungsfaktoren setzt sie ihre Praxis der spirituellen Verbindung fort, indem sie jeden Tag mit Bibellesen und Gebet beginnt. Mehr über Bailey finden Sie auf der Website baileyobrien.com.

Empfehlungen

Das Vertiefen der spirituellen Verbindung verbessert nicht nur Ihr emotionales Wohlbefinden, sondern auch Ihre körperliche Gesundheit. Der wichtigste Teil der Entwicklung einer spirituellen Verbindung ist, dass Sie beim Üben ein tiefes Gefühl von Frieden, Liebe und Ruhe empfinden – sowohl körperlich als auch emotional.

In meinem Buch *9 Wege in ein krebsfreies Leben* empfehle ich die folgenden spirituellen Übungen: Tiefenatmung, Spaziergänge im Freien, geführte Visualisierung, geführte Meditation, tägliches Gebet, spirituelle Gruppen und Onlinegruppen. Alle sind nach wie vor ausgezeichnete Möglichkeiten, sich darin zu üben, eine spirituelle Verbindung zu finden. Nachstehend finden Sie nun noch ein paar zusätzliche Ideen, die Sie auf Ihrem Heilungsweg ausprobieren können.

- **Meditations-Apps**
  App-Stores sind voller Hilfsmittel, die helfen, Achtsamkeit und Wohlbefinden zu steigern und regelmäßige Meditationsübungen zu ermöglichen. Die drei derzeit – beim Schreiben dieses Buches – am besten bewerteten Apps sind Calm, Headspace (von einem Mönch initiiert) und Ten Percent Happier.
- **Energieheiler und -gruppen**
  Einen Energieheiler bei Ihnen vor Ort zu finden, ist wahrscheinlich gar nicht so schwierig, wie Sie vielleicht vermuten. Fragen Sie in einem Yogastudio, Wellnesscenter oder einem Begegnungshaus der Gemeinde nach Empfehlungen. Viel-

leicht können Ihnen auch Freunde und Familie weiterhelfen, Sie müssen sie einfach nur fragen! Darüber hinaus ist das Internet eine großartige Ressource. Über Suchmaschinen und auf Bewertungsportalen werden Sie fündig.

- **Gebetshaus**
  Wenn die Struktur und Gemeinschaft eines traditionellen Gebetshauses, ob Kirche, Moschee oder ein anderes, Sie anspricht, schauen Sie sich um, bis Sie eines finden, wo Sie sich wohlfühlen.
- **YouTube- und Internetvideos**
  Wenn Sie auf Ihrer spirituellen Reise aber lieber allein unterwegs sind, bietet das Internet vielleicht einen Ansatzpunkt. Mehr als 400 Stunden Inhalt werden jede Minute auf YouTube gestreamt.[17] In dieser Fülle von Inhalten finden Sie kostenlose Yogastunden, Musik mit Heilungsfrequenzen, Gebete, Gesänge, Affirmationen, geführte Meditationen und sogar schamanische Rituale. Darüber hinaus bieten spirituelle Lehrer wie Deepak Chopra und Eckhart Tolle umfangreiche Video- und Onlineinhalte an.

Wir hoffen, dass Sie nun besser verstehen, wie Sie Ihre spirituelle Verbindung vertiefen können. Ob es sich um Gebet, Meditation oder Spaziergänge in der Natur handelt – einen Weg zu finden, Ihre Physiologie radikal so zu verändern, dass sich Atmung und Herzfrequenz verlangsamen und vor allem Ihr »denkender« Geist zur Ruhe kommt, ist eines der kraftvollsten Dinge, die Sie tun können, um Ihr Immunsystem wieder aufzuladen.

Kapitel 3

Die Verantwortung für sich selbst übernehmen

»Menschen, die den Krebs besiegen, tun alles, was sie können, um die Voraussetzungen für eine Heilung zu schaffen.«

MARC BRICCA, HEILPRAKTIKER

Die meisten von uns sind in dem Glauben an »Halbgötter in Weiß« aufgewachsen und unterwerfen sich bereitwillig deren medizinischem Urteil. Mediziner durchlaufen ja schließlich auch eine sehr lange Ausbildung: In den USA vier Jahre Pflichtkurse während des Colleges, vier Jahre Studium an der medizinischen Hochschule, zwei bis drei Jahre Facharztausbildung und oftmals noch zwei zusätzliche Jahre in der Forschung. Im Durchschnitt hat ein Arzt also eine zwölfjährige Ausbildung absolviert, wenn er mit der Ausübung seines Berufes beginnt.

Eine solch umfassende Ausbildung kann einschüchternd wirken. Die meisten Patienten haben das Gefühl, dass die Ärzte viel klüger sind als sie selbst – was in vielerlei Hinsicht ja auch stimmt. Ärzte sind Experten auf ihrem Gebiet, sie haben umfangreiches Wissen in Bereichen wie organische Chemie und Molekularbiologie ebenso wie in der menschlichen Anatomie und Physiologie. Darüber hinaus halten sie sich auf dem Laufenden über die neuesten Krebsstatistiken, die sich entwickelnden Standards der medizinischen Versorgung und die neuesten pharmazeutischen Medikamente und medizinischen Behandlungen. Das große Aber lautet: Ärzte sind keine Experten für *Sie*. Nur Sie selbst können nämlich der Experte oder die Expertin für sich selbst sein.

Verstehen Sie uns nicht falsch, das Fachwissen von Ärzten und die Medizintechniken sind unglaublich wertvoll. Mit ihrer Hilfe wurden zum Beispiel Polio und Pocken ausgerottet und viele Krankheiten, von Halsentzündung bis Tuberkulose, können erfolgreich behandelt werden. Darüber hinaus ermöglicht die moderne Medizintechnologie den Ärzten, die Organe eines Menschen vollständig abzubilden. Wenn Sie sich ein Bein brechen, einen Herzinfarkt erleiden oder eine schlimme Infektion bekommen, sollten Sie sich von einem Arzt oder einer Ärztin entsprechende Medikamente geben oder die erforderliche Operation durchführen lassen. Aber in diesem Zusammenhang vergisst man leicht, dass Ärzte noch nicht alle Antworten haben, vor allem wenn es um chronische Krankheiten wie Krebs, Borreliose, Alzheimer und Multiple Sklerose geht.

Ein weiteres Problem ist der Einfluss des Geldes in der modernen Medizin. Pharmaunternehmen können ohne Weiteres klinische Studien für neue Arzneimittelbehandlungen in Höhe von mehreren Millionen Dollar finanzieren, weitere Millionen für die Vermarktung neuer Medikamente ausgeben und finanzielle Anreize für Ärzte schaffen, ihre Medikamente zu verschreiben. Infolgedessen haben sich Patienten und Ärzte in den letzten Generationen gleichermaßen an die Vorstellung gewöhnt, dass es für jedes körperliche Problem eine Pille (oder eine Operation) gibt. Dennoch hat es die Medizin immer noch nicht geschafft, Krebs auf dieselbe Weise »auszurotten«, wie das mit Polio gelungen ist, höchstwahrscheinlich, weil Krebs so individualisiert auftritt. Zwei Frauen mit Brustkrebs, die nebeneinanderstehen, *scheinen* auf den ersten Blick die gleiche Krebsart zu haben, doch auf molekularer Ebene haben sie es möglicherweise mit ganz anders gearteten Krankheiten zu tun, die verschiedene Behandlungen erfordern.

Zusätzlich zu etwaigen Unterschieden in den molekularen Eigenschaften ihrer Krebsarten können sich sowohl das genetische Profil als auch das Immunsystem beider Frauen völlig voneinander unterscheiden, und im Laufe ihres Lebens können sie ganz unterschiedlichen krebsauslösenden Faktoren ausgesetzt gewesen sein, etwa Umwelt-, Lebensstil- und psychologischen Faktoren. Daher sollte es nicht überraschen, wenn diese beiden Krebspatientinnen wahrscheinlich radikal verschiedene Behandlungen benötigten. Aus diesem Grund scheint es schwierig, eine einzige Krebstherapie für alle zu entwickeln. Es werden wohl weiterhin mehrere Heilungsstrategien verfolgt und erforscht werden müssen. Und genau deshalb müssen Krebspatienten Eigenverantwortung übernehmen.

In meinem Buch *9 Wege in ein krebsfreies Leben* nannte ich diesen Heilungsfaktor »die Kontrolle über die Gesundheit übernehmen«. Im Laufe meiner weiteren Recherchen habe ich ihn aber aufgrund meiner vielen Gespräche mit Patienten, die eine Radikalremission erfahren haben, sprachlich etwas angepasst. Es ist in der Praxis ja unmöglich, die vollständige Kontrolle über den Krebs oder das Leben im Allgemeinen zu haben, und deshalb ist die Bezeichnung *»die Verantwortung für sich selbst übernehmen«* für diesen Heilungsfaktor angemessener. Eigenverantwortlich handelnde Krebspatienten erkennt man daran:

- Sie wirken bei ihrem Heilungsprozess aktiv mit (anstatt passiv eine Therapie über sich ergehen zu lassen).
- Sie sind bereit, (manchmal drastische) Veränderungen in ihrem Leben vorzunehmen.
- Sie sind fähig, mit dem Widerstand von Freunden, Familie und Ärzten umzugehen.

Stellen Sie sich Ihre Gesundheit wie ein Unternehmen vor, bei dem Sie selbst der CEO sind. Sie möchten verstehen, wie jeder Teil des Unternehmens funktioniert, und sich mit einem loyalen und vertrauenswürdigen Team von talentierten Mitarbeitern umgeben. Sie wollen Fragen stellen, Vermutungen bezweifeln, Ihre Optionen recherchieren, Zweit- und Drittmeinungen einholen und dann in Zusammenarbeit mit den talentierten Gesundheitsexperten Ihres Teams die nächsten Schritte in Ihrer Heilungsstrategie festlegen.

Als guter CEO müssen Sie willens sein, Ihre Geschäftsstrategie gelegentlich zu modifizieren. Eine Gemeinsamkeit von Überlebenden aufgrund einer Radikalremission ist ihre grundsätzliche Bereitschaft, ihr Leben zu analysieren und Änderungen vorzunehmen, auch wenn diese zeitaufwendig oder emotional schwierig sind. Da es keine schnell wirkende Pille oder Operation gibt, die Krebs auf magische Weise heilen kann, investieren sie stattdessen Zeit und emotionale Ressourcen, um ihr gesamtes Körper-Geist-Seele-System zu heilen. Dazu könnten eine Umstellung der Ernährung, ein Wechsel der Pflegeprodukte, die Aufgabe eines stressigen Jobs und/oder der Umzug in eine neue Wohnung gehören.

Solche Menschen brauchen überdies ein starkes Rückgrat, um mit der Kritik und dem Widerstand der Menschen in ihrem Umfeld umgehen zu können: Angehörige, die Angst um sie haben, und Freunde, die nicht bereit sind, ihre Entscheidungen zu akzeptieren. Es kann auch passieren, dass ein Arzt die weitere Behandlung verweigert, wenn sich ein Patient nicht genau an den Therapieplan hält. Das Schwimmen gegen den Strom kann eine Herausforderung sein, besonders wenn man um sein Leben fürchtet, aber es ist genau diese Entschlossenheit, die Krebspatienten mit Radikalremission als Schlüsselfaktor für ihr Überleben erkannt haben.

Solche Überlebenden haben keine Angst davor, als »anstrengend« angesehen zu werden. Jane McLelland, eine ehemalige Krebspatientin, drückt es so aus: »Leise Patienten sterben, laute überleben.«

Im Jahr 1994 wurde bei Jane McLelland im frühen Alter von 30 Jahren Gebärmutterhalskrebs im Stadium III diagnostiziert, aber es sollte noch fünf Jahre dauern, bis sie eine »laute« Patientin wurde. Zuerst folgte sie der Empfehlung ihrer Ärzte und ließ eine radikale Hysterektomie vornehmen, nach der klar war, dass sie keine Kinder mehr gebären konnte. Sie war nach der Diagnose einfach zu deprimiert gewesen, um die konventionelle Behandlung infrage zu stellen. Dementsprechend erlaubte sie es dem Ärzteteam, ihren Krebs aggressiv anzugreifen, und befolgte gehorsam den schulmedizinischen Therapieplan aus Operation, Bestrahlung und Chemotherapie, der zu dieser Zeit als die beste Methode galt.

Jane tendierte als Physiotherapeutin grundsätzlich eher dazu, sich nach alternativen Heilmethoden umzusehen. Als zwei Jahre später ihre Mutter an Brustkrebs starb, erkannte Jane, dass sie mehr tun musste, als sich konventionell behandeln zu lassen. Sie nahm die Sache selbst in die Hand und fing an, die Heilwirkung von bestimmten Ernährungsweisen, Bewegung und Nahrungsergänzungsmitteln auszuloten ebenso wie die Verwendung von Medikamenten für einen anderen als ihren ursprünglichen Zweck (dies wird »Off-Label-Use«, zulassungsüberschreitende Anwendung, genannt). Sie achtete also auf ihre Ernährung und ausreichend Bewegung, nahm Nahrungsergänzungen, ließ sich Vitamin C spritzen und eine Blutbestrahlung mit ultraviolettem Licht durchführen (ein Verfahren, bei dem eine kleine Menge des Blutes UV-Licht ausgesetzt wird, um die Immunreaktion des Körpers zu verbessern und Infektionen abzutöten).[1] Auf diese Weise blieb sie zu ihrem großen Glück die nächsten fünf Jahre in Remission. Ende 1999 war der Gebärmutterhalskrebs bei Jane aber leider zurückgekehrt und hatte bereits Metastasen in der Lunge gestreut. Dementsprechend wurde er als Stadium IV klassifiziert. Die Überlebenshäufigkeit wird in diesem Stadium normalerweise in Wochen gemessen, und Jane wurde gesagt, dass sie austherapiert sei. Erneut griff Jane den Krebs aggressiv mithilfe konventioneller Medizin (Operationen und Chemotherapie) an und setzte ihre wachsende Liste komplementärer Behandlungen fort. Investigativ wie eine Detektivin vorgehend, fügte sie ihrem persönlichen Therapieplan weitere Off-Label-Medikamente hinzu. So nahm sie zum Beispiel Aspirin als Entzündungshemmer und als COX-2/VEGF-Hemmer (COX-2 und VEGF sind Enzyme, die das Blut um einen Tumor herum stimulieren). Darüber hinaus setzte sie Berberin ein, um ihren Blutzuckerspiegel zu senken, einen gesunden Fettstoffwechsel zu fördern und Darminfektionen zu bekämpfen.

Die Ärzte staunten, als Jane im Frühjahr 2000, nur drei Monate nach ihrem Rückfall, wieder in Remission war. Weitere drei Jahre später wurde dann aber bei ihr eine Leukämie im Endstadium diagnostiziert, was eine Nebenwirkung starker Bestrahlungs- und Chemotherapiebehandlungen sein kann. Jane war erst 39 Jahre alt und am Boden zerstört.

Zu diesem Zeitpunkt war Jane überzeugt, dass die Medizinbranche durch die Missachtung von Off-Label-Medikamenten Chancen verpasst. Sie ignorierte den Rat, sich noch mehr Chemotherapie zu unterziehen, und arbeitete stattdessen mit vertrauenswürdigen integrativ arbeitenden Ärzten zusammen, um ihre eigenen »Medikamentencocktails« zu kreieren. Diese Cocktails enthielten Arzneimittel, die entweder bereits in Vergessenheit geraten waren oder von der konventionellen Medizin für andere Zwecke als die Krebsbehandlung eingesetzt wurden (zum Beispiel Lovastatin, das normalerweise bei hohem Cholesterinspiegel zur Anwendung kommt, und Metformin, ein Arzneistoff zur Eindämmung von Diabetes Typ 2). Jane hatte selbst in der Medizinbranche gearbeitet und die Erfahrung gemacht, dass das System so sehr auf die Patentierung neuer Medikamente ausgerichtet war, dass die Ärzte das Potenzial älterer (und erschwinglicherer) Medikamente übersahen. Für Jane war deshalb die Zeit gekommen, das Heft selbst in die Hand zu nehmen.

Mir ist klar geworden, dass viele Patienten aus Höflichkeit gegenüber ihrem Onkologen und aus Angst, ihre Angehörigen zu verärgern, sterben. Aber ich hatte bereits meine integrativ praktizierenden Ärzte und meine komplementären Behandlungen gefunden. Ich war auch mit Wissen ausgestattet. Ich lungerte nicht in der Vorhölle herum und wartete. Es gab so viel mehr, was ich tun konnte. Ich empfand es als gut, proaktiv zu sein, die Kontrolle zu übernehmen, nicht auf das Fallbeil zu warten, im Wissen, dass der Krebs von Mal zu Mal schwieriger zu behandeln sein würde. Nein, ich wollte hartnäckig sein!

Janes unermüdliche Detektivarbeit führte zu einer dritten Remission, die jedoch leider nicht lange anhielt, da ihre Marker im folgenden Jahr erneut stark anstiegen. Das passierte, nachdem Jane etwas nachlässig geworden war und ihren normalerweise superstrengen Ernährungs- und Ergänzungsmittelplan nicht mehr so strikt eingehalten hatte. Nun nahm sie erneut ihren Cocktail aus Off-Label-Medikamenten und wichtigen krebsaushungernden Nahrungsergänzungen ein, und zwar dieses Mal länger als drei Monate. Auch heute noch greift sie gelegentlich zu einigen der Arzneimittel, wenn sie Momente »stiller Panik« hat.

Zu ihrem großen Glück dauert Janes Remission nun schon 15 Jahre. Seit 2004 hat sie keine Anzeichen einer Erkrankung mehr. Jetzt klärt sie Krebspatienten auf der ganzen Welt darüber auf, wie man Off-Label-Medikamente und natürliche Verfahren einsetzen kann, um Krebszellen verhungern zu lassen, und hat das Bestsellerbuch *Den Krebs aushungern, ohne selbst zu hungern* [VAK Verlag, Erstauflage Mai 2020] geschrieben, das ihre Heilungsreise ausführlich beschreibt.

Zentrale Themen und neue Erkenntnisse

Seit dem Erscheinen von *9 Wege in ein krebsfreies Leben* haben mir viele ehemalige Krebspatienten, darunter Jane, die starke Angst beschrieben, die sie empfanden, als sie zum ersten Mal von ihrer Diagnose hörten. Oft manifestiert sich diese Angst in Form des dringenden Wunsches, »den Krebs so schnell wie möglich herauszuschneiden«. Ärzte verstärken die Angst oftmals noch, indem sie ihre Patienten zu schnellen Entscheidungen über ihre medizinische Behandlung drängen. Krebspatienten mit einer späteren Radikalremission haben diese Panik und den Druck, rasch eine Entscheidung zu treffen, ebenfalls gespürt, aber sie fühlten sich auch stark genug, ihre Ärzte um einige Zeit zum Nachdenken zu bitten – vielleicht nur ein paar Tage. Dieses Zeitfenster nutzten sie, um eine Zweit- und/oder Drittmeinung einzuholen und um hinsichtlich komplementärer und alternativer Therapien zu recherchieren. So konnten sie ihre Entscheidung über den ersten Behandlungsschritt treffen, nachdem sie sich umfassend informiert hatten.

Darüber hinaus neigen Überlebende eher dazu, zwar der Diagnose, aber nicht der Prognose zu glauben. Sie wollen von irgendwelchen katastrophalen Statistiken gar nichts wissen, zumal diese nicht unterscheiden zwischen Menschen, die nur einen Heilungsweg ausprobiert haben, und solchen, die bei der Behandlung ihrer vielschichtigen Krankheit lieber mehrgleisig fahren.

Um ihre Möglichkeiten über konventionelle Therapien hinaus zu erweitern, beginnen viele Krebspatienten mit Onlinerecherchen, was sowohl ein Segen als auch ein Fluch sein kann. Auf der positiven Seite bietet das Internet den Betroffenen ein breites Spektrum an medizinischen Informationen, sodass sie sich in Bezug auf Gesundheitsinformationen nicht mehr allein auf ihre Ärzte verlassen müssen. Viele Langzeitüberlebende, die eine Radikalremission erfahren haben, erinnern sich noch an eine Zeit, als sie für ihre Recherchen mehrere Bibliotheken aufgesucht und zahlreiche Bücher durchforstet haben. Heute haben wir Informationen aus allen Enzyklopädien und medizinischen Fachzeitschriften in Sekundenschnelle zur Hand.

Eine Onlinequelle, die für Krebspatienten nach wie vor ein absolutes Muss ist, ist PubMed.gov. Auf dieser umfassenden Website sind fast alle medizinischen Studien, die seit den 1970er-Jahren rund um den Globus durchgeführt wurden, aufgelistet. Sie finden dort ältere und die neuesten Studien zu allen Krebsarten und -therapien. Durch Recherchen auf dieser (englischsprachigen) Website haben Sie die Möglichkeit, Ihr Wissen zu erweitern, und verbessern gleichzeitig Ihre Chancen, von Ihren Ärzten ernst genommen zu werden.

Es gibt immer mehr Menschen, die online über Körper-Geist-Seele-Ansätze bei der Krebsbekämpfung berichten. Sie teilen ihre Heilungsgeschichten und -methoden auf Onlineplattformen, in Gruppen in sozialen Medien oder auch in unserer Datenbank auf RadicalRemission.com. Onlineveranstaltungen und Webinare erfreuen sich immer größerer Beliebtheit, und die Zahl der Teilnehmer geht in die Millionen. Dieser technologische Fortschritt hat eine wichtige Ressource für Krebspatienten geschaffen, weil er einen kostengünstigen Zugang zu den neuesten Forschungsergebnissen und Theorien von Experten in der konventionellen, integrativen und alternativen Medizin ermöglicht.

Eine Studie aus dem Jahr 2018 hat gezeigt, dass die Technologie es den Patienten ermöglicht, proaktiver mit ihrer Gesundheit umzugehen,[2] und es besteht kein Zweifel daran, dass das Internet es für Krebspatienten einfacher gemacht hat, sich über verschiedene Therapieansätze zu informieren, insbesondere über komplementärmedizinische, über die ihre Onkologen möglicherweise nicht Bescheid wissen. Mark Bricca zum Beispiel, ein auf integrative Krebsbehandlung spezialisierter Naturheilkunde-Arzt, der von Dr. Dwight McKee (einem der Pioniere der integrativen Onkologie) ausgebildet wurde, hat inzwischen so viele Anfragen, dass er kaum noch neue Patienten annehmen kann.

Obwohl Dr. Bricca ermutigt ist durch diese Zunahme von Patienten, die nicht mehr einfach alles hinnehmen, was ihnen von Schulmedizinern gesagt wird, und durch die allgemeine Abkehr von einer reduktionistischen Sichtweise der Gesundheit (wenn Ärzte nur in einem Fachgebiet oder Körperbereich ausgebildet werden, im Gegensatz zu Ärzten, die darauf trainiert sind, den Körper als ein zusammenhängendes Ganzes zu behandeln), hat er einen beunruhigenden Trend festgestellt.

Angesichts der großen Menge an Informationen, die das Internet zur Verfügung gestellt hat, wissen viele Patienten recht gut über verschiedene Therapieansätze Bescheid. Leider begegne ich aber auch vielen, die Schwarz-Weiß-Linien ziehen zwischen rein konventionellen Ansätzen der Krebsbehandlung und rein alternativen Ansätzen. Das ist bedauerlich, denn es gibt keine »guten« oder »schlechten« Krebsbehandlungen, sondern nur solche, die mehr oder weniger unterstützend für ein bestimmtes Individuum sind, das mit einer einzigartigen Reihe von Umständen konfrontiert ist.

Ehemalige Krebspatienten mit Radikalremission erkennen an, wie schwierig es sein kann, sich durch die verwirrenden und manchmal widersprüchlichen Informationen im Internet zu kämpfen, sowohl in Bezug auf konventionelle als auch auf alternative Behandlungsmethoden. Die meisten sagen, dass sie nach ihrer Diagnose sozusagen einen Crashkurs in Krebs belegt und sich innerhalb weniger Monate von »Krebsgrundschülern« zu »Krebsoberschülern« entwickelt haben.

Das Gefühl der Überforderung lässt sich durch die Erweiterung der Anzahl der Experten im persönlichen Heilungsteam verringern. Für Patienten, die später eine Radikalremission erlebt haben, waren konventionelle Ärzte häufig lediglich ein Teil des Heilerteams, weil solche Ärzte Krankheiten reduktionistisch behandelten und nicht ganzheitlich. Deshalb ist es immer eine gute Idee, zusätzliche Experten in das Heilungsteam aufzunehmen, wie zum Beispiel Psychotherapeuten, Naturheilkundler, Kräuterkundige und Körpertherapeuten.

Neue Erkenntnisse zum Thema Patienten-Empowerment

Wissenschaftler debattieren schon seit Langem darüber, ob und wie sich Gedanken und bestimmte Verhaltensweisen auf die körperliche Gesundheit und das Immunsystem auswirken. In den letzten Jahren haben einige bahnbrechende Studien einen direkten Zusammenhang zwischen vielen psychosozialen Faktoren und Krebs hergestellt.

Zum Beispiel ist Stress eine schwächende Emotion. Wenn wir gestresst sind, haben wir das Gefühl, bestimmte Aspekte unseres Lebens nicht unter Kontrolle zu haben. Im Zuge einer Metaanalyse am University College of London untersuchten Wissenschaftler in mehreren Hundert Studien den Zusammenhang zwischen Stress und Krebsdiagnosen. Sie konnten ausmachen, dass die Persönlichkeit von Krebspatienten stressanfälliger war als bei gesunden Menschen, dass sie schlechtere Bewältigungsstrategien hatten, ebenso dass negative emotionale Reaktionen oder eine niedrige Lebensqualität mit einer höheren Krebsinzidenz, mit einer geringeren Überlebenshäufigkeit und damit einer höheren Mortalität einherging. Darüber hinaus fanden die Forscher heraus, dass auch stressbedingte Lebenserfahrungen mit einer niedrigeren Krebsüberlebensrate und einer höheren Sterblichkeitsrate einhergingen.[3] Stresssituationen, die uns das Gefühl geben, machtlos zu sein, können also dazu beitragen, dass wir Krebs bekommen oder nach der Diagnose nicht von ihm geheilt werden.

Forscher an der Wake Forest School of Medicine verfolgten mehr als 500 Brustkrebspatientinnen über einen Zeitraum von 18 Monaten und stellten in ähnlicher Weise fest, dass diejenigen mit negativen Bewältigungsstrategien, wie zum Beispiel nichts zu unternehmen und sich selbst die Schuld zu geben, von einer deutlich schlechteren Lebensqualität berichteten. Auf der anderen Seite führte das Vorhandensein von positiven Bewältigungskompetenzen, wie das Ergreifen von Maßnahmen, das Annehmen von Hilfe und Unterstützung und das aktive Vornehmen von Veränderungen, zu einer signifikant höheren Lebensqualität der Patientinnen.[4]

In die gleiche Richtung gehen die Ergebnisse einer weiteren Studie, laut der Brustkrebspatientinnen mit einer adaptiven, also energischen und tatkräftigen, Bewältigungsstrategie weniger Angst und Depressionen und eine höhere Lebensqualität hatten als Brustkrebspatientinnen mit einer maladaptiven Strategie, bei der Ablenkung im Vordergrund steht.[5] Noch eine weitere Studie zeigte, dass Krebspatientinnen, die über ein hohes Maß an Selbstvertrauen bei der Bewältigung ihrer Krankheitssymptome verfügten, über eine signifikant höhere Lebensqualität und ein weit geringeres Maß an Stress berichteten als Krebspatientinnen, deren diesbezügliches Selbstvertrauen eher wenig ausgeprägt war. Diese Studien sind ein klarer Hinweis darauf, dass das Gefühl der Kontrolle über eine Krebserkrankung Patienten zu einer besseren Lebensqualität verhelfen kann.[6]

Leider können der Stress einer Diagnose und die Angst vor dem Unbekannten Krebspatienten schnell in einen Zustand der »erlernten Hilflosigkeit« bringen, in dem sie ihr Leben als aus dem Gleichgewicht geraten wahrnehmen und dadurch die Fähigkeit zur Bewältigung von Stressoren verlieren, was wiederum zu mehr Angst, Untätigkeit und Depressionen führt. In einer vor einigen Jahren durchgeführten Studie hatten die Wissenschaftler sich zum Ziel gesetzt, genau zu verstehen, was im Gehirn passiert, wenn ein unvorhersehbarer Stressor auftritt. Die Forscherteams fanden heraus, dass die Teile des Gehirns, die Depressionen und Stressreaktionen steuern (Habenula und Septum), überaktiv sind, wenn sich Menschen hilflos fühlen.[7] Das bedeutet, dass die Hilflosigkeit, die durch eine Krebsdiagnose hervorgerufen wird, zu Depressionen, Stress und dem Gefühl, vor Angst wie gelähmt zu sein, führen kann. Deshalb ist es für Krebspatienten so wichtig, selbstbestimmt zu handeln.

Glücklicherweise gibt es wissenschaftlich erwiesene Maßnahmen, mit deren Hilfe sich die Hilflosigkeit abschütteln und ein Gefühl der Kontrolle erlangen lässt. Patientenkompetenzen können in relativ kurzer Zeit vermittelt werden. Im Rahmen einer randomisierten kontrollierten Studie nahmen Brustkrebspatientinnen mit nur gering ausgeprägtem Optimismus acht Wochen lang an den Treffen einer Selbsthilfegruppe teil, in der ihnen Problemlösungs- und Stressbewältigungsfähigkeiten vermittelt wurden. Sie zeigten nach Ablauf dieser acht Wochen ein weit höheres Maß an Positivität und ein geringeres Maß an Hilflosigkeit als Patientinnen, die im selben Zeitraum an den Treffen einer streng psychologisch ausgerichteten Selbsthilfegruppe teilgenommen hatten.[8]

Eine ähnliche Studie hatte zum Ergebnis, dass 85 Prozent der TeilnehmerInnen an einem psychoedukativen Workshop zum Erlernen von Patientenkompetenz danach zuversichtlicher waren, Behandlungsmöglichkeiten mit ihren Ärzten zu besprechen.[9] Laut einer weiteren Studie hatten 73 Prozent der Probanden, die das Internet zur Recherche hinsichtlich ihres Krebsleidens nutzten, das Gefühl, ihre Gesundheit besser im Griff und bessere Perspektiven zu haben.[10] Diese Studien zeigen, dass es konkrete Dinge gibt, die Sie tun können, damit Sie sich gestärkt fühlen.

Was wir am spannendsten finden, ist die Frage, wie Patientenkompetenz Krebspatienten helfen kann, eine höhere Lebensqualität zu genießen und gleichzeitig länger zu leben. In einer 2016 durchgeführten Studie mit Frauen mit invasivem Eierstockkrebs lebten diejenigen, die ihre medizinische Behandlung mit einem (bei einem Test ermittelten) höheren Grad an Optimismus und niedrigeren Hilflosigkeitswerten begannen, am Ende deutlich länger als die Patientinnen, die weniger optimistisch waren und sich machtlos fühlten.[11] Die aktive Erhöhung Ihrer Gesundheitskompetenz von Anfang an *kann* dazu beitragen, Ihr Leben zu verlängern.

Wissenschaftliche Studien belegen immer wieder, was Patienten, die eine Radikalremissionen erfahren haben, seit Langem glauben: dass das Gefühl, bezüglich der eigenen Gesundheit nicht machtlos zu sein, ein Schlüsselfaktor für die Heilung ist. Solche Patienten stärken sich selbst, indem sie eine aktive Rolle in ihrer Entscheidungsfindung übernehmen, Fragen stellen, eigene Recherchen anstellen, sich weigern, ein passiver Patient zu sein, und bereit sind, alle notwendigen Veränderungen im Leben vorzunehmen. Als Beispiel möchten wir Ihnen Robert Granata vorstellen, einen Mann, der mit seiner schieren Willenskraft jeden Tag aufs Neue allen Widrigkeiten trotzt.

BOBS GESCHICHTE

Bob Granata, ein nüchterner Geschäftsmann aus dem mittleren Westen der USA, war erfolgreich als Gründer und geschäftsführender Gesellschafter mehrerer Unternehmen tätig. Er war glücklich verheiratet und Vater dreier wunderbare Töchter im Alter von 14, 15 und 17 Jahren. Im Jahr 2014 bekam er plötzlich Bauchschmerzen, die als Blinddarmentzündung diagnostiziert wurden. Der Blinddarm würde in einer Routineoperation entfernt werden und Bob schnell wieder mit seinem gewohnten Leben weitermachen können, so der Plan.

Während der Operation jedoch stellten die Ärzte fest, dass Bobs Blinddarm nicht nur stark entzündet war. Darüber hinaus fanden sie einen Abszess um seinen Blinddarm herum, was bedeutete, dass offensichtlich irgendwo Flüssigkeit austrat.

Im weiteren Verlauf der Operation wurden Krebszellen entdeckt, sowohl im Blinddarm als auch im Omentum (eine Schicht Fettgewebe, die sich über die Innenseite des Bauches erstreckt), in 11 von 72 Bauchlymphknoten, am Bauchfell und im Dickdarm. Infolgedessen musste das Operationsteam ein Drittel des aufsteigenden Dickdarms, ein Drittel des Omentums und den gesamten Blinddarm in einer Operation mit offenem Schnitt entfernen (ursprünglich war eine minimalinvasive Operation geplant gewesen). Bob erwachte nach der Operation mit einem viel größeren Schnitt, als er erwartet hatte, und darüber hinaus fehlten ihm Teile seiner inneren Organe. Einige Stunden später überbrachten seine Ärzte ihm die schockierende Nachricht: Bei Bob hatte sich eine sehr seltene Krebsform entwickelt, der sogenannte Blinddarmkrebs.

Aufgrund der großen Menge an Krebs, die in seinem gesamten Unterleib entdeckt wurde, erhielt Bob die Diagnose Stadium IV und eine Überlebensprognose von nur sechs Monaten. Bob sagte seinem Arzt sofort, dass er nicht bereit sei, diese Prognose zu akzeptieren. Während dieser ihn drängte, schnell »seine Angelegenheiten in Ordnung zu bringen«, gab Bob Vollgas. So schnell würde er nicht aufgeben.

Ich war nicht bereit, das Handtuch zu werfen. Schließlich hatte ich Töchter im Teenageralter, die einen Vater brauchten. Zum Glück ging es mir finanziell gut und ich konnte mir eine Auszeit nehmen, um in aller Ruhe zu recherchieren, welche möglichen

Therapien es für meinen Fall gab und wie andere Menschen, auch in anderen Ländern, meine Art von Krebs besiegt hatten, ob mit der Schulmedizin, Naturheilkunde oder durch die Kraft des Geistes.

Wie viele Menschen, bei denen Krebs diagnostiziert wurde, war Bob zunächst vor allem geschockt. Bei seinen Nachforschungen fand er dann heraus, dass sein Krebs extrem selten war, nur bei neun von einer Million Menschen wird Blinddarmkrebs diagnostiziert.[12] Dementsprechend gab es noch relativ wenige Forschungsarbeiten dazu, die er hätte lesen können. Er beschloss deshalb, all den düsteren Statistiken, die aber auf so wenigen Fällen basierten, nicht zu glauben und stattdessen auf seine eigenen Fähigkeiten zu vertrauen.

Bob wollte alles gegen seinen Krebs unternehmen, was nur irgend möglich war. Zuerst begann er mit der aggressiven konventionellen Behandlung, die ihm seine Ärzte empfohlen hatten. Nach der Operation unterzog er sich einer Chemotherapie, wie sie normalerweise zur Behandlung von Dickdarmkrebs eingesetzt wird. Da Blinddarmkrebs so selten ist, gab es kein spezielles Therapieschema dafür, sodass die Ärzte beschlossen, ihn wie Dickdarmkrebs zu behandeln. Etwa 15 Wochen lang absolvierte Bob das CAPOX-Schema, eine Kombination aus oraler Capecitabin- und intravenöser Oxaliplatin-Chemotherapie. Auch in den darauffolgenden anderthalb Jahren nahm Bob weiterhin sechs Capecitabin-Tabletten täglich ein.

Außerdem nahm Bob mit einer naturheilkundlichen Klinik in Ann Arbor, Michigan, Kontakt auf. Er wollte in der Kommunikation mit den Ärzten dort ganzheitlichere Ansätze erkunden. Bei seinen umfangreichen Recherchen im Internet und in Bibliotheken kam er zu der Überzeugung, dass sein Krebs, der sich an der Bauchfellwand befand, mit einem Bauchfell- (Peritonealkrebs-)Therapieschema besser behandelt werden könnte als mit einem Darmkrebs-Schema (das Bauchfell, wissenschaftlich Perito-

neum genannt, kleidet den Bauchraum und die darin liegenden Organe aus).
Aufgrund seiner Nachforschungen kam Bob zu der Überzeugung, dass die traditionellen intravenösen Chemotherapien bei Bauchfellkrebs möglicherweise nicht so gut funktionieren, weil das Peritoneum nicht ausreichend durchblutet wird. Wenn ein Patient mit Bauchfellkrebs einmal das Stadium III oder Stadium IV erreicht hat, wird die Bauchfellhaut mit Schleim bedeckt und der Krebs breitet sich schnell aus. Bauchfellkrebs ist schwerwiegend, und es gibt wenig, was für den Patienten getan werden kann. Bob begann, die Entscheidungen des Onkologie-Teams zu hinterfragen, insbesondere dass sie seinen Krebs wie Dickdarmkrebs behandelten.

So verlor ich ein wenig das Vertrauen in die Schulmedizin und begann, mich anderweitig umzusehen. Die Onkologen wollten mich davon abhalten, die meiner Meinung nach richtige Richtung einzuschlagen (Behandlung wie bei Bauchfellkrebs). Patienten brauchen Unterstützung. Ich denke, wenn man keinen Unterstützer findet, muss man sein eigener werden. Man muss viel lesen und selbstständig nachforschen. Viele der Ärzte mögen es nicht, wenn man eigene Recherchen durchführt, aber das hat mich nicht gekümmert. Ich bin inzwischen so gut über meine Situation informiert, dass mich andere Menschen gefragt haben, ob ich Arzt sei. Sogar Ärzte haben mich das gefragt. Wissen ist Macht!

Durch seine unermüdliche Forschung erfuhr Bob von Paul Sugarbaker, einem Arzt in Maryland, der in den 1980er-Jahren eine neue Behandlungsmethode entwickelt hatte, die nach ihm benannte Sugarbaker-Technik. Anstatt Bauchfellkrebs systemisch mit intravenöser Chemotherapie zu behandeln, wie es in der Schulmedizin üblich war, applizierte Dr. Sugarbaker eine hypotherme Lösung von Chemotherapeutika direkt in das Bauchfell.

Diese Methode ist heute als HIPEC (hypertherme intraperitoneale Chemotherapie) bekannt.[13] Bob beschreibt das Verfahren wie folgt:

Zuerst wird ein Mittellinienschnitt vom Bauchnabel bis zur Brust vorgenommen, um den Hohlraum zu öffnen. Dann wird chirurgisch so viel Tumorgewebe, einschließlich Metastasen, wie möglich entfernt, eine sogenannte Tumormassenentfernung. Abschließend wird der Bauchraum etwa 90 Minuten lang mit erwärmten Zytostatika durchspült. Durch die hohe Temperatur erhöht sich die Wirkung der Chemotherapie auf die Tumorzellen.

Direkt nachdem er davon gelesen hatte, spürte Bob ein starkes, intuitives Wissen, dass dieses HIPEC-Verfahren der richtige nächste Schritt auf seinem Heilungsweg war. Also nahm er die Sache selbst in die Hand und meldete sich in einer Klinik in Pittsburgh für so ein Verfahren an. Bobs Onkologe sprach sich zunächst entschieden gegen den HIPEC-Eingriff aus. Als er jedoch registrierte, dass Bob auf die herkömmliche intravenöse Chemotherapie nicht ansprach, änderte er seine Meinung. Bob erinnert sich:

Der Onkologe sagte: »Nein, tun Sie das nicht. Es gibt keine Daten, die belegen, dass ein HIPEC-Verfahren hilfreich sein wird. Es wurde keine Blindstudie dazu durchgeführt, keine echte klinische Studie.« Worauf ich entgegnete: »Egal, ich werde das ausprobieren.« Interessanterweise überlegte er es sich nach meiner vierten systemischen Chemo dann anders und sagte zu mir: »Okay, fahren Sie schnellstmöglich nach Pittsburgh und machen Sie das.« Ich fragte: »Warum haben Sie Ihre Einstellung so schnell geändert?«

Die schwankenden Meinungen des Onkologen schwächten Bobs Vertrauen in den schulmedizinischen Umgang mit Krebs noch weiter:

Ich verlor das Vertrauen in meinen Arzt. Er war ja sogar im Hochschulbereich tätig, und ich dachte mir: »Himmel noch mal, er ist Professor, er bildet Studenten aus, warum weiß er dann nichts über HIPEC und die Wirksamkeit dieses Verfahrens?« Ärzte sind nicht allwissend. Ein Teil des Problems im gesamten medizinischen Bereich ist, dass einfach nicht genug Zeit zur Verfügung steht. Es gibt zu viele Patienten und zu wenige Ärzte, was bedeutet, dass den Ärzten nicht genug Zeit bleibt, ihre Patienten wirklich zu verstehen und immer auf dem neuesten Stand der besten Technologie und Entwicklungen zu bleiben.

Bob schloss erst seine fünf Blöcke der traditionellen intravenösen Chemotherapie ab. Dann war er für das HIPEC-Verfahren bereit. Der Eingriff wurde am University of Pittsburgh Medical Center (UPMC) unter der Leitung von Dr. David Bartlett durchgeführt. Dr. Bartlett entfernte den Rest von Bobs Omentum (Bauchnetz) und löste das Bauchfell. Bob war sich vorher nicht bewusst gewesen, wie anstrengend die Operation für seinen Chirurgen sein würde. Rückblickend glaubt Bob, dass diese Naivität ihm geholfen hat, mit einer positiveren Einstellung in die Operation zu gehen, was seiner Meinung nach zu einer schnelleren Genesung geführt hat.

Später fand ich heraus, dass mein Ärzteteam eine HIPEC als die »Mutter« aller Operationen ansah. Davon hatte ich glücklicherweise keine Ahnung. Ich dachte, das Ganze wäre ein Standardeingriff. Da sieht man wieder, wie wichtig die innere Einstellung ist. Wenn ich von alldem gewusst und mir selbst gesagt hätte: »Oje, das ist eine komplizierte Angelegenheit. Hoffentlich überstehe ich das«, dann wäre es möglicherweise anders ausgegangen.

Nach Bobs HIPEC-Operation, neun Monate nach seiner ersten Untersuchung und Diagnose, wurde er auf der Grundlage der Ergebnisse von PET-Scans, CAT-Scans und Bluttumormarkerwerten für vollständig geheilt erklärt. Es gab keine Anzeichen der

Krankheit mehr. Obwohl er sich in Remission befand, verweigerte sich Bob einer »Beobachten und abwarten«-Einstellung, um zu sehen, ob der Krebs zurückkommen würde. Stattdessen arbeitete er aktiv weiter daran, seinen Gesundheitszustand und sein Immunsystem mit möglichst vielen Methoden zu verbessern. Während der Zeit der Remission arbeitete Bob weiterhin mit seinen naturheilkundlichen Ärzten zusammen. Er stellte seine Ernährung um, nahm Nahrungsergänzungen und ergriff Maßnahmen zur Verringerung seines Stressniveaus. Darüber hinaus flog Bob 15 Monate nach seiner Erstdiagnose nach Deutschland, in die Gesundheitsklinik KEM – Evang. Kliniken Essen-Mitte, wo er sich einer Misteltherapie unterzog (subkutane Injektionen in den Unterleib). (Hinweis: Der Mistelextrakt ist in Europa eine bekannte immunstärkende Therapie, die jetzt auch in den Vereinigten Staaten an Bedeutung gewinnt. Im Kapitel über Kräuter und Nahrungsergänzungsmittel gehen wir noch näher auf die Misteltherapie ein.) Mistelinjektionen regen nachgewiesenermaßen die Immunabwehr eines Menschen an. Bob beschreibt es so:

Wir alle kennen den Mistelzweig als etwas, unter dem wir uns zur Weihnachtszeit küssen sollten. Deshalb machte ich Witze und sagte: »Wenn ich das nehme, bedeutet das dann, dass viele Frauen mich küssen werden?« Das wäre eine schöne Belohnung für die Injektionen jeden zweiten Tag gewesen! Die Mistel wirkt ähnlich wie eine Grippeimpfung. Da ist es ja im Grunde genommen so, dass das Immunsystem sich mit dem Grippevirus vertraut macht, und wenn Sie in Kontakt mit dem echten Grippevirus kommen, weiß Ihr Immunsystem, wie es darauf zu reagieren hat. So ist es auch bei den Mistelinjektionen. Jedes Mal, wenn ich eine subkutane Spritze bekam, wachte mein Immunsystem auf und erkannte, dass es sich um eine Art Fremdkörper handelte. Die Theorie hinter der Therapie lautet also, dass mein Immunsystem alle zwei Tage aufgeweckt wird und so letztendlich auch dabei helfen kann, meinen Krebs zu bekämpfen.

Zurück in den USA, führte Bob die Mistelinjektionen noch fast zwei Jahre lang weiter, von April 2014 bis März 2016. Da die Misteltherapie von der FDA noch nicht zugelassen ist, kann sie derzeit nicht von amerikanischen Ärzten verschrieben werden, wohl aber von Naturheilkundlern. Bob erhielt seine Misteldosen von der naturheilkundlichen Klinik in Ann Arbor.

Gleichzeitig arbeitete Bob mit seinem Naturheilkunde-Team an der Feinabstimmung seiner Nahrungssupplementationskur. Er sagt: »Ich hatte einen eigenen Schrank für meine Ergänzungsmittel, und sie pünktlich und regelmäßig einzunehmen, war eine anspruchsvolle Aufgabe.« Bobs lange Liste der für seinen Körper in jener Zeit maßgeschneiderten Supplemente umfasste zum Beispiel Kurkuma, Hanföl, Heilmittel aus Pilzen wie dem Schmetterlingsporling, Vitamin D, eine Cayennepfeffermischung und verschiedene Kräutertees.

Im Sommer 2015 flog Bob von Michigan nach Kalifornien, um an einem der ersten Radikalremissions-Workshops teilzunehmen. Bei dieser zweitägigen Veranstaltung lernte er die neun Heilungsfaktoren der Radikalremission kennen und beschloss, sie sich ebenso begeistert zu eigen zu machen wie die Therapiepläne der konventionellen und naturheilkundlichen Medizin. Der Workshop bestärkte Bob in seinem Bauchgefühl, eine aktive Rolle in seinem Heilungsprozess spielen zu müssen. Als ihm von einem anderen Teilnehmer eine Naturheilklinik in Kalifornien empfohlen wurde, machte er schnell einen Termin dort aus. Das Klinikteam vermittelte ihm dann wiederum einen Aufenthalt im RGCC (Research Genetic Cancer Centre) in Griechenland, wo Tests durchgeführt wurden, um herauszufinden, welche Chemotherapien bei seinen speziellen Krebszellen gut wirken würden.

Wie vielen Patienten, die eine Radikalremission erfahren haben, wurde Bob klar, dass er sich ein umfangreiches Heilungsteam um seine schulmedizinischen Onkologen herum zusammenstellen musste. Die naturheilkundlichen Teams, zuerst in Michigan und dann in Kalifornien, waren ein wichtiger Teil von Bobs Heilungsprozess, besonders wenn es darum ging, die richtigen Supplemente für seinen Körper zu bestimmen.

Zusätzlich zur Einnahme zahlreicher Kräuter und Nahrungsergänzungsmittel änderte Bob seine Ernährung drastisch. Wie viele Amerikaner liebte er ein gutes Steak und aß generell viel Rindfleisch. Als Teil seiner Heilungsreise strich er nun jedoch rotes Fleisch vom Speisezettel und ersetzte es durch Fisch mit hohem Vitamin-E-Gehalt. Auch den Zuckerkonsum schränkte er drastisch ein. Da bei seiner ersten Operation ein Drittel seines Dickdarms und anderer Verdauungsorgane entfernt worden waren, konnte er nicht viel Obst, Gemüse oder andere ballaststoffreiche Nahrungsmittel essen, denn diese sind ohne einen vollständigen Dickdarm schwer verdaulich. Deshalb verzehrte Bob auch nur wenig Vollkornbrot, stattdessen vor allem Weißbrot und andere Weißmehlprodukte (anders, als es sonst für eine Radikalremissionsdiät empfohlen wird).

Ich weiß, dass ballaststoffreiches Vollkornbrot eigentlich etwas sehr Gesundes ist. Ich muss aber wegen meiner Verdauungsprobleme aufgrund der Hemikolektomie [partielle, chirurgische Entfernung des Dickdarms] mehr oder weniger darauf verzichten.

Die Radikalremissionsfaktoren spielten bei Bobs Genesung eine große Rolle. Bezüglich sozialer Unterstützung und der Verstärkung positiver Emotionen konnte er sich auf seine Frau und seine drei Töchter verlassen. Bobs Schwester, die im Gesundheitsbereich arbeitet, spielte eine Schlüsselrolle bei der Unterstützung während seiner Behandlung. Sie stand ihm bei den Diskussionen über seine Behandlung zur Seite und war die Ansprechpartnerin, während er sich in einer Operation befand oder aus irgendeinem Grund nicht gut kommunizieren konnte (zum Beispiel wenn er nach einer Operation noch angeschlagen und erschöpft war). Für Bob war es von entscheidender Bedeutung, jemanden wie seine Schwester an seiner Seite zu haben, zu der er absolutes Vertrauen hatte.

Obwohl Bob nie eine professionelle Beratung oder Therapie in Anspruch nahm, fand er einen Weg, seine Gefühle selbst zu verarbeiten, insbesondere die Ängste und »Was wäre, wenn ...?«-Emotionen, die er im Zusammenhang mit der Möglichkeit empfand, dass er seine Familie vielleicht verlassen musste, bevor er dazu bereit war.

Ich durchdenke die Dinge immer, und ich habe mich der Krankheit nie ergeben. Ich schaue sie an und sage: »Ich kann mich glücklich schätzen, noch hier zu sein, und es hätte schlimmer kommen können.« Also gehe ich einfach irgendwie so damit um.

Bobs internationale Geschäftsbeziehungen kamen ihm bei seiner Krebsreise ebenfalls sehr zugute. Freunde und Kollegen aus seiner Heimatstadt und aus der ganzen Welt boten soziale Unterstützung durch Freundschaft und spirituelle Unterstützung durch Gebet an. Das half ihm dabei, seine spirituelle Verbindung zu vertiefen und ihm zusätzliche starke Gründe zum Weiterleben zu geben. Er glaubt, dass insbesondere die Gebete sehr zu seiner Remission beigetragen haben.

Mitarbeiter meiner internationalen Geschäftspartner beteten für mich. Es erreichten mich Nachrichten aus China, dass Leute für mich zu Buddha beteten. Kollegen in Europa und in Amerika und Kanada beteten zu anderen Göttern für mich. Das gab mir das großartige Gefühl, weltweit viele Freunde zu haben. Und ich denke wirklich, dass die Kraft der Gebete sehr viel zu meiner aktuell guten Situation beigetragen hat.

Körperliche Aktivität war für Bob schwieriger, da seine Rumpfmuskulatur durch seine Bauchoperationen stark in Mitleidenschaft gezogen worden war. Dennoch war er immer noch in der

Lage, täglich spazieren zu gehen und wenig belastende Übungen zu machen, um fit und einigermaßen kräftig zu bleiben. Nach Bobs Meinung trugen all seine vielfältigen Heilungsbemühungen dazu bei, ihn weit über sein sechsmonatiges »Verfallsdatum« hinaus am Leben zu erhalten. Leider kam sein Krebs jedoch im April 2016 zurück, etwas mehr als zwei Jahre nach seiner Erstdiagnose und eineinhalb Jahre nach der HIPEC-Operation. Bei dieser HIPEC-Operation hatten die Ärzte einen scheinbar gutartigen und sehr kleinen Knoten am Quercolon, einem Teil des Dickdarms, in Ruhe gelassen. Dieser Knoten hatte sich dann offensichtlich später zu einem Krebstumor entwickelt. Da Bob sich vorstellen konnte, dass um diesen Tumor herum wahrscheinlich noch mehr Krebs vorhanden war, entschied er sich für eine zweite HIPEC-Operation, trotz der unvermeidlichen Herausforderungen, die diese mit sich bringen würde. Er erinnert sich heute zurück, wie er sich in dieser schwierigen Zeit gefühlt hatte.

Ich glaube an diesen ganzen Ansatz mit der Peritonealerkrankung. Es gibt eine Menge Ärzte, die, ohne mit der Wimper zu zucken, intravenöse Chemotherapeutika für 14 000 Dollar pro Block verabreichen, wobei diese dann aber gar nicht dorthin gelangen, wo sie im Körper gebraucht werden. Eine zweite HIPEC war meines Erachtens sehr viel sinnvoller. Ich dachte: »Nun, wenn ich einen Tumor hatte«, was ja der wirklich Fall gewesen war, »dann sind wahrscheinlich bei seiner Entfernung ein paar Überreste in der Bauchhöhle zurückgeblieben, die eben jetzt mit dem HIPEC-Verfahren noch vollends entfernt werden müssen.« Wenn jedoch die erste HIPEC die »Mutter aller Operationen« war, dann war dies die Mutter, die Großmutter und die Urgroßmutter aller Operationen!

Bobs zweite HIPEC-Operation war schwieriger als die erste. Aufgrund des Narbengewebes aus Bobs beiden früheren Operationen mussten die Ärzte quasi »einen Schnitt durch Zement« durchführen. Alles, was sie sehen konnten, war eine einzige große Masse, da der Dickdarm durch das Narbengewebe zusammengezogen war. Als sie das Narbengewebe wegzuschneiden versuchten, um an den Tumor zu gelangen, blieb deshalb der Darm nicht ganz unversehrt. Bob erwachte aus der Anästhesie und hatte nur noch ein Drittel seines Dickdarms sowie einen künstlichen Darmausgang am Ileum, einem Abschnitt des Dünndarms.

Der künstliche Darmausgang war nötig geworden, weil die Chirurgen den Quercolon entfernen mussten. Bei einer Ileostomie wird der letzte Abschnitt des Dünndarms in eine chirurgisch herbeigeführte Öffnung in der Bauchwand ausgeleitet, an der ein Plastikbeutel befestigt wird, der der Aufnahme der Ausscheidungen dient. So können diese den Körper verlassen, ohne durch den Dickdarm wandern zu müssen. Bobs Ärzte wollten außerdem, dass er seine Nahrung nicht mehr auf dem üblichen Weg zu sich nahm, sondern durch eine tägliche intravenöse Infusion, also mithilfe künstlicher Ernährung. Bei der von den Ärzten empfohlenen totalen parenteralen Ernährung (TPE) werden sämtliche Nährstoffe intravenös verabreicht, nicht nur teilweise als Supplementierung. Bob erinnert sich:

Sie sagten: »Sie werden wahrscheinlich nie wieder essen, sondern für den Rest Ihres Lebens von TPE abhängig sein.« Es war verheerend. Mein soziales Leben hatte sich viel um Essen gedreht. Ich traf mich abends mit Freunden in einem Restaurant, ging mittags mit Kollegen essen. Außerdem reise ich viel. Jetzt ging jegliche Nahrung oder Flüssigkeit in den Beutel und nicht mehr durch den Verdauungsapparat. Eineinhalb Jahre lang wurden mir jeden Abend zwei bis drei Liter TPE intravenös eingeflößt. Ich habe 18 Monate lang keine feste Nahrung zu mir genommen! Ich hatte mal 110 Kilo gewogen, nach der TPE-Phase waren es noch 72 Kilo. Mein Leben veränderte sich von Grund auf, das musste ich erst einmal richtig begreifen.

Bobs medizinisches Onkologenteam am UPMC (University of Pittsburgh Medical Center) begab sich mit seiner Behandlung auf bahnbrechendes Terrain, indem es einen maßgeschneiderten Immuntherapie-Impfstoff aus Bobs eigenem Tumor herstellte. Das UPMC ist ein akademisches Lehrkrankenhaus, das damals eine Immuntherapie-Studie speziell für Peritonealkrebs durchführte. Das Team nahm einen Teil des Tumorgewebes, den es während Bobs zweiter HIPEC-Operation entfernt hatte, und fror es ein. Fast ein Jahr später, im April 2017, tauten sie dieses Gewebestück wieder auf, um einen personalisierten Impfstoff zu entwickeln, den sie mit Zytokin-Proteinen kombinierten. Diese Zytokine dienten dazu, Bobs Körper dabei zu helfen, die Krebszellen, an die sie gebunden waren, zu erkennen. Bob wurde sein ursprünglicher Tumor, jetzt in Form eines Vakzins, wieder injiziert, mit dem Ziel sicherzustellen, dass das Immunsystem seines Körpers eventuell noch verbliebene Krebszellen eliminiert.

Sie nahmen meinen Tumor und machten einen Impfstoff für mich daraus. Das heißt, sie injizierten mir den ursprünglichen Krebs, den sie aufbewahrt hatten, wieder in meinen Körper zurück. Das kam mir seltsam vor und ich dachte: »Ich will den Krebs nicht zurückhaben. Warum tun sie das?« Aber das Ganze beruht auf dem gleichen Prinzip wie eine Grippeimpfung und die Mistelgaben. Das Immunsystem wird trainiert, den Krebs zu erkennen. Es schien vernünftig anzunehmen, dass der Impfstoff sich positiv auswirken würde.

Bald nachdem er vier Krebs-Immuntherapie-Injektionen erhalten hatte, erreichte Bob einen wichtigen Heilungsmeilenstein: Er konnte sich von dem Plastikbeutel verabschieden! Bob war nie bereit gewesen zu akzeptieren, dass er für den Rest seines Lebens einen künstlichen Darmausgang haben würde, und führt diesen Meilenstein auf seine positive Einstellung zurück. Heute kann Bob wieder feste Nahrung zu sich nehmen und muss nur

ab und zu, wenn er eine Darmverstopfung hat, auf TPE zurückgreifen. Er ist stolz darauf, die Ärzte widerlegt zu haben, die ihm gesagt hatten, dass er bis an sein Lebensende mittels Infusionen ernährt werden müsse.
Bei Bob wurden seit seiner zweiten HIPEC-Operation bis heute (Januar 2020) keine Anzeichen der Krankheit mehr festgestellt. Sechseinhalb Jahre nach seiner Diagnose, als seine Ärzte ihm nur noch ein halbes Jahr gegeben hatten, ist er also immer noch am Leben und gesund.

Es war eine lange Reise sowohl mit chirurgischen als auch naturheilkundlichen Lösungen. Wir sind uns nicht wirklich sicher, warum es mir trotz einer so schlimmen Prognose heute so gut geht. Ich habe keine Beschwerden. Ich bin überzeugt, dass die Erkenntnisse, die ich damals in dem Radical-Remission-Workshop gewonnen habe und die ich mir bis heute zu eigen gemacht habe, ebenso wie die verschiedenen medizinischen Maßnahmen, sich positiv auf meine Gesundheit ausgewirkt haben.

Bob verkörpert und praktiziert bewusst die zehn Radikalremissionsfaktoren, wobei es am wichtigsten für ihn ist, Verantwortung für sich selbst zu übernehmen.

Die verschiedenen Kurse für naturheilkundliche, psychologische und medizinische Verfahren habe ich besucht, weil ich Eigenverantwortung für meine Gesundheit übernehmen wollte. Und es war mir auch wichtig, jeweils vorher zu wissen, was genau die Chirurgen mit mir anstellen würden. So wusste ich, was ich erwarten konnte und wie meine Genesung aussehen würde. Und obwohl es auf dem Weg dorthin viele Herausforderungen gab – manchmal war ich kurz davor aufzugeben –, hatte ich immer im Hinterkopf, dass ich mich glücklich schätzen konnte, überhaupt noch hier zu sein, da meine ursprüngliche Prognose nur sechs Monate betragen hatte.

Auf die Frage, was ihn dazu gebracht hat, alles zu tun, um sich selbst zu stärken, sagt Bob:

Ich denke, dass einige Menschen einfach so veranlagt sind, eigenverantwortlich zu handeln, während andere sich lieber zurücklehnen und sich auf ihren Arzt verlassen, dass der ihnen den Weg weist. Das ist vielleicht eine Charakterfrage. Aber ich glaube, man muss bereit sein zu kämpfen, und der Tag, an dem man anfängt aufzugeben, ist wahrscheinlich der Tag, an dem man den falschen Weg einschlägt. Das glaube ich.

Bobs Anstrengungen haben letztendlich dazu geführt, dass keinerlei Zeichen seiner Krankheit mehr vorliegen (komplette Remission). Er hat sich dann aber nicht damit begnügt, nur sein eigenes Leben zu retten, sondern es sich stattdessen zur Lebensaufgabe gemacht, anderen Krebspatienten, insbesondere solchen mit Blinddarm- oder Bauchfellkrebs, zu helfen. Dass er dem Schicksal getrotzt hat, inspirierte Bob dazu, dem William Beaumont Hospital in Royal Oak, Michigan, eine großzügige Spende zu machen, um das HIPEC-Verfahren in seine Region zu bringen. Seit Bob das Programm im Oktober 2016 mit ins Leben gerufen hat, haben Ärzte in Royal Oak mehr als 60 HIPEC-Chemotherapien für Krebspatienten aus Michigan durchgeführt, viele davon mit ausgezeichneten Ergebnissen.

Ich hatte Glück, denn ich hatte mein eigenes Unternehmen und einen Partner, der mir half, während der Krankheit die Geschäfte zu führen. Das verschaffte mir die finanziellen Mittel, um nach Deutschland und Kalifornien fliegen zu können und mich dort Therapien zu unterziehen, die sich andere Leute schlichtweg nicht leisten können. Für die HIPEC-Blöcke in Pittsburgh musste ich jeweils drei bis vier Wochen vor Ort sein. Das bringt Reise- und Hotelkosten mit sich, und wenn man dann noch Kinder hat, wird es schwierig.

Bobs größte Herausforderung ist die Aufrechterhaltung ausreichender Flüssigkeitszufuhr und die Gefahr eines Darmverschlusses. Da das meiste Wasser im Körper im Dickdarm absorbiert wird und Bob nur noch ein Drittel seines Dickdarms übrig hat, ist er nicht in der Lage, Flüssigkeiten gut aufzunehmen. Früher verabreichte er sich mindestens einmal alle zwei Tage selbst eine intravenöse Hydratationstherapie, um seinen Körper richtig hydriert zu halten, aber seit Kurzem kann er sich wieder ausschließlich auf die oral aufgenommenen Flüssigkeiten verlassen.

Bob nimmt wieder feste Nahrung zu sich, aber ohne einen richtig funktionierenden Dickdarm muss er leider weiterhin vom Verzehr der meisten Obst- und Gemüsesorten – die von Natur aus ballaststoffreich sind – Abstand nehmen. Dafür isst er viel Fisch. Bob und seine Ärzte haben noch nicht herausgefunden, was die Ursache für seine Darmobstruktionen sind, die scheinbar willkürlich auftreten und jeweils einen ein- bis eineinhalbwöchigen Krankenhausaufenthalt erforderlich machen. Zuerst dachte Bob, dass seine Nahrungsauswahl die Ursache sei, aber jetzt glaubt er, dass das Problem eher mit dem Narbengewebe im Darm zusammenhängt. Medikamente oder Nahrungsergänzungsmittel nimmt Bob derzeit keine (mit nur noch einem Drittel des Dickdarms ist es schwierig, oral zugeführte Nahrungsergänzungsmittel zu absorbieren), aber er arbeitet weiterhin mit seinem Heilpraktiker zusammen, um festzustellen, wann Nahrungsergänzungen, vielleicht intravenös, wieder in seinen Plan zur Erhaltung der Gesundheit aufgenommen werden sollten. Die Wintermonate verbringt er in Florida, sodass er sein Vitamin D auf natürliche Weise durch die Sonne bekommt. Da er sich nun das ganze Jahr über in einem warmen Klima aufhält, kann er täglich spazieren gehen und sich auch sonst mit geringer Belastung körperlich betätigen.

Eine der möglichen Ursachen seiner Krebserkrankung waren nach Bobs Ansicht seine internationalen Geschäftsreisen. Er verbrachte viel Zeit in China (etwa 150 Tage im Jahr) und glaubt, dass möglicherweise Umweltverschmutzung und Bakterien, denen er auf seinen Reisen ständig ausgesetzt war, zur Entstehung der Krankheit beigetragen haben. Die Antibiotikabehandlungen verschlimmerten die Situation jeweils noch.

Immer wenn er von einer Reise zurückkam, litt er an einer Art von Atemwegsinfektion. Er hustete ständig, und es dauerte Monate, bis die Infektion abgeklungen war. Seine Ärzte verschrieben ihm jedes Mal Antibiotika. Irgendwann nahm Bob in sechs Monaten sechs verschiedene Antibiotika ein. Wie er es beschreibt, wurde sein Immunsystem »ziemlich übel zugerichtet«. Seiner Meinung nach führte die Kombination aus der ständigen Exposition gegenüber Bakterien, den vielen Reisen und dem Wechsel der Zeitzonen, ganz zu schweigen von den wiederholten Antibiotikagaben, dazu, dass sein Immunsystem geschwächt und er anfällig für Krebswachstum wurde.

Rückblickend auf seine Erfahrungen sagt Bob:

Ich denke, wir können alle Gutes tun im Leben, und für mich war eines davon die Finanzierung des HIPEC-Programms in Royal Oak, Michigan, mit dem bisher mehr als 60 Menschen geholfen werden konnte. Vielleicht werden es irgendwann einmal 1000 oder mehr Menschen sein. Es gibt einen höheren Zweck dafür, warum Dinge geschehen.

Bob ist mit seiner Radikalremission ein gutes Beispiel dafür, wie manche Krebspatienten bereit sind, auf ihre eigene Genesung hinzuarbeiten. Am Tag nach seiner Diagnose begann er mit der Recherche, welche konventionellen, komplementären und alternativen Behandlungsmethoden es für einen Fall wie den seinen gab. Er kommunizierte viel mit den Ärzten und änderte schließlich die Meinung seines Onkologen über den Nutzen des HIPEC-Verfahrens. Er suchte naturheilkundliche Kliniken in den USA und in Europa auf, um die besten Lösungen für sich selbst zu finden, und er nahm an einer klinischen Studie mit modernster Immuntherapie teil.

Es ist jetzt sechs Jahre her, dass Bob die Diagnose erhielt, er habe Krebs im Endstadium, und er ist dankbar, heute noch am Leben zu sein und seine drei Töchter durch das College zu begleiten (seine älteste Tochter schloss 2019 ihr Studium ab). Er hat eine Alterswohnung in Nord-Michigan und eine Ferienwohnung in Florida gekauft, wo er schon früher gerne Urlaub machte und nun die Winter als »Schneevogel« verbringt. An Ruhestand aber denkt er noch lange nicht. Im Gegenteil, er baut sein Unternehmen aktiv aus. Wie so viele andere Krebsüberlebende vor ihm wandte Bob seine ihm eigene Haltung des Verantwortung-Übernehmens auch auf seine Heilung an – mit entgegen allen Erwartungen durchschlagendem Erfolg.

Empfehlungen

In *9 Wege in ein krebsfreies Leben* haben wir Ihnen ein paar einfache Dinge empfohlen, um Ihre Gesundheit in die eigene Hand zu nehmen: dass Sie sich einen Allgemeinarzt suchen, dem Sie in Ruhe Fragen stellen dürfen; dass Sie Ihr Heilerteam mit Naturheilkundlern, Energieheilern, Akupunkteuren und so weiter ergänzen; dass Sie lernen, wie man richtig recherchiert; dass Sie sich überlegen, was Sie in Ihrem Leben optimieren könnten; dass Sie sich einen aufrichtigen Partner suchen. Dies sind nach wie vor großartige erste Schritte, um Eigenverantwortung zu übernehmen. Nachstehend finden Sie diesbezüglich noch ein paar weitere Anregungen.

- **Suchen Sie sich einen Unterstützer.**
  Wenn Sie einen Freund oder ein Familienmitglied haben, der oder das den medizinischen Fachjargon kennt, kann diese Person Ihnen die Aussagen der Ärzte »übersetzen« und umgekehrt den Ärzten Ihre Bedenken mitteilen. Bringen Sie Ihren Unterstützer oder Ihre Unterstützerin zu Arztterminen

und Krankenhausbesuchen mit. Jemanden zu haben, der sich in der medizinischen Welt auskennt, ist, wie mit einem Reiseleiter in einem fremden Land unterwegs zu sein. Sie werden mehr verstehen und erhalten die Hilfe, die Sie benötigen.

- **Recherchieren Sie online.**
  Viele Websites, wie zum Beispiel PubMed.gov, sind vertrauenswürdige Informationsquellen, während andere manchmal falsche Informationen liefern oder Sie in Verwirrung stürzen können. Suchen Sie nach Therapien, die von klinischen Studien mit Kontrollgruppe gestützt werden, welche in von Fachleuten begutachteten medizinischen Fachzeitschriften veröffentlicht wurden. Denken Sie jedoch auch daran, dass viele komplementäre und alternative Therapien aufgrund fehlender Forschungsmittel nicht durch klinische Studien unterstützt werden. In solchen Fällen suchen Sie am besten nach mehreren verifizierten Fallberichten über die Ergebnisse einer bestimmten Therapie aus einer Vielzahl unterschiedlicher Quellen (also nicht alle von derselben Klinik oder demselben Arzt). Achten Sie auch darauf, wie Sie sich bei Ihrer Onlinerecherche fühlen. Fühlen Sie sich durch die Informationen auf der Website, die Sie aufgerufen haben, gestärkt oder eher ernüchtert oder gar hoffnungslos? Wenn Sie Aufmunterung brauchen, stöbern Sie auf RadicalRemission.com durch die sehr zahlreichen Fallbeispiele in unserer kostenlosen Onlinedatenbank. Aus diesen Heilungsgeschichten können Sie viel lernen.
- **Holen Sie Zweitmeinungen ein.**
  Um besser beurteilen zu können, ob Ihr Arzt und Ihr Heilungsteam die richtigen Ansprechpartner für Sie sind, holen Sie sich auf jeden Fall eine zweite, dritte oder sogar vierte Meinung ein, bis Sie das Gefühl haben, die wirklich richtige Wahl getroffen zu haben. Fragen Sie sich selbst: *Kann ich dieser Person mein Leben anvertrauen?* Wenn die Antwort kein klares Ja ist, dann suchen Sie weiter. Hinweis: Viele Kranken-

versicherungen decken auch das Einholen von Zweitmeinungen ab.

- **Engagieren Sie einen Coach.**
  Lifestylecoaching gibt es schon seit Jahrzehnten, aber in letzter Zeit ist es auch hinsichtlich Krebstherapien zunehmend zu einem Thema geworden. Dies ist zum Teil darauf zurückzuführen, dass ehemalige Krebspatienten, wie Bob und Jane aus diesem Kapitel, sich durch ihre eigenen Radikalremissionen inspiriert fühlen, auch anderen zu helfen. Aufgrund der großen Nachfrage haben wir vor Kurzem das Radical-Remission-Coaching-Programm ins Leben gerufen, um Interessierten zu helfen, die zehn Heilungsfaktoren in einer maßgeschneiderten Weise in ihr eigenes Leben zu integrieren. Mehr erfahren Sie unter RadicalRemission.com/health-coach-program.

Wir hoffen, dass dieses Kapitel Sie angeregt hat, sich im Hinblick auf Ihre Gesundheit weniger machtlos zu fühlen. Menschen, die eine Radikalremission erfahren haben, hat die Übernahme einer aktiven Rolle in ihrem Heilungsprozess etwas zu tun gegeben und ihnen geholfen, in einer Zeit, in der so vieles in ihrem Leben außer Kontrolle geraten ist, Eigenverantwortung zu übernehmen. Wir wünschen uns, dass ein solches Gefühl der Selbstbestimmung Ihnen die gleiche Art radikaler Hoffnung gibt, wie sie Bob, Jane und Hunderten von anderen ehemaligen Krebspatienten zuteilwurde.

Kapitel 4

Positive Emotionen verstärken

»Die meisten Menschen sind so glücklich,
wie sie es sich selbst vorgenommen haben.«

ABRAHAM LINCOLN

Die immense Popularität von Katzenvideos im Internet ist ein Beweis dafür, dass viele Menschen heutzutage das Bedürfnis haben, durch schnellen Spaß Freude in ihr Leben zu bringen (wenn Sie in Ihrer Suchmaschine »Katzenvideos« eingeben, erhalten Sie über eine Million Ergebnisse!). Wir wollen uns glücklich fühlen, weil dies unser natürlicher Zustand ist. Wir lieben es zu lachen und Freude zu empfinden. Spielende Kinder verkörpern diese Natürlichkeit des menschlichen Glücks. Als Erwachsene haben viele von uns jedoch den Kontakt zu Gefühlen von Freude und Leichtigkeit verloren. Das Leben mit all seinen Verantwortlichkeiten, Fristen, Zwängen und Rechnungen kann uns bedrücken und ablenken. Wenn dann ein Schicksalsschlag wie eine Krebsdiagnose hinzukommt, ist es kein Wunder, wenn sich ein Mensch fragt, worüber er sich eigentlich noch freuen soll.

Tatsächlich sind erwachsene Menschen heute unglücklicher denn je. Die Häufigkeit von Depressionen und sogar Suiziden nimmt weiterhin mit alarmierender Geschwindigkeit zu.[1] Die Weltgesundheitsorganisation hat festgestellt, dass mehr als 300 Millionen Menschen auf der ganzen Welt an Depressionen leiden, der Hauptursache für Arbeitsunfähigkeit und Invalidität.[2] Traurigerweise sind Krebspatienten besonders anfällig für Depressionen und Selbstmord, die diesbezüglichen Raten sind bei ihnen fast doppelt so hoch wie in der Allgemeinbevölkerung.[3]

Auch wenn es verständlich ist, dass eine Krebsdiagnose zu einer Depression führt, lässt sich dem durchaus entgegenwirken. So berichten Menschen, die eine Radikalremission erfahren haben, dass es ihnen sehr geholfen hat, mindestens fünf Minuten pro Tag ganz bewusst die positiven Emotionen zu verstärken, und dass die Rückkehr zu ihrem natürlichen Zustand der Freude, selbst wenn es sich jeweils nur um relativ kurze Momente handelte, für ihre körperliche Genesung wesentlich war. Diese Theorie wird durch jahrzehntelange wissenschaftliche Forschung untermauert, auf die wir später in diesem Kapitel noch näher eingehen werden. Zu den positiven Emotionen gehören Gefühle wie Freude, Glück,

Zufriedenheit, innere Ruhe, Dankbarkeit, Lachen und Liebe. Aus Erzählungen von Krebspatienten mit Radikalremission wissen wir, dass sie sich bewusst immer wieder kurze Momente mit positiven Gefühlen gegönnt haben, wie zum Beispiel ein paar Sekunden Lachen beim Ansehen einer Comedyshow, und durch solche täglichen kleinen Freuden im Laufe der Zeit ein beständigeres Gefühl von Ruhe und Zufriedenheit entwickelt haben.

In *9 Wege in ein krebsfreies Leben* habe ich geschrieben, dass positive Emotionen »für das Immunsystem Treibstoff« sind. Wenn Ihr Körper Stress oder Angst empfindet, geht er in den Kampf-oder-Flucht-Modus über und kann sich daher nicht selbst heilen. Dies ist eine anerkannte wissenschaftliche Tatsache. Ebenfalls wahr ist, dass positive Emotionen helfen, aus dieser Gemütsverfassung herauszukommen und in einen »Ruhe- und Reparatur«-Zustand zu gelangen, der die Heilungsfähigkeit des Immunsystems erheblich verbessert.

Sobald Sie positive Emotionen wie Liebe, Freude oder Glück empfinden, schüttet Ihr Gehirn sofort heilende Hormone, darunter Serotonin, Relaxin, Oxytocin, Dopamin und Endorphine, in den Blutkreislauf aus.[4] Diese sogenannten Glückshormone nehmen umgehend Kontakt mit allen Zellen im Körper auf und signalisieren ihnen, welche Heilungsaktivitäten sie durchführen sollen:

- den Blutdruck, die Herzfrequenz und den Cortisolspiegel senken (Cortisol ist das »Stresshormon«),
- die Blutzirkulation verbessern,
- die Atmung vertiefen, um den Sauerstoffgehalt im Blut zu erhöhen,
- die Nahrung langsamer verdauen, damit der Körper mehr Nährstoffe aufnehmen kann,
- die Anzahl und Aktivität von weißen und roten Blutkörperchen ebenso wie von natürlichen Killerzellen steigern, um das Immunsystem zu stärken,

- Infektionen beseitigen und möglicherweise im Körper vorhandene Krebszellen zerstören (durch Apoptose).[5]

All diese physiologischen Veränderungen helfen Ihnen sowohl kurzfristig als auch auf lange Sicht. Zahlreiche Studien haben gezeigt, was viele Heiler schon lange wissen: Glückliche Menschen leben länger, Punkt. In einer kürzlich durchgeführten Studie war die Wahrscheinlichkeit, dass ältere Menschen im Laufe von fünf Jahren sterben, um bis zu 35 Prozent geringer, wenn sie sich nach eigenen Angaben an einem durchschnittlichen Tag glücklich fühlen.[6] Laut dem Weltglücksbericht 2019 der Vereinten Nationen gehören die zehn glücklichsten Länder der Welt zu den 20 Prozent mit der höchsten Lebenserwartung.[7]

Viele Krebspatienten, die eine Radikalremission erlebt haben, glauben, dass Krebszellen eigentlich gesunde Zellen sind, die geschädigt wurden und eben einfach repariert und geheilt werden müssen. Die Schulmedizin ist zwar ebenfalls der Meinung, dass Krebszellen beschädigte Zellen sind, nicht aber, dass sie sich reparieren lassen. Da die Krebszellen entweder durch ein Gift, einen Virus, Bakterien, Mitochondrienversagen oder eine genetische Mutation geschädigt wurden, so die Schulmedizin, müssen sie durch Chemotherapie, Bestrahlung oder Operation zerstört werden. Vertreter dieser Sichtweise gehen davon aus, dass Krebszellen Fremdkörper im Organismus sind, die sich gezielt attackieren lassen, wohingegen viele Heiler und ehemalige Patienten die Ansicht vertreten, dass Krebszellen als ehemals gesunde Zellen geheilt und nicht zerstört werden sollten.

Es ist wichtig, darauf hinzuweisen, dass Krebspatienten mit einer Radikalremission nicht einfach unverbesserliche Optimisten sind, die alles Negative ausblenden und sich die ganze Zeit pudelwohl und glücklich fühlen, auch wenn sie mitten in einer Gesundheitskrise stecken. Sie bemühen sich vielmehr bewusst darum, einige Minuten des Glücks in ihren Tagesablauf zu integrieren, so wie das tägliche Zähneputzen. Sie betrachten Glück nicht als ein Persönlichkeitsmerkmal, mit dem man geboren wird, oder als eine Stimmung, die kommt und geht, sondern als eine Fähigkeit, die jeden Tag geübt werden muss. Deshalb planen sie täglich mindestens fünf Minuten ein, um ihre positiven Emotionen auf irgendeine Weise zu verstärken.

Es ist eine fehlgeleitete Vorstellung, dass jemand, der versucht, von einer körperlichen Krankheit zu genesen, die ganze Zeit positiv sein und denken sollte. Solche Vorstellungen führen nur dazu, dass viele Patienten ein schlechtes Gewissen und Angst haben, dass ihr Krebs wieder wachsen wird, wenn sie sich nicht jede Sekunde des Tages glücklich fühlen. Einige versuchen dann, »gute Miene zum bösen Spiel zu machen« und ihre negativen Emotionen zu unterdrücken. Zu wissen, dass es unmöglich ist, die ganze Zeit glücklich zu sein, kann Krebspatienten helfen, auch Gefühle von Angst, Trauer oder Frustration zu akzeptieren (Anmerkung: Im Kapitel über das Loslassen unterdrückter Emotionen werden wir noch näher auf dieses Thema eingehen). Das Ziel besteht darin, sich emotional frei zu fühlen, indem man sich unangenehme Emotionen wie Angst und Wut erlaubt und sie dann loslässt, während man authentischere Momente der Freude und Liebe erlebt.

Und schließlich bedeutet für Menschen mit Radikalremission die Stärkung positiver Emotionen, sich auf eine besondere Art von Liebe zu konzentrieren: die Eigenliebe nämlich. Solche Menschen entwickeln eine Liebe und einen Respekt für sich selbst, die sie dazu befähigen, sich vollumfänglich zu akzeptieren, mit all ihren Fehlern, anstatt zu versuchen, ihr wahres Selbst zu verändern oder vor anderen zu verbergen. Nur wer einen Weg findet, sich selbst wahrhaftig zu lieben, ist in der Lage, diese Liebe auf andere auszudehnen.

Zentrale Themen und neue Erkenntnisse

Die gute Nachricht ist, dass Glück und psychische Gesundheit endlich in den Fokus von Politikern und der Gesellschaft im Allgemeinen gelangt sind. Die nicht so gute Nachricht lautet, dass diese Aufmerksamkeit durch eine Zunahme von Depressionen, Angstzuständen und Suizidfällen vorangetrieben wird, die mit unserem schnelllebigen, technologiegetriebenen Lebensstil zusammenhängen. Hier sind einige der neuesten Trends, die wir derzeit in Bezug auf das Thema positive Emotionen wahrnehmen.

Glück als öffentliche Angelegenheit

Glück ist in einigen Ländern zu einer öffentlichen Angelegenheit erklärt worden. Angesichts steigender Depressions- und Suizidraten machen Länder wie das Vereinigte Königreich, Bhutan, die Vereinigten Arabischen Emirate (VAE), Ecuador und Australien das Glück ihrer Bürger zu einem zentralen Bestandteil der Regierungspolitik.[8] Beispielsweise wurde im britischen Kabinett unter Premierministerin Theresa May ein spezielles Ressort gegen Einsamkeit eingerichtet, und in den VAE gibt es seit 2016 eine Ministerin für Glück.[9] Obwohl das »Streben nach Glück« ein zentrales Thema in der Unabhängigkeitserklärung der Vereinigten Staaten ist, hat die US-Regierung bisher leider noch nichts unternommen, um das Glück in die öffentliche Gesundheitspolitik zu integrieren.

Da sich die Regierungen zunehmend um die psychische Gesundheit ihrer Bürger sorgen, werden Krebspatienten in Zukunft wohl mehr staatlich finanzierte Programme zur Verfügung stehen, um Depressionen und Angstzustände zu bekämpfen und dadurch ihre positiven Emotionen zu stärken. Und obwohl die Vereinigten Staaten offiziell keine substanziellen neuen Richtlinien zur psychischen Gesundheit verabschiedet haben, haben in den letzten Jahren eine Reihe von Selbstmorden prominenter Personen, darunter die des Hollywoodstars Robin Williams, der Designerin Kate Spade und des Autors Anthony Bourdain, die amerikanische Öffentlichkeit für dieses Thema sensibilisiert. Das führte unter anderem auch zu einer Zunahme privater Finanzierungen von Programmen zur psychischen Gesundheit. Wir hoffen, dass sowohl die US-Regierung als auch die Krankenkassen die entscheidende Bedeutung der psychischen Verfassung sowohl für die körperliche Gesundheit als auch für die Arbeitsproduktivität ihrer Bürger allmählich besser verstehen.

Täglich Dankbarkeit kultivieren

In den letzten Jahren ist Dankbarkeit zu einem fast schon popkulturellen Phänomen geworden. Jede Buchhandlung, jeder App-Store und andere Läden führen inzwischen Zeitschriften, Bücher, Apps und Anwendungen sowie T-Shirts zum Thema Dankbarkeit im Sortiment. Der in den sozialen Medien verbreitete Hashtag #blessed zeigt, wie sehr sich die Praxis, Dankbarkeit auszudrücken, durchgesetzt hat. Dankbarkeit als Heilungsstrategie anzuwenden bedeutet, sowohl für die großen als auch für die kleinen Dinge im Leben dankbar zu sein. Viele Krebspatienten, die eine Radikalremission erfahren haben, berichten, dass sie danach streben, für fast jeden Teil ihres Lebens dankbar zu sein, für große Dinge wie ihre medizinische Behandlung ebenso wie kleine Dinge wie Wildblumen, die entlang einer Straße wachsen, oder das Lächeln eines Freundes oder eines Fremden.

Zu diesen Überlebenden gehört auch Kristi Cromwell, bei der 2013 ein primäres, geringgradiges Gliom (Hirntumor) diagnostiziert wurde. Sie entwickelte eine tägliche Praxis der Dankbarkeit, um ihre positiven Emotionen zu verstärken. Da sich der Tumor im Hirnstammbereich ihres Gehirns befand, sagten ihr die Ärzte, dass eine Operation nicht infrage käme. Stattdessen schlugen sie eine Bestrahlung und danach möglicherweise eine Chemotherapie vor, ohne Garantie und verbunden mit der Möglichkeit schwerer Nebenwirkungen. Verständlicherweise war dies eine schockierende und beunruhigende Nachricht für Kristi. Sie entschied sich dann letztendlich, die empfohlene Behandlung nicht durchführen zu lassen, und befasste sich stattdessen mit alternativen Heilungsstrategien. Schließlich fand sie einen Weg, mit ihrer Situation im Frieden zu sein.

Nachdem die Diagnose »inoperabler Hirntumor« lautete, war klar, dass ich ihn nicht chirurgisch entfernen lassen konnte. Also musste ich lernen, mich einfach mit dem Tumor abzufinden und Frieden mit ihm zu schließen. Das war anfangs keine leichte Aufgabe, vor allem, weil man mir sagte, ich solle »beobachten und abwarten«. Ich wollte aber an meiner Heilung teilhaben. Eines meiner Lieblingszitate lautet: »Wo der Geist hingeht, dorthin folgt der Körper.« Also suchte ich nach Aktivitäten, die mich glücklich machten, mehr Freude in mein Leben brachten und meine innere Positivität erhöhten. Ich machte eine Fortbildung zur Lachyogalehrerin, begann, mit meiner Tochter lustige Videos anzuschauen, verbrachte mehr Zeit mit meiner Fotografie und schuf Bilder, die ein Gefühl von Glück und Frieden hervorriefen. Ich erweiterte meine Dankbarkeitsübungen und beginne nun jeden Tag mit einem »Danke« für alles, was mir im Leben passiert. Mitten in der Ungewissheit positiv zu bleiben, ist keine leichte Aufgabe, aber Freude zu finden, kann helfen, Stress abzubauen, und hat den zusätzlichen Vorteil, das Immunsystem zu verbessern!

Anstatt einfach nur zu beobachten und abzuwarten, beschloss Kristi, die zehn Radikalremissions-Heilungsfaktoren in ihr Leben zu integrieren. Heute gibt sie als zertifizierte Radical-Remission-Kursleiterin in Massachusetts anderen Krebspatienten etwas zurück, und glücklicherweise ist ihr Tumor in den letzten sechs Jahren stabil geblieben.

Aber wie hängen Dankbarkeit und Heilung zusammen? Erstens stützen zahlreiche Forschungsstudien die Prämisse, dass Dankbarkeit sowohl für die Psyche als auch für den Körper Heilung bedeutet. So ergab zum Beispiel eine kürzlich durchgeführte klinische Studie, dass schon das zweiwöchige Führen eines Dankbarkeitstagebuchs die positiven Gefühle, das Glück und die Lebenszufriedenheit der Probanden erhöht und gleichzeitig Negativität und depressive Symptome verringert.[10] Auch eine »Dankbarkeitsliste«, in der Personen am Ende eines jeden Tages drei bis fünf Dinge auflisten, für die sie dankbar sind, wirkt sich positiv aus,[11] sie verbessert nachweislich körperliche Symptome und die Schlafqualität.[12] Eine andere Studie hat gezeigt, dass Menschen, die oft Dankbarkeit empfinden, allgemein gesünder sind und auch gesündere Aktivitäten ausüben (zum Beispiel Bewegung) als Menschen, die eher nicht dankbar sind.[13]

Technologiesucht

Das Internet und Smartphones haben die Gesundheitsversorgung in vielerlei Hinsicht verbessert. Es ist heute möglich, per Video-Chat mit Ärzten zu kommunizieren, Arztrechnungen online zu bezahlen und Testergebnisse über Apps zu erhalten. Über andere ausgeklügelte Apps kann man sportliche Aktivitäten, Nahrungsaufnahme und Vitalparameter verfolgen. Mit einer Fernüberwachung des Gesundheitszustandes lässt sich die Zahl der Krankenhausbesuche reduzieren.

Die Technologie hat jedoch auch eine dunkle Seite: Sie untergräbt unser Wohlbefinden, indem sie unsere sozialen Kontakte beeinträchtigt, uns abhängig von unseren Geräten macht, uns mit negativen Nachrichten bombardiert, unseren Schlafrhythmus stört und unser Selbstwertgefühl herabsetzt. Sie kann sich negativ auf das Gehirn und damit auf die körperliche Gesundheit auswirken. Apps werden so konzipiert, dass sie süchtig machen. Studien haben gezeigt, dass Technologiesüchte durch das Dopamin verursacht werden, das ausgeschüttet wird, wenn jemand Ihren Beitrag in den sozialen Medien mit »Gefällt mir« kommentiert oder Sie ein albernes Game gewinnen. Dopamin wird bei jeder Tätigkeit produziert, die uns Spaß oder Freude macht. Die regelmäßige Ausschüttung aufgrund von Spielen beziehungsweise Games kann zu einer Gewöhnung an das hohe Dopaminniveau im Gehirn führen, wodurch ein ständiges Bedürfnis nach immer noch mehr Spielen entsteht.[14]

Das alles führt letztendlich dazu, dass wir *immer* am Smartphone sind. Ein Drittel der Smartphone-Besitzer weltweit gibt an, innerhalb von fünf Minuten nach dem Aufwachen eingegangene Meldungen zu checken,[15] und etwa 20 Prozent geben an, mehr als 50-mal pro Tag auf das Smartphone zu blicken – also einmal alle 20 Minuten.[16]

Um es klar zu sagen: Dies ist keine gesunde Gewohnheit. Eine in jüngerer Zeit durchgeführte Bestandsaufnahme der Forschung hat ergeben, dass Internetabhängigkeit zu neurologischen Komplikationen, psychologischen Störungen und sozialen Problemen führt.[17] Mehrere Studien haben außerdem eine starke Korrelation zwischen dem Gebrauch von Smartphones und einem erhöhten Grad an Depression, Ängstlichkeit und Impulsivität gezeigt.[18] Und schließlich ergab eine Studie mit Smartphone-Nutzern in China, dass die übermäßige Nutzung von Social-Media- und Messenger-Anwendungen die motorischen, kognitiven und Verhaltensfunktionen im Gehirn der Probanden negativ beeinträchtigt.[19] Zusammenfassend lässt sich sagen, dass Smartphones uns sicherlich nicht dabei helfen, unsere positiven Emotionen nachhaltig zu steigern.

Zusätzlich zu diesen psychologischen Auswirkungen können Smartphones und die Bluetooth-Technologie zu Krebs und anderen physischen Gesundheitsproblemen beitragen. Mindestens neun Studien (Tendenz steigend) legen ein erhöhtes Risiko für bösartige Gehirntumore aufgrund der Verwendung von Smartphones nahe. Sogar Speicheldrüsenkrebs wird damit in Verbindung gebracht.[20] Eine vorläufige Bewertung der bisher bekannten Fakten deutet darauf hin, dass die Smartphone-Nutzung das Risiko für Leukämie sowie Brust-, Hoden- und Schilddrüsenkrebs erhöhen kann.[21] Darüber hinaus hat eine kürzlich durchgeführte Studie gezeigt, dass hochfrequente Strahlung von Mobiltelefonen mit einem Anstieg von DNA-Schädigungen einhergeht.[22] Nach Durchsicht der zu diesem Thema verfügbaren Forschungsergebnisse drängte eine Gruppe von Epidemiologen aus der ganzen Welt die Internationale Agentur für Krebsforschung (IARC), die Hochfrequenzstrahlung von Mobiltelefonen und anderen drahtlosen Geräten offiziell als »krebserregend für den Menschen« und nicht nur als »mögliches menschliches Karzinogen« einzustufen.[23]

Psychoneuroimmunologie

Die Glücksforschung hat es sich unter anderem zur Aufgabe gemacht, den Zusammenhang zwischen Glück und körperlicher Gesundheit zu verstehen. Ein wachsendes Forschungsgebiet ist dabei die Psychoneuroimmunologie (PNI), die sich mit den Wechselwirkungen zwischen Psyche, Nervensystem und Immunsystem beschäftigt.[24] In den letzten 50 Jahren haben faszinierende Studien gezeigt, dass Geist und Körper eng miteinander verbunden sind.

Eine 2018 veröffentlichte Durchsicht vieler Studien im Zusammenhang mit auf der Psychoneuroimmunologie basierenden Methoden wie Meditation, Achtsamkeit und kognitiver Verhaltenstherapie ergab, dass diese jeweils zu einer Verringerung der Entzündungsmarker für Krebs und HIV sowie von Depressionen, Angstzuständen und anderen Symptomen geführt haben.[25] Und laut einer erst vor Kurzem durchgeführten Studie an Kinderleukämie-Patienten konnte eine PNI-Maßnahme (die Kinder wurden durch eine Übung geführt, bei der sie sich vorstellten, dass ihre Immunzellen ihre Krebszellen beseitigen) bei den

Kindern mehrere Immunmarker erhöhen und gleichzeitig ihre Lebensqualität verbessern, die Dauer ihres Fiebers verkürzen und den Einsatz von therapeutischen Medikamenten reduzieren.[26] Obendrein führte dies dazu, dass die Behandlungskosten entsprechend niedriger ausfielen.

Wissenschaftler sind derzeit dabei, genau herauszufinden, wie positive Emotionen Krebszellen beseitigen können. Eine vielversprechende Studie hat gezeigt, dass die Krebstumore von Mäusen deutlich schrumpften, nachdem ihnen »Glückshormone« injiziert worden waren.[27]

Dr. Henning Saupe, ein in Kassel, Deutschland, praktizierender Arzt, der sich auf das Gebiet der integrativen Onkologie spezialisiert hat und der durch seine verschiedenen Heilmethoden das Leben von Krebspatienten im Endstadium nachweislich verlängert, versteht die Wirkungsweise von psychoneuroimmunologischen Maßnahmen, insbesondere wenn es um positive Emotionen geht.

Gefühle und Emotionen sind auf molekularer Basis mit unserem Immunsystem verbunden. PNI-Studien haben klar gezeigt, dass unser Gehirn parallel zu jedem Gefühl oder jeder Emotion, die wir erleben, immunaktive Botenstoffe produziert. Das ist der Grund, warum Schuldgefühle, Angst und Scham die Wirksamkeit unseres Immunsystems blockieren. Umgekehrt stärken Gefühle der Liebe, Vergebung und Dankbarkeit das Immunsystem und vergrößern die Heilungschancen.

Psychobiotika

Ein weiteres faszinierendes Forschungsgebiet, das an Dynamik gewinnt, sind sogenannte Psychobiotika – die Verbesserung der psychischen Gesundheit durch die Einnahme »guter« Bakterien (zum Beispiel Probiotika und Präbiotika). Gute Bakterien können das Mikrobiom – die Gesamtheit aller Bakterien und Mikroben im Darm – positiv verändern,[28] was wiederum einen positiven Einfluss auf den Serotonin-, Dopamin- und Endorphinspiegel hat. Im menschlichen Darm sind Billionen von Mikroorganismen angesiedelt, die beim Abbau und bei der Aufnahme der Nahrung helfen, schädliche Bakterien, Viren und Toxine aus dem Körper zu verdrängen, und sich außerdem auf den psychischen Zustand und das Immunsystem eines Menschen auswirken. Das Verständnis der Wissenschaftler darüber, wie sehr das Mikrobiom die körperliche und geistige Gesundheit beeinflusst, ist ein sich rasch entwickelndes und vielversprechendes Forschungsgebiet bezüglich vieler Krankheiten, die mit dem Immunsystem in Zusammenhang stehen, darunter auch Krebs.[29] In den Kapiteln über Ernährung und über Nahrungsergänzungsmittel werden wir eingehender auf dieses Thema zurückkommen.

Was die Wirkung des Mikrobioms auf die psychische Gesundheit betrifft, so ergab eine 2016 durchgeführte Studie, dass die Verabreichung von Psychobiotika an Mäuse sie aktiver und mutiger machte, ihr Nerven- und Immunsystem verbesserte und positive Veränderungen ihrer kognitiven und neuronalen Marker bewirkte.[30] In einer ähnlichen Studie erfuhren menschliche Patienten, die wegen gastrointestinaler Probleme wie dem Reizdarmsyndrom (RDS) eine Stuhlbakterientransplantation (auch fäkale Mikrobiota-Transplantation, kurz FMT genannt) durchführen ließen, eine Verbesserung ihrer Darmsymptome ebenso wie ihrer Depressionen und Ängste, was darauf hindeutet, dass eine Zunahme der Bakterienvielfalt im Darm dazu beitragen kann, die psychische Gesundheit eines Patienten zu steigern.[31]

Beide Forschungsgebiete – Psychoneuroimmunologie und Psychobiotika – weisen vielversprechende Wege für das Verständnis der physiologischen Vorteile von Glücksgefühlen.

Oxytocin

Ein dritter interessanter Forschungsbereich befasst sich mit Oxytocin. Früher glaubte man, dass Glücklichsein das Ergebnis einer »fröhlichen Veranlagung« sei oder der Tatsache, aufgrund ausreichender finanzieller Mittel, eines starken sozialen Netzwerks und des Zugangs zu höherer Bildung ein »gutes Leben« führen zu können. Neuere Studien haben jedoch ergeben, dass Glück das Ergebnis sowohl mehrerer äußerer als auch körpereigener Faktoren ist. Einer der wichtigsten biologischen Faktoren dabei ist die Ausschüttung von Oxytocin, das umgangssprachlich auch als »Kuschelhormon« bezeichnet wird.

Forscher am Hunter College in New York werteten 2018 mehrere aktuelle Studien aus und stellten fest, dass Oxytocin offensichtlich das Wachstum und die Ausbreitung sowohl von Brust- als auch von Eierstockkrebs verlangsamt.[32] Weitere Studien deuten darauf hin, dass Oxytocin außerdem die krebsauslösende Wirkung von Cortisol (dem »Stresshormon«) umkehrt, indem es das Absterben (Autophagie) von Krebszellen anregt.[33] Wird der Oxytocinspiegel im Körper erhöht, lässt sich damit das Cortisol reduzieren, das im Übermaß schädlich für das Immunsystem ist und die Krebsheilung behindert. Die gute Nachricht lautet, dass dies relativ einfach funktioniert: Positive Emotionen regen die Ausschüttung von Oxytocin sofort an.[34] Oxytocin hilft uns, sozialer und vertrauensvoller zu sein, und reduziert Angst, Beklemmung, posttraumatische Belastungsstörungen und Stress.[35] Es ist wirklich ein heilendes Hormon auf so vielen Ebenen.

Besonders bemerkenswert ist, wie Lachen den Oxytocinspiegel steigen lässt. Es muss nicht einmal echt sein, man kann es auch vortäuschen. Lachen ist eines der besten Naturheilmittel, das ist wissenschaftlich erwiesen. 1979 sorgte Norman Cousins mit seinem Buch *Der Arzt in uns selbst* für Aufsehen, in dem er beschrieb, wie er seine lebensbedrohliche Autoimmunkrankheit durch Lachen und hochdosiertes Vitamin C überwunden hatte.

Bei jüngeren Studien über Lachen hat sich herausgestellt, dass bei Patienten, denen ein einstündiges Komödienvideo gezeigt wird, der Cortisolspiegel sinkt, die Aktivität der natürlichen Killerzellen (die dabei helfen, Krebszellen anzugreifen) zunimmt, die Schmerztoleranz steigt, die Angst- und Stresspegel sinken und sich der Blutdruck verbessert.[36]

Es ist noch unklar, ob die Zunahme positiver Emotionen Krebszellen tötet oder sie wieder in gesunde Zellen umwandelt, die dann »rechtzeitig« sterben, wie es für sie vorgesehen ist. Glasklar ist jedoch, dass positive Emotionen das Immunsystem signifikant stärken, was wiederum dem Körper helfen kann, Krebszellen zu zerstören.

Die lebensbejahende Botschaft dieses Kapitels lautet, dass Freude wesentlich für Gesundheit und Heilung ist. Wenn der Körper unter ständigem Stress steht, kann er sich nicht selbst heilen. Es kann jedoch eine wichtige Rolle auf Ihrem Heilungsweg spielen, wenn Sie freudige Momente in Ihren Alltag einplanen, so wie Sie Sport oder die Einnahme von Vitamintabletten einplanen. Selbst wenn es nur fünf Minuten am Tag sind, ist eine tägliche Dosis Freude genauso wichtig wie jede Medizin. Die nachstehende Geschichte soll Ihnen die Bedeutsamkeit positiver Emotionen veranschaulichen.

DIE GESCHICHTE VON DI

Di Foster ist eine echte »Kiwi«, mit dem typischen neuseeländischen Akzent, die fast immer ein Lächeln auf dem Gesicht trägt und auch gerne herzhaft lacht. Viele ihrer Freunde beschreiben sie als den positivsten Menschen, den sie kennen. Sie selbst stimmt dem aber gar nicht zu, sondern bezeichnet sich als eine »absolute Realistin, die an Wunder glaubt«. Ihre Radikalremission von Brustkrebs im Stadium IV zeigt uns die Macht positiver Emotionen, wenn es um Heilung geht.

Als Teenager litt Di wiederholt an Infektionen der unteren Atemwege. In späteren Jahren sollte sich herausstellen, dass diese auf einen IgA-Mangel zurückzuführen waren, einen genetisch bedingten Immundefekt, bei dem der Körper nicht genügend Immunoglobulin A (ein Antikörperprotein) bildet. Menschen mit einer solchen angeborenen Defizienz haben ein geschwächtes Immunsystem und sind anfälliger für Infektionen der Nasennebenhöhlen, der Lunge und des Verdauungstraktes.

Als die Ärzte in Dis Teenagerjahren noch nichts von ihrem IgA-Mangel wussten, verschrieben sie ihr gegen die immer wieder auftretenden Infektionen zahlreiche Breitbandantibiotika. Irgendwann weigerte sich Di, weiterhin Antibiotika einzunehmen, nachdem diese offensichtlich nicht halfen. Zu diesem Zeitpunkt aber war ihr Mikrobiom bereits so stark geschädigt, dass sie Autoimmunkrankheiten entwickelt hatte, darunter chronische Verdauungsprobleme und Alopezie (ein übermäßiger Haarausfall). Diese frühe Erfahrung mit dem schulmedizinischen System – und aus erster Hand zu erfahren, dass es nicht immer die richtigen Antworten hat – erwies sich als gute Vorbereitung auf Dis Krebsreise fast zwei Jahrzehnte später.

Der Krebs wurde bei Di erstmals im August 2003 diagnostiziert, als sie gerade 31 Jahre alt war. Zu dieser Zeit lebte sie nicht mehr in ihrer Heimatstadt Dunedin, sondern war aus beruflichen Gründen nach Napier gezogen. Es war eine aufregende und herausfordernde Zeit, in der sie das Leben auf eigene Faust erkundete, anstatt für das Unternehmen ihrer Familie zu arbeiten. Obwohl sie nun weit weg von der Familie lebte, stand sie ihren Eltern, drei Geschwistern, Neffen und ihrer entzückenden Nichte sehr nahe. Sie träumte davon, eines Tages den schwarzen Gürtel im Karate zu bekommen, und wünschte sich, einen Lebenspartner zu finden, der sie bedingungslos lieben würde, und mit diesem Menschen Kinder zu haben. All diese Träume der jungen Frau traten aber in den Hintergrund, als bei einer Biopsie eine aggressive Form von Brustkrebs in ihrer rechten Brust diagnostiziert wurde (ein infiltrierendes duktales Karzinom im Stadium III, HER2-positiv). Mit ihrem typischen Humor beschreibt sie den Moment, als ihr das mitgeteilt wurde:

Mein Arzt sagte: »Di, es gibt da ein Problem. Nämlich ein ziemlich großer Tumor in einer kleinen Brust.« Worauf ich dachte: »Das ist nicht gerade das, was man von so einem schnuckligen Arzt hören möchte! Können wir nicht einfach über all meine guten Eigenschaften sprechen anstatt darüber, wie klein meine Brüste sind?«

Der Arzt empfahl ihr eine sofortige radikale Mastektomie der rechten Brust, gefolgt von einer aggressiven Chemotherapie und Bestrahlung.

Einige Wochen vor der Diagnose hatte Di zufällig an einem Wochenend-Selbsthilfekurs unter der Leitung von Dr. John Demartini teilgenommen, bei dem es darum ging, Verstand, Emotionen und persönliche Themen unter Kontrolle zu bringen. Diese unwissentliche Vorbereitung half Di zu verstehen, dass sie tief mit ihrem Körper verbunden war. Sie wusste nun auch, dass sie die Kraft hatte, positiv zu denken, und selbst daran arbeiten konnte, Dinge zu verändern, anstatt darauf zu warten, dass sich Menschen oder Situationen ändern. Di, die damals schon seit Langem regelmäßig Meditationsübungen praktizierte, erinnert sich:

Als mir die Ärzte erklärten, was sie tun wollten, erwiderte ich: »Geben Sie mir ein paar Tage Zeit, und ich werde darüber nachdenken.« Worauf sie sagten: »Sie verstehen nicht richtig! Sie haben keine paar Tage Zeit mehr. Sie müssen sich jetzt entscheiden! Di, Sie haben wirklich keine Wahl!« Darauf ich: »Nein, das ist mein Körper. Ich habe sehr wohl eine Wahl. In zwei Tagen weiß ich, ob es das ist, was ich brauche.« Mein Bauchgefühl sagte mir, dass die Kontrolle über die eigene Gesundheit zu übernehmen meine Überlebenschancen mit Sicherheit verbessern würde.

Zwei Tage würden keinen Unterschied machen. Bei meinen Meditationen während dieser zwei Tage hörte ich dann immer eine tickende Zeitbombe, was für mich der Hinweis war, dass ich keine Zeit mehr hatte, um herauszufinden, wie ich auf natürliche Weise heilen könnte. Es gab ein überwältigendes Gefühl, dass ich dem traditionellen Weg folgen musste. Aber ich habe mich dann nicht sofort für alle drei Maßnahmen angemeldet, sondern wollte zuerst nur die Operation durchführen lassen. Durch das Meditieren war ich mir in meiner Entscheidung sicher.

Dis tiefes Vertrauen in ihre Fähigkeit, eigenständig Entscheidungen zu treffen, ist ein hervorragendes Beispiel für den Heilungsfaktor Selbstbestimmung. Di setzte sich gegen ihre Ärzte durch, indem sie darauf bestand, dass sie etwas Zeit zum Nachdenken brauchte. Heute, mehr als 16 Jahre später, ist sie immer noch glücklich über ihren damaligen Entschluss, nichts zu überstürzen. Die zusätzliche Zeit erlaubte es ihr, sich an die plötzliche Veränderung in ihrem Leben zu gewöhnen, eine »Krebspatientin« zu sein.

Heute bin ich fest überzeugt, damals die für mich richtige Entscheidung getroffen zu haben. Ich akzeptierte, dass sich mein Leben durch die Ereignisse verändert hatte. Und auch wenn ich nicht für alles, was geschah, die Verantwortung trug, war ich definitiv zu 100 Prozent verantwortlich für meine Reaktion darauf. Ich übernahm die Kontrolle darüber, wie ich mich in der Situation fühlte, und ich suchte erst meinen inneren Wohlfühlort auf, bevor ich mich in den Operationssaal begab.

Di zeigte ein enormes Maß an Selbstgewahrsein und Positivität, als sie die Verantwortung für ihre Reaktionen im Verlauf der Ereignisse übernahm. Als sie zum Beispiel am Morgen nach der Operation aufwachte, duschte sie sich als Erstes und zog einen schönen Seidenbademantel über ihren gestreiften Pyjama. Sie war nie übermäßig weiblich gewesen, sondern hatte eine gute Balance zwischen Maskulinität und Femininität entwickelt. In diesem Moment aber wollte sie sich »unglaublich weiblich« fühlen.

Wie sich Di erinnert, »stolzierte« sie »in Pyjama und Bademantel im Korridor herum«, als ihr Vater um 7 Uhr morgens im Krankenhaus eintraf. Er sollte an diesem Tag der erste von insgesamt 46 Besuchern sein. Viele davon sah Di zum ersten Mal seit ihrem Umzug nach Napier im Jahr zuvor wieder. Um 20:30 Uhr saßen noch acht Freunde bei ihr im Krankenhauszimmer und wollten die verlorene Zeit nachholen. Sosehr sie sich darüber freute, bat eine erschöpfte Di schließlich leise eine Schwester, auf die Nachtruhe zu pochen und alle wegzuschicken.

Die soziale Unterstützung durch die zahlreichen Besucher war zwar einerseits wohltuend, aber Di hatte auch gemerkt, dass die zusätzliche Energie, die sie brauchte, um sich mit so vielen Menschen zu unterhalten, ihrem Heilungsprozess nicht zuträglich war.

Ich wusste, dass ich Privatsphäre und etwas Zeit zur Heilung brauchte, und gab mir beides. Am nächsten Morgen verließ ich das Krankenhaus, ging nach Hause und ruhte mich dort aus. Auf diese Weise, so war mir klar geworden, würde ich mich besser erholen, als wenn ich im Krankenhaus sozusagen öffentlich war.

Indem sie auf ihre Intuition hörte und für ihre Bedürfnisse eintrat, konnte Di das Niveau der sozialen Unterstützung, das sie brauchte, selbst bestimmen. Sie hatte eine wichtige Lektion gelernt.

An diesem ersten Tag im Krankenhaus war mir Folgendes klar geworden: Von den 46 Menschen, die mich besuchten, waren 30 das, was ich »Krebsfreunde« nennen würde – ich brauchte sie in meinem Leben nicht. Manche Menschen fühlen sich zum Leiden hingezogen und tauchen nur auf, um Zeuge eines Dramas zu sein. Diese 30 Leute kamen, um sich selbst zu beruhigen, nicht, um mich zu beruhigen. Sie kamen herein, als ob ich eine Art Zootier wäre, das sie sich ansehen müssten. Das mag hart klingen, aber wenn es um das eigene Wohlbefinden geht, muss man einfach Klartext sprechen.

Nachdem Di von der Operation genesen war, willigte sie ein, die von ihren Ärzten empfohlenen sechs Blöcke Chemotherapie durchzuführen. Sie wollte ihre drei Neffen und Nichten unbedingt aufwachsen sehen und war sehr motiviert, alles zu tun, um geheilt zu werden.

Da Di erst 31 Jahre alt war, beschlossen ihre Ärzte, den Krebs aggressiv zu behandeln. Ihre Theorie lautete: »Je jünger eine Patientin ist, desto mehr kann sie verkraften.« Die Chemotherapie war dann so hart für ihren Körper und die Nebenwirkungen so brutal, dass es Zeiten gab, in denen Di glaubte, sie würde es nicht überleben. Als sie am Ende alle sechs Blöcke überstanden hatte, gab ihr Hausarzt zu, dass auch er sich nicht sicher gewesen war, ob sie die Behandlung überleben würde.

Die Chemotherapie war aber noch gar nichts gegen die einige Wochen später folgenden Bestrahlungen. Zwischen den Chemotherapiesitzungen lagen jeweils ein paar Wochen und Di hatte bei den Sitzungen immer jemanden bei sich gehabt. Die Bestrahlungsbehandlungen fanden jedoch sechs Wochen lang täglich statt, und sie war in dieser Zeit allein auf sich gestellt.

Ihr schwierigster Moment war, als sie zu Beginn der Strahlenbehandlung zwei stecknadelkopfgroße Tätowierungen – eine auf der Brust und die andere unter dem Arm – verpasst bekam, als Markierungen für den Radiologen, wohin er den Laser richten sollte. Der Radiologe machte ein paar flapsige Bemerkungen über diese Tätowierungen, die Di an ihre emotionale Grenze brachten. Sie schreckte jedoch nie vor schwierigen Emotionen zurück und erinnert sich, dass sie »wegen dieser beiden winzigen

Tätowierungen weinte und weinte. Sie waren gewissermaßen die Tropfen, die meine Tränendrüsen zum Überlaufen brachten«, erzählte sie.

Dis Stimmung verschlechterte sich im Laufe der Bestrahlungsbehandlungen weiter, und in den Wochen danach fühlte sie sich zunehmend müde. Ihr Radiologenteam warnte sie, dass in dieser Nachbehandlungszeit eine hohe Wahrscheinlichkeit einer Depression bestand, der Di sich furchtlos stellen wollte.

Jeden Morgen wachte ich auf und sagte: »Heute werde ich deprimiert sein, hat es geheißen. Am besten, ich bringe es schnell hinter mich, dann kann ich weitermachen.« Aber letztendlich war ich gar nie depressiv und fand langsam wieder zur Normalität zurück. Ich vertiefte mich in die negativen Emotionen und wollte herausfinden, worum es dabei ging, und ich entschied mich dafür, mich nicht darauf zu fixieren, wie alles ausgehen würde. Ich fragte nicht: »Warum ich?«, sondern dachte darüber nach, was ich aus der ganzen Situation lernen konnte. Ich ließ mein bisheriges Leben Revue passieren und beschloss, dass ich ein paar Dinge tun wollte, wie zum Beispiel reisen. Also nahm ich Änderungen in meinem Leben vor, um mir diese Wünsche erfüllen zu können.

Di ist der Ansicht, dass die Verstärkung der positiven Emotionen für sie der wichtigste Heilungsfaktor war.

Es ist ein Paradoxon im Leben, das die meisten Menschen meiner Meinung nach nicht verstehen. Wenn mein Ziel wäre, glücklich zu sein, dann könnte ich denken, dass ich von Traurigkeit lieber nichts wissen will. Aber wenn es mein Ziel ist, präsent zu sein und zu wachsen, dann gebe ich mich der Traurigkeit hin – und letztendlich erfahre ich dann mehr Glück! Es gibt auch das Paradoxon des Todes. Ich umarmte den Tod, und dadurch wurde mir das Leben geschenkt. Heute weiß ich mit jeder Zelle in meinem

Körper, dass ich leben möchte. Wir setzen uns selbst so sehr unter Druck, immer optimistisch und freudig zu sein, aber die Antwort liegt in der Balance zwischen dem Annehmen von Traurigkeit und Wut und ihrer Verarbeitung. Wir müssen negative Emotionen loslassen, damit die Positivität einfach aus uns heraus scheinen kann. Es geht nicht darum, einfach immer »gute Miene« zu machen.

Diese positive Einstellung führte zusammen mit dem Einsatz mehrerer anderer Heilungsfaktoren der Radikalremission und natürlich der schulmedizinischen Behandlung zu einer siebenjährigen Remission bei Di. Dies war keine geringe Leistung, da ihr Onkologe ursprünglich starke Zweifel daran gehabt hatte, dass sie noch so lange leben würde.

Als ich die 5-Jahres-Marke erreichte, habe ich das gefeiert, weil mein Onkologe mir gesagt hatte, es sei nicht unbedingt sehr wahrscheinlich, dass ich noch fünf Jahre auf dieser Erde weilen könnte. Ich erklärte ihm damals, dass ich mich mit Statistiken auskenne, dass die Statistiken auf Durchschnittswerten basierten und ich nicht Durchschnitt bin, sie für mich also nicht zählten. Ich wollte nicht irgendwie arrogant sein – ich habe nur meinen eigenen Raum und mein eigenes Leben beansprucht.

In den Jahren nach ihrer Diagnose und der anschließenden Behandlung reiste Di viel, machte mit ihrem Freund – der, wie sich herausstellte, nicht »der Richtige« war – Schluss, kaufte sich eine Eigentumswohnung und bereitete sich auf ihre Prüfung für den schwarzen Gürtel in Karate vor. Es war eine unglaubliche Zeit des persönlichen Wachstums und der körperlichen Heilung, in der Di zu der Erkenntnis gelangte, dass sie gerne alleine lebte und dass, sollte jemals wieder ein Mann in ihr Leben treten, er einiges leisten müsste, um ihr bereits ausgefülltes und glückliches Leben noch bereichern zu können.

Wie es das Schicksal so wollte, lernte Di im sechsten Jahr ihrer Remission ihren späteren Ehemann kennen. Sie erinnert sich: »Erst mit ihm hatte ich das Gefühl, dass ich alles haben könnte. Geliebt zu werden und jemanden zu lieben – unterstützt zu werden, herausgefordert zu werden und ein besserer Mensch zu sein. Er akzeptiert mich so, wie ich bin, unabhängig davon, für welche Art zu sein ich mich jeden Morgen entscheide.« Als ihre Beziehung immer ernster wurde, wollte ihr Freund sie seinem Vater vorstellen, der auf der Nordinsel wohnte (sie selbst lebte inzwischen in Christchurch auf der Südinsel).

Di war schon immer hyperallergisch gegen Hunde und Katzen gewesen, aber ihr Freund versicherte ihr, dass sein Vater keine Haustiere hatte. Unglücklicherweise nahm dieser aber genau zwei Tage vor der Anreise der beiden eine Katze aus einem Tierheim auf. Di wollte keine Szene machen, also blieb sie eine Nacht, musste jedoch am nächsten Tag wegen ihrer Allergie abreisen.

Diese Allergieattacke bildete den Auftakt zu einer Reihe schwerer Atemwegsinfektionen – etwas, mit dem Di aus ihrer Teenagerzeit nur allzu vertraut war. Da sie noch nicht lange in Christchurch lebte, hatte sie Mühe, einen guten Allgemeinmediziner zu finden, der ihr bei der Heilung der sich verschlimmernden Infektionen helfen konnte. Alle Ärzte wollten ihr Breitbandantibiotika verabreichen, was für sie aber absolut keine Option mehr war.

Sie wusste, wie sehr Antibiotika ihre Gesundheit als Teenager geschädigt hatten und wie unwirksam sie damals gewesen waren. Deshalb verlangte sie dieses Mal einen Sputum-Test, um festzustellen, ob die Infektion wirklich bakteriell ist. Wie sie es gedacht hatte, waren in ihren Sputum-Proben dann keine bakteriellen Erreger nachweisbar, Antibiotika wären also sinnlos gewesen. Die Ärzte hatten jedoch keine andere Lösung für sie, obwohl Di darauf bestand, dass etwas in ihrem Körper nicht stimmte.

Einige Monate später, ohne weitere Maßnahmen, fühlte sie sich etwas besser und beschloss, das Karate-Sparringtraining wieder aufzunehmen. Di hatte Karate ausgeübt, seit sie 24 Jahre alt war, aber mit dem Sparring trainierte sie nun auf einem höheren Niveau. Leider bekam sie bei einem Training einen sehr harten Schlag auf die linke Brustseite, der sie in die Knie zwang. Unmittelbar nach dem Treffer war sie kurz ohnmächtig, und in den folgenden acht Tagen ging es ihr dann immer schlechter. Di wusste, dass irgendetwas nicht in Ordnung war, und dennoch kämpfte sie immer noch damit, von einem Arzt ernst genommen zu werden. Aus Verzweiflung wandte sie sich schließlich an einen guten Freund, einen Coach für mentale Fähigkeiten und Karatelehrer, und bat ihn um Rat. Er schickte sie zu einem Akupunkteur und einem Sportarzt, der – nachdem er sie untersucht hatte – weitere Tests anordnete und sie dann zu einem Spezialisten für Atemwegserkrankungen schickte. Das führte zu weiteren Tests, einem bildgebenden Verfahren und schließlich zu einer Nadelbiopsie.

Dis Krebsrezidiv im Februar 2010, im Alter von 38 Jahren, war niederschmetternd. Die Biopsie bestätigte, dass der Brustkrebs in die Lungen metastasiert hatte, Di nun also Brustkrebs im Stadium IV hatte. In ihrem linken Lungenflügel, der kollabiert war, zeigten sich Krebsaktivitäten und ein nicht gerade kleiner Tumor. Auch im rechten Flügel waren Anzeichen von Krebs vorhanden. Der Spezialist für Atemwegserkrankungen überwies sie sofort an einen Onkologen.

Während sie sich in der onkologischen Praxis befand, vertraute Di abermals ihrer Intuition und ihrem intensiven Bedürfnis nach Positivität.

Ich fühlte mich ziemlich unwohl und zerbrechlich. Als sich das Gespräch zwischen mir und dem Arzt immer mehr zuspitzte und es offensichtlich wurde, dass es nun gleich um meine Prognose gehen würde, bat ich meinen Verlobten, das Zimmer zu verlassen. Dann wandte ich mich an den Onkologen und sagte: »Ich stelle diese Frage nur einmal: Wie viel Zeit geben Sie mir noch?« Er sagte mir, ich hätte noch zwölf Monate zu leben mit einer nullprozentigen Chance von 18 Monaten. Ich hatte meinen Ver-

lobten gebeten hinauszugehen, weil ich nicht wollte, dass noch jemand anders die Prognose kennt, sie sollte keine eigene Energie bekommen. Für mich war sie nur eine Information, damit ich die Dringlichkeit (oder auch nicht) spüren und mir vorstellen konnte, wie etwa meine Heilungsreise aussehen würde. Der Arzt sagte: zwölf Monate. Ich entschied mich für fünf Jahre.

Di verließ das Krankenhaus an diesem Tag mit ihrer geheimen Prognose, und in der darauffolgenden Woche boten ihre Ärzte ihr eine palliative Chemotherapie an, da der Krebs für jede andere konventionelle Behandlung zu weit fortgeschritten war. Sie sagten ihr: »Es gibt nichts, was wir für Sie tun können. Die Verwachsungen sind zu stark, als dass wir die Lunge operativ entfernen könnten.« Di war dankbar, nicht mit ihnen darüber streiten zu müssen, dass sie keine konventionelle Behandlung mehr durchlaufen wollte, da davon ohnehin keine Rede mehr war.

Die Ärzte dienten mir eine palliativmedizinische Chemo an. Ich hatte das Recht, sie abzulehnen. Ich hatte mich ja bereits früher in eine schulmedizinische Behandlung begeben, und es war mein gutes Recht zu sagen: »Ich habe bereits eine Chemotherapie hinter mir. Nein danke, nicht noch einmal. Sie bieten mir Süßigkeiten an, und ich suche nach Obst und Gemüse. Ich bin im falschen Laden.« Es war die einfachste Entscheidung der Welt für mich, denn in diesem Moment dachte ich: »Wenn ich nur noch ein Jahr zu leben habe, was soll ich nun damit anstellen? Ich hatte nur 365 Tage, um noch all die für mich vorgesehenen Lektionen zu lernen, bevor ich sterbe. Also fange ich am besten gleich an!«

Es war durchaus nicht so, dass Di ihre Diagnose auf die leichte Schulter nahm. Vielmehr war sie erst einmal total am Boden zerstört, als sie von der Rückkehr der Krebserkrankung erfahren hatte. Ihre Schwester hatte sie zu dem Termin begleitet, bei dem der Spezialist für Atemwegserkrankungen ihr die Hiobsbot-

schaft mitgeteilt hatte. Beide mussten in jenem Moment weinen. Di wollte weder ihren Verlobten noch ihre Familie verlassen. Die Vorstellung, dass all diese Menschen so viel würden leiden müssen, war für sie kaum auszuhalten.
Da die konventionelle Medizin nun also keine weitere Behandlung mehr zu bieten hatte, wandte sich Di über ihre spirituelle Meditationspraxis wieder vermehrt nach innen, um intuitive Antworten zu finden. Eine Meditation an einem Abend zu Hause verhalf ihr zu besonders aufschlussreichen Erkenntnissen.

Während des Onkologietermins hatte sich ein leises Flüstern bei mir gemeldet. Es sagte zu mir: »Sei glücklich, sei achtsam und sei dankbar, dass du noch 365 Tage Zeit hast.« Ich entschied mich zuzuhören. Zu diesem Zeitpunkt hatte ich jedoch mit einem kollabierten Lungenflügel zu kämpfen und konnte nicht viel tun. Ich dachte: »Wofür zum Teufel muss ich dankbar sein?« Und dann dachte ich: »Mach dir keine Sorgen, du hast 365 Tage Zeit, um es herauszufinden.« Die Botschaft des Flüsterns ging mir nicht mehr aus dem Kopf, nachdem ich das Krankenhaus verlassen hatte. 365 Tage lang glücklich zu sein, das hieß, dass ich sehr schnell lernen musste, mich 365 Tage in Gewahrsein zu üben. Das hieß, wenn ich wütend war oder wenn ich weinen wollte, oder wenn ich mich unter der Bettdecke verstecken und der Welt sagen wollte, sie solle mich in Ruhe lassen, dann tat ich das. Ich horchte nach innen und lebte entsprechend.

Di wusste zunächst nicht, was die Einflüsterung von »sei achtsam« bedeuten sollte, aber im Laufe der Zeit verstand sie, dass es für sie hieß, alles zu tun, was sich richtig anfühlt, solange es sich richtig anfühlt, und dann damit aufzuhören und vielleicht zu etwas anderem überzugehen. So hatte sie zum Beispiel schon früh auf ihrer Heilungsreise beschlossen, nicht im Internet nach etwas zu suchen, sondern stattdessen ihrer Spiritualität und Intuition zu vertrauen. Zu Beginn jeder Meditationssitzung stellte sie sich eine Frage: *Was muss ich tun?* Danach meditierte sie und nahm die Antworten wahr, die ihr in den Sinn kamen. Sie vertraute darauf, dass eine höhere Kraft sie zu den Menschen führen würde, die ihr helfen könnten.

Eine Person, die Di auf ihrem Heilungsweg enorm geholfen hat, war ihr Chiropraktiker. Nachdem er ihre Krankenakte gelesen hatte, sah er sie an und sagte: »Wer sich nur aufgrund dieser Akte ein Urteil anmaßt, wird Ihnen sagen: ›Sie sind erledigt. Sie sind fertig. Sie sind schon so gut wie tot.‹ Ich möchte nur, dass Sie wissen, dass dem nicht so ist. Ich weiß noch nicht genau, wie wir vorgehen werden, aber Sie sind ganz sicher nicht ›erledigt‹.« Dies zu hören, gab Di den so dringend benötigten Hoffnungsschimmer, der, wie sie rückblickend sagt, für ihre Genesung entscheidend war. Darüber hinaus ließ Di nicht zu, dass ihre Heilung zu einer belastenden To-do-Liste wurde. Sie beschloss, einen Anwendungstermin pro Woche für ihr körperliches Wohlbefinden einzuplanen und die restliche Zeit damit zu verbringen, sich voll und ganz auf ihr Leben einzulassen, anstatt sich damit aufzuhalten, krank zu sein.

Ich habe mein Leben für das Leben geöffnet. Ich habe herausgefunden, dass man von dem, wofür man dankbar ist, mehr bekommt. Und worauf man sich konzentriert, dorthin fließt die Energie. Anstatt also über Krebs zu recherchieren und darüber, wie ich sterben würde oder wie ich das verhindern könnte, kaufte ich lieber Bücher über Selbstheilungskräfte, Energieheiler und Wunder – keine über Krebs. Ich las sie in Ruhe, und wusste mit jeder Zelle in meinem Körper, dass ich Heilung erfahren konnte.

Di entschied sich bewusst dafür, ihren Körper nicht unter Druck zu setzen. Sie führte sich wundersame Heilungsgeschichten zu Gemüte und dachte, wenn solche unglaublichen Wendungen wirklich möglich waren, könnte sie zumindest ihre Symptome ein wenig lindern. Sie drängte sich nicht, selbst das nächste Wunder zu werden, sondern konzentrierte sich darauf, ihr Wohlbefinden jeden Tag ein wenig zu verbessern.

Ich habe den Druck, heilen zu müssen, losgelassen. Anstatt mich auf die 75 Prozent meiner Lungen zu konzentrieren, die nicht gut funktionierten, richtete ich die Aufmerksamkeit auf die 25 Prozent, die eine unglaubliche Arbeit verrichteten. Für diese 25 Prozent war ich sehr dankbar, und ich sagte zu meinen Lungen: »Ihr wisst ja, die Atmung ist für mein Leben wirklich wichtig, könnten wir uns vielleicht darauf einigen, dass ihr sogar 26 Prozent Leistung bringt? Das wäre echt klasse!« Dann erinnere ich mich, wie ich eines Tages meine Füße betrachtete und dachte: »Wow, was habe ich für schöne Füße! Und wie gut, dass meine Beine so kräftig sind.« In Gedanken sprach ich zu ihnen und sagte: »Ihr Jungs habt mich bis hierher durchs Leben getragen und bleibt mir einfach immer erhalten. Ihr macht einen super Job, danke!« Auch meine Augen funktionierten einwandfrei. So viele Teile von mir waren einfach sagenhaft, und das brachte ich zum Ausdruck: »Hey, ihr seid alle so toll. Seit fast 40 Jahren leistet ihr großartige Arbeit, und ich bin echt stolz auf euch.«

Diese Dankbarkeit und positive Einstellung zu ihrem Körper hat Di mit vielen Patienten gemeinsam, die eine Radikalremission erlebt haben. Sie bekämpfen den Krebs nicht, sondern akzeptieren und respektieren ihn. Anfang der 1970er-Jahre verkündete der damalige US-Präsident Nixon die Initiative »Krieg gegen den Krebs«, und solche martialischen Metaphern bestimmen noch heute das Vokabular vieler Onkologen und den öffentlichen Diskurs. Man liest zum Beispiel oft vom »Kampf gegen den Krebs«. Im Gegensatz dazu sind viele Überlebende zu der Ansicht gelangt, Krebs als Teil ihres Körpers zu betrachten, und sie schreiben ihre Heilung unter anderem diesem Perspektivwechsel zu. Di sagt dazu:

Ich bekämpfe meinen Körper nicht. Leute, die sagen, sie »kämpfen gegen den Krebs«, reden unverständlich für mich, sind mir fremd. Ich habe Kontakt mit dem Krebs aufgenommen und zu ihm gesagt: »Ich werde dich nicht vertreiben. Ich bitte dich nicht, zu gehen. Du kannst bleiben, weil du ein Teil meines Körpers bist. Ich habe dich erschaffen, und das könnte ich wieder rückgängig machen. Aber wenn du dazu bestimmt bist, hier zu sein, dann lebe ich mit dir. Ich weiß, dass du mir etwas beizubringen hast, und ich bin bereit, dir zuzuhören.«

Eigentlich gehörte Di nicht zu den Menschen, die ihre Gefühle unterdrücken, aber sie erkannte, dass sie ihre Angst verdrängte. So beschloss sie, sich mitten in die dunkle Wolke der Angst hineinzubegeben, die sich ihres heiteren Wesens bemächtigt hatte. Sie nahm sich einen Tag von der Arbeit frei, um sich ihrer tiefsten Angst zu stellen und sich damit von ihr zu befreien.

Ich berührte die dunkle Wolke ganz sanft und sagte: »Hallo, Tod. Es ist Zeit, dass wir uns unterhalten.« Ich kann mich nicht mehr genau an die Inhalte des Gesprächs erinnern, aber auf jeden Fall habe ich mich danach wie ein anderer Mensch gefühlt. Mir war natürlich schon immer klar gewesen, dass ich eines Tages sterben werde, doch nun weiß ich, dass ich mit Leichtigkeit und Anmut hinübergehen werde, wenn der Tag gekommen ist. Der Tod ist mein ständiger Begleiter, nicht als Mahnung, dass er dunkel und traurig sein wird, sondern als Erinnerung an all die Freuden, die mir jeden Tag zuteilwerden. Er ist mein allerbester Freund, um mich daran zu erinnern, dass ich einmal nicht mehr hier sein werde, und es ist meine Aufgabe, mir keine Sorgen über die Tage zu machen, die ich nie erleben werde.

Di betrachtet ihre Positivität als einen Garten, in dem keine schönen Blumen wachsen, wenn sie sich nicht um das Unkraut kümmert, die verdrängten Gefühle nämlich:

Ich habe die größten »Unkräuter« gejätet und mich mit ihnen befasst. Dann habe ich jeden einzelnen Stein in meinem Garten aufgehoben und ihn gefragt: »Habe ich hier etwas zu erledigen, oder kann ich dich wieder hinlegen? Muss ich dich bearbeiten?« Ich sah mir jede Situation in meinem Leben an, die mir gefühlsmäßig nahegegangen war. Dabei ließ ich mich aber nicht auf das Drama dessen ein, was vielleicht oder vielleicht auch nicht passiert ist. Ich betrachtete nur meine Reaktion darauf und wie ich mich dabei gefühlt habe. Ich schrieb Briefe an die Menschen, die mich verletzt hatten, schickte sie aber nicht ab, weil es nicht darum ging, mit diesen Menschen Frieden zu schließen. Es ging darum, mit mir selbst, meinem Leben und meiner Vergangenheit Frieden zu schließen.

Zahlreiche andere genesene Krebspatienten bestätigen, wie eine solche Vorgehensweise ihnen geholfen hat, zu vergeben und zu heilen. Auch Di ist sich sicher, dass das Freilassen von Verdrängtem eine unbedingt notwendige Vorstufe zur Stärkung positiver Emotionen ist.

Ich denke, dass wir das falsche Ziel verfolgen, wenn wir einfach nur versuchen, glücklich zu sein und positiv zu denken. Woher hätte ich wissen können, wie sich Freude anfühlt, wenn ich nicht auch schlechte Zeiten gehabt hätte, die mir aufgezeigt haben, wie sich Traurigkeit anfühlt? Ich kann das eine nicht ohne das andere haben. Wir müssen so viel lieben wie irgend möglich. Trauer ist eine Folge großer Liebe. Das heißt aber nicht, dass man darin stecken bleiben muss. Und genau das ist der Punkt.

Um unterdrückte Emotionen loszulassen und positive Emotionen zu verstärken, praktiziert Di eine tägliche Atemmeditation. Ein großer Teil davon besteht für sie darin, sich ihren Ängsten zu stellen, statt vor ihnen wegzulaufen.

Wir müssen uns der Geschichten bewusst sein, die wir uns selbst erzählen. Wir können einen einzigen negativen Gedanken, der uns streift, aufgreifen und in unserem Kopf in einen ganzen Textabschnitt ausweiten. Vielleicht nehmen wir diesen einen negativen Gedanken auch und verwandeln ihn in eine vollständige Geschichte, und dann in einen Film, weil wir uns richtig an ihn gewöhnt haben. Vielleicht machen wir ja sogar einen 3-D-Film mit Surround-Sound daraus! Auf diese Weise nimmt unser Körper an, dass dieser negative Gedanke sich verwirklicht hat, anstatt dass wir einen Schritt zurücktreten und uns fragen: Ist dieser Gedanke überhaupt wahr? Wir kommen durcheinander, weil wir glauben, dass wir keine negativen Gedanken haben sollen, anstatt anzuerkennen, dass sie einfach da sind. Positiv zu sein, bedeutet nicht, dass man nicht über etwas Schlimmes nachdenken darf, das einem passieren könnte. Für mich geht es darum, einen Plan zu haben, damit ich weiß, dass ich auch schlimme Ereignisse bewältigen könnte. Dann verflüchtigt sich die Angst und ich kann positiver sein.

Spiritualität und insbesondere die spirituelle Meditationspraxis waren bei Di der Schlüssel zur Heilung. Di betrachtet sich selbst als »alte Seele, die geboren wurde, um sich weiterzuentwickeln«, im Gegensatz zu jemandem, der »religiös« ist. Als bei ihr Brustkrebs im Stadium IV diagnostiziert wurde, hatte sie bereits mehr als 15 Jahre Kampfkunsttraining hinter sich, das körperliches Training, mentale Fokussierungsübungen, Meditationstraining und das Erlernen der Nutzung der Körperenergie umfasste. Infolgedessen hatte sie allmählich ein spirituelles Verständnis entwickelt, auf das sie sich für ihre Heilung nun stützen konnte.

Ich bin ein Körper, ein Geist und eine Seele. Das bin ich. Ich kann es nicht trennen. Ich habe ein paarmal mit dem großen Vater da oben gesprochen, aber das ist etwas anderes als meine Spiritualität. Vielleicht habe ich nach meiner Diagnose noch etwas mehr über Spiritualität nachgedacht und sie etwas aufpoliert, aber es gab kein Aha-Erlebnis, das mich dazu gebracht hätte, mich für Spiritualität zu öffnen, denn das hatte ich schon mein ganzes Leben lang getan.

Angesichts ihrer Autoimmunprobleme hatte sich Di schon immer sehr gesundheitsbewusst ernährt, aber nachdem der Krebs auf ihre Lungen übergegriffen hatte, veränderte sie ihre Ernährungsweise noch einmal und nahm auch vermehrt Ergänzungsmittel zu sich. Im Allgemeinen versuchte sie sicherzustellen, dass alles, was sie in den Körper aufnahm, nahrhaft war und dazu beitrug, ihre Lungenkapazität zu erhöhen. Sie begann den Tag mit einem grünen Smoothie und aß ansonsten hauptsächlich Gemüse und kleinere Mengen Fisch, Hühnchen und Fleisch von Tieren aus artgerechter Haltung. Fertigprodukte strich sie ganz und gar von ihrem Speisezettel. Gemäß dem Rat eines Naturmediziners nahm sie außerdem hohe Dosen von Vitamin C sowie Bockshornklee, Reishi-Pilze und Aprikosenkerne zu sich. Immer wenn jemand zu Di sagte, sie solle sich ihr Leben doch durch ein Dessert versüßen, lehnte sie ab und antwortete: »Die größte Freude für mich ist der Gedanke, auch morgen noch auf dem Planeten zu weilen.«
Während dieser Zeit der Lebensstiländerungen und der täglichen Dankbarkeit versäumte Di nie einen Tag Arbeit oder Sport. Sie ist sich sicher, dass Bewegung hilft, sich mit dem Körper zu verbinden, weshalb sie nach ihrer Diagnose des Stadiums IV zweimal wöchentlich Karate praktizierte. Allerdings wechselte sie bewusst zu Kata, einer Übungsform des Karate, bei der man ohne Körperkontakt in stilisierten Tänzen gegen imaginäre Gegner »kämpft«. Dabei hielt sie sich an ihr eigenes Tempo, bei dem sie sich noch wohlfühlte, und machte zwischendurch auch Pausen. Darüber hinaus bestand ein wichtiger Teil ihrer Heilungsreise darin, ihr Leben weiterhin so normal wie möglich zu führen, wozu auch gehörte, im Geschäft ihres Mannes und als Teilzeitkraft in einem Energieunternehmen zu arbeiten.

Nach ihrer ersten Krebsdiagnose hatte Di gelernt, dass es ihr nicht guttat, sich mit vielen Menschen zu umgeben. Als ihr Krebs wieder auftrat, teilte sie ihre gesamte Gefühlspalette nur mit einer Handvoll enger Freunde und Freundinnen, während sie ansonsten nach außen nur Positivität zeigte. Di war sich sehr wohl bewusst, dass sie dazu neigte, die Energie anderer Menschen zu absorbieren, und achtete deshalb darauf, Menschen mit einer positiven Einstellung um sich herum zu haben.

Durch die Krebserkrankung habe ich gelernt, dass ich nicht viele Leute um mich brauche und dass es für mich besser ist, meine eigene Energie zu bewahren und mich nicht mit der von anderen Menschen zu belasten. Also habe ich dann beim zweiten Mal die Anzahl der Menschen, mit denen ich über meinen Krebs gesprochen habe, auf fünf begrenzt. Wenn ich mir eine spezielle Fähigkeit aussuchen könnte, dann wäre es die, die Energie anderer von mir abprallen lassen zu können. Also jemandem, der auf mich mit einem mitleidigen Gesichtsausdruck zukommt, nachdem er gesehen hat, wie ich die halbe Zeit einer Karateklasse pausiert habe, sein Mitleid einfach zurückzugeben. Ich will und brauche es nicht.

Dis Ehemann unterstützte sie nach ihrem Rezidiv »felsenfest und unerschütterlich«, und er stellte ihre Entscheidung, die palliative Chemotherapie abzulehnen, nie infrage. Eines Tages, als Di und ihr Mann liebevoll und neckisch miteinander sprachen, sagte ihr Mann »das Schönste, was je jemand zu mir gesagt hat«. Di erinnert sich so daran:

Ich sagte zu ihm: »Verstehst du, dass ich die Liebe deines Lebens bin? Wenn ich sterbe, hat es gar keinen Sinn mehr, dass du dich noch mit einer anderen Frau triffst.« Worauf er erwiderte: »Liebling, klar verstehe ich das. Aber wenn du mitbestimmen willst, mit wem ich mich verabrede, musst du eben hierbleiben.«

Als ob in ihrem Leben nicht schon genug los gewesen wäre, erlebten Di und ihr Mann sechs Monate nach ihrer Rezidivdiagnose die massiven Erdbeben in Christchurch. Nach dem zweiten verheerenden Erdbeben lebten sie im Haus von Dis Schwester, weil ihr eigenes in einer so instabilen Gegend lag, dass sie nicht einmal dorthin fahren konnten, um zu sehen, ob es noch stand und unbeschädigt war.

Trotz all der Turbulenzen genoss Di in den nächsten 14 Monaten jeden Tag, den sie mit ihrem Mann verbrachte. Sie sprachen kaum über ihre Krankheit und machten stattdessen damit weiter, ihr Leben und ihre Geschäfte nach den Erdbeben wieder in Ordnung zu bringen. Sie ignorierten ihre Krankheit nicht, aber sie ließen nicht zu, dass sie ihr Leben dominierte. Insgeheim wusste Di, dass sie sich dem vom Arzt prognostizierten »hundertprozentig garantierten« Ablaufdatum näherte, die 18 Monate würden bald vorbei sein. Andererseits spürte sie jedoch auch, dass es ihr besser ging als je zuvor.

Dis Ehemann bemerkte ihre deutliche Erholung. Sie war lebhaft, unternehmungslustig und voller Energie. Di erinnert sich:

Wir beide hatten nach der Rezidivdiagnose eine richtig gute Zeit. Wir heirateten, machten einen ausgedehnten Familienurlaub auf den Fidschi-Inseln (den meine Schwester nutzte, um ebenfalls zu heiraten) und arbeiteten an der Heilung. Dieser Urlaub war intensiv und entspannt und einfach großartig. Danach sagte mein Mann zu mir: »Du gehst mir schon wieder ernsthaft auf die Nerven. Ich glaube, es geht dir richtig gut. Was werden wir jetzt mit dem Rest unseres Lebens anfangen?« Ich stimmte zu, dass ich wieder wohlauf war, und sagte: »Ich habe gerechnet. Ich möchte keine Kinder bekommen, nachdem ich 40 geworden bin. Das heißt, dir bleiben sechs Wochen Zeit, um mich zu schwängern.« Eigentlich bringt ihn nichts so schnell aus der Fassung, aber jetzt war er doch etwas verdattert. »Liebling, wir haben so etwa fünfeinhalbtausend Erdbeben in Christchurch erlebt. Wir muss-

ten das Geschäft umziehen und jetzt wahrscheinlich sogar noch einmal. Wir wohnen derzeit zusammen mit sechs weiteren Personen im Haus deiner Schwester und wissen nicht, ob wir je wieder in unser Haus zurückkehren können. Hältst du es wirklich für eine gute Idee, jetzt ein Kind zu zeugen?« Worauf ich erwiderte: »Ja.«

Angesichts der überfüllten, unromantischen Wohnsituation buchte Di einen Wochenendausflug. Es sollte an einen wunderschönen Ort gehen. Laut Di bringt ihr Ehemann »unter Druck gute Leistungen«, und als Folge davon gebar sie neun Monate später im Dezember 2011 einen gesunden kleinen Jungen – drei Wochen vor ihrem 40. Geburtstag und fast zwei Jahre nachdem bei ihr »Krebs im Endstadium« diagnostiziert worden war.

Da die Schulmedizin sie schon lange aufgegeben hatte, vertraute Di ihrer Intuition und ihrem Körpergefühl, um zu entscheiden, dass sie gesund genug war, um ein Baby zu bekommen. Und tatsächlich, sie hatte recht! Ihr Ehemann war willens, das Kind allein aufzuziehen, sollte Di jemals von ihrem Krebs eingeholt werden, und deshalb meldete sich Di auch nie bei ihrem Ärzteteam, um den aktuellen Krebsstatus bestimmen zu lassen. Stattdessen blieb sie in der Gegenwart und genoss jeden Augenblick ihrer Schwangerschaft und dann das tägliche Glück zu erleben, wie sich ihr kleines Baby langsam in ein laufendes und sprechendes Kleinkind verwandelte.

In den nächsten Jahren fuhr Di fort, ihren persönlichen Wohlfühlplan zu optimieren, insbesondere immer dann, wenn ihre Lungen sich zwischendurch bemerkbar machten. Im Frühjahr 2012 wollte sie die Prüfung zu einem zweiten schwarzen Karategürtel absolvieren und sich dafür vorher von ihren Ärzten bestätigen lassen, dass es ihr gut geht. Also unterzog sie sich einer Computertomografie, bei der sich zur völligen Verblüffung ihres Onkologen keinerlei Anzeichen einer Erkrankung zeigte. Drei Jahre nachdem man ihr nur noch zwölf Monate Lebenszeit prophezeit hatte, mit einer Wahrscheinlichkeit von null Prozent, die nächsten 18 Monate zu überleben, war Di vollkommen krebsfrei, ohne Anzeichen irgendeiner Krankheit in der Lunge oder den Brüsten. Seit Di zum ersten Mal ihre Intuition »sei achtsam« flüstern hörte, hat sie sich keiner schulmedizinischen Behandlung mehr unterzogen. Sie erinnert sich an die Einnahme einiger Paracetamoltabletten gegen Kopfschmerzen bei einem Familienbesuch, und während der Geburt ihres Sohnes wurden ihr Schmerzmittel verabreicht, aber das waren die einzigen Medikamente, die sie seit der Diagnose ihres Rezidivs im Stadium IV vor mehr als neun Jahren erhalten hat. Sogar die Asthmainhalatoren, auf die sie wegen ihres Belastungsasthmas mehr als 30 Jahre angewiesen war, konnte sie dank der Veränderungen ihrer Lebensweise entsorgen. Auf die Frage nach ihren starken Gründen für das Leben erklärt Di, dass sie selbst der starke Grund ist – sowohl jetzt als auch vor neun Jahren, als sie ihre Diagnose Stadium IV erhielt. Sie betont, dass Frauen im Allgemeinen viel zu wenig zugestanden wird, dass sie einfach gerne leben und den Lebenssinn nicht nur darin sehen, für andere Menschen, wie ihre Kinder oder Partner, da zu sein.

Ich wache jeden Morgen mit der Leidenschaft auf, die beste Version meiner selbst zu sein. Ich wache nicht auf, um für meinen Sohn zu leben. Das steht für mich nicht im Vordergrund. Mutter zu sein gehört sowieso zu mir, und ich denke nicht einmal groß darüber nach. Mein Sohn ist ein eigenständiger Mensch, er muss meinem Leben keinen Sinn geben. Natürlich ist es schön, dass ich mein Leben mit anderen Menschen teilen darf, und ich bin unglaublich dankbar dafür, aber sie sind nie mein Daseinsgrund.

Darüber hinaus hat Di, wie es für Menschen mit Radikalremission typisch ist, den Drang gespürt, anderen Krebspatienten zu helfen, die am Anfang oder in der Mitte ihres Heilungsweges stehen.

Wenn ich »nur« eine Mutter wäre, dann würde ich nicht alle zwei Stunden anderen meine Heilungsgeschichte erzählen und mich mit Menschen zu verbinden versuchen, um ihnen Hoffnung zu geben, ihre Denkweise zu ändern und sie zu coachen.

Das Buch *9 Wege in ein krebsfreies Leben* wurde erst veröffentlicht, nachdem Di ihre eigene Radikalremission schon erlebt hatte, aber als sie davon hörte, kaufte sie es sofort, um sicherzustellen, dass sie auch »wirklich an alles gedacht hatte«. Als sie das Buch las, war sie begeistert, dass sie anscheinend intuitiv alle Heilungsfaktoren bereits umgesetzt hatte.

Di fühlte sich bestärkt und bestimmte ihren Heilungszeitplan fortan selbst. Sie folgte ihrer Intuition, zu der sie durch die spirituelle Praxis der Meditation Zugang fand. Beide Diagnosen riefen ihren starken Lebenswillen auf den Plan. Sie suchte sich selbst aus, wie viel soziale Unterstützung sie brauchte. Sie passte ihre Ernährung und ihre Nahrungsergänzungen an die sich verändernden Bedürfnisse ihres Körpers an. Sie war weiterhin körperlich aktiv und praktizierte Karate. Bereits vor ihrer Diagnose war ihr Spiritualität sehr wichtig und sie vertiefte diese danach noch weiter. Nicht zuletzt arbeitete sie aktiv daran, alle unterdrückten Emotionen loszulassen und die Menge der positiven Emotionen zu erhöhen – diese emotionale Arbeit betrachtet sie heute als einen entscheidenden Faktor für ihre Genesung.

Heute berücksichtigt Di weiterhin die zehn Radikalremissions-Heilungsfaktoren in ihrem Alltag und versucht, ein ausgeglichenes Leben zu führen, was auch bedeutet, dass sie immer wieder kleinere Anpassungen vornimmt. Zum Beispiel hat sie kürzlich ihre DNA analysieren lassen, um die besten Nahrungsmittel für ihren Körper zu bestimmen. Nachdem sie die Ergebnisse erhalten hatte, änderte sie ein paar Dinge an ihrer Ernährungsweise. Di ist generell der Meinung, dass die Menschen ihre Ernährung auf ihren eigenen Körper abstimmen und sich nicht von irgendwelchen Ernährungstrends beeinflussen lassen sollten.

Di setzt ihre tägliche Meditationspraxis fort und beginnt jeden Morgen mit einer von ihrem Hypnotherapeuten geführten

Meditation, dank der sie ihre Spiritualität und ihren Zugang zur Intuition immer weiter vertiefen kann. Sie trainiert zweimal pro Woche Karate und bewegt sich regelmäßig; 2016 erhielt sie den schwarzen Gürtel dritten Grades. Di konzentriert sich darauf, anderen zu helfen und für sie da zu sein. Sie möchte der beste Mensch sein, der sie sein kann – beides sind für sie starke Gründe, leben zu wollen. Sie wird von ihrem Ehemann, ihrem Sohn, ihrer Familie und engen Freunden unterstützt. Mit ihrer Nichte und ihren Neffen hat sie eine schöne Tradition begonnen – jeweils nach ihrem 16. Geburtstag macht sie eine Reise mit ihnen. Eine Reise führte nach Australien, eine nach Vietnam und mit ihrem jüngsten Neffen wird sie nächstes Jahr nach Japan fliegen. Als »Realistin, die an Wunder glaubt«, wie sie sich selbst beschreibt, konzentriert sich Di darauf, ihre Positivität beizubehalten, während sie sich die verdrängten Gefühle, die sie in ihrem emotionalen »Garten« aufdeckt, bewusst macht und sich dann von ihnen löst.

Es ist mehr als neun Jahre her, dass Dis Ärzte in Neuseeland ihr sagten, dass sie nichts mehr für sie tun könnten, und ihr noch ein Jahr Lebenszeit gaben. Und jetzt ist sie immer noch da, genießt jeden neuen Tag, hilft anderen bei ihren Heilungsreisen und erlebt alles, was das Leben zu bieten hat. Mehr über Di erfahren Sie auf ihrer Website DiFoster.com.

Empfehlungen

Dis Geschichte zeigt, dass das Bemühen, Freude in Ihr Leben zu bringen, selbst inmitten einer traumatischen Krebsreise, den Heilungsprozess unterstützen wird. In meinem Buch *9 Wege in ein krebsfreies Leben* habe ich bereits die folgenden Aktivitäten als Möglichkeiten zur Stärkung Ihrer positiven Emotionen vorgeschlagen: Beginnen Sie jeden Tag mit einem Lächeln oder einem Gefühl der Dankbarkeit; kontrollieren Sie Ihren Medienkonsum, um zu vermeiden, mit negativen Informationen überhäuft zu werden; prüfen Sie Ihr Unterhaltungsprogramm, um sicherzustellen, dass die Fernsehsendungen und Filme, die Sie sich ansehen, Ihnen Freude bereiten; suchen Sie sich lustige Freunde, die Ihnen Energie geben, statt sie Ihnen zu entziehen; suchen Sie nach einer körperlichen oder sozialen Aktivität, die Ihnen Spaß macht (Fernsehen zählt nicht); versuchen Sie, sich jeden Abend an einen Moment zu erinnern, der Ihnen tagsüber Glück oder Freude bereitet hat. Dies sind alles nach wie vor wunderbare Möglichkeiten, Ihre positiven Emotionen zu stärken. Nachstehend finden Sie noch ein paar zusätzliche Ideen, wie Sie Ihren Oxytocinspiegel erhöhen können:

- **Lachen Sie ohne Grund.**
  Lachyoga ist eine Kombination aus Lachübungen und Yogaatmung, die auf dem Prinzip beruht, dass Ihr Körper nicht weiß, ob Sie das Lachen »vortäuschen« oder wirklich von Herzen lachen. Bei Lachyoga-Gruppenübungen geht ein anfangs künstliches Lachen bald in echtes Lachen über. Da Lachen so ansteckend sein kann wie Husten oder Niesen, wird davon ausgegangen, dass das Zusammensein mit einer Gruppe, die zum Lachen anregt, die gleichen physiologischen und psychologischen Vorteile bietet wie spontanes Lachen.[37] Suchen Sie online nach Lacheyogaangeboten in Ihrer Nähe.
- **Führen Sie eine digitale Entgiftung durch.**
  Angesichts des Umfangs der Forschung, die die negativen Auswirkungen der Technologie auf unsere psychische Gesundheit widerspiegelt, ist eine Möglichkeit, Ihre positiven Emotionen während einer Krebsreise zu stärken, ein »Digital Detox« – eine freiwillige Reduzierung der Bildschirmzeit. Versuchen Sie, ganz allmählich anzufangen: Rufen Sie 24 Stunden lang keine sozialen Medien auf (vielleicht jeden Samstag und/oder Sonntag) und beobachten Sie, ob Sie sich unbeschwerter und glücklicher fühlen. Oder wenn Sie das

nächste Mal nach Ihrem Smartphone greifen, um sich abzulenken, versuchen Sie es stattdessen mit einer nicht-digitalen Form der Unterhaltung wie einem Buch, einem Spiel, etwas Sport, einer Zeitschrift, der Natur oder Musik. Oder rufen Sie einen Freund, eine Freundin an, um eine soziale Bindung im wirklichen Leben zu stärken.

- **Verbinden Sie sich wieder mit dem, was Ihnen Freude macht.** Es ist nicht ungewöhnlich, dass ehemalige Krebspatienten einräumen, dass sie vor ihrer Diagnose entweder vergessen hatten, was ihnen Freude bereitete, und/oder sie sich nicht daran erinnern konnten, wann sie das letzte Mal Spaß hatten. Wenn dies auf Sie zutrifft, überlegen Sie, was Ihnen als Kind oder Jugendlicher so viel Spaß gemacht hat, dass Sie manchmal die Zeit darüber vergessen haben. Vielleicht war es Schlittschuh laufen, die Wolken beobachten oder Fahrrad fahren? Was auch immer, versuchen Sie es jetzt wieder damit und entfachen Sie Ihre jugendliche Freude neu.
- **Legen Sie sich ein Haustier zu.** Es hat sich gezeigt, dass der Kontakt mit Tieren den Blutdruck senkt, Angstzustände und Depressionen vermindert und die Schmerzwahrnehmung reduziert.[38] Begegnungen mit einem Besuchshund oder Therapiehund steigern nachweislich das soziale und emotionale Wohlbefinden von Krebspatienten, die sich einer Strahlen- und Chemotherapie unterziehen.[39] Sie könnten überlegen, ein Haustier vorübergehend oder dauerhaft zu sich zu nehmen, ehrenamtlich im örtlichen Tierheim zu arbeiten oder eine Organisation zu finden, die Krebspatienten eine kostenlose Tiertherapie anbietet. Heutzutage gibt es viele hypoallergene Hunderassen, falls Allergien ein Thema für Sie sind.
- **Gründen Sie ein Spaßteam.** Manchmal ist es schwer, sich selbst zum Lachen zu bringen und Freude zu empfinden, deshalb sollten Sie darüber nachdenken, ein »Spaßteam« aufzubauen. Familienmitglieder und

Freunde fühlen sich oft hilflos und sind sich nicht sicher, wie sie ihren Lieben bei der Heilung helfen können. Wenn Sie andere auffordern, Ihnen mit einer konkreten Maßnahme zu helfen, Ihr Glück zu vergrößern und Ihre Stimmung zu heben, schafft das eine Win-win-Situation. Sie und die andere Person teilen die positiven Endorphine eines guten Lachens oder einer glücklichen Erfahrung, und die andere Person hat überdies das Gefühl, dass sie zu Ihrer Heilung beiträgt (was sie auch tatsächlich tut!). Sie könnten zum Beispiel Freunde und Familie – auch Kinder! – bitten, Ihnen täglich lustige Witze, Videos oder GIFs zu schicken. Wenn Sie einen ausgesprochenen Spaßvogel kennen, bitten Sie ihn, Sie einmal in der Woche anzurufen und Sie zum Lachen zu bringen. Oder machen Sie den Mitgliedern Ihres Teams den Vorschlag, einmal im Monat ein Überraschungsereignis zu planen, bei dem Sie Spaß haben.

Der Inhalt dieses Kapitels hat Ihnen hoffentlich das alte Sprichwort »Lachen ist die beste Medizin« in Erinnerung gebracht. Die neueste Forschung auf dem Gebiet der Psychoneuroimmunologie zeigt außerdem den wissenschaftlich nachgewiesenen Zusammenhang zwischen Glück und Langlebigkeit auf. Wir hoffen, dass die Geschichte von Di ebenso wie die neuesten Trends und Forschungsergebnisse Sie dazu inspirieren, Ihre eigene Heilung zu fördern, indem Sie die Anzahl der positiven Emotionen in Ihrem Leben erhöhen.

Kapitel 5

Der eigenen Intuition folgen

»Was wirklich zählt, ist Intuition.«

ALBERT EINSTEIN

Haben Sie schon einmal einen Raum betreten und gespürt, wie sich Ihre Nackenhaare aufstellen, sodass Sie eigentlich am liebsten sofort wieder gehen wollten? Oder haben Sie schon einmal jemanden zum ersten Mal getroffen, ihm in die Augen gesehen und ihm sofort vertraut? Haben Sie schon einmal an eine Freundin gedacht, die Sie lange Zeit nicht gesehen haben, und dann hat Sie diese Freundin am nächsten Tag angerufen oder eine SMS geschickt? Dies sind Beispiele für Ihre Intuition, die mit Ihnen kommuniziert.

Die Intuition wurzelt in einem bestimmten Areal des Gehirns, das mit den Millionen von Nervenzellen im Darm sowie den Schweißdrüsen, der Herzfrequenz und den Haarfollikeln eines Menschen Informationen austauscht. Sie entsteht in den Basalganglien im Hirnstamm, der umgangssprachlich als »Reptiliengehirn« bezeichnet wird, weil dieser Bereich fast das gesamte Gehirn von niederen Wirbeltieren wie Reptilien ausmacht. Die Basalganglien funktionieren ganz anders als der präfrontale Kortex (der vordere Teil des Gehirns), der für die Planung, das Denken und die Entscheidungsfindung zuständig ist.

Intuition ist unser angeborener Instinkt. Als Menschen waren wir einst sehr mit diesem Instinkt verbunden, denn unser Überleben hing von ihm ab. Wenn ein Raubtier in gefährliche Nähe kam, sorgte unsere Intuition dafür, dass wir fliehen. Wenn sich ein Sturm ankündigte, drängte uns unsere Intuition, Schutz zu suchen. Intuition ist die Fähigkeit, etwas ohne analytisches Denken zu wissen, und sie hilft uns, die Kluft zwischen den bewussten und den unbewussten Teilen unseres Gehirns zu überbrücken.

Beginnend mit dem Zeitalter der Aufklärung, das etwa um das Jahr 1700 einsetzte, wurde in den westlichen Gesellschaften jedoch zunehmend die Logik über den Instinkt gestellt. Inzwischen haben wir den Kontakt zu unserem »sechsten Sinn« praktisch verloren. Wir werden mit Informationen von außen überladen und haben vergessen, dass ein tiefes, intuitives Gespür im hinteren Teil unseres Gehirns dazu da ist, uns von Gefahren wegzuführen. Wir haben gelernt, unsere intuitiven Antriebe zu missachten, weil die Gesellschaft es für »verrückt« hält, einem Impuls zu folgen, der vielleicht schwer zu erklären ist oder sich der rationalen Logik entzieht.

Auch wenn es möglicherweise also auf Unverständnis stößt, wenn man sagt, man treffe eine Entscheidung »aus dem Bauch heraus«, berichten viele Menschen mit Radikalremission, dass sie irgendwann auf ihrer Heilungsreise ihrer Intuition vertraut haben. Das bedeutet nicht, dass sie jedem intuitiven Impuls gefolgt sind, aber zumindest haben sie innegehalten und aufmerksam nach innen gehorcht.

In diesem Kapitel wollen wir untersuchen, wie solche Überlebenden gelernt haben, ihrer Intuition und ihrem inneren Leitsystem zu folgen. In den letzten Jahrzehnten hat sich das Interesse an dem Phänomen der Intuition verstärkt. Universitäten, Fernsehsendungen und Buchverlage spiegeln alle diesen Trend wider. Wir werden nachstehend von den neuen Erkenntnissen über die Intuition berichten und die Heilungsgeschichte von Palmer erzählen, einer Frau, die ihre Intuition nutzte, um von der Autoimmunkrankheit Multiple Sklerose zu heilen. Am Ende des Kapitels erhalten Sie Empfehlungen, die Ihnen helfen sollen, Intuition zu erlernen oder wieder zu entdecken.

Als ich mit den Recherchen für mein Buch *9 Wege in ein krebsfreies Leben* begann, hatte ich nicht erwartet, dass »der eigenen Intuition folgen« einer der häufigsten Heilungsfaktoren der Krebspatienten mit Radikalremission sein würde, mit denen ich Gespräche führte. Zu meiner Überraschung fand ich einige faszinierende Forschungsstudien, die zeigen, dass unser »Bauchgefühl« oft schon genau weiß, was am besten für uns ist, bevor unser Verstand dies erkennt.

Menschen, die eine Radikalremission erfahren haben, beschreiben im Wesentlichen drei Aspekte der Intuition, von denen sie glauben, dass sie der Schlüssel zu ihrer Genesung waren:

- Der Körper weiß von Natur aus, wie er heilen kann.
- Es gibt viele Möglichkeiten, die verschüttete Intuition zu aktivieren.
- Jeder muss etwas anderes verändern, um den Krebs zu heilen.

Was den ersten Punkt betrifft, so glaubten die Überlebenden entweder schon immer oder im Laufe der Zeit immer mehr, dass der Körper über ein angeborenes, intuitives Wissen darüber verfügt, was er benötigt, um von seiner Krankheit geheilt zu werden, und oft auch darüber, warum er überhaupt krank geworden ist. Diese Annahme steht der traditionellen westlichen Medizin entgegen, die den Patienten vielfach völlig aus dem Entscheidungsprozess herausnimmt. Viele der Patienten mit späterer Radikalremission widersetzten sich der modernen westlichen Sichtweise und folgten der eigenen Intuition, bevor sie sich auf einen Heilungsplan festlegten.
Die Australierin Elizabeth Gould war eine erfolgreiche Juristin und Unternehmerin, bevor der Brustkrebs ihren Lebensweg abrupt veränderte. Sie entschied sich von Anfang an, ihrer intuitiven Stimme zu vertrauen, und wurde infolgedessen gerade noch rechtzeitig medizinisch behandelt. Auch bei den nächsten Schritten auf ihrem Heilungsweg ließ sie sich von ihrer Intuition leiten.

Ich erinnere mich, dass mir geraten wurde, einen Knoten in meiner Brust untersuchen zu lassen. Ich hatte zuvor gutartige Zysten in meinen Brüsten gehabt und war mir eigentlich sicher, dass auch dieser Knoten nichts anderes war. Dann aber hörte ich in mir drinnen eine leise Stimme sagen: »Pass auf, vielleicht ist es doch nicht so harmlos.« Jetzt, 13 Jahre später, erinnere ich mich noch genau an den Straßenabschnitt, auf dem ich mit meinem Auto unterwegs war, als ich diese Worte tief in mir hörte. Innerhalb von zwei Wochen wurde dann bei mir aggressiver Brustkrebs diagnostiziert. Ich unterzog mich einer Mastektomie und einer

Lymphknotenentfernung und bereitete mich auf eine Chemotherapie vor.

Elizabeth war die Wichtigkeit ihrer intuitiven Stimme bewusst geworden und in den folgenden Jahren machte sie sich eine Vielzahl von emotionalen und meditativen Praktiken nutzbar, die ihr den Zugang zu dieser inneren Weisheit erleichtern sollten.

Ich wünschte, ich könnte diese leise Stimme herbeizaubern, wann immer ich will. Aber Intuition ist etwas ganz anderes als Gedanken oder Gefühle. Sie spricht selten, und wenn, dann leise, und wir sind uns ihrer oft nicht bewusst. Wir können von unserer Intuition nicht verlangen, dass sie in Krisenzeiten auftaucht – sie spricht nur, wenn wir bereit sind zuzuhören. Durch intensive Konzentration habe ich erkannt, welchen geistigen Raum ich erschaffen muss, damit diese Stimme zu mir spricht. Oftmals sagt mir meine Intuition Dinge, die ich nicht hören wollte. Ich verstehe jetzt, dass sie mich führt, dass sie ein Kompass ist, der auf meine persönliche Wahrheit weist.

Dank ihrer Operationen und Chemotherapie ebenso wie ihrer Intuition und den anderen Radikalremissions-Heilungsfaktoren ist Elizabeth seit mehr als 13 Jahren krebsfrei. Sie hat inzwischen Bestsellerbücher geschrieben und hält Vorträge über Themen wie persönliche Neuerfindung und die Bewältigung der Herausforderungen des Lebens.

Menschen mit Radikalremission berichten, dass es – abgesehen von dem Vertrauen darauf, dass der Körper weiß, was er braucht – nicht den einen, einzigen »richtigen Weg« gibt, um Zugang zur eigenen Intuition zu bekommen. Einige Menschen hören eine innere Stimme, andere haben körperliche Empfindungen und wieder andere berichten von lebhaften Träumen, Einsichten während einer Meditation oder Zugang zur Intuition durch das Führen eines Tagebuches. Manche sehr intuitive Men-

schen erleben sogar all das – all diese genannten Wahrnehmungen und Achtsamkeitsübungen sind Wege, um auf den instinktiven, intuitiven Teil des Gehirns zuzugreifen. Wie ein Muskel wird diese Verbindung immer stärker, je mehr sie genutzt wird.
Es kann vor allem am Anfang einer Heilungsreise schwer festzustellen sein, welche Gedanken der Intuition und welche dem panischen, denkenden Bereich des Gehirns entstammen. Gabrielle Bernstein, eine renommierte spirituelle Lehrerin, Autorin und gefragte Rednerin, rät Folgendes, wenn es darum geht, die Intuition vom logischen Verstand – das, was sie das »Ego« nennt – zu unterscheiden.

Wenn Sie sich von Ihrem inneren Leitsystem führen lassen, stellen Sie es nicht infrage. Sie haben das Gefühl, auf dem richtigen Weg zu sein. Vielleicht können Sie es nicht erklären. Es ist eher ein Bauchgefühl als ein Gedanke. Sollten Sie sich aber ängstlich, unsicher, angespannt oder krank fühlen, so lassen Sie sich wahrscheinlich von Ihrem Ego leiten. Das Gefühl, im Frieden zu sein, zeigt Ihnen an, dass Sie den richtigen Weg eingeschlagen haben.

Der dritte Aspekt, der sich aus den Gesprächen mit den ehemaligen Krebspatienten herauskristallisiert hat, ist der, dass jeder Mensch andere Veränderungen vornehmen muss, um seinen Krebs zu heilen. Die einen müssen ihre Ernährung umstellen, andere in der Partnerschaft etwas verändern und wieder andere ihren Beruf aufgeben. Dies kollidiert mit der Auffassung der konventionellen Medizin, laut der es für jede Krankheit ein bestimmtes Heilmittel gibt. Bei Krebs ist das jedoch extrem unrealistisch, da es sich um eine vielschichtige Krankheit mit mehreren potenziellen Ursachen handelt. Deshalb kann die Intuition so wertvoll sein – sie hilft dem Patienten herauszufinden, was er in seinem speziellen Fall ändern muss und was Körper, Geist und Seele brauchen, um zu heilen.

Zentrale Themen und neue Erkenntnisse

Meditation wird zum Mainstream

Seit Jahrhunderten ist die Meditation eine wichtige Methode für Mönche, Yogis und andere erfahrene Meditierende, um den intuitiven Teil ihres Gehirns zu erreichen und zu aktivieren. Da Achtsamkeit und Meditation in den letzten Jahren auch in die Populärkultur Eingang gefunden haben, haben Menschen, die sich neu für das Thema interessieren, nun glücklicherweise viele Möglichkeiten, sich durch Meditation mit ihrer Intuition zu verbinden. Eine Vielzahl von Meditationskursen, Workshops, Apps und Onlinevideos sind speziell darauf ausgerichtet, mithilfe der Meditation Zugang zu seiner Intuition zu finden.

Ein geschäftiger Geist, der ständig über To-do-Listen, Verantwortlichkeiten und Fristen nachdenkt, hat keinen Zugang zu den tieferen intuitiven Bereichen des Gehirns. Indem Sie sich Zeit zum Meditieren nehmen, können Sie Kontakt zu Ihrer Intuition herstellen. Das Gehirn umfasst sozusagen zwei »Betriebssysteme«: Das Vorderhirn ist für Planung und logisches Denken zuständig, während der hintere Teil für die Überlebensinstinkte verantwortlich ist. Diese beiden Systeme schließen einander jeweils aus, das heißt, wenn ein System aktiv ist, ist das andere im Ruhezustand. Meditation hilft, das sympathische Nervensystem zu deaktivieren, sodass das hintere sich einschalten und mit der intuitiven Führung beginnen kann.

Der Schweizer Christian Kurmann folgte seiner intuitiven Einsicht, dass Meditation seine Heilung unterstützen würde. Bei Christian wurde 2007 im Alter von 41 Jahren ein sehr aggressiver Hirntumor (anaplastisches Meningeom, Grad IV) diagnostiziert. Obwohl seine Ärzte ihm nur noch wenige Monate zu leben gaben, empfahlen sie ihm dennoch eine hochdosierte Chemotherapie. Als er nach den möglichen Nebenwirkungen fragte, sagten sie ihm, dass er seine Fähigkeit, klar zu denken, verlieren würde und im ungünstigsten Fall sogar erblinden könnte. Seine Lebensqualität würde voraussichtlich stark beeinträchtigt werden. Zusätzlich zu dem Schock über die Diagnose kam somit noch die Verunsicherung darüber, dass sein Ärzteteam eine Behandlung mit solch schweren Nebenwirkungen empfahl, obwohl diese nicht einmal eine Garantie für eine verlängerte Überlebenszeit bot. Wenn er sich für eine Chemotherapie entschied, würde er mit der wenigen Zeit, die ihm noch blieb, nicht mehr viel anfangen können.

Kurz nach seiner Diagnose vernahm Christian eine klare und ruhige innere Stimme, die ihm sagte, dies sei nicht der richtige Weg für ihn – auch wenn sein logischer Verstand nicht wusste, was denn der richtige Weg sein würde. Er beschloss, auf diese intuitive Stimme zu hören, und verließ das Krankenhaus, um sich direkt in die Schweizer Berge zu begeben und über seine nächsten Schritte nachzudenken. Glücklicherweise schenkte ihm sein bester Freund ein Buch über Meditation von Thích Nhất Hạnh, einem buddhistischen Zen-Meister. Diese Lektüre gab Christian den Anstoß, sich für ein bevorstehendes buddhistisches Retreat in Frankreich anzumelden.

Als erfolgreicher Geschäftsmann mit einem entsprechenden Lebensstil hatte Christian vor dem Retreat noch nie meditiert. Die Meditationen taten ihm jedoch so gut, dass er beschloss, sich für mehrere Monate in ein buddhistisches Kloster im Himalaya-Gebirge zu begeben. Da er zu dieser Zeit alleinstehend war, hatte er das Gefühl, dass er nichts zu verlieren und vielleicht viel zu gewinnen hatte, wenn er in diese für ihn neue meditative Erfahrung eintauchte.

In den nächsten Monaten meditierte er mehrere Stunden am Tag und verbrachte schließlich 100 Tage in völliger Isolation in einer winzigen Holzhütte in mönchischer Askese. Während dieser Zeit wurde er stark mit seinen Ängsten konfrontiert, insbesondere seiner Angst vor dem Tod. Dennoch riet ihm seine Intuition, bei den Meditationspraktiken zu bleiben.

Ich habe viele Wochen und Monate gebraucht, um es zu schaffen, nicht zu denken, sondern zu fühlen, zu betrachten, zu akzeptieren und einsichtsvoll zu sein. Es ist ein Gefühl. Ich nahm das während der Meditation und während dieser ruhigen Momente in mich auf. Es gab Momente, die jenseits des Denkens lagen. Gefühle und Emotionen sind viel stärker als Gedanken oder Wissen oder Erfahrung. Die Meditation half mir, mich von dieser Krankheit, diesem Tumor, dieser Angst zu lösen, von dieser unglaublichen Beklemmung … Man braucht nicht immer die Antwort. Die Antwort kommt zu einem, wenn man sich in diesem seelenruhigen Zustand befindet.

Nach vier Monaten im buddhistischen Kloster kehrte Christian in die Schweiz zurück und ging wieder in die Arztpraxis. Die Ärzte untersuchten sein Gehirn und stellten fest, dass sein Tumor vollständig verschwunden war.

Inzwischen sind mehr als zehn Jahre vergangen, und der Tumor ist nicht zurückgekehrt. Christian hat gelernt, auf seine intuitive Stimme zu hören, die er während einer Meditation am deutlichsten wahrnimmt.

Durch Energieheilung zu neuem Leben

Energieheilung ist eine Form der Komplementär- und Alternativmedizin, die auf dem Energiefluss durch den menschlichen Körper basiert. Energieheiler sagen, dass der Körper krank wird, wenn die vitale Energie aus dem Gleichgewicht ist oder stagniert, und daher kann die Neuausrichtung der eigenen Energie dem Körper helfen, sich zu heilen. Ziel der Energieheilung ist es, den Energiefluss im Patienten auszubalancieren, wobei darauf zu achten ist, dass er weder zu schwach noch zu stark ist und dass er ohne Blockaden und – ohne zu stagnieren – reibungslos durch den Körper fließt. Energieheilung wird seit Tausenden von Jahren in vielen Kulturen genutzt. In den chinesischen und japanischen

Kulturen wird die Lebensenergie als Qi oder Chi (die deutsche Aussprache klingt meist wie »tschi«) bezeichnet, im Hinduismus als Prana. Laut der traditionellen indischen Heilkunst Ayurveda gibt es im menschlichen Körper sieben Energiezentren, die sogenannten Chakren, die sich wie an einer Perlenschnur entlang der Wirbelsäule verteilen. Das oberste, das Kronenchakra, befindet sich am Scheitelpunkt des Kopfes.
Heute besinnen sich wieder mehr und mehr Menschen dieser uralten Energieheilungsmethoden. Die folgenden Methoden sind besonders beliebt:

1. Akupunktur
2. Ayurveda
3. Chakrareinigung
4. Heilende Berührungen
5. Qigong
6. Reiki
7. Sat Nam Rasayan (die heilende Praxis des Kundalini-Yoga)
8. EFT/Klopfakupressur

Parallel zu dem allgemein gestiegenen Interesse an Energieheilung gibt es auch immer mehr Forschungsstudien zu diesem Thema. In diversen Vorstudien konnte die Energie im Körper auch nachgewiesen und gemessen werden.[1, 2, 3] In einer Studie waren Forscher in der Lage, mithilfe einer speziellen Form der Computertomografie Akupunkturpunkte (im Vergleich zu Körperbereichen ohne Akupunkturpunkte) wahrzunehmen und zu messen.[4]
Im Hinblick auf Krebs wird derzeit die Energieheilung bei Patienten, die eine Krebstherapie erhalten, untersucht, um herauszufinden, ob sie die Lebensqualität verbessern, das Immunsystem stärken oder Nebenwirkungen verringern kann. Allerorten beginnen Krankenhäuser damit, Krebspatienten Akupunktur, Reiki, heilende und therapeutische Berührungen anzubieten. Bisherige

Studien haben gezeigt, dass diese energetischen Heilmethoden sicher und nebenwirkungsfrei sind und dazu beitragen können, die mit der Chemotherapie verbundenen Nebenwirkungen der Patienten zu lindern,[5] und auch, ihr Immunsystem zu stärken.[6] In einer Studie führte ein Alternativmediziner eine Form der Energieheilung über einer Petrischale mit Lungenkrebszellen durch. Danach war nachweislich das Tumorwachstum signifikant verlangsamt und es wurden doppelt so viele immunstärkende Zellen produziert wie bei einer Kontrollgruppe von Petrischalen, die keiner Energieheilung ausgesetzt waren.[7]

Falls Sie diesem neuen wissenschaftlichen Forschungsgebiet skeptisch gegenüberstehen, können Sie versichert sein, dass die Energieheilung zumindest in die Rubrik »Kann nicht schaden, könnte helfen« fällt.

Energetische Kinesiologie

In den letzten Jahren hat auch das Interesse an der Kinesiologie zugenommen, einer Heilmethode, die es ermöglichen soll, mit der Intuition des Körpers zu kommunizieren. Der Begriff »energetische Kinesiologie« wurde erstmals von Donna Eden verwendet, einer Pionierin auf dem Gebiet der Energiemedizin in den frühen 1970er-Jahren. Energie-Kinesiologen verwenden Muskeltests, eine Biofeedback-Methode, um Ungleichgewichte im Körper festzustellen und Wege zu finden, den Energiefluss zu aktivieren und die Energie wieder in ein gesundes Gleichgewicht zu bringen. Muskeltests kommen auch sonst im Rahmen verschiedener Therapien als Instrument zur Beurteilung des Gesundheitszustands eines Patienten zur Anwendung.

Bei so einem Muskelspannungstest hält der Patient einen Arm gerade vom Körper weg, parallel zum Boden. Dann legt der Therapeut eine Hand ohne Druck auf den Unterarm und stellt dem Patienten laut oder leise eine Frage, wie zum Beispiel »Wie gesund ist Ihr Darm?«. Danach drückt er sanft auf den Unterarm. Wenn der Patient in diesem Beispiel über einen gesunden Darm verfügt, kann er dem Druck mühelos standhalten. Ist die Darmenergie dagegen blockiert, gibt der Armmuskel dem Druck nach und der Patient kann den Arm nicht mehr gerade halten. Natürlich könnte der Patient die Frage auch einfach verbal beantworten, aber Kinesiologen ziehen es vor, den intuitiven Teil des Gehirns zu befragen, der, so die Theorie, über den Energiefluss (oder den fehlenden Fluss) im Körper mit den Muskeln des Arms verbunden ist.

Einige Kinesiologen stellen keine Fragen, sondern bitten den Patienten stattdessen, ein verschlossenes Glasröhrchen mit zum Beispiel einem Vitaminsupplement oder einem anderen Inhalt (zum Beispiel Gluten oder Katzenhaare) zu halten, bevor auf den Unterarm gedrückt wird. Bei dieser Methode weiß der Patient nicht, was sich in dem jeweiligen Röhrchen befindet, und in der Tat ist es manchmal nur ein Placeboröhrchen mit Wasser. Auf diese Weise kann der Therapeut Muskeltests durchführen, ohne sich Sorgen machen zu müssen, dass der logische Verstand des Patienten im Weg steht.

Wenn Sie möchten, können Sie sich auch selbst einem Muskeltest unterziehen, um Zugang zur Intuition Ihres Körpers und Hilfe bei Ihren Entscheidungen zu erhalten. Palmer zum Beispiel, deren Geschichte Sie später in diesem Kapitel lesen können, führt immer wieder Muskelselbsttests durch, um festzustellen, welche Vitaminpräparate jeweils gerade gut für ihren Körper sind. Es gibt verschiedene Möglichkeiten, sich selbst zu testen, zwei der gebräuchlichsten Methoden sind der Körperneigungstest und der Einbeinstandtest. Beim Körperneigungstest stellen Sie Ihrem Körper zunächst eine Frage und halten vielleicht etwas in der Hand (wie ein bestimmtes Vitaminpräparat). Wenn die Antwort lautet, dass es gut für Ihren Körper ist, wird der Körper sich etwas nach vorne neigen, und wenn es nicht gut ist, neigt er sich etwas nach hinten ober bleibt mindestens gerade. Beim Einbeinstandtest wird davon ausgegangen, dass Sie solide im

Gleichgewicht bleiben, wenn die Antwort auf Ihre Frage lautet: »Ja, das ist gut für meinen Körper«, aber nicht mehr auf einem Bein stehen können, wenn die Antwort lautet: »Das ist nicht gut für meinen Körper.« Es ist wichtig zu beachten, dass sich solche Muskeltests noch im Frühstadium der wissenschaftlichen Forschung befinden; die ersten Studien deuten jedoch darauf hin, dass sie sicher und potenziell hilfreich sind, um Schmerzen und andere unangenehme Symptome zu lindern.[8, 9, 10 11]

Eine immer beliebter werdende Form der energetischen Kinesiologie ist BodyTalk. Diese Heilmethode wurde vor über 20 Jahren von Dr. John Veltheim entwickelt, einem australischen Chiropraktiker und Akupunkteur. Das BodyTalk-System wird heute in über 50 Ländern praktiziert und von mehr als 200 Ausbildern vermittelt. Bei dieser Methode aus dem Bereich der Energie- und Bewusstseinsmedizin wird der Mensch als Einheit von Körper, Geist und Seele betrachtet. Bei einer Behandlung geht es um das ganzheitliche Wohlbefinden eines Menschen und nicht nur um ein einzelnes Thema. Es wird angenommen, dass dieser Fokus auf die ganze Person dem Therapeuten und dem Patienten hilft, die zugrunde liegenden Ursachen einer Krankheit zu finden. Die angeborene Weisheit des Körpers, sich selbst zu regulieren und zu heilen, wird angesprochen. BodyTalk-Therapeuten bedienen sich nicht-invasiver Techniken, um festzustellen, was im Körper falsch läuft und welche Kommunikationswege im Körper verbessert werden müssen, und balancieren die Energiesysteme des Körpers für eine optimale Heilung.

Das BodyTalk-System beruht auf der Erkenntnis, dass Krankheit und Schmerz Anzeichen dafür sind, dass der Körper versucht, auf tiefer liegende Themen hinzuweisen. In einer BodyTalk-Sitzung wird ein geschulter Therapeut zunächst einen Muskeltest durchführen, um die Bereiche Ihres Körpers zu identifizieren, die nicht gut kommunizieren und nicht gut funktionieren. Normalerweise legen Sie sich flach und vollständig bekleidet auf einen Tisch. Der Therapeut oder die Therapeutin berührt Sie und stellt Ihrem Körper laut oder leise Fragen und streckt ihn möglicherweise sanft, um zu merken, wo Energie eingeschlossen ist. Die Therapeuten sind darauf trainiert, subtile körperliche Reaktionen im Körper zu verstehen, die für Sie vielleicht nicht wahrnehmbar sind.

Solche Hinweise zeigen dem Therapeuten, wo sowohl physische als auch emotionale Traumata der Vergangenheit im Körper stecken, die zu aktuellen Erkrankungen beitragen können. Viele Neurologen, Ärzte und Psychiater sind überzeugt davon, dass ein emotionales Trauma zu körperlichen Problemen, insbesondere Schmerzen, führen kann.[12] Sobald ein BodyTalk-Therapeut die Probleme und Energieblockaden im Körper versteht, wird er mit sanftem Klopfen auf verschiedene Akupressurpunkte das Nervensystem dazu bringen, mit den Bereichen zu »sprechen«, die eine bessere Kommunikation mit anderen Teilen des Körpers benötigen. Dieses Klopfen regt die Akupressurpunkte des Körpers an; die körperlichen oder emotionalen Probleme werden in Angriff genommen. Die Linderung kann sofort eintreten, wenn das Trauma nicht zu tief ist, es kann aber auch Tage oder Monate dauern, wenn es sich um ein tiefes emotionales Problem handelt, das im Körper vergraben ist.

Auch in unserem Kulturkreis beginnen wir nun langsam zu begreifen, wie wichtig es ist, während einer Heilungsreise die Intuition einzusetzen, und folglich werden mehr Ressourcen für den Zugang zur Intuition verfügbar. Meditation zum Beispiel ist eine schon seit Jahrhunderten in vielen Kulturen ausgeübte spirituelle Praxis, um sich mit der eigenen Intuition zu verbinden. Heutzutage kann man Kurse in einem Yogastudio oder Meditationsraum besuchen oder sogar online an Meditationskursen teilnehmen oder per App ein Meditationsangebot in Anspruch nehmen. Darüber hinaus bieten überall Energieheiler wie Reiki-Meister, Akupunkteure oder Qigong-Meister ihre Dienste an. Sie können Ihnen helfen, die Intuition Ihres Körpers anzuzapfen und energetische Blockaden zu lösen. Oder Sie wenden sich an einen

erfahrenen Energiekinesiologen oder BodyTalk-Therapeuten, der Ihnen hilft, sich die tief in Ihrem Inneren verborgenen Teile der intuitiven Weisheit des Körpers zunutze zu machen.
Wenn dies für Sie ganz neue Ideen sind, mögen sie vielleicht noch etwas befremdlich für Sie klingen. Glücklicherweise gibt es aber immer mehr wissenschaftliche Belege dafür, dass der Zugang zur angeborenen Intuition eine sichere, gesundheitsfördernde Praxis ist, die die persönliche Entscheidungsfindung erleichtern kann.

Intuitionsforschung

Obwohl sich die meisten Menschen darin einig sind, dass es Intuition (einen schnellen, unbewussten Entscheidungsprozess) gibt, ist sie lange weitgehend unerforscht geblieben, weil sie empirisch so schwer nachzuweisen ist und die Wissenschaftler nicht sicher waren, wie sie quantifiziert werden könnte. In den letzten Jahren haben jedoch immer mehr Studien die Intuition als inhärente Eigenschaft des Gehirns bestätigt und die Existenz sowohl des denkenden als auch des intuitiven Gehirns nachgewiesen.
Im Verdauungstrakt des Menschen befinden sich Millionen von Nervenzellen, und zwar dieselbe Art von Zellen wie im Gehirn. Dies erklärt, warum Menschen von »Schmetterlingen im Bauch« oder von einer Entscheidung »aus dem Bauch heraus« sprechen. Wissenschaftler wissen schon seit Jahrzehnten, dass die Zellen im Darm mit dem Gehirn kommunizieren können, indem sie Hormone in den Blutkreislauf freisetzen, ein Vorgang, der drei bis zehn Minuten dauert. Eine vor noch nicht allzu langer Zeit durchgeführte Studie hat darüber hinaus aber gezeigt, dass die Nervenzellen des Darms über einen neu entdeckten »neuronalen Schaltkreis«, der den Blutkreislauf vollständig umgeht, unmittelbar mit dem Gehirn kommunizieren.[13] Diese neue Entdeckung – von etwas, das sich die ganze Zeit in unserem Körper abspielte – erklärt, warum wir so schnell ein »Bauchgefühl« entwickeln, wenn wir mit einer neuen Situation oder Person konfrontiert werden.

Bei einer andere Studie eines Forscherteams der Universität von New South Wales hatten sich die Wissenschaftler zum Ziel gesetzt, die Intuition regelrecht zu messen, anstatt sich auf Fragebogenantworten zu verlassen, wie dies in vielen früheren Studien der Fall war. Dafür dachten sie sich ein Experiment aus, bei dem die Teilnehmer verborgenen Begleitinformationen in Form von emotional aufgeladenen Bildern ausgesetzt wurden, während sie an einem Computerbildschirm Entscheidungen treffen mussten. Die Ergebnisse zeigten, dass, obwohl die Versuchspersonen die Bilder nicht bewusst wahrnahmen, ihre Gehirne dennoch in der Lage waren, für die Entscheidungen die unterschwelligen Informationen aus den Bildern zu verarbeiten. Darüber hinaus ergab die Studie, dass sich die Intuition der Testpersonen mit der Zeit verbesserte, was darauf hindeutet, dass diese durch Übung gestärkt werden kann.[14]

In einer weiteren Studie wurde untersucht, ob unser Körper physisch auf ein Ereignis reagieren kann, bevor es eintritt. Forscher des HeartMath Institute führten ein Experiment mit dem Spiel Roulette durch. Den Probanden wurde gesagt, dass sie an einem Glücksspielexperiment teilnehmen. Man gab ihnen einen anfänglichen Startfonds und sagte ihnen, dass sie etwaige Gewinne behalten könnten. Die Forscher überwachten die Versuchsteilnehmer dann während des Experiments an jeweils drei Zeitpunkten: vier Sekunden bevor der Einsatz getätigt wurde, zwölf Sekunden nach dem Einsatz und sechs Sekunden nachdem die Gewinnzahl angesagt wurde. Die Überwachung erfolgte mittels eines Elektrokardiogramms (EKG) zur Aufzeichnung der Herzfrequenzvariabilität (HRV) der Teilnehmer und mittels der Messung ihres Hautwiderstands, aus dem sich der Erregungszustand des Nervensystems und die Schweißsekretion ableiten lassen.

Erstaunlicherweise »wussten« die Körper der Probanden, ausgedrückt durch die Herzfrequenzvariabilität und die Schweißsekretion, im Durchschnitt 18 Sekunden *bevor* die Roulettekugel in einem Nummernfach liegen geblieben war, ob sie gewonnen oder verloren hatten. Die Körper kannten das Ergebnis – ein Sieg oder eine Niederlage – also, bevor es wirklich eingetreten war. Studien wie diese deuten darauf hin, dass unser Körper (oder mindestens die Herzfrequenz und die Schweißdrüsen) in der Lage sein könnte, zukünftige Ereignisse »vorherzusagen«.[15]

Ein Forscherteam in Hamburg untersuchte vor einigen Jahren, ob Stresshormone möglicherweise spontanes, intuitives Denken auf Kosten von reflektiertem Denken verstärken. Zu diesem Zweck führte das Team einen kognitiven Reflexionstest mit gesunden Teilnehmern durch, nachdem diesen entweder eine Placebopille oder ein Medikament, das die Wirkung des Stresshormons Cortisol imitiert, verabreicht worden war. Die Studie ergab dann, dass Cortisol offensichtlich eine Verlagerung von der bewussten, reflektierenden Entscheidungsfindung hin zur automatischen, intuitiven Informationsverarbeitung bewirkt. Die Probanden, die eine »Stresspille« erhalten hatten, gaben auf die ihnen gestellten Rätselfragen weit häufiger intuitive Antworten als die Vergleichsgruppe, die das Placebo erhalten hatte.[16] Diese Studie liefert eine mögliche Erklärung dafür, warum Patienten, die gerade erst eine belastende Krebsdiagnose erhalten haben, oftmals wie aus dem Nichts eine innere intuitive Stimme hören.

Eine ungefähr gleich alte Untersuchung ergab, dass hochrangige Führungskräfte aus mehreren Ländern und verschiedenen Branchen der Meinung waren, Intuition sei eine wichtige Komponente ihres Entscheidungsprozesses, trotz der ihnen zur Verfügung stehenden Daten und Computeranalysen.[17] Nur ein Drittel der CEOs vertraute den Daten und den daraus resultierenden Analysen mehr als dem Bauchgefühl,[18] während 59 Prozent dieser Hauptentscheidungsträger sagten, dass ihre Entscheidungen menschliches Urteilsvermögen (das heißt Intuition) erforderten und nicht allein auf Maschinenalgorithmen basieren dürften.[19] Wenn also die Wirtschaftsführer der Welt neben reinen Informationen auch ihre Intuition zur Unterstützung ihrer Entscheidungsfindung nutzen, scheint es logisch, dass der Zugang zur eigenen Intuition auch für Krebspatienten hilfreich sein kann, wenn sie lebensverändernde Entscheidungen in Sachen ihrer eigenen Gesundheit treffen müssen.

Auch Ärzte berichten, dass sie sich bei ihrer Arbeit auf ihre Intuition verlassen. Ein Forscherteam machte sich 2013 daran, die Rolle zu verstehen, die die Intuition bei Hausärzten spielt, und stellte fest, dass sie für diese Ärzte wie ein Kompass wirkt, wenn sie mit unsicheren oder komplexen Situationen konfrontiert sind. Die befragten Hausärzte gaben an, dass das Bauchgefühl – entweder ein »Gefühl der Beruhigung« oder ein »Gefühl der Besorgnis« – eine wesentliche Rolle bei ihren diagnostischen Schlussfolgerungen spielte.[20] Wenn Ärzte sich bei ihren Diagnosen von ihrer Intuition leiten lassen, sollten die Patienten ebenfalls die Freiheit haben, bei gesundheitsbezogenen Entscheidungen ihrer Intuition zu folgen.

Zusammengenommen deuten all diese Forschungsarbeiten darauf hin, dass die Intuition eine unserem Gehirn innewohnende Fähigkeit ist, die durch Übung gestärkt werden kann.

Am Anfang meiner Recherchen zu Radikalremissionen stand die Neugier auf Menschen, die eine Heilung von fortgeschrittenem Krebs erfuhren, nachdem sie von der konventionellen Medizin bereits aufgegeben worden waren beziehungsweise eine konventionelle Behandlung abgelehnt hatten. Zu meiner Freude und zu meiner Überraschung haben sich seit der Veröffentlichung von *9 Wege in ein krebsfreies Leben* viele Menschen bei mir gemeldet, um zu berichten, wie sie die Radikalremissionsfaktoren auch zur Heilung von *anderen* Krankheiten als Krebs eingesetzt haben. Ein solcher Fall einer radikalen Genesung ist Palmer Kippola. Lesen Sie ihre Geschichte und lassen Sie sich von ihrem Mut inspirieren, sich auf ihr Bauchgefühl zu verlassen, obwohl ihre Ärzte sie beharrlich zu überzeugen versuchten, dass sie nichts tun könne, um ihren Zustand zu verbessern.

PALMERS GESCHICHTE

Bei Palmer Kippola aus Santa Monica, Kalifornien, wurde Multiple Sklerose (MS) diagnostiziert, als sie gerade 19 Jahre alt war. MS ist eine chronische und schwächende Krankheit, die das zentrale Nervensystem, einschließlich Gehirn und Rückenmark, befällt und vor allem Frauen im gebärfähigen Alter trifft.[21] MS gilt als eine Autoimmunkrankheit, bei der der Körper sich fälschlicherweise selbst angreift, weil das Immunsystem bei der Erfüllung seiner schützenden Aufgabe, Eindringlinge wie Toxine oder Infektionen zu zerstören, überreagiert. Die Zellen des Immunsystems greifen dann fälschlicherweise die Nervenzellen im Gehirn und Rückenmark an. Dabei wird das Myelin, die lipidhaltige Membran, die die Nervenzellen umgibt, beschädigt, was dazu führt, dass Reize nicht mehr störungsfrei übertragen werden können. Durch die Zerstörung der Hülle vernarben und verhärten die Nervenzellen teilweise. Der Fachbegriff für eine solche Verhärtung lautet Sklerose.

Im Sommer 1984 war Palmer eine glückliche, gesunde und ausgeglichene 19-Jährige, die nach ihrem ersten Jahr am Middlebury College in Vermont in die Sommerpause ging. Eines Morgens wachte sie aus heiterem Himmel mit »einem kribbeligen, nadelstichartigen Gefühl an den Füßen auf, wie man es hat, wenn man zu lange auf einem Körperglied gelegen oder gesessen hat, es »eingeschlafen« ist, und das Blut dann langsam zurückfließt. Doch egal, wie sehr sie die Füße und Beine schüttelte, nichts passierte, das Taubheitsgefühl blieb. In der Erwartung, dass das Kribbeln von alleine weggehen würde, machte sie sich auf den Weg zu ihrem Sommerjob als Kellnerin, da sie nicht zu spät zur Arbeit kommen wollte.

Im Laufe des Morgens weitete sich das Kribbeln auch auf ihre Waden aus und bis zum Mittag hatte es ihre Knie erreicht. Zu diesem Zeitpunkt wusste Palmer, dass etwas ganz und gar nicht

stimmte. Sie rief ihre Eltern an, die Rücksprache mit dem Hausarzt hielten. Dieser riet Palmer, so schnell wie möglich einen Neurologen aufzusuchen.
Noch am selben Nachmittag befand sich Palmer zusammen mit ihrer Mutter und ihrem Vater bereits in einer neurologischen Praxis an der Universität von Kalifornien in Los Angeles. Die Ärztin bat sie, vor ihr ein Stück langsam barfuß zu gehen und außerdem mit geschlossenen Augen einen Zeigefinger an die Nase zu führen. Sie testete Palmers Reflexe. Es waren noch keine fünf Minuten vergangen, als die Neurologin abrupt verkündete: »Ich bin zu 99 Prozent sicher, dass Sie an Multipler Sklerose leiden. Und wenn ich recht habe, können Sie nichts anderes tun, als Medikamente zu nehmen und sich langfristig auf ein Leben im Rollstuhl vorzubereiten.«
In diesem einen Moment veränderte sich alles für Palmer. Weder sie noch ihre Eltern hatten jemals zuvor von MS gehört, und damals gab es noch kein Internet, in dem sie hätten recherchieren können.

Wir verließen die Praxis mit sehr wenigen Informationen und noch weniger Hoffnung. Es war alles sehr verwirrend. Ich wusste gar nicht, was ich mit den Informationen anfangen sollte. Ich fühlte mich, als sei ich von einem Lastwagen überfahren worden. An einem Tag war ich noch ein fröhliches, glückliches Mädchen, das mit seinen Freundinnen herumhängt und gut am College zurechtkommt, und am nächsten Tag war ich plötzlich platt. Wir wussten nicht, was uns erwartete, und man sagte uns, wir sollten einfach nach Hause gehen und uns ausruhen.

Doch zunächst musste Palmer noch eine Kernspintomografie (Nuclear Magnetic Resonance, kurz NMR) über sich ergehen lassen, die die Diagnose MS bestätigte. Palmer lehnte die ihr empfohlene Medikation ab, weil die möglichen Nebenwirkungen sie erschreckten und weil es keine Garantie gab, dass das Medikament helfen würde. Ihre Neurologin stimmte dann widerwillig einem »Abwarten und Tee trinken«-Ansatz zu, was bedeutete, dass Palmer nach Hause ging und darauf hoffte, dass der Krankheitsschub sich wieder zurückbilden würde. Davon konnte aber erst einmal keine Rede sein. Bis zum Einbruch der Dunkelheit hatte sich das Kribbeln bis hoch zu ihrem Schlüsselbein ausgeweitert. Sie ging ins Bett, ihre Mutter kam zu ihr und hielt sie in den Armen und beide weinten. Ihr ganzer Körper war völlig taub geworden und würde es für die nächsten sechs Wochen bleiben. In diesen sechs Wochen lag Palmer die meiste Zeit auf der Wohnzimmercouch, ohne jegliche Anleitung außer dem ärztlichen Rat, sich auszuruhen. Morgens hangelte sie sich mit der Unterstützung ihres Vaters von Möbelstück zu Möbelstück, um vom Schlafzimmer zum Sofa zu gelangen.

Palmer ist ein Einzelkind, und während jener Zeit waren ihre Eltern ihr Fels in der Brandung. Ihre Mutter fühlte und weinte mit Palmer, als sie sie brauchte, und unterstützte sie dabei, trotz allem für die Zukunft zu planen. Ihr Vater versuchte sie zu motivieren und zu ermutigen, dass sie irgendwie einen Weg finden würden, die Krankheit zu besiegen. Viele Freunde kamen vorbei, brachten Blumen, Kekse und Bücher oder sahen sich mit ihr zusammen zur Ablenkung Spielfilme im Fernsehen an. Diese Besuche boten ihr soziale Unterstützung und trugen in dieser schwierigen Zeit dazu bei, ihre positiven Emotionen zu verstärken.

Ein Freund brachte Norman Cousins' Buch *Der Arzt in uns selbst* mit. In dieser bei Erscheinen stark beachteten Autobiografie beschreibt Cousins die von ihm erfundene Lachtherapie, mit der er seine mysteriöse Autoimmunerkrankung selbst heilte. Palmer erinnert sich:

Wir haben wirklich darauf geachtet, möglichst viele lustige Dinge im Fernsehen anzusehen. Das waren Serien und Sitcoms wie I Love Lucy *oder* M*A*S*H *oder* Amerikas lustigste Heimvideos. *Lachen gehört zu meinen absoluten Lieblingsbeschäftigungen im*

Leben. Ich sehe den Humor in den Dingen, weil einem das ein beglückendes Gefühl gibt und Freude macht. Durch Lachen verbindet man sich mit anderen Menschen.

Eine andere Freundin der Familie, die sich für metaphysische Themen interessierte, änderte dann bei einem Besuch Palmers gesamte Perspektive. Diese Freundin fragte Palmer, warum sie ihrer Meinung nach überhaupt MS bekommen hatte. Palmer war durch die Frage zunächst beleidigt. Sie hielt den Mund, dachte aber bei sich: »Will sie damit etwa andeuten, dass ich selbst daran schuld bin?«
Da sie aber weiterhin quasi an die Couch gefesselt war, hatte sie in den Tagen danach viel Zeit, über diese Provokation nachzudenken, und sie ließ sie nicht mehr in Ruhe. Irgendwann kam ihr ein entscheidender Moment in den Sinn, der sich ereignet hatte, als sie ein kleines Mädchen war. Sie war als Baby von ihren liebenden Eltern adoptiert worden, aber wie alle Menschen waren auch diese natürlich nicht vollkommen. Ihr eigenwilliger Vater – ein ehemaliger Kampfpilot – wollte immer, dass alles nach seinem Kopf ging. Eines Nachts, als Palmer etwa vier Jahre alt war, hatte sich ihre Mutter weinend im Schlafzimmer eingeschlossen. Laut Palmers Erinnerung stand ihr Vater im Flur und beschimpfte seine Frau durch die geschlossene Tür.

Ich nahm all meinen Mut eines kleinen Mädchens zusammen und schrie meinen Vater an: »Wenn du meiner Mama was tust, hau ich dich!« In dem Moment, als ich auf der Couch lag, konnte ich mich selbst als eine kindliche Kriegerin sehen. Nach diesem Vorfall wurde ich überwachsam und litt unter Schlaflosigkeit. Ich hielt meine Augen offen, um nicht einzuschlafen, denn es hätte ja sein können, dass meine Mutter Hilfe brauchte. Ich glaube, mein Körper war in diesem Kampf-oder-Flucht-Muster erstarrt. In jenem Moment auf der Couch, das war 1984, dachte ich mir, dass vielleicht mein Immunsystem als Stellvertreter für diese extreme

Wachsamkeit fungiert. Und wenn es keine Viren, Parasiten und Bakterien zu bekämpfen hat, was ja seine Aufgabe wäre, bekämpft es eben mich. Das ist der Autoimmunangriff.

Sobald Palmer dieser Gedanke gekommen war, wusste sie intuitiv, dass etwas Wahres daran war und dass ein Teil ihrer Heilungsreise darin bestehen würde zu lernen, wie sie das ständige Kampf-oder-Flucht-Muster in ihrem Körper deaktivieren konnte. Später fand sie einen Therapeuten, der ihr half, ihre unterdrückten Emotionen von Stress, erhöhter Wachsamkeit (Hypervigilanz) und Angst loszulassen, die, wie sie jetzt erkannte, sie schon in sehr jungen Jahren unterschwellig in ihr waren.

Ein großer Teil meiner Heilungsreise bestand darin, mich von gespeicherten Emotionen zu lösen. Es begann mit der traditionellen Gesprächstherapie, bei der ich den unterdrückten Ärger losließ, den ich für meinen Vater empfand, weil ich meine Mutter beschützen musste, und schließlich erkannte, dass in dieser Triade auch ein gewisser Ärger gegenüber meiner Mutter existierte. Gleichzeitig arbeitete ich daran, Vergebung zu üben und mehr Dankbarkeit zu empfinden. Es geht also sowohl darum, sich von verdrängten Emotionen zu befreien, als auch darum, das Positive zu kultivieren. Ich habe erkannt, dass man das emotionale Trauma verarbeiten und Frieden finden muss.

Palmer merkt an, dass ihr Vater manchmal wie ein Bösewicht rüberkommt, wenn sie diesen Teil ihrer Heilungsgeschichte erzählt, obwohl er in Wirklichkeit ihr größter Motivator, Lehrer und letztlich Held wurde. Sie ist zu der Überzeugung gelangt, dass jeder Mensch, egal wie liebevoll und angenehm seine Kindheit gewesen sein mag, wahrscheinlich einige unterdrückte Emotionen hat, mit denen er umgehen und die er loslassen muss. In diesem Zusammenhang verweist sie auf die inzwischen berühmte *CDC-Kaiser ACE Study* aus dem Jahr 1997, die ergab, dass zwei

Drittel der 17 000 befragten Personen mindestens ein negatives Kindheitstrauma und ein Fünftel von ihnen drei oder mehr Traumata erlitten hatten.[22] Noch unglaublicher ist der von den Forschern gefundene Zusammenhang zwischen Kindheitstraumata und dem Auftreten chronischer Krankheiten wie Autoimmunerkrankungen Jahrzehnte später.[23]

Hinsichtlich ihrer eigenen emotionalen Heilung und Befreiung erkannte Palmer, dass es darum ging, zu verstehen und zu akzeptieren, wie sie sich als Vierjährige in jenem Moment und dann in den folgenden Jahren gefühlt hatte. Wie konnte sie sich im Alter von 19 Jahren das geben, was das kleine Mädchen damals gebraucht hätte?

Ich musste das kleine Mädchen unterstützen, das sich zu diesem Zeitpunkt nicht sicher fühlte, auch wenn dies gar nicht so war. Es ist die Wahrnehmung, sich nicht sicher zu fühlen oder keine Unterstützung zu haben, und die Bedeutung, die wir damit verbinden, die am Ende auf unser Leben und unsere Glaubenssätze abfärbt. Wir haben das Gefühl »Ich bin nicht gut genug« oder »Ich bin nichts wert«. Dieser Glaube bestimmt dann unser Verhalten, denn wer sich nicht würdig oder wertvoll genug fühlt, greift vielleicht zu Drogen oder Alkohol oder was auch immer, um diesen Schmerz zu kaschieren. Sowohl Überzeugungen als auch Verhaltensweisen treiben biologische Veränderungen an, zum Guten oder zum Schlechten. Es erfordert Detektivarbeit und echten Mut, all dies als ein Abenteuer von Körper und Geist zu erforschen.

Zusätzlich zu der tiefen emotionalen Arbeit, die Palmer in jenem Sommer begann, nahm sie nun einige Vitaminpräparate ein, über die sie in Norman Cousins Buch gelesen hatte beziehungsweise die ihr von Freunden empfohlen worden waren. Dazu gehörten Omega-3-Fettsäuren, Vitamin C und Nachtkerzenöl (das ihre Eltern auf Reisen in Großbritannien kauften, da es in den

USA zu jener Zeit nicht erhältlich war). Sie versuchte, sich auf die aufregenden Möglichkeiten zu konzentrieren, die die Zukunft für sie bereithielt. Als eine von Natur aus optimistische Person vertraute sie darauf, dass ihr auch jetzt noch gute Dinge geschehen würden, und sie wollte keine Chancen verpassen.

Ich wusste nicht genau, was ich mit meinem Leben anfangen würde, aber ich war grundsätzlich positiv eingestellt. Es war immer das Mantra meiner Eltern gewesen, dass das Leben schön ist und am Ende immer alles gut wird. Während meiner Krankheitsphase war ich mir nicht hundertprozentig darüber im Klaren, wie sich die Dinge entwickeln würden, aber etwas in mir glaubte fest daran, dass alles gut werden würde.

Letztendlich wurde bei Palmer eine »schubförmig-remittierende MS« diagnostiziert. Die Krankheit verläuft dabei in einzelnen Schüben, die sich wieder zurückbilden, das heißt, die körperlichen Beschwerden während eines Schubes verschwinden nach dem Abklingen wieder – komplett oder zumindest zu einem großen Teil. Dies ist die häufigste Form der MS mit Symptomen, die von lästig bis hin zu sehr stark belastend reichen. Wenige Tage vor Beginn von Palmers zweitem Studienjahr bildete sich die Taubheit so weit zurück, dass sie in ein Flugzeug steigen und zum College zurückkehren konnte.

In den folgenden zwei Jahren suchte Palmer verschiedene Neurologen auf. Sie und ihre Familie glaubten fest daran, die Krankheit besiegen zu können. Sie wollten es nicht als ausgemachte Sache akzeptieren, dass sich Palmers Zustand weiter verschlechtern würde, bis sie eines Tages im Rollstuhl säße. Palmer ging in Bibliotheken, um die wenigen Bücher zu lesen, die sie zum Thema finden konnte. Anhand der gefundenen Informationen stellte sie ihren Ärzten Fragen wie: »Was ist mit Nachtkerzenöl? Und könnte es nicht helfen, wenn ich mehr Omega-3-Fettsäuren zu mir nähme, zum Beispiel, indem ich mehr Lachs esse?«

Leider sagten ihr all die Ärzte immer wieder, dass keiner ihrer Vorschläge etwas bringen würde und sowieso nichts davon mittels doppelblinder, placebokontrollierter Studien erforscht worden sei. Sie könne nichts anderes tun, als die verschriebenen Medikamente einzunehmen, nicht zu rauchen und wenig Alkohol zu trinken. Auf welche Weise genau die Medikamente eine Heilwirkung entfalten würden, konnte ihr jedoch niemand erklären. Stattdessen machten ihr die Mediziner Angst, indem sie Dinge sagten wie: »Wenn Sie das Medikament nicht nehmen, werden Sie im Rollstuhl enden und Ihre Lebenserwartung wird sich deutlich verkürzen.« Palmers Intuition warnte sie, dass das Medikament starke Nebenwirkungen haben würde. Sie hatte eine Abneigung gegen Nadeln, und die einzigen Medikamente gegen MS waren damals Injektionen. Daher entschied sich Palmer bewusst, auf das Medikament zu verzichten. Und dennoch weigerte sie sich, die Hoffnung aufzugeben, und begann mit einer Reihe intuitiver Experimente, um herauszufinden, ob sie ihre MS-Symptome ohne Medikamente allein bewältigen konnte.

Palmer ist davon überzeugt, dass es während ihrer gesamten Heilungsreise absolut entscheidend war, sich selbst zu stärken und Eigenverantwortung zu übernehmen. Ihre Ärzte machten ihr wenig bis gar keine Hoffnung, dass sie irgendetwas gegen ihr Leiden tun könnte. Es waren Palmers Intuition und ihr starker Lebenswille, die sie dazu brachten, die Zügel in die Hand zu nehmen und eigene Lösungen zu finden.

Wir alle müssen die CEOs unserer eigenen Gesundheit und unseres Wohlbefindens sein. Es gibt niemanden sonst, dem Ihr Wohlergehen so sehr am Herzen liegt wie Ihnen. Ich habe alles infrage gestellt, und ich ermutige die Menschen, das Gleiche zu tun. Wenn Sie etwas nicht verstehen, fragen Sie sich: Warum? Was wird dieses Medikament tatsächlich bewirken? Wie wird mir das helfen? Was sind die Vorteile? Häufig haben die Ärzte bei den sechsminütigen Besprechungen gar nicht genug Zeit, mit ihren Patienten neuere medizinische Entwicklungen zu erörtern. Heutzutage, wo wir das Internet mit all diesen tollen Informationen haben, kann es gut sein, dass Ihr Arzt noch etwas von Ihnen lernt.

Palmer spürte intuitiv, dass Stress zu ihren MS-Symptomen beitrug, und sie führte dies auf den entscheidenden Moment in ihrer Kindheit zurück, als sie sich entschieden hatte, die Beschützerin ihrer Mutter zu sein. Im Laufe der Zeit bemerkte sie, dass ihre Symptome jedes Mal wieder aufflammten, wenn sie ein Ereignis belastete, und so arbeitete sie aktiv am Stressabbau.

Mir wurde klar, dass ich meine Überwachsamkeit mit bewusster Entspannung kompensieren musste. Ich nahm einen unmittelbaren Zusammenhang zwischen Stress und dem Auftreten von Symptomen wahr. Immer wenn ich zu Hause Konflikte hatte, schwierige Zeiten in der Schule oder ich mich bei der Arbeit überfordert fühlte, bemerkte ich teilweise fast sofort oder noch am selben Tag oder am Tag danach entweder das Auftreten neuer Symptome oder einen erneuten Krankheitsschub.

Yoga erwies sich für Palmer als ein Geschenk des Himmels, als sie 1987 damit begann. Sie war ja im sonnigen Klima Kaliforniens aufgewachsen, sodass ganzjährige körperliche Aktivitäten für sie normal waren. Zu ihren bevorzugten Sportarten gehörten Joggen, Training mit Hanteln und Aerobic. Mit entspannenden Übungsformen wie Yoga war sie früher nicht in Berührung gekommen. Nun aber entpuppte sich die Entschleunigung durch Yoga und andere Methoden als eines der besten Mittel zur Linderung ihrer Symptome. 1993 führte sie ein Freund, der den Soto-Zen-Buddhismus studierte, in die Meditation ein. Sie spürte sofort die positiven Wirkungen auf ihren Körper und ihren Geist.

Wenn ich auf meinem Kissen saß und einfach nur meinem Atem folgte, bemerkte ich ein Nachlassen der MS-Symptome. Es war wirklich auffällig für mich, dass die Symptome mit Stress einhergingen. Durch Entspannung konnte ich die Symptome mildern, auch wenn die MS natürlich nicht einfach verschwand.

Die Meditationen halfen Palmer, eine tägliche spirituelle Verbindung zu entwickeln. Ihre Familie gehörte der Episkopalkirche an und sie hatte eine kirchliche Schule besucht, sich aber nie als sehr religiös betrachtet. Nun schloss sie sich einer örtlichen Meditationsgruppe an und stellte fest, dass das Meditieren in einer Gruppe entspannend war und gleichzeitig das Beste aus der östlichen und der westlichen Welt zusammenbrachte.

Mein spirituelles Leben besteht darin, täglich zu meditieren, in die Natur hinauszugehen, mit einer Haltung der Dankbarkeit zu leben und aufmerksamer auf das zu achten, was wirklich zählt. Es ist mir bewusst, dass es heilsam ist, einfach nur spazieren zu gehen – nicht joggend durch den Wald zu hecheln, sondern einfach nur spazieren zu gehen.

Palmers zweites intuitives Experiment betraf ihre Ernährung. Ihre Ärzte hatten ihr wiederholt gesagt, dass eine Ernährungsumstellung keinen Unterschied in ihren Symptomen machen würde, aber ihre Intuition sagte ihr das Gegenteil. Sie recherchierte weiter, und die wenigen Bücher über MS empfahlen damals eine fettarme, vegetarische Ernährung. In ihrer Familie waren sowieso schon immer nur fettarme Milchprodukte und Margarine statt Butter gekauft worden, und Palmer ließ nun noch Fleisch und Fisch weg und aß stattdessen viele Vollkornprodukte. Leider reagierte ihr Körper nicht gut darauf.

Die MS-Symptome verringerten sich nicht, als ich Fleisch, Geflügel und Fisch vom Speisezettel strich. Und als ich dann noch Voll-

kornprodukte in meine Ernährung aufnahm, bemerkte ich sogar zusätzliche Symptome. Ich habe mit Verstopfung zu tun, solange ich mich erinnern kann. Mir wurde gesagt, dass Verstopfung nur ein Symptom der MS sei, und Abführmittel und »damit leben« seien die einzigen Lösungen. Niemand hatte mir je gesagt, dass meine Ernährungsweise etwas damit zu tun hat. Nach dem Verzehr von Vollkornprodukten rumorte es unruhig in meinem Magen. Ich dachte, das sei normal, jeder hätte nach dem Essen Magenbeschwerden. Ich brauchte Jahre, um herauszufinden, dass es eben nicht normal war.

Dieses Experiment in Bezug auf ihre Ernährung erwies sich als steiniger, langwierigerer Weg als der der Stressreduzierung. Palmers gastrointestinale Symptome blieben ihr in den nächsten zwei Jahrzehnten ebenso erhalten wie die MS-Schübe. In dieser Zeit verliebte sie sich und heiratete, entschied sich aber, keine Kinder zu bekommen. Sie machte Karriere als erfolgreiche Verkaufs- und Marketingmitarbeiterin in einer Reihe von Telekommunikations- und Technologieunternehmen. Ihre Entspannungstechniken, Yoga und Meditation trugen zum Stressabbau bei, reichten aber nicht aus, um ihre MS-Symptome vollständig zu beseitigen.

Palmer hatte die konventionelle Medizin immer als allerletztes Mittel betrachtet. Unter dem Druck verschiedener Neurologen willigte sie jedoch schließlich Anfang des Jahres 2004 ein, es auch einmal damit zu versuchen – nach fast 20 Jahren mit MS-Symptomen.

Ich wollte keine Medikamente nehmen, hatte eine totale Abneigung dagegen. All diese Neurologen sagten mir immer wieder, dass das Einzige, was ich tun könne, die Einnahme von Medikamenten sei. Es war ein sehr ermüdender Refrain. Die Medizin würde meine Versicherungspolice sein, so hieß es, um nicht im Rollstuhl zu landen oder gar frühzeitig zu sterben. Schließlich bestand ein besonders hartnäckiger Neurologe der Stanford University darauf, dass ich mich auf eines der injizierbaren »ABC«-Medikamente einlasse.

ABC war ein umgangssprachlicher Ausdruck für die drei gängigen MS-Medikamente jener Zeit: Avonex, Betaseron und Copaxone. Bis heute weigert sich Palmer zu sagen, welches der drei Medikamente sie verschrieben bekam, weil sie die Entscheidung anderer nicht beeinflussen will. Auf jeden Fall injizierte sie sich vier Jahre lang täglich das von ihrem Arzt verschriebene MS-Medikament. Doch wie bei ihrem Ernährungsexperiment zahlte sich ihre Disziplin nicht aus. Die Symptome besserten sich nicht, und es kamen darüber hinaus Nebenwirkungen hinzu, obwohl sie das Medikament gewählt hatte, das angeblich die wenigsten Nebenwirkungen verursacht.

Ich möchte ganz offen sein und sagen, dass die Medizin bei mir nicht funktioniert hat. Ich bemerkte keine Verringerung meiner Symptome und entwickelte im Gegenteil drei zusätzliche Symptome. Zum einen eine Lipoatrophie, das ist eine Krankheit, bei der Fett dort, wo man sich etwas injiziert, nicht nachwächst. Und eine Wunde an meiner Hüfte, in die ich mir das Mittel injizierte, heilte erst nach sechs Monaten wieder ab. Am schlimmsten aber war, dass ich eines Abends zehn Minuten nach der Injektion Symptome eines Herzinfarkts erlebte. Es war in dem Moment wenig tröstlich, dass die Krankenschwester mich vorgewarnt hatte, dies sei eine bekannte Nebenwirkung des Medikaments. Für mich war das der letzte Tropfen, der das Fass meiner Zweifel zum Überlaufen brachte.

Nachdem sie sich vier Jahre lang täglich gespritzt hatte und keine Vorteile, sondern nur unerwünschte Wirkungen bemerkte, beschloss Palmer im Jahr 2008, das Medikament abzusetzen. Danach wechselten sich ihre Remissionsphasen weiterhin mit Phasen intensiver, unangenehmer MS-Symptome ab. Im Oktober 2010 war Palmer 45 Jahre alt und litt seit 26 Jahren an schubförmig remittierender MS. Zu ihren damaligen Symptomen gehörten starke Müdigkeit, eine unangenehme Enge um den Oberkörper und außerdem Beine, die sich jeden Morgen wie Bleigewichte anfühlten.

Glücklicherweise brachte Palmers innere Stimme sie dazu, über ihre Verdauungsprobleme nachzudenken, die in Form von häufiger Verstopfung und Rumoren im Magen nach jeder Mahlzeit immer noch andauerten. Sie beschloss, eine Ernährungsberaterin in ihr Heilungsteam aufzunehmen, die nach den Leitlinien der funktionellen Medizin arbeitete. Der Ansatz der funktionellen Medizin gefiel Palmer, weil sie mit einem Fachmann – oder einer Fachfrau – zusammenarbeiten wollte, die ihr helfen könnte, die *Ursache* ihrer Krankheit aufzudecken, anstatt zu versuchen, sie mit symptomreduzierenden Medikamenten zu überdecken.

Anhand von Blutuntersuchungen zur Beurteilung von Palmers Gesundheitszustand stellte diese Ernährungswissenschaftlerin fest, dass Palmer wie bis zu 30 Prozent der Bevölkerung in der westlichen Welt an einer Nicht-Zöliakie-Gluten-Überempfindlichkeit (NCGS) leidet. Sie hatte also keine Zöliakie (von der nur ein winziger Bruchteil der Bevölkerung betroffen ist), reagierte aber dennoch überempfindlich auf Gluten. Palmer fiel es wie Schuppen von den Augen, dass sie bei praktisch jeder Mahlzeit Gluten zu sich nahm. Sie aß zwar auch Obst und Gemüse, aber sonst zum Frühstück Vollkornmüsli, zum Mittagessen ein Sandwich und zum Abendessen Pasta oder Pizza, am Wochenende trank sie gelegentlich ein Bier – allesamt glutenhaltige Nahrungsmittel. Dieses Gluten führte zu chronischen Entzündungen, die ihr Mikrobiom und ihre Darmschleimhaut schädigten. Die Ernährungsberaterin hatte festgestellt, dass sie an einem Leaky-Gut-Syndrom, zu Deutsch einem durchlässigen Darm, litt.

Meine Ernährungsberaterin klärte mich über die Gefahren des Glutenverzehrs auf und darüber, was so ein durchlässiger Darm langfristig für Folgen haben kann. Sie gab mir den eindringlichen Rat, Gluten zukünftig ganz zu meiden, und arbeitete mit mir einen Darmheilungsplan aus, mit Kräutern und anderen Dingen, die bei der Reparatur der Darmschleimhaut helfen. Innerhalb einer Woche nach dem Weglassen des Glutens war das Grummeln und Rumoren im Magen verschwunden und ich hatte auch sonst keine Verdauungsprobleme mehr. Und nach etwa einem Monat bemerkte ich, dass meine Beine nicht mehr schwer waren und die Enge um meinen Oberkörper sich löste – und bis heute habe ich nie wieder ein weiteres MS-Symptom erlebt. Punkt.

Palmer ist es aber wichtig, darauf hinzuweisen, dass Autoimmunerkrankungen multifaktoriell bedingt sind und dass es sich in der Regel um eine Kombination von Auslösern handelt. Bei ihren eigenen Klienten wendet sie nun einen Heilungsplan an, den sie F.I.G.H.T.S.™ (KÄMPFE) nennt, was für »Food, infections, gut health, hormone balance, toxins, and stress« (Nahrung, Infektionen, Darmgesundheit, ausgeglichener Hormonhaushalt, Giftstoffe und Stress) steht. Palmer sagt, dass fast jeder mit Autoimmunproblemen auch Darmprobleme hat, die ebenfalls behandelt werden müssen.

Für einige könnte die unglückselige Kombination chronische Lyme-Borreliose und hormonelle Störungen sein; für andere Nachtschattengewächse und Oralinfektionen; bei wieder anderen sind es Pestizide, Candida-Überwucherung und Stress. Für mich war es ein Leben lang chronischer Stress in Kombination mit der Empfindlichkeit gegenüber Gluten. Bei der Therapie geht es dann aber nicht nur darum, alles wegzulassen, was schlecht für den Patienten ist, sondern auch darum, aktiv den Darm zu heilen, indem man die heilsamen Darmbakterien unterstützt und die Darmschleimhaut regeneriert. Das kann man auf verschiedene

Weise tun – zum Beispiel mit Probiotika, Ballaststoffen, Knochenbrühe, Kollagen, Glutamin, Zink und Vitamin A.

Der Leaky Gut, der durchlässige Darm, eine Erkrankung, die früher nur mit Zöliakie in Verbindung gebracht wurde, macht in jüngster Zeit viel von sich reden – steht sie doch in Wechselwirkung mit einer ganzen Reihe entzündlicher Erkrankungen, etwa mit dem Reizdarmsyndrom (RDS, englisch Irritable Bowel Syndrome oder kurz: IBS), Morbus Crohn und rheumatoider Arthritis.[24] Wenn ein Darm »undicht« wird, nimmt die Durchlässigkeit der Darmwand aufgrund einer Entzündung zu. Dies wiederum ermöglicht Nahrungsbestandteilen, Bakterien und Toxinen, in die Blutbahn vorzudringen und von dort auf das Immunsystem und das zentrale Nervensystem einzuwirken. Normalerweise würden diese Bestandteile nicht in dieser Form in den Körper gelangen, sondern durch den Darm transportiert und über den Stuhlgang ausgeschieden werden.[25]

Stellen Sie sich die Wand Ihres Darms wie ein Netz vor. Wenn die Darmwand gesund ist, sind die Netzöffnungen nur sehr klein, was bedeutet, dass nur die vollständig aufgespaltenen Nährstoffe in Ihren Blutkreislauf gelangen. Ist der Darm aber durchlässig, ist das so, als hätten Sie große, klaffende Löcher in diesem Netz. Teilweise verdaute Nahrung, große Glutenmoleküle und Bakterien, die außerhalb des Darms eigentlich nichts zu suchen haben, können plötzlich durch die Löcher in Ihren Blutkreislauf sickern und dadurch Entzündungen, Infektionen und Autoimmunerkrankungen verursachen.

Palmer begann 2010 mit der Zusammenarbeit mit der schon erwähnten Ernährungsberaterin, um ihren durchlässigen Darm in den Griff zu bekommen, zunächst durch die Umstellung ihrer Ernährung auf glutenfreie Lebensmittel und dann durch die Einnahme bestimmter Nahrungsergänzungsmittel. Sie fügte ihrem Ernährungsplan Magnesium, Vitamin D und nützliche Omega-3-Öle aus Quellen wie Hanfsamen-, Borretschsamen- und Leinsamenöl hinzu. Aufgrund ihrer durch Recherchen gewonnenen Erkenntnisse geht sie bis heute so vor, dass sie mit der Einnahme von Nahrungsergänzungsmitteln immer wieder pausiert, um sicherzustellen, dass ihr Körper nicht davon abhängig wird.

Endlich hatte Palmer die noch fehlenden Puzzleteile zu ihrem Heilungsplan gefunden – eine glutenfreie Diät und Nahrungsergänzungen zur Darmheilung –, durch die sie ihre MS-Symptome vollends unter Kontrolle brachte, bis diese im Laufe der Zeit sogar ganz verschwanden. Niemals hätten ihre Ärzte, alle Schulmediziner, das für möglich gehalten. Ihre früheren Experimente mit der Verstärkung positiver Emotionen, Nahrungssupplementen, Stressabbau und Meditation hatten dazu beigetragen, ihre Symptome im Laufe der Jahre deutlich zu verringern, aber erst mit der Ernährungsumstellung war sie vollends in der Lage, ihre MS-Symptome in Schach zu halten.

In den fast zehn Jahren seit ihrem letzten MS-Schub im Jahr 2010 ist Palmer den Ursachen von MS und anderen Autoimmunkrankheiten noch weiter nachgegangen. Bei ihren Recherchen stieß sie unter anderem auf das Gebiet der Epigenetik, das auch für Krebspatienten ein spannendes Feld ist. Die Epigenetik ist ein relativ neues Wissenschaftsgebiet, das auf der Erkenntnis beruht, dass Veränderungen der Lebensweise zu Veränderungen in den Genen führen können. Selbst dann also, wenn Ihnen die Anfälligkeit für eine bestimmte Krankheit wie MS, Krebs, Herzkrankheiten oder Alzheimer genetisch in die Wiege gelegt wurde, sind es letztlich Ihre Lebensgewohnheiten, die bestimmen, ob ein bestimmtes Gen an- oder abgeschaltet wird. Palmer sagt dazu:

Es stellt sich immer mehr heraus, dass die Genetik nur 5 bis 10 Prozent eines Risikofaktors ausmacht, während 90 bis 95 Prozent durch die Einflüsse aus der Umgebung bestimmt werden – was jemand isst, trinkt und tut. Irgendetwas verursacht die Expression dieser Gene. Ich werde immer die Gene für MS haben, aber sie müssen nicht exprimiert, also aktiv, werden. Für mich haben

Stress, Gluten und ein undichter Darm meine MS ausgelöst. Weil ich Gluten zu mir nahm, war mein Darm ständig entzündet. Und in einem Teufelskreis trug dann chronischer Stress weiter dazu bei, dass der Darm durchlässig wurde.

Im Jahr 2012, zwei Jahre nach ihrer Heilung, stieß Palmer auf das BodyTalk-System, bei dem sie sich mittels Muskeltests mit der Intuition ihres Körpers verbinden konnte. Mit den Muskeltests konnte sie noch mal eingehender überprüfen, welche Nahrungsmittel und Nahrungsergänzungen gut für sie sind. Darüber hinaus half ihr BodyTalk dabei, ihr emotionales Trauma besser zu verstehen.

BodyTalk war ideal, weil man sich dabei nichts vormachen kann. Es ist wie ein Lügendetektortest, bei dem der Körper einem die Wahrheit sagt und den bewussten Verstand dabei umgeht. Der BodyTalk-Therapeut ist die »Hebamme« für Emotionen und Heilungsprioritäten. Man liegt vollständig bekleidet auf einem Tisch, und der Therapeut hat seine Hand auf einem bestimmten Körperteil des Patienten, während er dem Körper die Fragen still und leise stellt und die unbewussten, tieferen Ebenen auslotet. BodyTalk öffnete mich erst richtig für die Vorstellung, dass ich Emotionen vergraben hatte, die an die Oberfläche kommen mussten.

Palmer hat viel Zeit damit verbracht, an dem Thema Vergebung zu arbeiten, weil sie das Gefühl hatte, noch alte Ressentiments zu hegen, die sich in ihren Zellen eingenistet hatten. Um zu helfen, diese festgefahrenen Emotionen loszulassen, wendet Palmer zusätzlich das hawaiianische Ho'oponopono-Gebet an.

Das Ho'oponopono-Gebet ist wunderbar einfach. Es besteht aus vier Zeilen: »Es tut mir leid. Bitte verzeih mir. Ich liebe dich. Danke.« Wenn es sich gut anfühlt, legt man eine Hand aufs Herz und die andere Hand auf den Bauch. Dann stellen Sie sich Men-

schen vor, denen Sie vergeben müssen. Beginnen Sie mit einfachen Fällen wie zum Beispiel jemandem, der Ihnen beim Autofahren die Vorfahrt genommen hat, und gehen Sie dann weiter zu den schwierigeren Fällen. Am Ende sprechen Sie das Gebet noch für sich selbst, denn wir müssen uns oft auch selbst vergeben.

Während dieser Zeit wichtiger emotionaler Arbeit entdeckte Palmer einen neuen Lebenssinn: Menschen in die Lage zu versetzen, ihre Autoimmunkrankheiten zu heilen beziehungsweise ihnen vorzubeugen, damit sie ein vitales Leben führen können. Sie beschloss, ihre erfolgreiche Karriere als Verkaufs- und Marketingfachfrau aufzugeben, um anderen zu helfen, den Weg zu Heilung und Wohlergehen zu finden.
Heute ist Palmer zertifizierte Gesundheitstrainerin für funktionelle Medizin, hält Vorträge und hat noch dazu ein Buch geschrieben – in *Autoimmunerkrankungen heilen* [Unimedica Verlag, 2020] erzählt sie alle Einzelheiten ihrer jahrzehntelangen Heilungsreise. Sie lebt mit ihrem Mann in Nordkalifornien und schätzt ihr gemeinsames Leben, wandert in den umliegenden Hügeln, macht immer noch Yoga, kocht köstliche gesunde Mahlzeiten und lacht mit Freunden. Und sie freut sich darüber, einen neuen Lebensinhalt zu haben.

Ich habe eine Mission! Ich bin wirklich begeistert von dieser ermutigenden Wissenschaft der Epigenetik, von dieser Autoimmungleichung und von der Tatsache, dass wir viel mehr zu unserer Gesundheit beitragen können, als gemeinhin für möglich gehalten wird. Ich stehe nun jeden Morgen voller Tatendrang auf und freue mich darauf, Menschen dabei zu helfen, Eigenverantwortung für ihre Gesundheit zu übernehmen.

Palmer glaubt, dass wir an einem Wendepunkt angelangt sind, an dem aufgeklärte und selbstverantwortliche Patienten beginnen, das medizinische Paradigma zu verändern. Sie ist ermutigt durch die wachsende Zahl von Gesundheitscoaches und von den vielen Menschen, die ihre wundersamen Heilungsgeschichten online weitergeben, in der Überzeugung, andere Menschen ermutigen zu können, sich selbst um ihre Gesundheit zu kümmern. Wie viele ehemalige Patienten, die eine Radikalremission erlebt haben, möchte Palmer die Botschaft verbreiten, dass Heilung möglich ist.

Die Hoffnung ist real. Heilung ist möglich. Ich möchte diese Gewissheit vermitteln, weil ich glaube, dass viele Menschen noch gar nicht wissen, was sie für sich tun können, wenn sie es noch nicht selbst erfahren haben. Ich weiß aus eigener Erfahrung, dass es diese Möglichkeit der Heilung gibt. Wir sind keine bedeutungslosen Einzelfälle. Tausende von Menschen sind von Krankheiten geheilt worden, von denen man ihnen gesagt hatte, sie seien »unheilbar«, und zwar von Ärzten, die sich mit der ermutigenden Wissenschaft der Epigenetik noch gar nie richtig befasst haben. Braucht es harte Arbeit, Ausdauer und Mut und all das? Ja. Aber Sie können das alles aufbringen! Fassen Sie sich ein Herz und bleiben Sie immer optimistisch, dann wird alles gut.

Wie viele Patienten mit Radikalremission hat Palmer im Nachhinein gelernt, ihre Krankheit als ein Geschenk zu sehen. Sie betrachtet MS als den Weckruf, den sie brauchte, um ihren wahren Weg zu gehen und anderen zu helfen.

Ich weiß, das mag alles abgedroschen klingen. Und es mag einem vielleicht unmöglich erscheinen, wenn man sich herumquält, zu glauben, dass die Krankheit ein Geschenk ist. Vielleicht sagen Sie: »Ich bin ans Bett gefesselt. Wie können Sie sagen, dies sei ein Geschenk?« Aber halten Sie sich doch trotzdem einfach die Möglichkeit offen, dass dies für Sie geschieht und Ihnen nicht einfach so geschieht. Es ist eine Einladung, sich Ihr Leben anzuschauen. Was ist nicht stimmig? In welchen Bereichen sind Sie, ist Ihr Leben aus dem Gleichgewicht geraten?

Palmer ist ein gutes Beispiel, dass sich die zehn Heilungsfaktoren der Radikalremission auch bei anderen Krankheiten als Krebs anwenden lassen. Sie heilte sich durch beharrliches intuitives Experimentieren vollständig von der Multiplen Sklerose. Während ihrer 35-jährigen Heilungsreise suchte Palmer ein halbes Dutzend Neurologen in führenden Institutionen auf. Jeder neue Experte bestätigte nach den Untersuchungen ihre MS-Diagnose. Nicht einer von ihnen machte ihr Hoffnung auf eine Verbesserung ihres Zustands. Lediglich das Fortschreiten von Palmers angeblich unvermeidlichem körperlichen Verfall könne verlangsamt werden, der langfristig aber auf jeden Fall zu einem Leben im Rollstuhl und einer geringen Lebenserwartung führen würde.

Erst kürzlich wieder ließ Palmer einen Bluttest und eine weitere Magnetresonanztomografie (MRT) durchführen, um ihre Remission bestätigen zu lassen: Alle Antikörper waren im normalen Bereich, und der MRT-Scan zeigte keine neuen Krankheitsherde und ein Verschwinden oder Verblassen der alten. Ihr Neurologe erklärte: »Es könnte gar nicht besser sein.«

Palmer trotzte ihrer düsteren Prognose, und heute macht sie Tausenden von anderen Patienten mit Autoimmunerkrankungen Hoffnung. Ihre inspirierende Geschichte und ihre anhaltenden Recherchen liefern einen weiteren Beweis dafür, dass der Körper von Zuständen heilen kann, die in der Schulmedizin immer noch als »unheilbar« gelten. Um mehr über Palmer zu erfahren, besuchen Sie ihre Website PalmerKippola.com.

Empfehlungen

Wir alle besitzen einen intuitiven Sinn, der unser Gehirn und unseren Körper verbindet. Einige Menschen schenken ihm mehr Aufmerksamkeit als andere. Mit der Intuition ist es wie mit den Muskeln – wenn man sie nicht nutzt, verlieren sie an Stärke.

In meinem Buch *9 Wege in ein krebsfreies Leben* habe ich mehrere Vorschläge gemacht, wie die Verbindung zur eigenen Intuition gestärkt werden kann. Dazu gehört es, den Geist zu beruhigen und sich zu fragen: Was brauchen mein Körper, mein Geist und meine Seele, um wieder gesund zu werden? Um in einen entspannten Zustand zu kommen, eignen sich zum Beispiel geführte Visualisierungstechniken, Meditation, Tagebuchschreiben und Traumarbeit. Nachstehend finden Sie noch einige zusätzliche Empfehlungen, die Ihnen helfen sollen, Ihren Intuitions-»Muskel« zu stärken.

Versuchen Sie es mit Energieheilung.

- Es wird angenommen, dass die **traditionelle chinesische Medizin**, die Akupunktur und andere energiebasierte Behandlungen umfasst, den Fluss Ihres Chi verbessert und gleichzeitig stagnierende Energie freisetzt, da Energieblockaden zu Krankheiten beitragen können. Zugelassene Akupunkteure in Ihrer Region finden Sie im Internet.
- **Reiki** ist eine Form der Energieheilung ohne Körperkontakt. Der/die Praktizierende verbindet sich mit Ihrer Energie und löst Blockaden auf, indem er oder sie die Hände ein paar Zentimeter über Ihrem Körper bewegt. Fernheilungen sind ebenfalls möglich. Reiki-Praktizierende in Ihrer Region finden Sie über das Internet.
- **Yoga** wurde schon vor Jahrhunderten als eine Möglichkeit entwickelt, den Geist auf die Meditation vorzubereiten. Alle Yogahaltungen, Asanas genannt, können helfen, den Körper und den Geist zu entspannen. Erst im entspannten Zustand können Sie die Stimme Ihrer Intuition hören. Kundalini-Yoga ist eine spezielle Art von Yoga, die sich auf das Bewusstsein, die Förderung der Intuition und die Stärkung Ihres Energiefeldes konzentriert. Yogakurse werden von Yogastudios, Fitnesscentern oder auch Volkshochschulen angeboten. Außerdem gibt es Onlinekurse und sogar entsprechende Apps.
- **Finden Sie einen Energieheiler**, der Ihnen den Weg weist.

Durch die heutige Technologie ist es viel einfacher geworden, Energieheiler und spirituelle Lehrer zu finden und mit ihnen zusammenzuarbeiten. Wenn Sie sich nicht persönlich zu einer Therapiesitzung oder einem Kurs begeben können, gibt es Onlinekurse, -videos und -coachings. Außerdem empfehle ich Ihnen die Bücher von Donna Eden und Machaelle Small Wright [einige Titel auch in Deutsch erhältlich] oder Onlinekurse zu den Themen BodyTalk, heilende Berührungen und Matrix-Energetics.

Hören Sie auf Ihren Körper.

Wenn Sie sich in einem Entscheidungsprozess befinden, beginnen Sie damit, die Reaktion Ihres Körpers auf jede Entscheidung, ob groß oder klein, zu testen. Achten Sie darauf, ob Ihr Bauch angespannt oder entspannt ist, wenn Sie über die möglichen Ergebnisse von Entscheidungen nachdenken. Lässt das eine Ergebnis Ihr Herz rasen, während Sie beim Denken an das andere ganz ruhig bleiben? Wird Ihnen übel oder fühlen Sie sich wohl? Ihre Intuition – wie sie sich Ihnen durch körperliche Empfindungen vermittelt – kann Ihnen bei der Entscheidungsfindung helfen. Sie müssen nur die Signale erkennen.

Reduzieren Sie die Ablenkungen.

Wenn Sie eine Entscheidung treffen müssen und auf Ihre Intuition hören wollen, ist es wichtig, sich von Ablenkungen (wie Fernsehen, Radio, Computer) fernzuhalten. Um von der natürlichen Intuition Ihres Körpers zu profitieren, gehen Sie ohne Kopfhörer spazieren oder machen Sie eine Spazierfahrt, ohne das Autoradio anzuschalten. Oder Sie nehmen in aller Ruhe ein Vollbad. In solchen leeren, ruhigen Räumen wird Ihre intuitive Stimme nicht so sehr darum kämpfen müssen, gehört zu werden.

Forscher, die die intuitiven Bereiche des Gehirns untersuchen, haben herausgefunden, dass sie oft bereits die richtige Antwort kennen, bevor der Rest des Gehirns etwas davon bewusst weiß. Ihrer Intuition können Sie trauen – Sie wurden mit ihr geboren, und es gibt einfache Möglichkeiten, sie im Alltag noch stärker und präsenter zu machen. Menschen, die eine Radikalremission erfahren haben, zeigen uns, dass, wenn wir uns durch eine beängstigende Gesundheitsdiagnose bedroht fühlen, unsere Intuition oft laut und deutlich wird und mittels starker Bauchgefühle, plötzlicher Einsichten oder einer ruhigen, inneren Stimme zu uns spricht. Und obwohl in unserer Gesellschaft eine solche intuitive Führung gern als irrational abgetan wird, haben Studien gezeigt, dass sie von einem Teil unseres Gehirns kommt, der sich nur um eines kümmert: ums Überleben.

Kapitel 6

Unterdrückte Emotionen loslassen

»Wir können uns keine Zukunft erschaffen, solange wir in der Vergangenheit leben.«

JOE DISPENZA

Wenn Sie einmal versehentlich eine heiße Herdplatte berührt haben, erinnert sich Ihr Körper an den Schmerz und Sie werden danach instinktiv mehr Vorsicht beim Umgang mit Herdplatten walten lassen. Emotionale Schmerzen funktionieren auf die gleiche Weise. Ihr Geist und Ihr Körper erinnern sich an den Seelenschmerz, den Sie in einem bestimmten Moment in der Vergangenheit gefühlt haben, und diese Erinnerung wird zu Ihrem eigenen Schutz gespeichert – und manchmal auch vergraben. Das ist ein nützlicher Selbstverteidigungsmechanismus, weil er uns hilft, im Alltag zu funktionieren. Das Unterdrücken von Emotionen kann jedoch langfristig auch das Immunsystem schwächen und somit Krankheiten begünstigen und die Fähigkeit des Körpers zur Heilung behindern. So wurde zum Beispiel in einer wissenschaftlichen Studie eindeutig nachgewiesen, dass posttraumatische Belastungsstörungen mit einem erhöhten Risiko für Krebs einhergehen.[1]

Wie ich in *9 Wege in ein krebsfreies Leben* dargelegt habe, zählen zu unterdrückten Emotionen alle, an denen wir immer noch festhalten, ob negativ oder positiv, bewusst oder unbewusst. Die meisten sind jedoch negativer Natur: Stress, Angst, Trauer, Wut, Sorgen und Bedauern. Die für dieses Buch befragten Krebspatienten, die eine Radikalremission erfahren haben, glauben, dass die Befreiung von solchen Emotionen für ihre Heilungsreise von entscheidender Bedeutung war.

In diesem Kapitel gehen wir auf wichtige Aspekte zum Thema Loslassen von Emotionen ein und betrachten die kulturellen Entwicklungen, die in den letzten Jahren im Zusammenhang mit diesem Thema stattgefunden haben. Wo ein gesteigertes gesellschaftliches Interesse besteht, folgt in der Regel das wissenschaftliche Interesse, und dementsprechend geht es in diesem Kapitel auch um die neuesten Forschungsergebnisse über den Zusammenhang zwischen Emotionen und dem Immunsystem. Danach können Sie die Heilungsgeschichte von Alison lesen, einer ehemaligen Hirnkrebspatientin. Ihre Geschichte veranschaulicht auf wunderbare Weise, welche Kräfte freigesetzt werden, wenn unterdrückte Emotionen gelöst werden. In unseren Gesprächen mit Betroffenen hören wir allerdings oft, dass dies einer der schwierigsten Teile einer Heilungsreise ist, weshalb wir Ihnen am Ende des Kapitels diesbezüglich ein paar einfach umzusetzende Empfehlungen geben.

Vor mehr als zehn Jahren, als ich mich zum ersten Mal mit den Gemeinsamkeiten von Menschen mit Radikalremissionen befasste, erwartete ich, vor allem etwas über körperliche Dinge wie Ernährung, Nahrungsergänzungsmittel und Bewegung zu erfahren. Niemand war überraschter als ich, als bei jedem Gespräch dann doch wieder geistige und seelische Heilungsfaktoren im Mittelpunkt standen. Die so starke Bedeutung vergangener Emotionen und ihre Verbindung zur körperlichen Gesundheit hatte ich nicht vorausgesehen. Meine Gesprächspartner jedoch erwähnten sehr oft das Bedürfnis, emotionales Gepäck loszulassen, um vollständig zu heilen.

Die von uns interviewten ehemaligen Patienten und ihre Therapeuten vertraten allesamt die Meinung, dass »Blockaden«, ob physischer, emotionaler oder spiritueller Natur, langfristig zu Krankheit führen können, wenn sie nicht aufgelöst werden. Gesundheit wird dann erreicht, wenn alle Energien frei in und durch die verschiedenen Ebenen des Körper-Geist-Seele-Systems fließen. Dann pulsiert unsere Lebensenergie, das Chi. Menschen, die eine Radikalremission erfahren haben, betrachten Krebstumore als physische Blockaden, die gelöst werden müssen. Dazu muss die Ursache der Blockade an der Wurzel angegangen werden, sonst kann der Tumor zurückkommen. Aus diesem Grund sind solche ehemaligen Patienten sehr darauf fokussiert, alles zu beseitigen, was in ihrem Leben »feststeckt«, sei es physisch, emotional oder spirituell.

Forschungen haben immer wieder gezeigt, dass Stress das Immunsystem schwächt – ebenjenes System, das für die Erkennung und Entfernung von Krebszellen aus dem Körper verantwortlich ist. Stress wirkt sich negativ auf jede Zelle im Körper aus, nicht nur auf die Immunzellen. Glücklicherweise haben Hunderte von Studien ergeben, dass das Loslassen von Gefühlen von Stress, Wut oder Angst das Immunsystem *stärken* kann. Methoden zur Stressbewältigung mitten in einer Gesundheitskrise zu finden, kann für Krebspatienten deshalb ein wesentlicher Schritt sein.

Wie Stress ist auch Angst eine Emotion, die das Immunsystem schwächt oder »einfriert«. Angesichts der Schwere einer Krebsdiagnose kann es nicht überraschen, dass Angst eine der häufigsten Emotionen bei Krebspatienten ist. Insbesondere die Angst vor dem Tod fordert sie heraus. Auch wenn es nicht immer einfach ist, sich der Angst zu stellen, wird dies dazu beitragen, den Körper wieder ins Gleichgewicht zu bringen, während das Festhalten an der Angst dazu führt, dass sich der Körper »zusammenzieht« und eine energetische Blockade erzeugt. Alisons Geschichte, die Sie später in diesem Kapitel lesen werden, ist ein großartiges Beispiel für eine Patientin mit Radikalremission, die gelernt hat, ihre Angst zu akzeptieren und mit ihr umzugehen.

Wenn Emotionen wie Stress und Angst voll empfunden und dann vollständig losgelassen werden, kann sich der Körper so entspannen, dass die Fähigkeit des Immunsystems zur Heilung gestärkt wird. Dies lässt sich mit dem Stehen unter einem Wasserfall vergleichen: Als Reaktion auf eine Situation prasseln Emotionen auf Sie ein, fließen dann aber ab und von Ihnen weg. Wenn Sie ständig unter einem »emotionalen Wasserfall« stehen, bedeutet das, dass Sie das Leben und all seine Emotionen in der ganzen Fülle und Tiefe spüren, aber niemals emotionalen Ballast anhäufen. Auf diese Weise können Sie alles, was Sie im gegenwärtigen Augenblick empfinden, unbelastet von der Vergangenheit erleben.

Zentrale Themen und neue Erkenntnisse

In den letzten Jahren haben wir erlebt, wie der Wert des Loslassens unterdrückter Emotionen in den Vordergrund unseres kollektiven Bewusstseins gerückt ist. Es ist immer mehr akzeptabel geworden, seine Emotionen mit anderen zu besprechen und neue Wege zu finden, mit ihnen umzugehen. Einige Dinge, die in letzter Zeit in der Populärkultur in den Vordergrund gerückt sind, sind ein tieferes Verständnis von Angst und Traumata, die Bedeutung von Selbstliebe und das Aufkommen von Behandlungsmethoden wie Klopfakupressur und Eye Movement Desensitization and Reprocessing, kurz EMDR, als Werkzeuge zur Bewältigung von Traumata.

Ein tieferes Verständnis von Angst und Traumata

Jedes Mal, wenn Sie einen ängstlichen Gedanken haben, schaltet sich Ihr Selbstheilungsmechanismus aus. Stressige Emotionen wie Angst lösen in Ihrem Körper eine Stressreaktion aus, die Sie in einen Kampf-oder-Flucht-Modus versetzt, der Ihr Immunsystem hemmt. Meine Freundin und Kollegin Dr. Lissa Rankin, Autorin der Bestsellerbücher *Warum Gedanken stärker sind als Medizin* [Penguin Verlag, 2017] und *Mut zur Angst* [Kösel-Verlag 2016], scheut sich nicht, über die Rolle der Angst bei Krankheiten zu sprechen.

[zitiert aus Mut zur Angst:*] Wenn wir ein langes und gesundes Leben führen möchten, ist die Auseinandersetzung mit unserer Angst wohl wichtiger als die Frage, was wir essen, ob wir für ausreichend Bewegung sorgen, welche Vitamine wir uns zuführen und wie viele schlechte Angewohnheiten wir haben. Mir ist klar, dass die Überlegung, hinter vielen Krankheiten könnte ausufernde Angst stecken, radikal wirken mag. Ich will nicht behaupten, dass gewisse Krankheiten nicht auch biochemische*

Wurzeln haben, aber ich stelle durchaus die These auf, dass Angst uns anfällig für derlei schädliche biochemische Einflüsse macht, und vor allem, dass sich hieran etwas ändern lässt. Wir sind der Angst nicht auf Gedeih und Verderb ausgeliefert. Es ist nicht nötig, sich im Angesicht der Angst hilflos zu fühlen. Angst trägt das Potenzial in sich, von Leid zu befreien, und wenn Sie ihr das erlauben, wird Ihr Körper es Ihnen danken.

Rankin meint, wie viele andere Heiler und Heilerinnen und ehemalige Krebspatienten, dass Sie, sobald Sie bereit sind, die Herausforderungen des Lebens als Lernmöglichkeit zu betrachten, anfangen können, Ihre Ängste loszulassen und zu mehr Neugier und Selbsterkenntnis überzugehen. Zwei spezifische Ängste, die Patienten mit Radikalremission nach eigenen Angaben auf ihren Heilungsreisen zu bewältigen haben, sind vor jedem Arzttermin die Angst vor dem Ergebnis der Untersuchungen und die allgegenwärtige Angst vor dem Tod.
Beide Ängste sind real und berechtigt. Sie müssen sich jedoch durch sie nicht lähmen lassen. Stattdessen können Sie daran arbeiten, diese Ängste zu akzeptieren, und Wege finden, sie zu überwinden. Eines von Dr. Rankins »Rezepten« dafür ist die Meditation.

Wenn es Ihnen gelingt, Abstand von der Stimme Ihrer Angst zu bekommen, zum Beispiel durch Meditation, werden Sie in Ihrem Inneren einen Ort der Stille finden. Zugang zu diesem Ort absoluter Stille finden Sie, wenn Sie ganz in der Gegenwart sind. Dort existiert keine Angst. In diesem Bewusstseinszustand ist nicht einmal Ihr eigener Tod angstbesetzt.

Angst kann unser Immunsystem schwächen, aber wir können sie durch Praktiken wie Meditation zerstreuen. Wir müssen unseren Ängsten nicht zum Opfer fallen, sondern können sie als natürlichen Teil eines jeden Heilungsprozesses akzeptieren und damit umgehen. Die achtsamkeitsbasierte Stressreduktion (MBSR, Abkürzung für Mindfulness-Based Stress Reduction) ist eine wirksame Strategie, um unterdrückte Emotionen loszulassen, und ich freue mich, berichten zu können, dass die Forschung in Bezug auf das Verständnis der unzähligen Möglichkeiten, wie MBSR Ihre Gesundheit verbessern kann, weiter voranschreitet. So ergab beispielsweise eine 2014 durchgeführte Studie an Brustkrebspatientinnen, dass die Teilnahme an einem sechswöchigen MBSR-Kurs zu einer signifikanten Erhöhung der Länge und Aktivität der Telomere führte, die die Enden der DNA schützen, so ähnlich wie die kleinen Plastikkappen an den Enden von Schnürsenkeln diese vor dem Ausfransen bewahren. Mit zunehmendem Alter und mit jeder Zellteilung verkürzen sich die Telomere. Je kürzer Ihre Telomere sind, desto »älter« sind Ihre Zellen, desto älter fühlen Sie sich folglich und desto größer ist Ihr Krankheitsrisiko. Die Brustkrebspatientinnen in der erwähnten Studie profitierten nicht nur von den bekannten psychologischen Vorteilen der MBSR (zum Beispiel weniger Depression, Angst und Furcht vor einem Wiederauftreten der Krebserkrankung), sondern verbesserten auch ihre zelluläre Gesundheit durch eine erhöhte Telomerlänge und -aktivität.[2]

Wissenschaftlerinnen und Wissenschaftler verstehen zunehmend, wie sich Angst auf das Immunsystem auswirkt. Mehr und mehr werden auch die langfristigen Folgen negativer Kindheitserfahrungen erforscht, einschließlich ihrer Auswirkungen auf die Gesundheit im Erwachsenenalter.[3] Stresserfahrungen in der Kindheit können Ihre Standardreaktion auf Stress verstärken, die, wie bereits beschrieben, die Immunfunktion hemmt. Daraus ergibt sich im späteren Leben ein höheres Risiko für chronische Krankheiten.[4]

Dank der #MeToo-Bewegung befinden wir uns derzeit in einem entscheidenden Moment, in dem wir die Relevanz unterdrückter Emotionen erkennen, die auf vergangene Traumata und Übergriffe zurückzuführen sind. Angesichts der Tatsache, dass

50 Prozent der Frauen, die Opfer sexueller Übergriffe geworden sind, im Laufe ihres Lebens an einer posttraumatischen Belastungsstörung (PTBS) leiden[5] und dass eine von fünf Frauen mindestens einmal im Leben vergewaltigt wird,[6] ist es nur logisch, dass sexueller Missbrauch bei vielen Krebspatientinnen die Wurzel unterdrückter Emotionen ist. Die nachhaltige Wirkung der #MeToo-Bewegung besteht unter anderem darin, dass die Gesellschaft endlich erkannt hat, wie wichtig es für die Opfer ist, das Erlebte zu erzählen und die Hilfe zu erhalten, die sie brauchen, um ihre Emotionen zu verarbeiten. Erst dann können sie die lang gehegten Emotionen im Zusammenhang mit einem solchen Trauma loslassen. EMDR und EFT, die im Folgenden ausführlich beschrieben werden, sind zwei neue Therapien, die sich als sehr hilfreich bei der Befreiung von vergangenen Traumata erwiesen haben.

Selbstliebe

Ob Sie heutzutage eine Zeitschrift öffnen, einen Podcast anhören oder sich in den sozialen Medien umsehen, die Chancen stehen gut, dass Ihnen das Thema Selbstliebe oder Eigenliebe begegnet. Die ersten populären Bücher darüber schrieb Louise Hay, die von vielen als die Begründerin der Selbsthilfebewegung angesehen wird.

Louise heilte sich in den 1970er-Jahren auf natürliche Weise von Gebärmutterhalskrebs, indem sie ein selbst entwickeltes Programm mit Affirmationen, Visualisierungen, richtiger Ernährung und Psychotherapie anwandte. Danach widmete sie ihr Leben der Aufgabe, anderen zu helfen. Sie wollte die Menschen lehren, sich selbst zu lieben und zu schätzen und dadurch ein besseres Leben zu führen. Wenn mehr Menschen sich selbst lieben, haben sie mehr Liebe zu geben, und die Welt wird ein angenehmerer Ort. Mit den Worten von Louise: »Sich selbst zu lieben, wirkt Wunder in unserem Leben.«

In unserer von sozialen Medien besessenen Welt haben wir heutzutage rund um die Uhr Einblicke in das (hoch idealisierte) Leben von Freunden, Bekannten und Prominenten. Nur selten berichten Menschen in sozialen Medien über ihre schlechten Tage oder ihren normalen Alltag. Stattdessen neigen die meisten dazu, nur ihre Instagram-tauglichen Momente zu teilen: Urlaub am Strand, glückliche Kinder, berufliche Meilensteine, ehrenamtliche Arbeit oder faszinierende Menschen, die sie kennengelernt haben. Dieser endlose Strom der Perfektion, der uns präsentiert wird, kann zu falschen Vergleichen, Neid und Defizitgefühlen (»Ich bin nicht gut genug«) führen. Schon viele Studien haben dementsprechend aufgezeigt, dass die Nutzung von sozialen Medien zu Symptomen von Angst und Depressionen beiträgt.[7]
Als Reaktion auf diese Entwicklung erlebt derzeit die Selbstliebebewegung eine Renaissance, die dazu beiträgt, unserer natürlichen Neigung, uns mit anderen zu vergleichen, entgegenzuwirken. Suchen Sie nach Social-Media-Beiträgen mit den Hashtags #selflove und #selfcare, und Sie finden Bilder von Menschen, die sich Zeit nehmen, um etwas Besonderes für sich selbst zu tun, das ihr Glück wiederherstellt. Patienten mit Radikalremission berichten von »Medienentgiftungen«, bei denen sie ein paar Tage von den sozialen Medien Abstand nehmen, und von »Selbstliebe-Retreats« – einige Tage ganz für sich allein, um inneren Frieden zu finden. Die Verbindung mit Gefühlen der Selbstliebe und Selbstachtung wirkt sich heilungsfördernd aus.
Zu diesen (ehemaligen) Krebspatienten zählt auch Anita Moorjani, Bestsellerautorin von *Heilung im Licht* [Goldmann Verlag, 2015] und *Finde deinen Himmel auf Erden* [Arkana, 2016]. Im April 2002 war Anita Moorjani glücklich verheiratet und führte ein kosmopolitisches Leben in Hongkong, als bei ihr ein bösartiger Tumor des Lymphgewebes (Lymphom) im Stadium II diagnostiziert wurde. Sie beschloss, die Chemotherapie abzulehnen, weil in den Jahren zuvor eine gute Freundin und ein Familienmitglied trotz Chemotherapie an Krebs gestorben waren.

Stattdessen entschied sie sich für eine vierjährige Heilungsreise mit Hypnosepsychotherapie, Meditation, Gebet, Ernährungsumstellung, traditioneller chinesischer Medizin, ayurvedischer Medizin, Yoga und Naturheilkunde. Leider hielten diese Maßnahmen den Krebs nicht in Schach, und er fuhr fort, Anitas Körper zu verwüsten.

Fast vier Jahre nach ihrer ersten Diagnose war Anitas Krebs so stark gewachsen, dass sie überall am Körper toxisch bedingte Schwellungen aufwies, zu schwach war, um allein zu gehen oder sich zu bewegen, und an Bett und Rollstuhl gefesselt war. Sie hatte starke Schmerzen und musste ständig mit Sauerstoff versorgt werden. Am 2. Februar 2006 fiel Anita im Krankenhaus ins Koma, und ihre lebenswichtigen Organe versagten allmählich. Während des Komas ereignete sich etwas Seltsames: Anita war sich aller Vorgänge um sich herum schärfer bewusst, als sie es jemals im normalen Bewusstseinszustand erlebt hatte. Und das betraf nicht nur das, was sich direkt um sie herum abspielte, sondern sie war sich sogar darüber bewusst, was sich weiter entfernt von ihr abspielte. So konnte sie zum Beispiel Gespräche über ihren Zustand »hören«, die draußen im Flur, weit weg von ihrem Bett stattfanden. Sie konnte ihren Bruder »sehen«, wie er sich beeilte, um schnell ins Krankenhaus zu kommen, und sie konnte den intensiven Schmerz »fühlen«, den ihre Eltern und ihr Mann empfanden. Anita erlebte das, was Forscher eine Nahtoderfahrung (NTE) nennen. Bei einer solchen Erfahrung macht eine bewusstlose Person eine tiefgreifende spirituelle Reise durch. Es gibt auffällige Gemeinsamkeiten, von denen viele Menschen mit einer Nahtoderfahrung berichten. Dazu gehört, dass sie ein helles, weißes Licht wahrnehmen oder dass sie tiefe emotionale Einsichten haben. Anita erkannte während ihrer Nahtoderfahrung, dass ihre lebenslangen Ängste zu ihrer Krankheit beigetragen und eine vollständige Heilung verhindert hatten. Die Unterdrückung ihres wahren Selbst und ihrer Emotionen hatte sich über die Jahre als Krebs manifestiert.

Ihre Angst hatte ihre Wurzeln in dem lebenslangen Versuch, in der restriktiven indischen Kultur ihrer Kindheit allen möglichen Erwartungen gerecht zu werden. Diese Kultur erwartete von Frauen, auch von Anita, Unterwürfigkeit und Fügsamkeit, was im Widerspruch zu Anitas moderner Denkweise und unabhängigem Geist stand. Darüber hinaus bedeutete das Aufwachsen als hinduistische Sindhi-Inderin in Hongkong, wo Anita britische Schulen besuchte, dass sie beständig ein Leben zwischen mehreren Kulturen führte. Inmitten dieses Drucks, so Anita, habe sie ihr wahres Selbst aus den Augen verloren. Durch den Krebs manifestierte sich dies körperlich.

[zitiert aus Heilung im Licht:*] Ich wollte es allen Leuten recht machen und hatte Angst vor Missbilligung, egal von welcher Seite. Ich war vollkommen abgekoppelt von der Person, die ich war, und von dem, was ich sein wollte, weil mein ganzes Tun nur darauf ausgerichtet war, Beifall und Anerkennung zu gewinnen – von allen, nur nicht von mir selbst. Ich brachte mein wahres Selbst nicht zum Ausdruck, weil meine Ängste und Sorgen mich davon abhielten. Während meiner Nahtoderfahrung verstand ich, dass der Krebs keine Strafe oder irgendetwas dergleichen war. Es war einfach meine eigene Energie, die sich als Krebs manifestierte, weil es meine Ängste mir nicht erlaubten, mich als die großartige Kraft zum Ausdruck zu bringen, die zu sein ich bestimmt war.*

Durch ihre Nahtoderfahrung bekam Anita ein tiefes Verständnis dafür, dass sie bedingungslose Liebe verdient hat – dass wir *alle* diese Liebe verdienen und Teil desselben universellen Bewusstseins sind. Anita erkannte, dass sie nichts mehr zu befürchten hatte.

[zitiert aus Heilung im Licht:*] In diesem erweiterten Bewusstseinszustand während der Nahtoderfahrung erkannte ich, wie streng ich mich mein ganzes Leben lang beurteilt hatte und wie*

hart ich mir selbst gegenüber gewesen war. (...) Diese Einsichten ließen mich erkennen, dass ich nichts mehr zu befürchten hatte. Ich sah, wozu ich und wir alle Zugang haben. Und so traf ich eine einzige machtvolle Entscheidung: zurückzukommen. Diese eine in jenem erwachten Zustand getroffene Entscheidung war für sich genommen die stärkste Antriebskraft bei meiner Rückkehr.

Nachdem Anita sich entschieden hatte »zurückzukommen«, trotzte sie den Erwartungen der Ärzte mit einer raschen und vollständigen Heilung. Innerhalb von sechs Monaten verwandelte sie sich von einer Komapatientin in eine lebendige, gesunde Frau, die keine Beschwerden hatte. Anitas Fall wurde von mehreren Onkologen dokumentiert und bestätigt, von denen sich keiner ihre Genesung erklären konnte. Anita selbst glaubt, dass sie geheilt wurde, weil sie ihre Ängste losgelassen und bedingungslose Liebe angenommen hat – sowohl für sich selbst als auch für andere.

Seit 2006 ist Anita krebsfrei. Heute reist sie um die Welt und teilt ihre fesselnde Botschaft der universellen Liebe und Selbstakzeptanz mit anderen. Während eine Nahtoderfahrung bei einer Radikalremission ungewöhnlich ist, ist Anitas Botschaft, Angst und negative Glaubenssätze loszulassen und sie durch Selbstliebe zu ersetzen, unter Menschen, die eine Radikalremission erlebt haben, weitverbreitet.

Eye Movement Desensitization and Reprocessing – EMDR

Die Bevölkerungsgruppe, die am meisten von posttraumatischen Belastungsstörungen (PTBS) betroffen ist, sind ehemalige Soldaten, sogenannte Veteranen – und das aus gutem Grund. Das US-amerikanische Ministerium für Militärveteranen schätzt, dass zwischen 11 und 20 Prozent der Veteranen mit PTBS zu tun haben. Bei den Vietnamveteranen lautet die Schätzung sogar 30 Prozent.[8] Als ob dies nicht schon schlimm genug wäre, haben Forschungen gezeigt, dass Menschen, die an PTBS leiden, eine deutlich höhere Wahrscheinlichkeit haben, an Krebs zu erkranken,[9] eine Erkenntnis, die die Behandlung von PTBS umso dringlicher macht.

Das oben erwähnte Ministerium fördert eine Behandlungsmethode mit der Bezeichnung EMDR (Eye Movement Desensitization and Reprocessing – Desensibilisierung und Aufarbeitung durch Augenbewegungen) für Veteranen mit PTBS. Die Tatsache, dass das Militär sich dieser in den USA entwickelten psychotherapeutischen Methode bedient, hat ihren Bekanntheitsgrad in den letzten Jahren stark erhöht, wobei sie von Psychologen schon seit vielen Jahrzehnten praktiziert wird.

EMDR ist eine psychotherapeutische Technik, bei der die Patienten durch die Erinnerung an verstörende Bilder hindurchbegleitet werden und dabei eine beidseitige sensorische Stimulation erfahren, etwa durch Augenbewegungen von einer Seite zur anderen, durch abwechselndes Klopfen rechts und links oder akustische Signale im beidseitigen Wechsel. Dadurch wird die Aufarbeitung von dysfunktional gespeicherten Informationen, also traumatischen Erinnerungen, im Zusammenhang mit einem traumatischen Ereignis unterstützt.[10] Während einer EMDR-Sitzung mit einem ausgebildeten Psychotherapeuten erzählen Sie das erlebte Trauma im Detail, während Sie Ihre Augen regelmäßig wie ein Uhrpendel hin- und herbewegen und/oder abwechselnd Geräusche in Ihrem rechten und linken Ohr hören (denken Sie an das Videospiel Pong aus den 1980er-Jahren). Wissenschaftler erklären es sich so, dass durch das Nacherzählen der traumatischen Ereignisse, während die Aufmerksamkeit des Gehirns auf die Rechts-links-Stimulation gelenkt wird, das Gehirn neu programmiert und die traumatische Erfahrung im Gedächtnis umgestaltet wird.

Die günstige Wirkungsweise von EMDR bei PTBS ist wissenschaftlich nachgewiesen, auch wenn es bisher noch keine ganz schlüssige Erklärung gibt, *wie und warum* EMDR funktioniert.

In den letzten Jahren wurden in der EMDR-Forschung große Fortschritte erzielt, weil die Wissenschaft nun Neurobildgebungstechniken wie die Elektroenzephalografie (EEG) oder die funktionelle Magnetresonanztomografie (fMRT oder fMRI) einsetzen kann, um genau zu zeigen, wie sich diese Therapie auf das Gehirn auswirkt. Solche Studien mit Neurobildgebungsverfahren haben erwiesen, dass EMDR, so wie auch andere Therapien wie die traumafokussierte kognitive Verhaltenstherapie (TF-CBT), die Aktivitäten in der Amygdala, dem präfrontalen Kortex und dem Hippocampus des Gehirns signifikant verringern. Eine verminderte Aktivität in diesen Bereichen trägt zur Senkung des Cortisolspiegels bei.[11]

In einer anderen Studie wertete ein Forscherteam 15 Studien zu PTBS aus und stellte fest, dass EMDR gegenüber anderen Methoden wie Antidepressiva, biofeedbackgestütztes Entspannungstraining oder kognitive Umstrukturierung schneller und effektiver wirkt.[12] In einer weiteren Studie mit Brustkrebspatientinnen, die an PTBS litten, untersuchte ein italienisches Forscherteam EEG-Aufnahmen vor und nach den EMDR-Behandlungen. Dabei ergab sich, dass EMDR im Vergleich zu einer Kontrollgruppe sehr wirksam zur Linderung posttraumatischer Belastungsstörungen bei Brustkrebspatientinnen war.[13]

In einer anderen Studie, mit der man nach Wegen zur Linderung und Behandlung von Stress für Magenkrebspatienten suchte, wurden die Teilnehmer nach dem Zufallsprinzip in zwei Gruppen aufgeteilt. Die erste Gruppe von Krebspatienten wurde der Standardkrebsbehandlung unterzogen, während die zweite Gruppe die Standardbehandlung sowie zwei EMDR-Einzelsitzungen mit einer ausgebildeten Fachkraft erhielt. Die Ergebnisse zeigten eine signifikante Stressverringerung in der EMDR-Gruppe, aber keine in der Gruppe mit nur der Standardkrebsbehandlung.[14] Zusammengenommen beweisen all diese Studien, dass EMDR für Krebspatienten eine sichere und wirksame Methode ist, sich von unterdrückten Emotionen wie Stress oder Traumata zu befreien.

EFT-Klopfakupressur

Eine weitere Technik, die vielversprechende Ergebnisse bei der Linderung von Zuständen wie PTBS, Angst und Depression zeigt, ist die Klopfakupressur, auch EFT (Emotional Freedom Technique), Tapping oder Meridianklopfen genannt. Klopfakupressur ist eine Heiltechnik, die sowohl auf den Prinzipien der traditionellen chinesischen Medizin als auch der modernen Psychologie basiert. Während bei der Akupunktur der Energiefluss im Körper durch Nadelstiche in Punkten auf den Meridianen (die Energiebahnen des Körpers in der traditionellen chinesischen Medizin) verbessert wird, geschieht dies bei der Klopfakupressur durch sanftes und wiederholtes Klopfen mit den Fingerspitzen auf bestimmte Akupressurpunkte (Meridianendpunkte). Klopfen ist eine Möglichkeit, Akupunkturpunkte ohne Nadeln zu stimulieren. Während des Klopfvorgangs konzentrieren Sie sich darauf, bestimmte Emotionen oder Symptome, die mit diesem bestimmten Akupressurpunkt verbunden sind, aufzulösen.[15]
Anders als eine Akupunkturbehandlung, für die ein TCM-Arzt oder -Therapeut oder ein anderer in Akupunktur ausgebildeter Heilpraktiker aufgesucht werden muss, kann die Klopfakupressur auch eigenständig vom Patienten selbst durchgeführt werden. Das Hauptziel der Klopfakupressur besteht darin, eine negative Emotion oder ein physisches Symptom loszulassen, sei es Angst, körperlicher Schmerz, eine Erinnerung oder etwas anderes, das Sie bedrückt. Durch Abklopfen von Akupressurpunkten bei gleichzeitigem Loslösen von negativen Glaubenssätzen und deren Ersetzung durch positive Affirmationen (»Ich fühle mich wohl«) wird sowohl mit dem limbischen System des Gehirns als auch mit dem Energiesystem des Körpers gearbeitet.[16]

Wie bei EMDR gibt es auch für die EFT-Klopfakupressur inzwischen wissenschaftliche Nachweise für die Wirksamkeit, sodass diese Methode mittlerweile zunehmend auch in etablierten Mediziner- und Therapeutenkreisen Anerkennung findet. Bei

Dutzenden von Studien hat sich bestätigt, dass EFT dabei hilft, unterdrückte Emotionen zu lösen.[17, 18, 19]

Eine Gruppe von Forschern, zu der auch die renommierten EFT-Experten Peta Stapleton und Dawson Church gehörten, wollte außerdem beweisen, dass das »Klopfen« eine heilende Wirkung auf den Körper hat.[20] Bei ihrer Studie nahmen die Testpersonen an einem viertägigen EFT-Schulungsworkshop teil, der von zertifizierten Ausbildern geleitet wurde, und erlernten die Klopfakupressur durch Vorführungen, Übungseinheiten und Feedback der Ausbilder. Zusätzlich zu den umfassenden Erhebungen, die dazu dienen sollten, den psychologischen Nutzen des Workshops für die Teilnehmer zu beurteilen, wollten die Forscher die Auswirkungen von EFT auf das zentrale Nervensystem sowie das Kreislauf-, das Hormon- und das Immunsystem feststellen. Dies erfolgte durch Messung der Herzfrequenzvariabilität, der Ruheherzfrequenz, des Blutdrucks und des Cortisolspiegels sowie durch Analyse von Speichelproben.

Die Teilnehmer berichteten nach dem Workshop von einem signifikanten Rückgang ihrer Angst-, Depressions- und PTBS-Symptome sowie ihres Schmerzlevels. Stattdessen stellten sich Gefühle von Glück und Zufriedenheit bei ihnen ein. Am aufschlussreichsten waren jedoch die körperlichen Veränderungen. Im Anschluss an den EFT-Workshop waren bei den Probanden die Werte für den Cortisolspiegel, den Blutdruck und die Ruheherzfrequenz weit niedriger als vorher – alles Anzeichen dafür, dass sie den Kampf-oder-Flucht-Modus hinter sich gelassen hatten und in den Ruhe- und Reparaturmodus übergegangen waren.[21]

Bei zwei weiteren Studien wurde die Annahme untermauert, dass Klopfakupressur tatsächlich die Genexpression in gesundheitsfördernder Weise verändern kann. Wie bereits erwähnt, bedeutet das Vorhandensein eines bestimmten Gens nicht automatisch, dass das Gen exprimiert, also »eingeschaltet«, wird. Lebensstilfaktoren wie Ernährung, emotionale Muster oder Bewegungsgewohnheiten können jedoch, so hat die Epigenetik gezeigt, gesunde Gene innerhalb weniger Wochen oder sogar Tage einschalten (und ungesunde Gene ausschalten).

Eine der Studien befasste sich mit Kriegsveteranen, die an PTBS litten. Nach der Teilnahme an einstündigen EFT-Sitzungen einmal wöchentlich über einen Zeitraum von zehn Wochen ergab sich bei den Teilnehmern im Vergleich zu einer zunächst noch nicht behandelten Wartegruppe eine signifikante Veränderung in der Expression von sechs Genen, die mit der Reduzierung von Entzündungen und der Stärkung des Immunsystems zusammenhängen. Und vielleicht noch wichtiger für die Betroffenen war, dass sich bei den Veteranen, die die EFT erhielten, das Ausmaß der posttraumatischen Symptome um 50 Prozent verminderte.[22]

In einer zweiten kleinen Pilotstudie wurden die Auswirkungen einer einzigen einstündigen EFT-Sitzung untersucht. Die Forscher fanden heraus, dass sich die Expression von 72 Genen, die mit der Verbesserung der Immunität und der Verringerung von Entzündungen verbunden sind, nach nur einer Klopfsitzung signifikant veränderte. Sie analysierten sowohl Blut- als auch Speichelproben der Teilnehmer und stellten fest, dass viele verschiedene Gene betroffen waren, darunter solche, die die Synthese roter und weißer Blutkörperchen, die Stoffwechselregulierung und die Unterdrückung von Krebstumoren steuern. Diese kleine, aber vielversprechende Studie zeigt die potenzielle Kraft der Klopfakupressur, um erhebliche gesundheitsfördernde Veränderungen der genetischen Expression zu erreichen.[23]

Speziell zu EFT und Krebs wurden zwar nur wenige Studien durchgeführt, aber eine Studie ergab, dass EFT dazu beiträgt, die Nebenwirkungen von bestimmten Hormontherapien bei Brustkrebs zu vermindern. Dies ist wichtig, weil unerwünschte Nebenwirkungen für viele Frauen der Grund sind, diese Medikamente wieder abzusetzen, was letztendlich zum Wiederauftreten der Krebserkrankung führen kann. In der erwähnten Studie nahmen die Teilnehmerinnen an einem EFT-Kurs teil, in dem sie drei Wochen lang drei Stunden pro Woche Anleitungen zu EFT erhielten.[24] Vor Kursbeginn sowie sechs und zwölf Wochen nach Kursende füllten sie eine Reihe von Fragebögen aus. Daraus ergab sich, dass die Studienteilnehmerinnen nach dem Kurs einen deutlichen Rückgang von Angstzuständen, Depressionen, Müdigkeit und Hitzewallungen verzeichnen konnten.

Nick Ortner, Autor des Buches *Tapping: Leben ohne Stress*, hat sein Leben der Aufgabe gewidmet, die Klopfakupressur für jedermann verfügbar zu machen. In Studien hat sich gezeigt, dass das Klopfen die Amygdala (das Stresszentrum des Gehirns) beruhigt und den Cortisolspiegel (Cortisol ist das »Stresshormon«) nach unten reguliert – beides stärkt das Immunsystem und erhöht seine Fähigkeit, Krebszellen zu eliminieren.[25] Durch das Beruhigen der Amygdala wird die Stressreaktion unterbrochen und die Gehirnsynapsen können neu verdrahtet werden, sodass eine angemessenere emotionale Reaktion auf eine bestimmte Situation möglich ist.[26] Über EFT schreibt Nick:

Heutzutage wird die Kampf-oder-Flucht-Reaktion selten durch eine physische Bedrohung aktiviert. Meistens wird sie durch eine negative Erinnerung oder negative Gedanken ausgelöst, die ihre Wurzeln in vergangenen Traumata oder konditioniertem Lernen aus der Kindheit haben. Wenn Sie an etwas denken, das Ihnen Angst macht oder andere unangenehme Gefühle verursacht, löst der Gedanke den »Feueralarm« der Amygdala aus. Führen Sie aber bei einem solchen Auslösen Ihrer Kampf-oder-Flucht-Reaktion eine Akupressur durch, senden Sie die Botschaft, dass die Amygdala sich beruhigen kann, auch wenn der bedrohliche Gedanke noch vorhanden ist. Wird dies wiederholt geübt, lernt der Hippocampus, dass das, was zuvor als »gefährlich« eingestuft wurde, in Wirklichkeit keine Bedrohung darstellt.

Forscher fangen gerade erst an, die Vorteile der EFT-Klopfakupressur zu verstehen und zu messen, aber diese ersten Studien zeigen, dass die Methode ein schneller und effektiver Weg ist, unterdrückte Emotionen loslassen zu können, das Immunsystem zu stärken und die Genexpression dahingehend zu verändern, dass sie gesundheitsfördernder ist. Aufgrund des breiten Anwendungsbereichs, der einfachen Handhabung und der schnellen Ergebnisse ist Klopfen auch für Krebspatienten, die sich von unterdrückten Emotionen befreien möchten, zu einer Therapie der ersten Wahl geworden.

Traumabewältigung innerhalb einer Gruppe

Nicht alle Techniken zur Bewältigung unterdrückter Emotionen werden bei allen Menschen funktionieren. Jeder muss seinen eigenen Weg finden – vielleicht durch die Teilnahme an einem Meditations-, MBSR- oder Akupressurkurs, durch Schlagen auf ein Kissen oder durch Trommeln. Manche tun sich in einer Gruppe leichter, Emotionen loszulassen. Wer beispielsweise gerne Musik macht, kann sich nach einer Musiktherapiegruppe umsehen.

Vor einigen Jahren hat es sich eine Gruppe von Forschern zur Aufgabe gemacht festzustellen, ob solche Musiktherapiegruppen einen messbaren psychologischen oder physiologischen Nutzen haben. Im Rahmen der Forschungsstudie nahmen Probanden an einem zehnwöchigen Trommelkurs teil, der einmal wöchentlich stattfand. Die Forscher wollten herausfinden, ob die Kursteilnehmer im Vergleich zu einer Kontrollgruppe, die an anderen wöchentlichen sozialen Aktivitäten teilnahm, Symptome von Depression, Angst und geringer sozialer Belastbarkeit verbessern konnten.[27] Beeindruckenderweise machten sich in der Trommlergruppe – aber nicht in der Kontrollgruppe – bereits nach sechs Wochen signifikante Symptomverbesserungen bemerkbar. Und diese positiven Wirkungen konnten auch noch drei Monate *nach* Ende des Trommelkurses festgestellt werden.

Die Forscher nahmen außerdem Speichelproben der Teilnehmer, um zu analysieren, ob der Trommelkurs auch zu körperlichen

Veränderungen führte. Sie maßen den Zytokin- (Immunzellproteine, die Entzündungen reduzieren) und den Cortisolspiegel der Teilnehmer und stellten fest, dass sich nach Beendigung des zehnwöchigen Kurses das Stress- und Entzündungsniveau der Probanden signifikant verringert hatte – gute Nachrichten für jeden, der sich ein stärkeres Immunsystem wünscht. Es wäre nun noch interessant herauszufinden, vielleicht mittels einer weiteren Studie, ob die Ergebnisse auch dann so positiv wären, wenn die Studienteilnehmer das Trommeln im Einzelunterricht erlernen würden anstatt in einer Gruppe.

Eine ehemalige Krebspatientin, die versucht hat, ihre unterdrückten Emotionen auf vielerlei Weise zu lösen – auch durch Trommeln – ist Caryn Murray. Sie hatte Blinddarmkrebs und hat ihn überlebt. Caryn ist ausgebildete Schamanin und lebt in Chicago. Seit mehr als 20 Jahren befasst sie sich mit der Verbindung zwischen Körper und Geist. Im Jahr vor ihrer Diagnose machte Caryn eine schmerzhafte Scheidung durch, musste Konkurs anmelden und außerdem noch umziehen, um sich um ihre alte Mutter zu kümmern, die schwer an Parkinson erkrankt war und unter Demenz litt. Caryns zwei erwachsene Kinder im Alter von 20 und 22 Jahren waren zu dieser Zeit auf dem College.

Nach diesen für Caryn extrem schwierigen anderthalb Jahren wurde 2013 bei ihr Blinddarmkrebs im Stadium IV diagnostiziert, der gleiche Krebs, mit dem Bob (den Sie in Kapitel 3 kennengelernt haben) konfrontiert war. Caryns Behandlung begann mit einer Notfalloperation zur Entfernung der schon sehr großen Tumore, die auf ihre Bauchorgane drückten. Danach wollte Caryn von den Ärzten wissen, ob sie nun versuchen könne, den Krebs auf natürliche Weise zu heilen, was diese aber verneinten – der Krebs sei schon zu weit fortgeschritten und sie müssten sofort handeln.

Caryn ließ vier Blöcke Chemotherapie im Zeitraum von drei Monaten über sich ergehen und unterzog sich danach einer zwölfstündigen HIPEC-Operation. Darüber hinaus schloss sie alle zehn Radikalremissionsfaktoren in ihren persönlichen Heilungsplan mit ein, wobei das Loslassen unterdrückter Emotionen ihr besonders schwerfiel.

Die Lösung von unterdrückten Emotionen ist ein spannendes Thema. Als ausgebildete Schamanin ging ich auf meine ganz eigene Reise, bei der mich CDs mit Trommelmusik unterstützten. Während einer bestimmten Sitzung offenbarte sich mir ein einst von mir geschlossener »Seelenvertrag«, der mir gar nicht bewusst gewesen war und der mich viel Lebenskraft gekostet hatte. Nun aber konnte ich ihn durch einen neuen Seelenvertrag ersetzen, der mir half, gesund zu werden.

Während der Jahre der Heilung, die auf ihre konventionelle Behandlung folgten, arbeitete Caryn mit zahlreichen Energieheilern zusammen:

Ich arbeitete mit einem EnergyTouch-Therapeuten, um die Kernemotion zu identifizieren, die mit meiner Krebsdiagnose verbunden ist – Scham! Das Gewahrwerden dieser Scham erlaubte mir, mich selbst zu betrachten und der Frage nachzugehen, wie ich eigentlich für mich sorgte. Ich merkte, dass ich mich mehr um andere kümmerte als um mich selbst und entsprechend erschöpft war. Ich gab immer nur, war Pflegerin, Mutter ... für andere. Ich musste lernen, mir denselben Grad an Fürsorge zuteilwerden zu lassen wie anderen Menschen. Ich musste alte Muster durchbrechen und beginnen, mich selbst so zu lieben, wie ich meine Kinder liebe.

Caryn blickte zurück in ihre Kindheit, um zu sehen, welche emotionalen Muster sie als Teil ihrer Heilungsreise loslassen musste.

In meinem Elternhaus bekam ein Kranker oder eine Kranke sehr viel Aufmerksamkeit. Während meiner Selbstheilung konnte ich erkennen, dass ich meine Krankheit nutzte, um die Aufmerksamkeit und Fürsorge zu bekommen, nach der ich mich verzweifelt sehnte. Ich sagte deshalb wiederholt und laut zu mir: »Ich habe nicht mehr das Bedürfnis, meinen Zustand zu nutzen, um Liebe und Zuwendung zu erhalten.« Für eine Heilung ist es sehr wichtig, zum Kernthema zu gelangen, das den Energie- oder Prana-Fluss im physischen Körper eines Menschen blockiert, wodurch »Krankheit« in unsere Erfahrung eindringen kann.

Es ist nun mehr als sechs Jahre her, dass bei Caryn Blinddarmkrebs im Stadium IV diagnostiziert wurde, der eine 5-Jahres-Überlebensrate von weniger als 25 Prozent aufweist. Durch die Kombination neuartiger medizinischer Behandlungen wie der HIPEC-Operation mit den zehn Radikalremissions-Heilungsfaktoren, darunter die Befreiung von Schamgefühlen aus der Vergangenheit, kann Caryn heute entgegen aller Prognosen ein gesundes, normales Leben führen. Jetzt gibt sie anderen Krebspatienten als zertifizierte Radikalremissions-Workshop-Leiterin und Gesundheitstrainerin etwas zurück.

Eine weitere Patientin mit einer Radikalremission, die heute der Ansicht ist, dass die Befreiung ihrer unterdrückten Emotionen der Schlüssel zu ihrer Genesung war, ist Alison, eine lebhafte Frau aus dem ländlichen Colorado. Alison führt ihre Genesung von einem seltenen Hirntumor im Endstadium vor allem auch auf die emotionale Arbeit zurück, die sie zur Bewältigung ihres Kindheitstraumas geleistet hat. Daneben setzte sie aber auch die anderen neun Heilungsfaktoren um.

ALISONS GESCHICHTE

Für die 48-jährige Alison Gannett schien 2013 zunächst alles perfekt zu laufen. Die Profi-Mountainbikerin und Weltmeisterin im Extrem-Freeskiing arbeitete hauptberuflich als Klimawissenschaftlerin und war im Nebenjob als Leiterin von Outdoor-Abenteuern für Frauen tätig. Das Glück perfekt machte die idyllische 30-Hektar-Farm, auf der sie mit ihrem Mann lebte und Bioprodukte anbaute.

Doch dann hatte Alison immer öfters körperliche und geistige Ausfallerscheinungen, die sie sich nicht erklären konnte. Als sie schließlich beim Braten von Speck fast das Haus in Brand steckte, brachte ihr Mann sie in die Notaufnahme. Sie (und die Ärzte nicht minder) waren extrem schockiert, als bei den Untersuchungen ihres Gehirns ein Tumor von der Größe eines Baseballs entdeckt wurde. Plötzlich war aus Alison eine Krebspatientin geworden, mit einem Hämangioperizytom, einer sehr seltenen Art von Hirnhauttumor.

Alisons Ärzte sagten ihr, sie müsse operiert, chemotherapeutisch behandelt und bestrahlt werden, und danach wäre alles wieder »wunderbar«. Ihre Intuition sagte ihr jedoch, dass die Ärzte nicht ganz offen zu ihr waren, und so fing sie selbst an zu recherchieren, um herauszufinden, was »wunderbar« bei ihrer Krebsart bedeutete. Sie las alles, was sie im Internet finden konnte, und musste feststellen, dass der Standardbehandlungsplan aus Operation, Chemotherapie und Bestrahlung ihr mit großer Wahrscheinlichkeit zu nicht sehr viel mehr Lebenszeit verhelfen würde, dafür aber zu schwerwiegenden Nebenwirkungen wie dem Risiko, an einem sekundären Krebs zu erkranken. So hatte sich Alison das nicht vorgestellt. Ihr Traum, ein glückliches langes Leben mit ihrem Mann zu führen und irgendwann an Altersschwäche zu sterben, schien sich in Luft aufzulösen. Nach der Diagnose war Alisons erste Reaktion Schock, gefolgt von Nichtwahrhabenwollen. Ihre Gründe für das Leben waren zu stark, als dass sie die düstere Prognose akzeptieren konnte. Sie dachte: »Ich werde kein Opfer sein. Ich will weiterleben und ich muss herausfinden, wie ich das schaffen kann.«

Da der Tumor auf die Durchblutung des Gehirns drückte und dadurch jeden Moment die Gefahr bestand, dass er sie töten könnte, stimmte Alison einer sofortigen Operation zu. Leider konnten die Chirurgen aber nicht all die kleinen Tumore entfernen, die sich in der Umgebung des Haupttumors gebildet hatten. Noch beunruhigender war, dass das Gehirn bei der Operation leicht verletzt wurde und die Ärzte nun vorerst von einer Chemotherapie oder Bestrahlung abrieten, da das Gehirn sich erst ein paar Monate erholen müsse. Alison betrachtete dies allerdings als Segen, da ihr dadurch eine zusätzliche Zeitspanne zuteilwurde, in der sie ausgiebig weiterrecherchieren konnte.

Bei ihren Nachforschungen las Alison, dass die durchschnittliche Überlebenszeit für diese Krebsart, unter der sie litt, bei einer konventionellen Behandlung 6,8 Monate betrug. Jedes Mal, wenn sie diese deprimierende Statistik sah, dachte sie darüber nach, wie sie die letzten sechs oder sieben Monate ihres Lebens verbringen wollte. Schließlich entschied sie, dass sie ihre Restlebenszeit jedenfalls nicht damit vergeuden wollte, sich sinnlosen Behandlungen zu unterziehen. Stattdessen, so ihr Vorsatz, würde sie ein wenig an der Statistikschraube drehen, indem sie sich selbst heilte. Entgegen dem Rat der Ärzte lehnte Alison die Chemotherapien und Bestrahlungen sowie eine Folgeoperation zur Entfernung der kleineren Tumore ab.

Alison vertiefte sich immer weiter in die Materie, um einen anderen Weg zurück zur Gesundheit zu finden. Irgendwann stieß sie auf Dr. Nasha Winters, eine Ärztin, die sich auf Naturheilkunde spezialisiert hatte (N. D.) und Mitglied des American Board of Naturopathic Oncology (FABNO) war, die ihr von nun an auf dem Heilungsweg zur Seite stehen sollte. 25 Jahre zuvor war bei Dr. Winters ein Ovarialkarzinom im Endstadium diagnostiziert worden, aber dank einer Radikalremission war sie immer noch am Leben und half jetzt anderen Krebspatienten, einen eigenen, selbstbestimmten Weg zur Heilung zu finden. Winters war eine Verfechterin der Theorie, dass eine Krebserkrankung metabolische, also im Stoffwechsel begründete, Auslöser hat. Sie versuchte im Zusammenwirken mit Alison die wahrscheinlichen Ursachen von deren Krebserkrankung herauszufinden, und empfahl ihr dann eine facettenreiche Heilungsstrategie, einschließlich der Beseitigung der bei ihr vorliegenden Grundursachen der Krebsentstehung sowie diverser toxinfreier Behandlungen. Alison erinnert sich folgendermaßen an diese Zeit:

Als mir die Diagnose gestellt wurde, hatte ich eine kurze Phase, in der ich mich viel mit dem Tod beschäftigte und Panik und Todesangst hatte. Aber nachdem mir Dr. Winters vermittelt hatte, dass Krebs heilbar ist, wenn die Grundursachen angegangen werden, schöpfte ich wieder Hoffnung, dass mein Körper in der Lage sein würde, sich selbst zu heilen.

Durch die Therapiearbeit mit Dr. Winters reifte in Alison die Erkenntnis, dass vermutlich eine Vielzahl von Faktoren zu ihrem Krebs geführt hatte. So erfuhr sie zum Beispiel, dass sie ein unausgeglichenes Mikrobiom hatte, das höchstwahrscheinlich auf die jahrelange Einnahme von Antibiotika nach mehrfachen Knieoperationen zurückzuführen war, was für Profisportler nicht ungewöhnlich ist. Außerdem war ihr Immunsystem geschwächt, möglicherweise aufgrund von den häufigen Ohr-, Brust- und Nasennebenhöhleninfektionen in ihrer Kindheit und einer Schwermetallvergiftung durch Trinkwasser. Bei einem Gentest wurde darüber hinaus festgestellt, dass Alison genetische Anlagen hatte, aufgrund derer sie Milchprodukte, Getreide und gesättigte Fette nicht gut verarbeiten konnte. Dementsprechend litt sie, wahrscheinlich schon ihr Leben lang, an einer minderschweren Darmentzündung und einem durchlässigen Darm. Weitere ursächliche Faktoren waren verschiedene Viren, denen sie im Laufe ihres Lebens ausgesetzt gewesen war (zum Beispiel dem Epstein-Barr- Virus und dem Zytomegalievirus), sowie prädiabetische Blutzuckerwerte. Der jahrelange Leistungssport hatte zu massiven Entzündungen und adrenaler Erschöpfung – einer Nebennierenschwäche – geführt, die noch verstärkt wurden durch die Umwelthormone, wie sie durch das Trinken aus Plastikflaschen aufgenommen werden. Solche hormonaktiven Substanzen belasteten Alisons Schilddrüse und hatten ein hormonelles Ungleichgewicht zur Folge.

Alison glaubt heute auch, dass eine weitere wichtige Ursache ihrer Krebserkrankung mit der lebenslangen Stressbelastung aufgrund ihres starken Ehrgeizes zu tun hatte. Bei den Labortests zeigte sich dies in Form erhöhter Cortisolwerte. Ein hoher Cortisolspiegel fördert die Insulinproduktion und kann damit wiederum den Glukosespiegel in die Höhe treiben. Glukose, der bevorzugte Brennstoff des Krebses, wird also eben nicht nur aufgrund der Zufuhr zuckerhaltiger Nahrungsmittel, sondern auch bei Stressbelastung gebildet. Laut Alison begann der Stress bei ihr bereits in der Kindheit, als Tochter eines alkoholkranken Vaters, der sich ihr gegenüber gleichgültig zeigte. Durch ihr Streben nach Perfektion setzte sie sich im Erwachsenenalter dann selbst unter Druck.

Ich war eine fette, trottelige Mathestreberin. Als Kind wurde ich gehänselt, und ich glaube, das habe ich dann letztendlich überkompensiert, indem ich Weltmeisterin im Extremskifahren wurde. Ich wollte es allen zeigen und ihnen sagen: »Seht her, wie großartig ich jetzt bin.«

Zu diesen mentalen und emotionalen Stressoren kam noch ein durch Bluttests festgestellter Mangel an bestimmten Vitaminen und Mineralien hinzu. Durch Gentests erfuhr Alison, dass sie mit einer genetischen Variation geboren wurde, die die Aufnahme des Vitamins D_3 erschwert, eines für das Immunsystem und die Hormonregulierung lebenswichtigen Vitamins.

Da so viele Faktoren potenziell zu ihrem Krebs geführt hatten, war Alison nun klar, dass sie sich mit *all* diesen Faktoren befassen musste, um gesund zu werden, mit einem war es nicht getan. Sie folgte der Empfehlung von Dr. Winters, sich mit den sogenannten »Terrain Ten« zu befassen, die vieles mit den zehn Radikalremissions-Heilungsfaktoren gemeinsam haben (Anmerkung: Mehr über Dr. Winters' Terrain Ten erfahren Sie aus ihrem Buch *Stoffwechsel in Balance – Krebs ohne Chance* [riva 2018]). Alison nahm Veränderungen in den Bereichen Ernährung, Schlaf, Nahrungsergänzungsmittel, Bewegung, Darmgesundheit, Entgiftung, Behandlung von Viren, Meditation, Genetik/Epigenetik und emotionales und spirituelles Leben vor. Letztendlich ist sie jedoch davon überzeugt, dass Kindheitstraumata und ihr Muster von lebenslangem Stress die Hauptursachen ihrer Krebserkrankung und damit die wichtigsten Faktoren bei ihrer Heilung waren.

Es ist wie beim Zwiebelschälen. Man kann sich die Radikalremissionsfaktoren als Schichten vorstellen, die man eine nach der anderen abschält. Wenn ich nur meine Ernährung umgestellt, aber nichts an meinem Stressniveau geändert hätte, würde ich den Krebszellen immer noch potenziellen Treibstoff geben, weil sich diese nämlich von Glukose, Fruktose und anderen Kohlenhydraten nähren. Indem ich ein »Stressaholic« war, gab ich dem Krebs, was er brauchte, und davon musste ich wirklich wegkommen. Ich behandelte mich selbst mit EFT und Meditationen. Außerdem nahm ich Stressberatung, Psychotherapie und einen Vollzeit-Meditationscoach in Anspruch. Das alles sollte mir dabei helfen, mich mit meiner Vergangenheit auseinanderzusetzen, mich nicht mehr um die Zukunft zu sorgen und mich darauf zu konzentrieren, den Kopf frei zu bekommen und den gegenwärtigen Augenblick zu genießen.

Während ihres Heilungsprozesses glaubte Alison immer mehr, dass das Kindheitstrauma ein großer Teil ihres Krankheitsprozesses war. Durch ihre Bereitschaft, sich mit ihrer schmerzlichen Vergangenheit auseinanderzusetzen, entdeckte Alison viele unterdrückte Gefühle von Trauer und Scham bei sich.

Es ist schwer, ein emotionales Trauma zu bewältigen. Für mich war das wahrscheinlich der schwierigste Teil dieses aufreibenden Prozesses. Ich hatte mich früher noch gar nie damit befasst, obwohl das so enorm wichtig gewesen wäre. Viele Leute beschäftigen sich nicht mit den Emotionen, die möglicherweise mit ihrer Krebserkrankung in Zusammenhang stehen. Bei mir hatte der Umgang mit meinen Emotionen darin bestanden, eine Festung um mich herum zu bauen und für den Rest der Welt unzugänglich zu sein. Ich hatte nie wirklich versucht, mein Kindheitstrauma zu bewältigen. Stattdessen hatte ich einfach all diese Schmerzen in verschiedenen Teilen meines Körpers gespeichert.

Alison lernte zu verstehen und zu schätzen, dass ihre unterdrückten Emotionen aus der Kindheit ihre Berufsentscheidungen (Extremsportlerin, Unternehmerin, engagierte Wissenschaftlerin) ebenso wie ihre ungesunden Überlebensmechanismen geprägt hatten:

Ich war das Kind eines Alkoholikers, und ich hatte es überhaupt noch nicht verarbeitet, wie es damals war, in dieser Situation aufzuwachsen. Als Jugendliche kompensierte ich meinen Kummer in der Regel mit Süßigkeiten und anderem Essen und wurde dicker und dicker. Das war meine Art, mit dem Trauma umzugehen. Dann, als junge Frau, entdeckte ich den Sport einerseits als Möglichkeit zum Abnehmen und andererseits als Möglichkeit, buchstäblich vor meinen Problemen davonzufahren. Wenn man sich sportlich verausgabt und dabei regelmäßig in einen Zustand der Euphorie gerät, wird man süchtig danach und sieht gar keine Veranlassung mehr, sich mit irgendetwas von früher auseinanderzusetzen.

Die Verarbeitung der unterdrückten Emotionen aus ihrer Kindheit und das Erlernen eines besseren Umgangs mit Stress waren die Schlüssel zu Alisons Genesung. Langsam lernte sie, ihre Emotionen auf eine gesündere Art und Weise zu bewältigen, einfühlsamer zu werden und neue emotionale Gewohnheiten zu schaffen, was letztendlich auch ihrer Gesundheit zugutekam.

Ich musste lernen, mit der Trauer und dem Schmerz umzugehen. Es ist wirklich wichtig, Gefühle zu verarbeiten, anstatt sie zu vermeiden. Als ich zum Beispiel dieses Jahr wegen des Todes eines Haustieres sehr traurig war, gab ich mich meiner Trauer richtig hin, während ich sie früher einfach »weggedrückt« hätte. Ich habe gelernt, mich in die Emotionen hineinzufühlen und das Verlassenwerden von früher noch einmal nachzuempfinden, den Verlust wirklich zu erleben. Ich konnte nie richtig Kind sein, musste immer Mutteraufgaben übernehmen, während meine Mutter die Vater- und Mutterrolle gleichermaßen übernahm. Es gab Missbrauch in der Familie, Suchtverhalten, bipolare Störungen und Depressionen. Es wurden keine Gefühle gezeigt, und alle taten so, als wäre der Elefant im Wohnzimmer gar nicht da. Ich erinnere mich, dass ich mich nach der Schule oft ins Badezimmer verkroch und weinte. Diese Erfahrungen sind jetzt meine besten Lehrer geworden, denn dass ich mich ihnen gestellt habe, hat mich stärker gemacht. Und sie ermöglichen es mir auch, mich in die Leiden anderer Menschen hineinzuversetzen und sie bei ihrer Heilungsreise unterstützen zu können.

Während sie sich durch ihre unterdrückten Emotionen arbeitete, schenkte Alison auch den anderen neun Heilungsfaktoren für eine Radikalremission ihre Aufmerksamkeit. Sie konnte starke Gründe für das Leben ins Feld führen, darunter ihren Mann, ihre Familie (Mutter und drei Geschwister), ihre Freunde, ihre idyllische Farm und ihr neu gefundenes Interesse an maßgeschneiderter Krebsernährung. Die Freunde und Familienmitglieder boten ihr in der Genesungszeit starke soziale Unterstützung und eilten bei Bedarf herbei, um zu helfen. Als Profisportlerin, die auch ehrgeizig im Beruf war und Stress immer durch noch mehr Stress zu bewältigen versucht hatte, entdeckte Alison nun plötzlich, dass für ihren Heilungsprozess weniger mehr war. Diese Lektion lernte sie auf die harte Tour.

Sobald es mir irgend möglich war, begann ich wieder mit Läufen über lange Distanzen. Das war aber völlig falsch. Offensichtlich hatte ich nichts gelernt. Weil ich solche Angst vor der Diagnose hatte, wollte ich schon wieder vor meinen Problemen davonlaufen. Als Resultat schnellten sämtliche Entzündungswerte und Krebsmarker im Blut erst einmal in die Höhe.

Alison musste lernen, Langstreckenlauf, Mountainbiken, Skilanglauf und andere Extremsportarten durch langsamere Bewegungsarten wie Wandern in der Natur, Surfen im Meer und Stehpaddeln auf Flüssen zu ersetzen. Ihr dringend benötigtes Vitamin D_3 bekam sie auch damit (Alisons genetische Variation, die ihre Vitamin-D-Absorption hemmte, bedeutete, dass sie mehr Zeit im Sonnenlicht verbringen musste als andere Menschen, um die Vitamin-D_3-Bildung anzuregen).
Die Natur wurde Alisons »Kirche«, indem sie ihre Aufenthalte im Freien nutzte, um ihren Geist zu klären. Während ihrer Heilungsreise fing sie auch an, regelmäßig zu meditieren und spirituell zu wachsen. Inspiriert von ihrem neuen Meditationslehrer, lotete Alison verschiedene Religionen und Arten von Spiritualität aus und begann, Göttlichkeit als Liebe zu begreifen und alles und jeden mit so viel Liebe zu behandeln, wie sie konnte. Sie beschreibt diesen neu gewonnenen Frieden und das Gefühl der liebenden Güte wie folgt:

Durch den Krebs habe ich meine Beziehungen zu meinen Freunden und meiner Familie zum Besseren verändert. Ich bin einfach ein anderer Mensch. Ich war früher sehr zäh und überhaupt nicht verletzlich. Jetzt bin ich es auf eine gute Art und Weise geworden. Ich bin weicher. Ich bin weniger »Kapitänin meines Schiffes« und mehr ein »Teil des Ozeans«.

Unter Dr. Winters' sorgfältiger Anleitung spielten Nahrungsergänzungsmittel eine wichtige Rolle bei Alisons Genesung. Bis heute nimmt sie zahlreiche Ergänzungsmittel ein, wie Boswellia zur Reduzierung von Entzündungen, Vitamin D_3 zur Stärkung des Immunsystems, Melatonin für den Hormonhaushalt und Bifidobakterien für das Mikrobiom. Während ihrer Genesungszeit kamen noch ein paar weitere Nahrungsergänzungen hinzu, um Alisons Körper von Infektionen, Viren und Schwermetallen zu entgiften.
Die Ernährungsweise war eine weitere wichtige Änderung für Alison. Sie hatte immer geglaubt, dass sie sich optimal ernährte, nämlich vegetarisch und mit vielen Vollkornprodukten. Aber genau dieses Übermaß an Kohlenhydraten könnte nach der Theorie, Krebs sei eine metabolische Entgleisung, also eine Stoffwechselkrankheit, zu ihrem Krebs beigetragen haben. Alison beschreibt es so:

Auf meiner kleinen Farm baute ich Getreide an, mein Hauptnahrungsmittel. Ich dachte: »Ich bin Profisportlerin und ernähre mich von selbst angebauten Produkten – gesünder kann man ja fast nicht leben.« Aber als ich mich mit Dr. Winters über mein Blutbild unterhielt, wurde mir schnell klar, dass ich durchaus kein Paradebeispiel für eine gesunde Lebensführung war.

Alisons detaillierte Blutuntersuchung ergab, dass ihre Protein-, Albumin- und Ferritinwerte gefährlich niedrig waren, und deshalb war es wichtig für sie, wieder mehr Proteinquellen in ihre Ernährung aufzunehmen. Sie erfuhr, dass ihr Hirntumor möglicherweise zucker- und fruktosebedingt war und dass sich Krebs im Allgemeinen von Fruktose, Glukose und anderen Kohlenhydraten ernährt. Deshalb entschloss sich Alison, einen Monat lang eine sogenannte ketogene Diät zu machen, die arm an Kohlenhydraten ist. Unter der ärztlichen Beobachtung von Dr. Winters begann sie, ihren Glukose-Keton-Index (GKI) genau zu überwachen. Vier bis sechs Stunden nach jeder Mahlzeit testete sie mit einem Fingerstichtest ihren Blutzuckerspiegel und die Menge der Ketonkörper im Blut. So konnte sie feststellen, wie ihr Körper die Nahrung verstoffwechselt.

Alison ließ außerdem weitere genetische Tests durchführen. Dabei stellte sich heraus, dass ihr Körper Milchprodukte nicht gut verwertet. Schon kleinste Mengen davon treiben ihren Blutzuckerspiegel in die Höhe und lassen den Ketonkörperwert abstürzen, was laut der Annahme, Krebs sei eine Stoffwechselerkrankung, den Krebs nährt. Weitere genetische Variationen bei Alison haben zur Folge, dass ihr Körper auch Koffein, Catechine (enthalten zum Beispiel in grünem Tee), Kohlgemüse sowie gesättigte Fettsäuren nicht gut verträgt.

Im Laufe der Zeit sammelte Alison immer mehr Wissen über potenzielle Krebsursachen und lernte, wie ihr Körper auf bestimmte Nahrungsmittel, Bewegung und andere Behandlungen reagiert. Sie änderte ihre Lebensweise in Übereinstimmung mit ihren neuen Erkenntnissen, überwachte ihre Fortschritte und nahm mit ihrem Heilungsteam noch weitere Anpassungen vor. Sie wollte ihre eigene sachkundige Gesundheits-CEO werden und verlor ihr Ziel der vollständigen Remission nie aus dem Auge. »Testen, beurteilen und angehen. Nicht raten« ist das Motto von Dr. Winters, das Alison auch zu ihrem eigenen Motto machte. Und so lässt sie ihr Blut nun schon seit sechs Jahren jeden Monat auf rund hundert Marker testen und will dies auch in Zukunft so handhaben.

Alison nahm sich für die Zusammenstellung ihres Heilungsteams ausreichend Zeit. Sie arbeitet mit Spezialisten aus verschiedenen Fachbereichen zusammen, darunter sind ein Onkologe, der einen Schwerpunkt auf Neurologie setzt, drei Neurochirurgen, eine Neurologin, zwei Naturheilkundler, drei Allgemeinmediziner, eine Psychotherapeutin, ein Massagetherapeut, eine EFT-Trainerin, eine Traumatherapeutin, ein Meditationslehrer und eine Akupunkteurin. Sie war schockiert darüber zu erfahren, dass Ärzte in den USA nicht berechtigt sind, ihren Patienten alternative Krebsbehandlungen, die nicht zum »Behandlungsstandard« gehören, vorzuschlagen. Tun sie es doch, laufen sie Gefahr, ihre Approbation zu verlieren. Alison glaubt zwar, dass ihre konventionell praktizierenden Ärzte genauso wichtig sind wie der Rest des Teams, aber sie hat gelernt, sich nicht allein auf schulmedizinisches Fachwissen zu verlassen.

Viele Menschen wissen nicht, dass bei der American Medical Association zugelassene Ärzte mit ihren Patienten nur über Chirurgie, Chemotherapie, Bestrahlung, klinische Studien oder von der FDA genehmigte Immuntherapien sprechen dürfen. Wenn sie Themen wie ketogene Diät, Nahrungsergänzungsmittel oder psychologische Therapien erwähnen, verlieren sie möglicherweise ihre Zulassung. Wir müssen uns also darüber im Klaren sein, dass sie diese Dinge gar nicht ansprechen dürfen. Ich behalte sie aber trotzdem in meinem Heilungsteam, denn ich brauche diese auf ihrem Gebiet wirklich großartigen Experten ja schließlich für die Bildgebungsverfahren und für chirurgische Eingriffe.

Auf die Frage nach der Rolle der Intuition bei ihrer Heilung räumte Alison ein, dass sie früher so gut wie keinen Kontakt zu ihrer Intuition hatte, weil sie vor der Krebsdiagnose so sehr auf Leistung bedacht war. Sie hat erkannt, dass sie sich an die Anforderungen der modernen Gesellschaft angepasst hatte, die leistungsorientierte Menschen belohnt. Dieses Streben nach Leistung hat, so meint sie heute, ihre Intuition bezüglich ihrer Gesundheit überlagert. Beispielsweise ignorierte sie viele Warnsignale, dass ihr Immunsystem geschwächt war. Sie hielt es für normal, chronische Bronchitis, Pilzinfektionen und Schilddrüsenstörungen zu haben. Ihre chronische Arthritis, meinte sie, rühre vom Extremskifahren oder einfach vom Älterwerden her. Ihr war nie klar, dass Arthritis in Wirklichkeit eine chronische Gelenkentzündung ist.

Alisons chronische Leiden verschwanden, als sie die zehn Radikalremissions-Heilungsfaktoren berücksichtigte und sich bewusst dem Zustand von Körper, Seele und Geist widmete. Die Liste ihrer Leiden war lang und umfasste Arthritis, Blaseninfektionen, Pilzinfektionen, polyzystische Eierstockerkrankung, fibrozystische Brüste, Hashimoto-Thyreoiditis, Hormonungleichgewicht, Epstein-Barr-Virus, Zytomegalievirus, Darmdurchlässigkeit, Fettleber, Prädiabetes, chronische Bronchitis sowie Ohr- und Zahninfektionen. Aufgrund der bedeutenden Verbesserungen, die Alison durch ihre Therapiearbeit sowohl physisch als auch emotional erfuhr, sieht sie den Krebs heute als ein Geschenk, das ihr half, jeden Aspekt ihres Lebens zu heilen. Sie nimmt nach wie vor ein niedrig dosiertes Naltrexonpräparat ein, um ihr Immunsystem im Gleichgewicht zu halten. Und eine Infrarotsauna zu Hause hilft ihr bei der Ausleitung der in ihrem Körper immer noch vorhandenen Schwermetalle.

Während Alison aller schlimmen Prognosen der Ärzte zum Trotz immer weiterlebte, experimentierte sie und führte noch zusätzliche Veränderungen durch, um in der Zukunft ein möglichst gesundes Leben zu führen. Sie nahm Stress und die Ausschüttung des Stresshormons Cortisol im Körper bewusster wahr und versuchte jeweils sofort, die mentalen oder emotionalen Stressfaktoren anzugehen, um das Cortisol wieder abzubauen. Als Ergebnis dieses Lernprozesses traf sie die schwierige Entscheidung, ihre selbstständige Tätigkeit als Kursleiterin für Extrem-Freeskiing und -Mountainbiken aufzugeben, weil sich die damit einhergehenden Aktivitäten als zu stressig für ihren Geist und Körper erwiesen. Dr. Winters drückte dies so aus: »Nur weil man seinen Job liebt, heißt das nicht, dass er einen nicht umbringen kann.«

Im Jahr 2014, ein Jahr nach ihrer Diagnose, begab sich Alison sozusagen in die Lehre bei Dr. Winters und nahm darüber hinaus an einem einjährigen Programm des International Cancer Advocacy Network (ICAN®) teil, um sich noch tiefer mit den Grundursachen von Krebs zu befassen. Ein weiteres Jahr später gründete sie das Unternehmen Customized Oncology Nutrition, das sich auf die Erstellung individueller Ernährungspläne auf der Grundlage der DNA, der Blutchemie und der Krankheitsgeschichte von Krebspatienten spezialisiert hat. Sie hilft mit dieser Arbeit Menschen, Krebs durch heilende Ernährung für Körper, Geist und Seele vorzubeugen oder zu besiegen.
Heute ist der Krebs bei Alison stabil, obwohl sie immer noch die kleinen Tumore in ihrem Gehirn hat. Dazu sagt sie:

Tumore können entweder »krebsartig« sein oder nur eine Ansammlung schlafender Zellen im Körper. Ich habe ein paar Tumore in meinem Kopf, die sie während der Operation nicht entfernt haben, und anfangs war ich sehr wütend darüber. Jetzt aber dienen sie mir als Erinnerung, wann immer ich auch nur daran denke, bei meiner neuen Lebensweise nachlässig zu werden.

Um ihre Tumore schlafend zu halten, überwacht Alison ihren körperlichen Zustand weiterhin regelmäßig. Sie lässt jeden Monat etwa hundert umfassende Bluttests in einem Labor vor Ort durchführen (auf Verschreibung ihres Hausarztes), um festzustellen, ob es einen Anstieg ihrer Entzündungsmarker oder Veränderungen bei anderen Markern gibt, die auf ein Wachstum des Krebses hindeuten könnten. Alison hat bemerkt, dass ihre Entzündungswerte jedes Mal ansteigen, wenn sie sich überanstrengt, eine Stresssituation erlebt, sich mit einem Virus oder Bakterien infiziert oder ein Nahrungsmittel konsumiert, auf das sie empfindlich reagiert (wie Milchprodukte) oder das ihren Blutzuckerspiegel in die Höhe schießen lässt.

Um die Wissenschaftlerin in ihr zufriedenzustellen, hat Alison eine detaillierte Tabelle erstellt (in ihren Worten »etwa zwei Meter lang«), in der sie ihre Bluttestergebnisse erfasst, sodass sie eventuelle Tendenzen schnell erkennen kann. Für die von ihr betreuten Patienten erstellt sie ähnliche Tabellen, die unter anderem eine Spalte umfassen, in der erklärt wird, was bestimmte Laborwerte aussagen. Sie sagt, dass sie selbst ebenso wie die Patienten mithilfe der Blutwerte Eigenverantwortung übernehmen kann, anstatt nur zu Hause herumzusitzen und auf die nächste Diagnose zu warten. Entsprechend der Blutwerte können dann jeden Monat Anpassungen in der Lebensführung vorgenommen werden, denn, wie sie es ausdrückt: »Es gibt keine ›guten‹ oder ›schlechten‹ Werte, nur Informationen.«

Alison passt ihre Nahrungsergänzungsmittel an die Stressfaktoren an, mit denen sie konfrontiert wird, und praktiziert täglich Meditation, um ihr Stresslevel zu reduzieren. Sie hat bewusst damit aufgehört, übermäßig zu trainieren, verbringt aber trotzdem viel Zeit im Freien, hauptsächlich bei stundenlangen Spaziergängen mit ihrem Hund. Wenn sie etwas mehr Zeit hat, genießt sie Aktivitäten wie Surfen, Rafting auf Flüssen und Stehpaddeln, bei denen ihre Herzfrequenz niedrig bleibt und die ihr viel Freude bereiten. Außerdem nimmt sie sich vermehrt Zeit, um sich mit Freunden und Familienmitgliedern zu treffen.

Auch wenn Alison ihr Leben vor der Krebserkrankung liebte, ist ihr rückblickend klar, dass einige Aspekte darin nicht so gesund waren, wie sie hätten sein können – sonst hätte sie keinen Krebs bekommen. Nach der Diagnose hat sie viel in ihrem Leben verändert.

Ich habe mein früheres Leben geliebt – ich übte meine Arbeit gern aus, war viel draußen und reiste um die Welt. Das bedeutete aber nicht, dass es ein gesundes Leben war. Ich dachte, alles sei perfekt, aber in Wirklichkeit entwickelte sich der Krebs in mir. Ich musste mein Leben dann noch einmal erfinden, und bin mit dieser neuen Normalität jetzt eine viel bessere Version von mir selbst. Sechs Jahre nach der Diagnose fühle ich mich gesünder als in den Jahren zwischen 20 und 30. Ich bin viel ausgeglichener und brauche die Extreme nicht mehr.

Alison hat Krebs als einen Weckruf verstanden, der ihr geholfen hat, ein besseres Leben zu führen und durch ihr Coaching anderen etwas zurückgeben zu können.

Meine »Motorkontrollleuchte« blinkte plötzlich und ich musste nachsehen, was los ist. Das habe ich getan und mache es auch weiterhin, damit jeder Tag noch besser wird als der zuvor. Der Krebs war ein Geschenk für mich. Ohne Krebs wäre ich nicht der Mensch, der ich heute bin. Ich bin jetzt seit sechs Jahren auf einer Heilungsreise. Es ist ja nicht so, dass man jemals am Ziel ankommt, aber ich habe trotzdem das Gefühl, in Siebenmeilenschritten unterwegs zu sein.

Die strenge ketogene Diät, an die sich Alison der Gesundheit zuliebe jetzt hält, findet sie nicht einschränkend:

Ich muss nicht einmal auf Kuchen verzichten! Im Internet findet man unter dem Stichwort »Keto-Rezepte« tolle Sachen. Inzwischen habe ich auch schon selbst Rezepte ausgetüftelt und backe mein eigenes Keto-Brot und Keto-Brownies. Und im Sommer gibt es milchfreies Keto-Eis! Ich würde nie wieder zu meiner früheren Ernährungsweise zurückkehren wollen. Die Art und Weise, wie ich jetzt esse, tut mir richtig gut. Meine Haut fühlt sich besser an und mein Körper jünger. Es wurden keine Anzeichen von Krebs oder einer Entzündung in meinem Körper mehr festgestellt. Mein Immunsystem hat sich selbst repariert, und die Leber hat sich regeneriert. Mein Blutzucker ist wieder im Gleichgewicht. Das ist alles superspannend.

Als Teil ihrer ketogenen Ernährung isst Alison nur in bestimmten Zeitfenstern (dies ist auch als intermittierendes Fasten oder Intervallfasten bekannt). Auf diese Weise hat sie ihren Blutzuckerspiegel besser unter Kontrolle, genauso wie das Gen ApoE4, das für ein erhöhtes Alzheimerrisiko steht. Aufgrund ihrer spezifischen genetischen Veranlagung und weil Menschen mit dem ApoE4-Gen stark von Fastenperioden profitieren, trinkt Alison an drei Tagen pro Monat nur Wasser. Sie hat herausgefunden, dass Fasten hilft, ihr Immunsystem zu stärken, die Autophagie – das »Recycling« von Zellbestandteilen – zu stimulieren und die Mitochondrien, die »Kraftwerke« unserer Zellen, zu reparieren. Vor allem glaubt Alison, dass der Schlüssel zu einer Radikalremission darin besteht, die Grundursachen der Krebserkrankung zu beseitigen. Bei ihr, so meint sie, war eine dieser Grundursachen die Unterdrückung ihrer Emotionen schon seit ihrer Kindheit, weshalb sie nun so eifrig dabei ist, ihr Kindheitstrauma zu verarbeiten und loszulassen.

Wir können Pflaster auf all unsere Traumata und Krebsursachen kleben, aber keine noch so intensive Behandlung – ob schulmedizinische Standardbehandlung, integrative Medizin oder eine Kombination aus beidem – wird Wirkung zeigen, wenn Sie die Krebsursachen nicht angehen. Der Krebs wird dann immer eine Gelegenheit finden, sich wieder anzuschleichen. Besser also, Sie reißen die Pflaster ab. Genau das habe ich getan, um mal genauer nachzusehen, was sich darunter befindet. Vielleicht ist das nicht für jeden das Richtige, für mich aber war es das, und ich habe mich mit den Wunden unter den Pflastern angefreundet.

Mehr als sechs Jahre nachdem die Ärzte Alison verkündet hatten, dass sie laut Statistik nur noch 6,8 Monate zu leben hätte, sind ihre Ärzte heute völlig verblüfft von der Tatsache, dass sie immer noch am Leben ist. Alison selbst sieht es heute ganz nüchtern. Ihre ehrgeizige Persönlichkeit half ihr, sich intensiv mit den Grundursachen ihrer Krebserkrankung zu befassen. Dazu gehörte auch eine tiefgehende emotionale Arbeit, um ihre vergrabenen Emotionen aus der Kindheit loszulassen. Alison ist eine Inspiration für alle Menschen, die die harte Arbeit zu tun bereit sind, sich mit ihren unterdrückten Emotionen zu befassen. Diese Art von Heilungsarbeit kann zu großartigen Ergebnissen führen. Mehr über Alison erfahren Sie auf der Website AlisonGannett.com.

Empfehlungen

Es ist sicher keine leichte Aufgabe, unterdrückte Emotionen im Körper-Geist-Seele-System freizusetzen, aber Patienten mit einer Radikalremission haben uns wiederholt gesagt, dass es die Mühe wert ist. In meinem Buch *9 Wege in ein krebsfreies Leben* habe ich bereits die folgenden Empfehlungen gegeben, die auch nach wie vor gültig sind:

1. Führen Sie ein »Gedankentagebuch«, um Ihre tiefer liegenden Gedanken und Überzeugungen freizulegen.
2. Machen Sie eine Liste Ihrer emotionalen Momente, die Sie an einem Tag erleben, um wiederkehrende Themen aufzudecken.
3. Üben Sie sich täglich in Vergebung.
4. Nehmen Sie an einem Stressmanagementkurs teil.
5. Suchen Sie einen Heilpraktiker, Psychotherapeuten, Energieheiler oder Energie-Kinesiologen auf.
6. Probieren Sie Hypnose oder EMDR aus, um Emotionen und Traumata zu lösen, an die Sie sich nicht bewusst erinnern.

Darüber hinaus finden Sie nachstehend noch einige weitere Möglichkeiten, wie Sie die Freisetzung von Emotionen ankurbeln und Ihr Immunsystem stärken können.

- **Nehmen Sie an einem Selbstliebe-Workshop teil.**
  Sollten Sie sich mitten in einer Gesundheitskrise befinden, kann es schwierig sein, die Zeit und Energie zu finden, um Ihre emotionalen Lasten anzupacken. Wenn Sie eine helfende Hand brauchen, gibt es viele Institutionen (zum Beispiel Volkshochschulen, Gesundheitszentren oder gemeinnützige Organisationen) mit diversen Kursangeboten, bei denen Sie lernen, die Verbindung zwischen Körper, Geist und Seele zu verbessern. Falls Sie zu den Geringverdienern gehören oder vielleicht wegen Ihrer Krankheit arbeitslos sind, fragen Sie nach Preisnachlässen.

- **Versuchen Sie es mit Klopfakupressur.**
  Aufgrund des zunehmenden Bekanntheitsgrades von EFT und anderen Klopfakupressurtechniken gibt es inzwischen viele Bücher und Videos zu diesem Thema. Die Videos können Sie sich gratis auf YouTube ansehen. Die Bücher finden Sie mit einer Suchmaschine – geben Sie zum Beispiel als Suchbegriff »EFT Klopftechnik« ein. Wenn Sie eine persönliche Anleitung bevorzugen, bieten viele Gesundheits- und Therapiezentren entsprechende Kurse an.

- **Schreiben Sie Briefe an die Menschen, die Sie verletzt haben.**
  Eine wirkungsvolle Methode der emotionalen Befreiung besteht darin, einen Brief an die Personen zu schreiben, die Sie verletzt haben, unabhängig davon, ob sie tot oder lebendig sind. Schreiben Sie sich Ihren Schmerz, Ihre Frustration, Ihren Groll und Ihre Wut von der Seele. Der physische Akt, Emotionen aufzuschreiben und sie direkt anzusprechen, hilft Ihnen dabei, diese aus Ihrem Körper freizusetzen. Sie brauchen den Brief nicht abzuschicken! Sie können ihn feierlich verbrennen, ihn in eine Schublade stecken, um ihn vielleicht später wieder zu lesen, oder ihn einfach in den Papierkorb werfen.

- **Lassen Sie die Emotionen in einer Gruppe los.**
  Einen Kurs zu besuchen oder sich einer Gruppe anzuschließen, in der es darum geht, Emotionen loszulassen, kann Ihrer Heilung sehr förderlich sein. Beispiele dafür sind Trommelkreise, Tanzgruppen (zum Beispiel nach der Methode der 5 Rhythmen, die das Ziel hat, die Psyche zum Fließen zu bringen), Yogakurse, Gesangsunterricht und Kunsttherapiegruppen. Informieren Sie sich in Bibliotheken, Yogastudios, Zeitungen oder lokalen Online-Communitys, um die richtige Gruppe für sich zu finden.

- **Nutzen Sie die sozialen Medien zu Ihrem Vorteil.**
  Wenn wir versuchen, mit unseren Emotionen besser umzugehen und Dinge wie Stress, Angst oder Depressionen loszulassen, ist es wichtig, darüber nachzudenken, wie die Zeit, die wir am Bildschirm und mit der Nutzung sozialer Medien verbringen, unsere emotionale Befindlichkeit beeinflusst. Hier sind einige einfache Tipps:

1. Nehmen Sie sich ein Wochenende komplett von den sozialen Medien frei und beobachten Sie, wie Sie sich während dieser Zeit und danach fühlen. Versuchen Sie, jeden zweiten Tag ohne soziale Medien auszukommen.
2. Lernen Sie, wie Sie Menschen, die bei Ihnen negative Emotionen auslösen, loswerden, blockieren oder stumm schalten können.
3. Bemühen Sie sich, möglichst nur solchen Menschen in sozialen Medien zu folgen, die Ihre Stimmung heben, aber auch authentisch über ihr ganzes Leben berichten, sowohl im Guten als auch im Schlechten (also nicht nur Fotos von Erfolgsmomenten, Urlauben und Ähnliches posten).
4. Installieren Sie Apps, die Ihre in sozialen Medien verbrachte Zeit registrieren und beschränken, wie zum Beispiel Screen Time für iOS oder Digital Wellbeing für Android.

Noch ein Hinweis: Wenn Sie sich dafür entscheiden, sich mit unterdrückten Emotionen auseinanderzusetzen, sollten Sie sich bewusst sein, dass emotionale Arbeit auch körperliche Wirkungen mit sich bringen kann. Zum Beispiel kann eine plötzliche Freisetzung emotionaler »Gifte« vorübergehende körperliche Symptome wie starke Müdigkeit, Schlafstörungen, nächtliche Schweißausbrüche, Verdauungsstörungen oder Kopfschmerzen verursachen. Lassen Sie sich davon jedoch nicht beunruhigen. Wenn Sie wissen, was Sie zu erwarten haben, und verstehen, dass dies normale Begleiterscheinungen sind, wird Ihnen das helfen, sie zu akzeptieren und sie ihren Lauf nehmen zu lassen, ohne sich darüber Sorgen zu machen und Ihren Stress zu verstärken.

Um körperliche Symptome zu überwinden, empfehlen ganzheitliche Heiler in der Regel, viel Wasser zu trinken, täglich Zeit in der Natur zu verbringen und unverarbeitete biologische Lebensmittel zu essen. Bittersalz und/oder Backpulverbäder können helfen, den physischen Körper sanft zu entgiften.

Der Umgang mit Emotionen, die Sie bisher bewusst oder unbewusst vermieden haben, klingt vielleicht nicht gerade nach Spaß, aber stellen Sie sich das Ganze doch wie einen Sprung von einem 10-Meter-Turm vor. Zunächst ist es einschüchternd und beängstigend, die Leiter hochzuklettern, nach vorne zum Rand der Plattform zu gehen und nach unten zu blicken. Ihr Herz klopft vielleicht vor Angst. Doch wenn Sie sich Ihren Ängsten gestellt und den Sprung gewagt haben, ist das Wasser erfrischend und Sie stellen fest, dass es gar nicht so schwierig war. Genauso verhält es sich mit dem Loslassen unterdrückter Emotionen – es wirkt möglicherweise zunächst bedrohlich, aber am Ende werden Sie merken, dass sich die Mühe gelohnt hat. Ihre emotionale Belastung wird geringer sein und Ihr Immunsystem stärker.

Kapitel 7

Die Ernährung radikal umstellen

»Essen Sie. Nicht zu viel.
Hauptsächlich Pflanzen.«

MICHAEL POLLAN

Wenig in der integrativen Onkologie entfacht heute eine heftigere Debatte als die Frage, welche Art der Ernährung für Krebspatienten am besten ist. Auf der einen Seite argumentieren die Anhänger der pflanzlichen Ernährung, dass Gemüse, Obst und Vollkorngetreide alle Nährstoffe liefern, die man zur Heilung braucht. Auf der anderen Seite stehen die Befürworter der ketogenen Ernährung, einer fettreichen, kohlenhydratarmen Diät, die ursprünglich zur Therapie bei Epilepsiepatienten entwickelt wurde. Inzwischen gewinnt sie aber auch bei Integrativmedizinern immer mehr Akzeptanz, die damit Menschen mit Krebs und Alzheimer helfen.

Die Debatte kann es schwierig machen herauszufinden, welche Ernährung für Sie am besten geeignet ist. Untersuchungen haben gezeigt, dass pflanzliche, ketogene und die mediterrane Ernährung erhebliche gesundheitliche Vorteile bieten. Andererseits gibt es jedoch bei jeder Ernährungsform auch Belege für Nachteile. Das bedeutet, dass es möglicherweise keine einzelne Diät gibt, die für jeden Menschen optimal ist, keine Einheitslösung also. Genau das möchten Sie aber wahrscheinlich nicht hören, insbesondere wenn bei Ihnen kürzlich eine Krankheit wie Krebs diagnostiziert wurde. Sie würden vielmehr gerne wissen, ob das, was Sie essen, dazu beitragen kann, dass der Krebs sich zurückentwickelt. Unserer Meinung nach lautet die Antwort eindeutig »Ja«.

Unter den Menschen, die eine Radikalremission erlebt haben, gibt es für alle drei gerade erwähnten Ernährungsformen Beispiele. Allen gemeinsam ist, dass sie sich bei der Entscheidung, welche Ernährungsweise für sie die richtige ist, vielfach auf drei Kriterien stützen. Sie beachten erstens die Ergebnisse von Tests (wie Bluttests, Nahrungsmittelunverträglichkeitstests und so weiter), sie beurteilen zweitens die Symptomreduktion beim Ausprobieren einer neuen Diät und erkennen drittens die Vorteile der Diät (zum Beispiel mehr Energie, weniger Gewicht). Schließlich ist es wichtig zu beachten, was die drei Ernährungsweisen gemeinsam haben: den Verzehr von vollwertigem, biologischem Gemüse bei gleichzeitiger Reduzierung der Aufnahme von Zucker, raffiniertem Getreide und verarbeiteten Lebensmitteln. Die Forschung zeigt, dass diese Art der Ernährungsumstellung Entzündungen mindern und das Immunsystem stärken kann, wodurch der Körper in die Lage versetzt wird, Krebszellen effektiver zu beseitigen.

In diesem Kapitel möchten wir Ihnen ein wenig Anleitung und Klarheit geben, wie Sie Ihren individuellen Speiseplan zusammenstellen könnten. Wir werden einige der neuesten Entwicklungen und Forschungsergebnisse in diesem sich schnell entwickelnden Studiengebiet vorstellen. Danach werden wir die vollständige Heilungsgeschichte des kleinen Jeremiah erzählen, dessen Mutter seine Ernährung radikal änderte und ihm damit zu einer Radikalremission von einer seltenen Lymphomart verhalf. Am Ende des Kapitels finden Sie einige einfach zu befolgende Empfehlungen, wie Sie Ihre Ernährung umstellen können.

Zentrale Themen und neue Erkenntnisse

Krebsraten und Trends

Seit 20 Jahren geben der World Cancer Research Fund International (WCRF) und das American Institute for Cancer Research (AICR) Empfehlungen zur Krebsprävention heraus, die Ernährung, Körpergewicht und körperliche Aktivität betreffen.[1] Diese Empfehlungen scheinen sich allmählich auszuzahlen, denn der jüngste *Jahresbericht an die Nation über den Stand der Krebserkrankungen* zeigt, dass seit 1999 die Gesamtzahl der Todesfälle durch Krebs jedes Jahr leicht zurückgeht (mit einigen auffallenden Ausnahmen bei bestimmten Krebsarten).[2]

In dem von mehreren führenden Regierungsbehörden verfassten Jahresbericht wird festgestellt, dass die Zahl der Neuerkrankungen und Todesfälle bei Lungen-, Blasen- und Kehlkopfkrebs parallel zum rückläufigen Tabakkonsum kontinuierlich sinkt.[3] Bemerkenswert ist auch der rapide Rückgang der Sterblichkeitsrate bei Melanomen, wahrscheinlich aufgrund der Auswirkungen neuer Therapien wie der Behandlung mit Immuncheckpoint-Inhibitoren für Melanompatienten im Spätstadium.[4]

Leider enthält der Bericht auch einige entmutigende Nachrichten. Zum Beispiel war Krebs früher eine Krankheit, die hauptsächlich mit älteren Menschen in Verbindung gebracht wurde, doch in den letzten Jahrzehnten ist die Zahl der Krebserkrankungen bei Menschen im Alter von 20 bis 49 Jahren merklich gestiegen.[5] Die häufigste Krebsdiagnose bei Frauen in dieser Altersgruppe ist Brustkrebs, gefolgt von Schilddrüsen- und Hautkrebs.[6] Bei Männern im Alter von 20 bis 49 Jahren überwiegen Dickdarm-, Haut- und Hodenkrebs.[7]

Angesichts der Bedeutung der Ernährung für die allgemeine Gesundheit würde man hoffen, dass Ernährung und Diät im Instrumentarium jedes praktizierenden Arztes zu finden wären. Ernährung ist ein bedeutenderer Risikofaktor für Krankheit und vorzeitigen Tod als Rauchen, Bluthochdruck, Übergewicht und Bewegungsmangel.[8] Leider ist die durchschnittliche Zahl der Stunden, die im Medizinstudium für das Fachgebiet Ernährung vorgesehen sind, in den letzten 20 Jahren rückläufig, obwohl die Inzidenz – das ist die Häufigkeit von Neuerkrankungen – bei ernährungs- und lebensstilbedingten chronischen Krankheiten weiter gestiegen ist.[9, 10, 11] Eine relativ neue Studie der Indiana University School of Medicine hat ergeben, dass Medizinstudenten und Ärzte sich darin einig sind, dass die derzeit an den medizinischen Fakultäten vermittelten Kenntnisse über die Einflüsse der Ernährungsweise äußerst unzureichend sind.[12] Es ist also nicht so, dass Ärzte die Heilkraft der Nahrung *bezweifeln*. Aber sie wissen einfach zu wenig darüber.

Das ist bedauerlich, denn die Forschung hat immer wieder gezeigt, dass man in der Tat »ist, was man isst«. Wissenschaftlich gesehen werden die Zellen unserer Nahrung abgebaut und in

»Treibstoff« umgewandelt, den die Zellen unseres Körpers benötigen, um richtig zu funktionieren. Mit »schlechtem Treibstoff« kann unser Körper nicht optimal funktionieren. »Guter Treibstoff« dagegen trägt zu einer positiven Veränderung unseres Gesundheitszustandes bei.

Viele Patienten mit einer Radikalremission haben ihre Ernährung grundlegend umgestellt und glauben heute, dass dies für die Heilung ihres Krebses oder einer anderen lebensbedrohlichen Krankheit mitentscheidend war. In der Mehrzahl haben sie sich dabei an die folgenden Maßnahmen gehalten, auf die ich in meinem Buch *9 Wege in ein krebsfreies Leben* bereits ausführlich eingegangen bin:

- Zucker, Fleisch, Milchprodukte und verarbeitete Nahrungsmittel vermeiden,
- viel Obst und Gemüse zu sich nehmen,
- sich auf biologische Lebensmittel beschränken,
- nur filtriertes Wasser trinken.

Eine Ernährungsumstellung kann manchmal belastend sein, wenn ehemalige Lieblingsspeisen plötzlich wegfallen und viel Zeit für das Erlernen einer ganz neuen Art des Essens aufgewendet werden muss. Vielleicht gehören Sie zu der Art von Menschen, denen auch große Veränderungen nicht schwerfallen, wenn sie die Notwendigkeit eingesehen haben. Sollten Sie nicht dazu gehören, können auch anfängliche kleine Veränderungen erst einmal viel Gutes bewirken. Wie dem auch sei, das Umstellen der Ernährung ist die dafür benötigte Zeit und Mühe absolut wert!

Eine ungesunde Ernährung kann Krebs verursachen

Ein Forscherteam der Tufts-Universität hat sich vor noch nicht allzu langer Zeit allein mit der Ernährung als Ursache für Krebs beschäftigt. Bei ihren Untersuchungen fanden die Wissenschaftler heraus, dass eine suboptimale Ernährung für 5 Prozent der invasiven Krebserkrankungen bei Erwachsenen über 20 Jahren verantwortlich war. Etwa 4 bis 6 Prozent der Krebsdiagnosen ließen sich auf Alkoholkonsum, 7 bis 8 Prozent auf Übergewicht und 2 bis 3 Prozent auf Bewegungsmangel zurückführen.[13] In der Studie bedeutete »suboptimale Ernährung« der Verzehr von zu wenig Gemüse, Obst und Vollkorngetreide und zu viel industriell verarbeitetem Fleisch, rotem Fleisch und Süßgetränken. Von diesen Faktoren waren das häufige Essen von verarbeitetem Fleisch ebenso wie der geringe Verzehr von Vollkorngetreide (und damit eine zu niedrige Ballaststoffaufnahme) die beiden Faktoren, die mit der größten Anzahl neuer Krebsdiagnosen in Verbindung gebracht wurden. Da der Dickdarm natürlich besonders empfindlich auf die Ernährung reagiert, ist es nicht überraschend, dass Darmkrebs in der Studie den größten Anteil der mit der Ernährung in Zusammenhang gebrachten Krebsfälle (38 Prozent) ausmachte, gefolgt von Krebs im Mund-, Rachen- und Kehlkopfbereich (alles Teile des Verdauungstraktes).[14]

Viele Studien machen inzwischen Hoffnung, dass eine Ernährungsumstellung das Krebsrisiko verringern kann. In einer Studie mit über 48 000 Frauen nach der Menopause, im Alter von 50 bis 79 Jahren, zum Beispiel stellten Forscher fest, dass bei Frauen, die ursprünglich übergewichtig oder fettleibig waren, die Verringerung ihrer Gesamtfettaufnahme und der erhöhte Verzehr von Gemüse, Obst und Getreide zu einer 29-prozentigen Verringerung des Risikos, an Bauchspeicheldrüsenkrebs zu erkranken, führte.[15]

Während sich also gezeigt hat, dass Übergewicht das Krebsrisiko erhöht, sind die entgegengesetzten Probleme Mangelernährung und Untergewicht gefährliche Nebenwirkungen von Chemotherapie und Bestrahlung.[16] Es ist unerlässlich, dass Krebspatienten ihrem Körper nährstoffreiche Nahrung zuführen, aber es gibt noch keinen Forschungskonsens darüber, welche Ernährung für sie die beste ist.

Eine gesunde Ernährung kann Krebs vorbeugen

Was genau ist also eine gesunde Ernährung? Nach der Durchsicht Hunderter Ernährungsstudien fasste der Journalist Michael Pollan seine Recherchen mit seinem berühmten Zitat zusammen: »Essen Sie. Nicht zu viel. Hauptsächlich Pflanzen.« In den von ihm begutachteten Studien erzielten die Probanden den größten Nutzen, wenn sie unverarbeitete Lebensmittel in möglichst vollwertiger Form aßen, der Großteil ihrer Ernährung aus Gemüse bestand und sie eine niedrige tägliche Kalorienzufuhr beibehielten. Zu einer ähnlichen Schlussfolgerung kamen der World Cancer Research Fund International (WCRF), das American Institute for Cancer Research (AICR) und die American Cancer Society (ACS) vor Kurzem, als sie nach Auswertung der wichtigsten Ernährungsstudien empfahlen, dass Menschen, die Krebs vermeiden wollen, sich weitgehend pflanzlich ernähren sollten, mit möglichst geringen Mengen an rotem Fleisch und Wurstwaren sowie mit wenig Alkohol.[17]

In einer ähnlichen Untersuchung analysierten Forscherteams in Europa und den USA mehr als 90 Studien mit über 85 000 Probanden und kamen zu dem eindeutigen Schluss, dass eine gesunde Ernährungsweise das Potenzial hat, das Krebsrisiko deutlich zu senken, insbesondere das von Dickdarm-, Brust- und Lungenkrebs. Die Forscher stellten fest, dass eine solche gesunde Ernährung hauptsächlich Gemüse und Obst umfasst und nur wenige der für die Industrieländer typischen Lebensmittel (fetthaltige, salzige, zuckerhaltige, industriell verarbeitete und tierische Produkte). Umgekehrt wurde befunden, dass ungesunde

Ernährungsmuster (westliche Ernährung) mit einem erhöhten Krebsrisiko verbunden sind.[18]

Einige der neuesten Forschungsergebnisse zeigen, dass eine gesunde Ernährung an erster Stelle steht, wenn es darum geht, das Krebsrisiko zu senken, ganz besonders das von Dickdarmkrebs.[19] Eine amerikanische Gruppe von Forschern wertete die Studien zu verschiedenen Ernährungsformen aus, darunter der Healthy Eating Index, die mediterrane Ernährung, der Alternate Healthy Eating Index und die sogenannte DASH-Diät (zur Senkung von Bluthochdruck). Insgesamt wurden fast 200 000 Probanden im Alter von 45 bis 75 Jahren analysiert. Die Forscher stellten fest, dass eine qualitativ hochwertige Ernährung in allen ethnischen Gruppen mit einem signifikant niedrigeren Darmkrebsrisiko verbunden war.[20] »Hochwertig« bedeutet dabei: ein hoher Anteil an Obst und Gemüse, Vollkorngetreide, Hülsenfrüchten, Nüssen und gesunden Ölen und wenig rotes Fleisch, wenig zuckerhaltige Getränke, Alkohol und Salz.

Bei der mediterranen Ernährung (»Mittelmeerdiät«) stehen Obst, Früchte, Nüsse, Samen, Hülsenfrüchte, Kartoffeln, Vollkorn, Brot, Kräuter, Gewürze, Fisch, Meeresfrüchte und Olivenöl im Mittelpunkt. Geflügel, Eier, Käse und Joghurt können in begrenzter Menge verzehrt werden, Wurst und rotes Fleisch, Süßgetränke, Industriezucker, Weißmehl, raffinierte Öle und andere hochverarbeitete Lebensmitteln möglichst gar nicht. Diese Ernährungsweise basiert auf den traditionellen Lebensmitteln in Ländern wie Italien, Spanien und Griechenland. In epidemiologischen Forschungen hat sich gezeigt, dass Menschen aus diesen Regionen im Vergleich zu Menschen in anderen Industrieländern außergewöhnlich gesund sind und eine geringere Inzidenz vieler Krankheiten, einschließlich Krebs, Diabetes und Herzkrankheiten, aufweisen.

In einer 2015 durchgeführten Studie machte sich ein Forscherteam daran, die präventive Wirkung der mediterranen Ernährung auf Brustkrebs zu untersuchen. Die Forscherinnen und Forscher rekrutierten mehr als 4000 Frauen im Alter von 60 bis 80 Jahren, die ein hohes Risiko für Herz-Kreislauf-Erkrankungen hatten und keine Vorgeschichte von Brustkrebs aufwiesen. Diese Frauen wurden nach dem Zufallsprinzip in drei verschiedene Ernährungsgruppen eingeteilt und fünf Jahre lang hinsichtlich eines eventuellen Auftretens von Brustkrebs beobachtet.[21] Die Aufteilung erfolgte in die folgenden drei Gruppen: erstens eine mit reichlich nativem Olivenöl extra ergänzte Mittelmeerdiät, zweitens eine mit zusätzlichen gemischten Nüssen ergänzte Mittelmeerdiät sowie drittens eine Kontrollgruppe, die einfach generell ihre Fettaufnahme reduzieren sollte. (Anmerkung: Die Forscher baten die Frauen der ersten beiden Gruppen deswegen, zusätzlich hochwertiges Olivenöl beziehungsweise Nüsse zu sich zu nehmen, weil sie die Hypothese aufstellten, dass diese Nahrungsmittel einen zusätzlichen Schutz gegen Krebs bieten könnten.)

Die Studie ergab, dass das Risiko, an invasivem Brustkrebs zu erkranken, bei Frauen, die eine mit nativem Olivenöl extra ergänzte Mittelmeerdiät zu sich nahmen, im Vergleich zur Kontrollgruppe um sage und schreibe 62 Prozent gesenkt wurde.[22] Dies war eine der ersten randomisierten kontrollierten Studien, die zeigten, dass eine langfristige Ernährungsumstellung zu einer vollwertigen, pflanzenzentrierten Ernährungsweise tatsächlich zur Krebsprävention beiträgt.

Eine gesunde Ernährung kann Ihnen helfen, den Krebs zu überstehen

Für Krebspatienten von besonderem Interesse sind diverse Studien der letzten Jahre, die zeigen konnten, dass die Ernährung die Krebsüberlebensrate verbessern kann. In einer in Australien durchgeführten Studie wurde der Zusammenhang zwischen der Ernährung von Frauen mit Ovarialkarzinom (Eierstockkrebs) und ihrer Gesamtüberlebensrate untersucht. Die Probandinnen füllten nach ihrer Diagnose Fragebögen zu ihren Ernährungsgewohnheiten aus und wurden dann fünf Jahre lang begleitet.[23] Bei Frauen, die besonders viele Ballaststoffe zu sich nahmen, war die 5-Jahre-Überlebensrate um 31 Prozent erhöht. Es gab signifikante Überlebensvorteile für Frauen, die mehr grünes Blattgemüse und Kreuzblütlergemüse, Obst und Fisch aßen, grünen Tee tranken und eine hohe Menge mehrfach und einfach ungesättigter Fettsäuren zu sich nahmen. Studienteilnehmerinnen, die vermehrt Speisen mit einem hohen glykämischen Index, also mit einem höheren Zuckergehalt, zu sich nahmen, hatten eine niedrigere Überlebensrate.[24]

Bei einer anderen Studie, dieses Mal mit Frauen, die eine Brustkrebserkrankung überlebt hatten, stellte sich ebenfalls heraus, dass eine gesunde Ernährung das Risiko eines Krebsrezidivs verringert. Die Teilnehmerinnen, allesamt Hispanoamerikanerinnen, nahmen an einem Programm aus neun Sitzungen über einen Zeitraum von zwölf Wochen teil, insgesamt umfassten die Sitzungen 24 Stunden. Dieses Programm umfasste die Vermittlung von Ernährungswissen, praktische Kochkurse und Ausflüge zum Einkaufen von Lebensmitteln. Die Kontrollgruppe erhielt nur schriftliche Ernährungsempfehlungen.

Nach der Analyse von Blutproben zu Beginn der Studie sowie sechs und zwölf Monate später stellte das Forscherteam fest, dass das Programm bei den Frauen zu einer langfristigen Ernährungsumstellung geführt hatte und sie zum Beispiel viel mehr Obst und Gemüse aßen. Diese Ernährungsumstellung wiederum hatte signifikante Veränderungen von Biomarkern zur Folge, die mit einer Verringerung des Krebsrezidivrisikos einhergehen.[25]

Pflanzliche Ernährung

Wahrscheinlich haben auch Sie in Ihrer Kindheit mehr als einmal den Satz »Iss dein Gemüse auf« gehört. Heutzutage aber, im Zeitalter der schnellen, bequemen und verarbeiteten Lebensmittel, essen die meisten von uns nicht mehr genug Gemüse. Menschen, die eine Radikalremission erfahren haben, betonen immer wieder, wie wichtig es ist, die Verzehrmenge von gesundem, biologisch angebautem Gemüse und Obst zu erhöhen. Eine dieser Frauen, die ihre Krebserkrankung überlebt haben, ist Kris Carr. Bevor bei Kris mit 31 Jahren Krebs diagnostiziert wurde, lebte sie als Schauspielerin und Fotografin in New York City. Ihr Leben war ausgefüllt mit nächtlichen Partys, nie endendem Arbeitsstress und der unbeschwerten Unsterblichkeit der Jugend. Dies alles änderte sich am Valentinstag 2003, als bei Kris unerwartet das epitheloide Hämangioendotheliom (EHE) im Stadium IV festgestellt wurde, ein sehr seltenes Sarkom, von dem weniger als 0,01 Prozent der Krebspatienten betroffen sind. Erschwerend kam hinzu, dass es für ihre Krebsart keine gut erforschten schulmedizinischen Behandlungsmöglichkeiten gab. Die Ärzte sagten ihr, dass ihr Krebs unheilbar sei und sie nur beobachten und abwarten könne. Der Krebs würde irgendwann aggressiv werden, und dann müsse sie damit rechnen, eine dreifache Organtransplantation (Leber und beide Lungenflügel) zu benötigen.

Kris merkte schnell, dass die Heilung ihres Krebses eine Vollzeitbeschäftigung sein würde, und so begab sie sich auf die »größte Reise ihres Lebens«, um gesund zu werden. Sie filmte sich dabei selbst und verarbeitete die Aufnahmen zu ihrem preisgekrönten Dokumentarfilm *Crazy Sexy Cancer*. Sie krempelte ihr komplettes Leben und speziell auch ihre Ernährung um. Lebensmittelläden betrachtete sie nun als persönliche Apotheken. Daneben suchte sie nach Lösungen für ihre chronische Schlaflosigkeit und begann mit einem Bewegungsprogramm.

Bisher hatte sich meine Ernährungsauswahl nur daran orientiert, dass ich als Schauspielerin schlank bleiben musste. Wie gesunde Ernährung aussah, hatte ich mir nie wirklich überlegt. Jetzt aber tauschte ich Martinis gegen grüne Smoothies und ernährte mich bewusst vegan. Meine Ernährung basiert heute auf einem entzündungshemmenden, pflanzlichen Ansatz, der sich auf Vollwertnahrung, Früchte mit einem niedrigen glykämischen Index, reichlich Gemüse und eine angemessene Flüssigkeitszufuhr konzentriert, die ich unter anderem mit köstlichen grünen Getränken und Superfood-Smoothies sicherstelle.

Kris glaubt, dass der Verzehr von Rohkost dazu beigetragen hat, ihren Körper zu heilen und den Krebs stabil zu halten. Heute, mehr als 16 Jahre nach der Diagnose von Krebs im Endstadium, ist Kris' Zustand stabil und der Krebs hat sich nicht weiter ausgebreitet. Sie widmet ihr Leben nun der Aufgabe, die Menschen zu ermutigen, mit einer pflanzlichen Ernährung und einer gesunden Lebensweise ihre Gesundheit zu stärken. Zu diesem Thema hat sie bereits fünf Bücher geschrieben, darunter die *New York Times*-Bestseller *Crazy Sexy Kitchen* und *Crazy Sexy Diet* [auf Deutsch sind sie erschienen unter den Titeln *Wilde, schöne Krebskriegerin* und *crazy sexy gesund].*
Kris' Entscheidungen für einen gesünderen Lebensstil und eine gesündere Ernährung wird von der wissenschaftlichen Forschung über pflanzliche Ernährung gestützt. So hat zum Beispiel ein Team von Forschern aus allen Teilen der USA auf der Basis einer gemeinsamen Forschungsarbeit über die Auswirkungen der Ernährung auf Krankheiten über einen Zeitraum von 15 Jahren festgestellt, dass eine Ernährung, die reich an Gemüse, Obst, pflanzlichen Proteinen (zum Beispiel Bohnen) und Vollkorngetreide ist, das Risiko von Herz-Kreislauf-Erkrankungen, Krebs und anderen Krankheiten um 12 bis 28 Prozent senkt.[26] In einer ähnlichen Metaanalyse fand ein Forscherteam in Kanada, das den Zusammenhang zwischen Dickdarmkrebs und Ernährung untersuchte, heraus, dass eine fleisch- oder zuckerzentrierte Ernährung das Risiko, an Dickdarmkrebs zu erkranken, signifikant erhöhte, während eine rein pflanzliche Ernährung dieses Risiko signifikant verringerte.[27]

In Kanada wird generell sehr viel dafür getan, die Bürger durch die Förderung einer gesunden Ernährung gesund zu halten. Im Jahr 2019 hat die kanadische Regierung ihre offiziellen Ernährungsempfehlungen (*Canada's Food Guide*) grundlegend aktualisiert. Die neuen Richtlinien befürworten mehr denn je eine pflanzliche Ernährung. Dementsprechend ist im *Food Guide* ein Teller abgebildet, der zur Hälfte mit Obst und Gemüse befüllt ist. Das Getränk der Wahl soll Wasser sein, nicht mehr Milch, wie es früher empfohlen worden war.[28] Die konkrete Empfehlung der kanadischen Regierung lautet: »Essen Sie Gemüse, Obst, Vollkorn und regelmäßig pflanzliche Proteine anstelle von Milchprodukten.«[29] Was den kanadischen Leitfaden von dem der meisten anderen Länder unterscheidet, ist, dass das Gesundheitsministerium von der Industrie in Auftrag gegebene oder mitfinanzierte Studien bei der Ausarbeitung der neuen Richtlinien bewusst außen vor gelassen hat.[30]

Eine Verfechterin der pflanzlichen Ernährung ist die Australierin Liana Werner-Gray, eine ganzheitliche Gesundheits- und Ernährungsberaterin sowie Autorin der Bestseller *The Earth Diet* und *Cancer-Free with Food.* Liana heilte sich durch eine Ernährungsumstellung und Lebensstiländerungen auf natürliche Weise von Kehlkopfkrebs im Frühstadium. Inspiriert wurde sie dabei durch die Aborigines in der Nähe ihres Elternhauses, die nur unverarbeitete pestizidfreie Lebensmittel aus der Erde aßen und damit sehr alt und selten krank wurden. Liana ist der Meinung, dass alle Menschen, aber insbesondere auch solche, die sich in einer gesundheitlichen Krise befinden, von dem Verzehr nährstoffreicher Lebensmittel stark profitieren können.

Gesundheit ist eine Entscheidung, die wir von Augenblick zu Augenblick treffen. Pflanzliche Lebensmittel, die in ihrem natürlichen Zustand verzehrt werden, versorgen uns mit den Enzymen und der Lebensenergie, die wir zum Leben und Gedeihen brauchen. Nur was möglichst unverarbeitet auf den Teller kommt, ist reich an Nährstoffen. Der Verzehr von chemikalienfreien Vollwertnahrungsmitteln aus der Erde stärkt das Immunsystem und erhöht die Energie.

Sich pflanzlich zu ernähren ist eigentlich eine naheliegende Wahl, wenn man bedenkt, dass die Natur uns alles gegeben hat, was wir zum Überleben als Spezies brauchen. Der vermehrte Verzehr von Obst und Gemüse ist eine relativ einfach umzusetzende Ernährungsumstellung. Lebensmittelgeschäfte und Restaurants bieten beides in großer Vielfalt an. Sie könnten sogar Ihr eigenes Obst und Gemüse anbauen. Wenn Sie in einem Fleisch-und-Kartoffel-Haushalt aufgewachsen sind, wird Ihnen vielleicht ein gewisser Bewusstseinswandel abgefordert. Beginnen Sie damit, den Gemüse- und Obstanteil auf Ihrem Teller allmählich zu erhöhen, bis er die Hälfte jeder Mahlzeit ausmacht. Schon diese kleine Änderung wird einen großen Unterschied ausmachen, da Sie Ihrem Körper damit eine optimale Menge an heilenden Nährstoffen zuführen und gleichzeitig den Anteil von Fleisch und Kartoffeln in Ihrer Ernährung auf natürliche Weise reduzieren.

Ketogene Ernährung

Die ketogene Ernährung hat in den letzten Jahren stark an Popularität gewonnen. Bei der Keto-Diät werden die Kohlenhydrate streng limitiert – normalerweise sind nur 50 Gramm pro Tag oder das Äquivalent von zwei Äpfeln vorgesehen –, wodurch der Glukosespiegel im Blut stark sinkt. Dafür nehmen Sie bei dieser Ernährungsweise relativ viel Fett zu sich. Durch diese Veränderungen werden Ihre Zellen gezwungen, die Energie aus Fett statt aus Glukose zu beziehen. Dies wird Ketose genannt, und dabei werden Ketonkörper (organische Verbindungen, auch Ketone genannt) in den Blutkreislauf freigesetzt.

Die ketogene Ernährung ist noch etwas umstritten, weil es bisher keine Langzeitstudien hinsichtlich ihrer Auswirkungen auf die

Gesundheit gibt. Kurzfristig hat sie jedoch bei einigen Patienten zu einer Remission beigetragen, und es hat sich gezeigt, dass sie chemotherapie- und strahlenbedingte Nebenwirkungen lindern kann. Zu den Krebsarten, die gut auf die Keto-Diät anzusprechen scheinen, gehören Glioblastom,[31] Neuroblastom, Dickdarm-, Bauchspeicheldrüsen-, Lungen- und Prostatakrebs.[32] Darüber hinaus hat die Diät schon Patienten mit neurologischen Erkrankungen wie Epilepsie und Alzheimer geholfen.[33] Eine kürzlich in Österreich durchgeführte Studie kam zu dem Ergebnis, dass die Keto-Diät eine vorteilhafte und sichere Ergänzung zur konventionellen Krebsbehandlung aus Strahlen- und Chemotherapie darstellt.[34]

Laut einem Fallbericht wurde die Ernährungsweise von zwei Hirnkrebspatienten, beides noch Kinder, so umgestellt, dass sie sich fortan ketogen ernährten. Die Forscher stellten dann bei beiden Probanden eine durchschnittliche Abnahme der Glukoseaufnahme an der Tumorstelle um 21,8 Prozent fest.[35] Da Krebszellen Glukose verstoffwechseln, das heißt sich von Glukose »ernähren«, deutet eine verringerte Glukoseaufnahme auf eine geringere Aktivität der Krebszellen hin. Gemäß einem anderen Fallbericht litt eine 65-jährige Frau mit Glioblastoma multiforme – einer extrem tödlichen Form von Hirntumoren – an progressivem Gedächtnisverlust, chronischen Kopfschmerzen und Übelkeit.[36] Sie unterzog sich einer Kombinationsbehandlung aus Heilfasten und einer anschließenden kalorienbeschränkten, ketogenen Vier-zu-eins-Diät (vier Teile Fett auf einen Teil Kohlenhydrate und/oder Proteine, mit maximal 600 Kilokalorien pro Tag) sowie einer Supplementierung mit Vitaminen und Mineralien, die auf ihren persönlichen Bedarf berechnet waren. Nach nur zwei Monaten Behandlungsdauer war auf PET- und MRT-Aufnahmen kein Hirntumorgewebe mehr erkennbar. Die Blutzuckerwerte hatten sich verringert und die Ketonwerte im Urin erhöht. Als die Patientin diese strenge Diättherapie abbrach, kam es unglücklicherweise zehn Wochen später zu einem Tumorrezidiv.

Knochenbrühe, einer der Superstars der ketogenen Ernährung, spiegelt eine jahrhundertealte Tradition wider, die wegen ihrer gesundheitlichen Vorteile geschätzt wird. Die Franzosen nennen sie *consommé*, in Spanien und Italien heißt sie *brodo*. Vielleicht erinnern Sie sich, dass Ihre Mutter Ihnen Hühnersuppe mit Knochenbrühe als Zutat gekocht hat, wenn Sie als Kind erkältet waren. Vor der Erfindung von Brühwürfeln und gekörnter Fertigbrühe aus der Packung war es normal, dass immer ein Topf mit Knochenbrühe auf dem Herd stand. In den meisten Restaurantküchen ist das auch heute noch so, denn eine gute Knochenbrühe ist die Geheimwaffe eines jeden Kochs, um Suppen, Eintöpfen und Soßen köstliche Fülle und Fettaroma zu verleihen. Heute sind herzhafte Knochenbrühen aufgrund ihrer Nährstoff- und Mineralstoffdichte wieder populär geworden.

Anhänger von Knochenbrühe als Gesundheitselixier glauben, dass die Aminosäuren, Gelatine und das Kollagen helfen, die Immunität zu stärken, Entzündungen zu bekämpfen und den Verdauungstrakt zu reparieren.[37] TCM-Therapeuten (traditionelle chinesische Medizin) empfehlen Knochenbrühe, um die Gesundheit der Verdauung zu unterstützen, das Blut zu stärken und die Nieren zu kräftigen.

Vegetarier und Veganer haben oftmals Vorbehalte gegen die ketogene Ernährung, weil die meisten Praktizierenden dieser Ernährungsweise sich an Fett tierischen Ursprungs halten. Es ist aber durchaus möglich, sich gleichzeitig ketogen und vegan zu ernähren. Man kann die nötige Fettmenge nämlich auch aus pflanzlichen Lebensmitteln gewinnen, beispielsweise aus Avocados, Kokosmilch, Oliven, pflanzlichen Ölen und verschiedenen Nüssen und Samen. Es gibt sogar vegetarische Kochbücher für ketogene Ernährung.

Viele genesene Krebspatienten haben mit der ketogenen Diät Erfolg gehabt, so wie Alison aus Kapitel 6, aber sie ist trotzdem nicht für jeden die richtige Ernährung. Beraten Sie sich mit Ihrem Arzt, Heilpraktiker oder Ernährungsberater und lassen Sie sich von diesen Fachleuten auch Tipps geben, wie die Menge der Ketone im Blut überwacht werden kann, da zu viele Ketone im Blutkreislauf gefährlich sein könnten.

Krebs als Stoffwechselerkrankung

Wenn die moderne Medizin in den letzten 50 Jahren etwas über Krebs gelernt hat, dann, dass Krebs eine sehr komplexe Angelegenheit ist. Sowieso ist es keine »einzelne« Krankheit, sondern eigentlich handelt es sich um Hunderte von verschiedenen Störungen, bei denen allen eine mitochondriale Dysfunktion im Zentrum steht. In *9 Wege in ein krebsfreies Leben* erwähnte ich den deutschen Biologen Prof. Dr. Otto Heinrich Warburg, der 1931 den Nobelpreis für Medizin für seine Entdeckung erhielt, dass Krebszellen eigentlich gesunde Zellen sind, die aber so geschädigt wurden, dass sie sich von Glukose statt von Sauerstoff ernähren. Aufgrund dieser Entdeckung stellte Warburg die Theorie des Krebszellstoffwechsels ohne Sauerstoff auf, und diese Theorie ist bis heute die Basis der von vielen Wissenschaftlern vertretenen Ansicht, dass Krebs eine Stoffwechselerkrankung ist. Kurz zusammengefasst besagt Warburgs metabolische Krebstheorie, dass Krebs durch eine Schädigung der Mitochondrien einer Zelle entsteht.

Mitochondrien sind die »Energiefabriken« unserer Zellen, und sie haben die Aufgabe, Sauerstoff zur Energiegewinnung zu nutzen und der Zelle zu kommunizieren, wann sie sich fortpflanzen und auch wann sie sterben soll. Eine Zelle, die krebsartig geworden ist, macht genau das *Gegenteil* einer gesunden Zelle – sie vermehrt sich unkontrolliert, stirbt nicht ab, wenn sie es sollte, und bezieht ihre Energie aus Glukose statt aus Sauerstoff.

Eine führende Vertreterin der metabolischen Krebstheorie ist die Amerikanerin Dr. Nasha Winters, die naturheilkundlich arbeitende Onkologin, über die wir in der Geschichte von Alison gelesen haben. Sie ist Mitautorin des Buchs *Stoffwechsel in Balance* –

Krebs ohne Chance [riva 2018]. Von Dr. Winters hörte ich zum ersten Mal durch ihre eigene Radikalremissionsgeschichte. Bereits im Alter von 19 Jahren wurde bei ihr in einer Notaufnahme Eierstockkrebs im Stadium IV diagnostiziert. Die Ärzte gaben ihr damals nur noch wenige Monate zu leben. Sie litt an starken Schmerzen, Aszites (umgangssprachlich »Wasserbauch« oder »Bauchwassersucht«), Übelkeit und Appetitlosigkeit und war völlig entkräftet. Da sie wegen ihres schlechten Zustandes keine Arbeit hatte, war sie auch nicht krankenversichert und hätte sich eine klassische Krebsbehandlung gar nicht leisten können. Stattdessen recherchierte sie in öffentlichen Bibliotheken nach ganzheitlichen Heilungsmöglichkeiten und begab sich auf ihre ganz persönliche Heilungsreise, die bis heute, 28 Jahre später, andauert. Nasha begann fünf Jahre nach Erhalt ihrer tödlichen Diagnose mit dem Studium der naturheilkundlichen Medizin. Weil sie immer noch mit ihren eigenen Gesundheitsproblemen zu tun hatte, wandte sie das, was sie gelernt hatte, zunächst bei sich selbst an, um es dann später guten Gewissens auch ihren Patienten empfehlen zu können. Heute ist Dr. Winters eine hoch angesehene Expertin und bildet Ärzte im metabolischen Ansatz der Krebsbehandlung aus. Sie sagt:

Eine Studie nach der anderen zeigt, dass lediglich 5 bis 10 Prozent der Krebserkrankungen durch Schäden in der DNA verursacht werden. Und diese vererbten Mutationen lösen nur dann Krebs aus, wenn sie auch auf die Funktion der Mitochondrien einwirken. Die restlichen 90 bis 95 Prozent der Krebsfälle werden durch schlechte Ernährung und eine ungesunde Lebensweise verursacht, die ebenfalls die Mitochondrienfunktion schädigen. Eine verblüffend wirksame Krebsbehandlung ist im Lebensmittelgeschäft um die Ecke erhältlich: Essen! Seit mehreren Jahrzehnten empfehle ich meinen Patienten niedrig-glykämische (also blutzuckersenkende), kalorienreduzierte und ketogene Ernährungsweisen und unterstütze sie darin – mit unglaublichen Ergebnissen.

Heute hat Dr. Winters immer noch Tumore in ihrem Körper, aber es ist ihr gelungen, diese klein und stabil zu halten, indem sie ihren Krebs behandelt hat, als wäre er eine Stoffwechselkrankheit.

Die Vorstellung, dass wir in der Lage sind, geschädigte Mitochondrien zu reparieren und Krebs durch Ernährungs- und Lebensstiländerungen zu heilen, ist sehr ermutigend, und die Forschung befasst sich heute intensiv damit. Die Vertreter der Theorie, dass Krebs eine Stoffwechselerkrankung ist, empfehlen in diesem Zusammenhang vor allem die ketogene Diät.

Intervallfasten

Wann waren Sie das letzte Mal länger als eine Stunde hungrig? In den Industrieländern ist Hunger ein ungewohntes Gefühl. Dennoch ist das Fasten – die freiwillige Praxis, für eine gewisse Zeit keine Nahrung zu sich zu nehmen – eine der ältesten Heiltraditionen. Praktisch jede Kultur und Religion auf der Erde hat das Fasten in irgendeiner Form oder Gestalt praktiziert. Bereits um 40 vor Christus bezeichnete Hippokrates längere Fastenzeiten als medizinische Therapie.[38] Ihm wird das Zitat zugeschrieben: »Essen, wenn man krank ist, bedeutet, seine Krankheit zu füttern.« Wenn Tiere krank werden, auch Hunde und Katzen, rollen sie sich vielfach an einem sicheren Ort zum Schlafen ein und verweigern Nahrung (aber kein Wasser), bis sie sich besser fühlen. Der Mensch ist die einzige Spezies, die sich bei Krankheit zur Nahrungsaufnahme zwingt. Dies wird noch dadurch erleichtert, dass die Zubereitung von Fertigprodukten einfach ist und schnell geht.

Die Befürworter des Intervallfastens, auch intermittierendes Fasten genannt, glauben, dass sich unser Körper nicht schnell genug entwickelt hat, um den stetigen Strom kalorienreicher Nahrung, wie er uns heutzutage fast immer und überall zur Verfügung steht, bewältigen zu können. Einige Forscher haben die Auswirkungen des Intervallfastens untersucht, das ja eigentlich nur imitiert, wie die Menschen früher gegessen haben, als Nahrung noch nicht so leicht verfügbar war.

Das Intervallfasten verschafft dem Verdauungssystem Pausen, damit es die gegessene Nahrung verarbeiten, die Nährstoffe aufnehmen und dem Körper ermöglichen kann, sich auf andere Funktionen zu konzentrieren, darunter Heilung, Ruhe und Reparatur. Die Nahrungsverdauung im Dünndarm benötigt ungefähr 40 Prozent der Energie des Körpers,[39] sodass nur begrenzte Energie für andere Dinge übrig bleibt.

Intervallfasten ist ein wichtiger Bestandteil der ketogenen Ernährung, da damit der erstrebenswerte Zustand der Ketose erreicht wird. Die Essenspause führt dazu, dass alle Glukosereserven im Körper verbraucht werden, was den Körper dann dazu veranlasst, als Energiequelle Fett zu verbrennen, und in der Folge werden Ketonkörper produziert. Ernährungswissenschaftler sind der Ansicht, dass Ketonkörper ein evolutionärer Überlebensmechanismus sein könnten, der vor genetischen Schäden schützt,[40] ebenso wie Ketonkörper sowohl den Glukose-, den Insulin- als auch den IGF-1-Spiegel (insulinähnlicher Wachstumsfaktor 1) senken können,[41] was sich alles auf die Gesundheit und das Immunsystem eines Menschen positiv auswirkt.

Die einfachste Methode des Intervallfastens ist es, nur während zwölf Stunden (oder auch nur an zehn oder acht Stunden) pro Tag Nahrung zu sich zu nehmen. Also beispielsweise das Abendessen um 18 oder 19 Uhr und Frühstück am nächsten Morgen um 6 beziehungsweise 7 Uhr. Das bedeutet vor allem auch, keine Chips oder Ähnliches nach dem Abendessen mehr zu knabbern! In den Stunden, in denen der Körper abends keine Nahrung mehr aufnimmt, kann er das Abendessen verdauen, bevor Sie schlafen gehen, und sich während des Schlafes ganz auf Ruhe und Reparaturarbeiten konzentrieren. Wenn Sie dem Körper noch mehr Ruhe gönnen wollen, verkürzen Sie das Esszeitfenster weiter und frühstücken vielleicht erst um 10 Uhr.

Eine Variante ist das 5:2-Fasten, bei dem Sie sich zwei Tage pro Woche auf 400 bis 600 Kalorien pro Tag beschränken und an den anderen fünf Tagen normal essen. Bei der sogenannten Eat-Stop-Eat-Methode, einer weiteren Variante, fasten Sie an einem Tag pro Woche komplett, nehmen also nur Wasser zu sich. Wenn Sie solche Fastentage einlegen wollen, sollten Sie sich aber zunächst mit Ihrem Arzt oder anderen medizinisch ausgebildeten Fachleuten beraten, ob das für Sie empfehlenswert ist.

Die Auswirkungen des Intervallfastens auf Krebs gelangen erst allmählich in den Fokus der Wissenschaft. Die ersten Studien zeigen, dass es auf jeden Fall während einer Chemotherapie sehr hilfreich ist. Eine dieser Studien ergab, dass das intermittierende Fasten die Fähigkeit der Nervenzellen zur DNA-Reparatur verbessert, die DNA vor Schäden durch die Chemotherapie schützt und eine Reihe von DNA-Reparaturgenen einschaltet.[42] Laut einer anderen Studie verlangsamen Fastenzyklen das Wachstum von Krebstumoren und machen eine Reihe von Krebszelltypen anfälliger für Chemotherapie.[43] Und in einer weiteren Studie hat sich gezeigt, dass das Fasten das Ansprechen der Patienten auf Chemotherapie verbessert und deren Nebenwirkungen verringert.[44]

Eine vielversprechende Studie zum Thema Fasten begleitete fast 2500 Frauen mit Brustkrebs im Frühstadium (die nicht an Diabetes litten) und analysierte ihre Ess- und Frühstückszeiten über einen Zeitraum von vier Jahren.[45] Die Wissenschaftlerinnen und Wissenschaftler fanden heraus, dass ein nahrungsloses Zeitfenster von weniger als 13 pro 24 Stunden, verglichen mit 13 oder mehr Stunden Nüchternzeit, mit einer um 36 Prozent höheren Wahrscheinlichkeit eines Brustkrebsrezidivs verbunden war. Darüber hinaus wurden die Marker für Insulin, chronische Entzündungen und Schlafdauer durch längeres Fasten über die Nacht hinaus positiv beeinflusst.

Ein Forscherteam, das die Auswirkungen einer fastenimitierenden, das heißt einer sehr kalorienarmen Ernährung, verstehen wollte,[46] teilte für eine Studie 100 gesunde Menschen nach dem Zufallsprinzip in zwei Gruppen ein. Eine Gruppe ernährte sich wie gewohnt, ohne Beschränkungen, und die zweite Gruppe tat dies zwar ebenfalls, aber mit der Ausnahme von fünf aufeinanderfolgenden Tagen pro Monat, an denen der Speiseplan für sie eine nur sehr kalorienarme Diät vorsah. Bereits nach drei Monaten war bei der zweiten Gruppe im Vergleich zu den Teilnehmern der Kontrollgruppe eine signifikante Verringerung von Körpergewicht, Gesamtkörperfett, Blutdruck und dem IGF-1-Wert, der mit Alter und Krankheiten in Verbindung gebracht wird, feststellbar, wobei von keinen unerwünschten Nebenwirkungen berichtet wurde.[47]

Die bisher durchgeführten Studien haben gezeigt, dass ein Fasten, das über die Zeit der Nachtstunden hinaus ausgeweitet wird und mehr als 13 Stunden beträgt, für die meisten Menschen sicher und sehr vorteilhaft ist und dass auch weitere Fastenpläne wie das intermittierende Fasten im Verhältnis 5 : 2 oder eine kalorienreduzierte Diät an fünf aufeinanderfolgenden Tagen im Monat gesundheitliche Vorteile mit sich bringen, die das Immunsystem stärken und das Krebswachstum verlangsamen können.

Darmgesundheit und das Mikrobiom

Seit einigen Jahren sind das Thema Darmgesundheit und die Rolle des Mikrobioms in den Medien sehr präsent, und das aus gutem Grund. Die Erkenntnis, dass ein gesunder Darm wesentlich zum Wohlergehen eines Menschen beiträgt, war einer der wichtigsten Fortschritte der Gesundheitsforschung der letzten Jahrzehnte. Besonders interessant und wichtig dabei ist, dass jeder Mensch konkrete Maßnahmen ergreifen kann, um den Zustand seines Mikrobioms und die Art und Weise, wie der Körper Nahrung verdaut, zu verbessern.

Sage und schreibe 70 Prozent Ihres Immunsystems sind im Magen-Darm-Trakt angesiedelt.[48] Der menschliche Verdauungstrakt beherbergt Billionen von Bakterien, von denen einige hilfreich und andere schädlich sind.[49] Die guten Bakterien helfen Ihrem Immunsystem, Infektionen zu verhindern, Vitamine zu produzieren und Hormone zu metabolisieren.[50] Die schlechten Bakterien verursachen Infektionen, verringern die Nährstoffaufnahme und führen zu einer schlechten Verdauung und Ausscheidung.

Ihr Darm ist der Schlüssel für Ihre Gesundheit! Der menschliche Darm ist bis zu acht Meter lang und seine Gesamtinnenfläche misst rund 400 Quadratmeter, was in etwa der Größe eines Tennisplatzes entspricht![51] Das ist eine Menge Fläche, die es zu schützen gilt. Daher ist es nicht überraschend, dass der Darmtrakt etwa 40 Prozent der Energie des Körpers benötigt, um seine Aufgabe der Aufspaltung und Resorption von Nährstoffen zu erfüllen und gleichzeitig die Aufnahme von Schadstoffen, Bakterien und Viren zu verhindern.[52]

In gewisser Weise ist die Darmwand der »Türsteher«, der bestimmt, was in den Darm hineinkommt. Der Dünndarm ist die größte Grenzfläche unseres Körpers zur Außenwelt. Diese Barriere muss aber offen genug sein, damit der Darm wesentliche Nährstoffe aus Ihrer Nahrung und aus Flüssigkeiten aufnehmen kann.[53] Wenn diese Schleusenfunktion nicht mehr richtig funktioniert, kann dies fatale Folgen für die menschliche Gesundheit haben.[54,55] Viele Dinge können die Darmwand schädigen, darunter Medikamente wie Aspirin, Ibuprofen oder Naproxen, Alkohol, Milch, eine kohlenhydrat- und/oder fettreiche Ernährung sowie chronischer Stress, Nährstoffmangel oder Behandlungen wie Chemotherapie und Bestrahlung.[56] Die Betonung liegt hierbei auf »können«, denn jeder Mensch ist unterschiedlich empfindlich. Wenn Ihre Darmbarriere nicht intakt ist und es zulässt, dass Dinge in Ihren Körper aufgenommen werden, die dort eigentlich nichts zu suchen haben, leiden Sie an einem durchlässigen Darm (dies war bereits in Kapitel 5 bei Palmers Geschichte ein Thema). So wie eine gesunde Darmdurchlässigkeit eine entscheidende

Komponente eines starken Immunsystems ist, so ist es auch ein intaktes Mikrobiom – das aus Billionen von Bakterien und Mikroben besteht, die dauerhaft in Ihrem Darm leben.[57] Es hat sich gezeigt, dass ein ungünstig verändertes Mikrobiom einen signifikanten und direkten Einfluss auf die psychische und körperliche Gesundheit haben und anfällig für eine Vielzahl von Krankheiten machen kann, darunter Krebs, kardiometabolische Störungen – Krankheitsbilder, die das Herz-Kreislauf-System sowie Stoffwechselvorgänge betreffen –, Allergien und Fettleibigkeit.[58]
Mehrere Studien haben die Verbindung zwischen Gehirn, Darm und Mikrobiom nachgewiesen.[59] Wussten Sie, dass Ihre Darmmikroben direkt mit Ihrem zentralen Nerven-, Hormon- und Immunsystem kommunizieren können?[60] In einer Studie sammelten Forscherteams über einen Zeitraum von sechs Jahren Daten von den Darmmikroben von 2000 Menschen,[61] und sie analysierten die Lebensgewohnheiten der Probanden. Diese mussten regelmäßig Stuhl-, Serum- und Urinproben abgeben. Die Analyse der Veränderungen in der Darmflora der Probanden im Laufe der Zeit ergab, dass eine ungesunde Lebensweise sich negativ auf das Mikrobiom auswirkt und dies wiederum das Fortschreiten von kardiometabolischen Erkrankungen, einschließlich Adipositas, fördert.[62]
Speiseröhrenkrebs, eine der tödlichsten Krebsarten überhaupt,[63] kann durch mehrere Faktoren verursacht werden, beispielsweise durch Antibiotika, falsche Ernährungsgewohnheiten und Tabakkonsum.[64] Von all diesen Faktoren ist auch bekannt, dass sie das gesamte Mikrobiom schädigen. Eine Gruppe von Forschern, die zahlreiche Studien über die Rolle des Mikrobioms bei Speiseröhrenkrebs auswertete, fand heraus, dass sich das Mikrobiom von Menschen mit einer gesunden Speiseröhre signifikant von dem von Menschen mit Speiseröhrenkrebs unterschied, wobei die »Krebsmikrobiome« weit mehr schädliche Bakterien enthielten.[65]
Neben den eben genannten gibt es noch weitere Faktoren, die sich negativ auf Ihr Mikrobiom auswirken können. Aufgrund der Sauberkeitsbesessenheit unserer Kultur sind Kosmetika und

Handdesinfektionsmittel, die den antibakteriellen Wirkstoff Triclosan enthalten, sehr verbreitet. Triclosan steht im Verdacht, das Wachstum von östrogenabhängigen Krebszellen, die sich bei vielen Brustkrebspatientinnen finden, zu fördern.[66] Breitbandantibiotika können das Mikrobiom ebenfalls in Mitleidenschaft ziehen. Sie töten nämlich nicht nur die krank machenden Bakterien ab, sondern auch die nützlichen Bakterien, die das Mikrobiom im Gleichgewicht halten. Infolgedessen kann die unnötige oder zu häufige Einnahme von Antibiotika dazu führen, dass opportunistische Bakterien und Pilze – also solche, die sich die Schwächung unseres Immunsystems oder eine Primärerkrankung zunutze machen – wie beispielsweise Candida in unserem Darm gedeihen, was zu gesundheitlichen Komplikationen führen kann, lange nachdem wir die letzte Dosis Antibiotika eingenommen haben.

Das Mikrobiom des Menschen ist noch nicht umfassend verstanden und dementsprechend Teil intensiver Forschung. Derzeit wird unter anderem der Zusammenhang zwischen dem Mikrobiom und dem Risiko für Krebs, der Krebsbehandlung und den Nebenwirkungen der Behandlungen erforscht.[67, 68, 69]

Die gute Nachricht ist, dass es viele relativ einfach umsetzbare Änderungen in Sachen Ernährung und Lebensstil gibt, mit denen Sie Ihr Mikrobiom gesund halten können. So hat sich beispielsweise gezeigt, dass eine pflanzliche Ernährung mit einem hohen Gehalt an natürlichen Ballaststoffen die mikrobielle Vielfalt in Ihrem Darm unterstützt, während eine Ernährung, die hauptsächlich aus raffinierten Kohlenhydraten und Stärke besteht, dies nicht tut.[70] Das liegt daran, dass Ballaststoffe natürliche Präbiotika sind, also unverdauliche Lebensmittelbestandteile, die das Wachstum und die Aktivität von nützlichen Bakterienarten im Darm anregen. Durch ballaststoffreiche Kost nähren Sie also die Billionen gesunder Mikroorganismen, aus denen Ihr Mikrobiom besteht. In diesem Zusammenhang ganz besonders zu empfehlen sind fermentierte Lebensmittel wie Sauerkraut (fermentierter Kohl), Kimchi (fermentierter Rettich) und Kombucha (fermentierter Tee). Damit können Sie sich probiotische Nahrungsergänzungsmittel sparen.

Wenn Sie kurz davor sind, das Handtuch zu werfen, weil all die vielen Ernährungstipps für Sie einfach zu verwirrend sind, denken Sie immer daran, dass Hunderte von Studien bewiesen haben, dass wir durch die Wahl unserer Lebensmittel großen Einfluss auf unsere Gesundheit nehmen können. Dr. Dean Ornish, der seit mehr als 40 Jahren in den USA im Bereich der präventiven Medizin tätig ist und sechs *New York Times*-Bestseller verfasst hat, darunter *UnDo It!*, in dem es darum geht, wie einfache Änderungen im Lebensstil die meisten chronischen Krankheiten stoppen oder gar rückgängig machen können (auf Deutsch ist von ihm 2019 *Revolution in der Herztherapie: Der Weg zur vollkommenen Gesundheit* erschienen), meint:

Es fällt uns oft schwer zu glauben, dass die einfachen Entscheidungen, die wir jeden Tag in unserem Leben treffen – was wir essen, wie wir auf Stress reagieren, wie viel Sport wir treiben und wie viel Liebe und Intimität wir haben –, sich stark auf unsere Gesundheit und unser Wohlbefinden auswirken können. Sie tun es aber! Seit mehr als 35 Jahren erforschen meine Kollegen und ich, wie eine Vollwert- und pflanzliche Ernährung, mäßiger Sport, Stressbewältigungstechniken wie Yoga und Meditation und das Zulassen von Gefühlen dazu beitragen, koronare Herzerkrankungen, Prostatakrebs im Frühstadium, Typ-2-Diabetes, Bluthochdruck, Fettleibigkeit, Depressionen und andere chronische Krankheiten zu heilen.

Nach Durchsicht der medizinischen Literatur über Ernährung im Zusammenhang mit Krebs und Gesundheit können wir einige allgemeine Ratschläge geben:

- Legen Sie bei Ihrer Ernährung den Schwerpunkt auf unverarbeitete Lebensmittel mit hohem Ballaststoffanteil. Das erzielen Sie zum Beispiel durch eine pflanzliche, ketogene oder mediterrane Ernährung.

- Erörtern Sie mit Ihrem Gesundheitsteam, ob nicht Fastenperioden, sei es durch Intervallfasten (langer Zeitraum zwischen Abendessen und Frühstück) oder Fasten an einigen Tagen im Monat, Ihrer Gesundheit förderlich sein könnten.

Die Ernährung umzustellen mag sich zunächst nach einer unbequemen Veränderung anhören, ist aber einfacher als gedacht und lohnt sich vor allem langfristig sehr. Wir hoffen, dass wir mit unseren Erläuterungen der neuesten Ernährungstrends und Forschungsstudien dazu beitragen konnten, Sie zum Handeln zu inspirieren. Für viele Patienten mit Radikalremission war die Veränderung der Essgewohnheiten der erste Schritt auf ihrem Heilungsweg, eben weil dies im Grunde ganz einfach zu bewerkstelligen ist.

Einer dieser Überlebenden ist Jeremiah, dessen Eltern Tanya und Gene sich aufmachten, mithilfe der zehn Radikalremissions-Heilungsfaktoren das seltene Lymphom ihres kleinen Jungen zum Verschwinden zu bringen. Die Umstellung seiner Ernährung war dabei vielleicht der wichtigste Faktor.

JEREMIAHS GESCHICHTE

Eine Krebsdiagnose ist für jeden erschreckend, aber wenn das eigene Kind betroffen ist, ist sie der blanke Horror. Und das gilt natürlich erst recht, wenn ein kleines Baby daran erkrankt. So erging es 2010 Tanya Gomez und ihrem Partner Gene mit ihrem kleinen Sohn Jeremiah.

Anfangs war Jeremiah gesund und die Herzen seiner Eltern zersprangen förmlich vor Glück, als er im Alter von einem Monat zu quietschen und zu lachen begann. Tanya hatte sich selbst immer gesund ernährt und gesund gelebt, deshalb war sie entschlossen, auch Jeremiah nach der Stillzeit die bestmögliche Nahrung zu geben. Während Jeremiah in ihrem Haus in Südkalifornien von Tag zu Tag größer wurde, freute sich Tanya über jeden seiner Entwicklungsschritte. Doch einen Monat nach seinen Standardimpfungen, als Jeremiah fünf Monate alt war, bemerkten Tanya und Gene eine Beule auf seiner Brust in der Größe eines 10-Cent-Stücks. Das Knötchen war hart und für ein Baby sehr dick. Obwohl Jeremiah ansonsten glücklich und wohlauf zu sein schien, brachten sie ihn sofort zu einem Arzt. Dieser war so besorgt, dass er eine Biopsie vornahm, also eine Gewebeprobe entnahm und diese im Labor untersuchen ließ.

An der ernsten Miene des Arztes erkannte Tanya dann sofort, dass die Biopsieergebnisse nicht gut ausgefallen waren. Niemals aber hatte sie an eine Krebsdiagnose gedacht. Doch leider war bei Jeremiah ein subkutanes pannikulitisähnliches T-Zell-Lymphom (SPTCL) festgestellt worden, eine seltene Form des Hautlymphoms. Tanya erinnert sich:

Mir kamen die Tränen und ich hatte nur eine Frage: »Ist es heilbar?« Worauf der Arzt antwortete: »Es gibt Optionen für eine Chemo. Sie werden mit dem Onkologen sprechen müssen. Wir werden weitere Untersuchungen durchführen.« Und ich sagte: »Okay.« Aber sobald wir im Auto saßen, um wieder nach Hause zu fahren, sagte ich zu Gene: »Eine Chemo werden wir ihm nicht antun.«

Tanya zweifelte nicht grundsätzlich an der Wirksamkeit von Chemotherapien, war aber besorgt wegen der Nebenwirkungen, die eine so gravierende Maßnahme für ihr kleines Baby haben würde. Jeremiahs Ärzte sagten Tanya und Gene, dass es sich um eine sehr seltene Krebsart handelt, die normalerweise bei 15- bis 35-Jährigen diagnostiziert wird. Für Babys gab es praktisch keine Erfahrungswerte hinsichtlich der Therapie, sodass die Ärzte keine klare Vorstellung davon hatten, wie wirksam die Behandlung oder wie schädlich die Nebenwirkungen sein würden. Das Chemotherapieschema, das typischerweise bei dieser Art von Lymphomen eingesetzt wird, ist so stark, dass es nach Ansicht der Ärzte für ein Baby tödlich sein würde, weshalb sie stattdessen ein Kinderleukämieschema anwenden wollten.

Tanya wusste vom Lesen des Kleingedruckten über die Nebenwirkungen der Chemotherapie, die die Ärzte in Kauf nehmen würden, dass Jeremiah am Ende dauerhafte und schwere Seh- und Immunschwächeprobleme haben könnte. Sie sagten ihr außerdem, Jeremiah würde für alle Chemobehandlungen etwa 40 Lumbalpunktionen, also Einstiche im Wirbelkanal, benötigen, was zu Hirnschäden führen könnte. Da die Ärzte unsicher waren, ob die Chemotherapie Jeremiahs Lymphom heilen würde – sie baten Tanya sogar darum, eine Erklärung zu unterschreiben, laut der die Ärzte beim Tod des kleinen Patienten von jeglicher Haftung befreit wären –, sagte Tanyas Intuition ihr, sie solle nach alternativen Optionen Ausschau halten.

Viele ihrer Freunde bezeichneten sie als »verrückt«, weil sie versuchte, andere Wege zu finden, um ihrem Sohn zu helfen. Auch Gene wollte den Empfehlungen des Arztes folgen und die Chemotherapie durchführen lassen. Doch Tanya vertraute unbeirrt ihrer mütterlichen Intuition und fing an, über die Krebserkrankung von Jeremiah zu recherchieren. Tanyas Vater war anfangs der Einzige, der ihr Vorgehen unterstützte.

Als Jeremiahs Ärzte schließlich sein Knochenmark untersuchten, um den Eltern das Ausmaß des Lymphoms verständlich zu machen, war seit der ersten Diagnose schon ein ganzer Monat vergangen. Der Kleine hatte inzwischen mehrere größere Hautläsionen, und Tanya wurde immer verzweifelter. Die Ergebnisse des Tests zeigten, dass Jeremiahs Knochenmark bereits zu 7 Prozent aus Krebszellen bestand. Tanya fühlte sich durch die Verzögerungen und die Unsicherheiten hinsichtlich der vorgeschlagenen Chemotherapie im Stich gelassen.

Ich sagte zu dem Onkologen: »Sie vermitteln mir das Gefühl, dass Sie uns wie eine Nummer behandeln. Mein Sohn ist aber kein Tier. Ich liebe ihn und es ist meine Aufgabe, dafür zu sorgen, dass er die richtige Behandlung erhält, und ich habe einfach nicht das Gefühl, dass er sie hier bekommt. Bitte stellen Sie mir die Ergebnisse der Biopsieproben zusammen, damit ich Zweitmeinungen einholen kann. Ich will wissen, was andere Ärzte dazu sagen. Und ich werde einen Arzt auswählen, von dem ich mich ernst genommen fühle und der sich eingehend mit unserem Fall befasst.« Ich erhielt dann glücklicherweise schon am nächsten Tag einen Termin in einem Spezialkrankenhaus. Normalerweise, so hieß es, müsse man zwei Wochen auf so einen Termin warten, weil sie so ausgebucht waren.

Tanya erklärte Gene und ihren beiden Familien die langfristigen Nebenwirkungen der Chemotherapie, mit denen Jeremiah für den Rest seines Lebens leben müsste, damit sie ihre Bedenken besser verstanden. Gene war trotzdem skeptisch gegenüber der Anwendung alternativer Methoden entgegen den Empfehlungen der Schulmediziner. Tanya aber bereitete sich akribisch auf jeden Arzttermin vor und wollte vor den Terminen bereits die Testergebnisse übermittelt bekommen. Sie wusste, dass sie als Mutter des kleinen Patienten ein Anrecht darauf hatte. Bei ihren Recherchen auf der Website PubMed.gov fand sie einen Fallbericht über ein zweijähriges Kind in Kroatien mit der gleichen Diagnose wie Jeremiah, das sich in Remission befand. Es handelte sich um einen Fall, den die Ärzte entweder nicht kannten oder über den sie ihr nicht hatten berichten wollen. Tanya betrachtete die Ärzte ihres Sohnes nie als überlegen oder klüger als sich selbst. Für sie waren es durchaus Spezialisten, die eine viel größere Wissensbasis hatten.
Zusätzlich zur intravenösen Chemotherapie hatten die Ärzte etwa 40 Lumbalpunktionen bei Jeremiah vorgeschlagen. Sie wollten sein Gehirn mit Chemotherapie behandeln, indem sie

die entsprechenden Arzneimittel in seine Rückenmarksflüssigkeit injizierten. Das stellte Tanya aus zwei Gründen infrage: Erstens zeigte Jeremiah bisher gar keine Anzeichen von Krebs in seinem Gehirn, und zweitens konnten mehrfache Lumbalpunktionen zu Hirnschäden führen, die ihn für den Rest seines Lebens beeinträchtigen würden. Alle Ärzte, die sie aufsuchten, wollten aber so vorgehen. Tanya stellte ihnen viele Fragen, damit Gene verstand, wie sich die Behandlung auf Jeremiah auswirken würde.

Auf meine Frage »Wie werden die Nebenwirkungen der Chemotherapie aussehen?« erhielt ich die Antwort: »Er wird verzerrt sehen – wenn er nach einer Tasse greift, wird er denken, dass sie links von ihm steht, obwohl sie in Wirklichkeit rechts steht. Außerdem könnten noch weitere Hirnschäden auftreten, er wird wegen seiner angeschlagenen Nieren oft Blut im Urin haben und er wird allgemein oft krank werden.« Ich fragte dann: »Kann ich ihn vor Krankheiten schützen, indem ich ihn einfach immer im Haus behalte?«, worauf die Ärzte antworteten: »Das wird leider nicht helfen, denn es wird alles aus seinem eigenen Körper kommen.« Darauf ich: »Was meinen Sie mit ›aus seinem eigenen Körper‹?« Und sie sagten: »Weil wir sein Immunsystem unterdrücken werden« – das ja bereits geschwächt war! Als wir die Praxis wieder verließen, sagte Gene zu mir: »Okay, einverstanden, wir lassen ganz sicher keine Chemo machen.«

Zu diesem Zeitpunkt waren drei Monate seit Jeremiahs Diagnose vergangen, und Tanya hatte die Zeit genutzt, um nach Kliniken außerhalb der Vereinigten Staaten zu suchen. Sie tat dies sehr diskret, nachdem sie von anderen Eltern, die ihren Kindern ebenfalls eine Alternative zur Chemotherapie zuteilwerden lassen wollten, schreckliche Geschichten gehört hatte. Eine Mutter, die Tanya »Sarah« nennt, wandte sich an Tanya, um sie davor zu warnen, was passieren könnte, wenn sie sich entschließen sollten, Jeremiah im Ausland alternativ behandeln zu lassen. Sarah erzählte,

wie ein Kind den Eltern von den Behörden vorübergehend weggenommen und ihm eine Chemo aufgezwungen wurde.
Tanya war schockiert, als sie diese Geschichten hörte, und sie machten sie noch misstrauischer gegenüber dem US-Gesundheitssystem. Sie sprach mit einem Sozialarbeiter in ihrer Familie, der ihnen sagte, sie könnten ihr Kind behandeln lassen, wo immer sie wollten, solange beide Elternteile zustimmen. Tanya wusste intuitiv, dass es das Richtige war, Jeremiah ins Ausland zu bringen, und wäre sogar bereit gewesen, ihre US-Staatsbürgerschaft dafür aufzugeben. Vorher aber musste sie sich vergewissern, dass Gene mit an Bord war und sie voll unterstützte.
Ein weiteres Hindernis war das Alter von Jeremiah. Er war erst acht Monate alt, und die meisten Kliniken im Ausland waren mit der Behandlung eines Säuglings zurückhaltend, weil das Immun- und Verdauungssystem in so einem Alter möglicherweise noch nicht weit genug entwickelt ist, um bestimmte Standardbehandlungen gut zu vertragen. Anders als die amerikanischen Ärzte, die hohe Dosen von Chemo bei Jeremiah riskiert hätten, auch wenn diese vielleicht mehr schädlich als hilfreich gewesen wären, waren die Ärzte an den alternativ arbeitenden Krankenhäusern vorsichtiger. Schließlich fand Tanya, die sich vor allem bei Kliniken in Mexiko und Südamerika erkundigt hatte, eine Klinik in Chile, die sich bereit erklärte, das Baby Jeremiah zu behandeln. Die Ärzte dort machten ihr große Hoffnung, ihrem kleinen Sohn helfen zu können.
Glücklicherweise schloss sich auch Jeremiahs weitere Familie der unorthodoxen Entscheidung seiner Eltern an. Tanya erinnert sich:

Nachdem Gene zugestimmt hatte, dass wir nach Chile gehen, stellten unsere beiden Familien in zwei Tagen eine Spendensammlung auf die Beine. Mein Bruder hatte einen großen Garten, und stellte ihn für einen ganztägigen Mini-Jahrmarkt zur Verfügung. Jeder brachte etwas zum Verkaufen mit und kaufte selbst etwas. Einige boten Getränke sowie mexikanische Spezialitäten und andere selbst gemachte Köstlichkeiten zum Essen an. Wir luden alle unsere Verwandten, Nachbarn, Kollegen und Freunde ein. Mein Bruder verkaufte Tacos. Ein Familienmitglied von Gene besaß eine Bäckerei und brachte Kuchen mit, der versteigert wurde. Meine Cousinen wussten, wie man cool dekorierte Muffins herstellt, die weggingen wie warme Semmeln. Auch eine Tombola wurde veranstaltet. Es war unglaublich, wie man uns unterstützte. An dem Tag kamen fast 12 000 Dollar für uns zusammen.

Dank dieser Großzügigkeit in ihrem persönlichen Umfeld konnte Tanya zwei Tage später Flugtickets für sich, Gene und Jeremiah buchen. Der Plan sah vor, dass Gene sie eine Woche lang begleiten würde, bevor er zur Arbeit wieder zurück musste. Tanya und ihr achtmonatiger Säugling würden sechs Wochen bleiben. Und so bestieg die Kleinfamilie an einem sonnigen Tag im Dezember 2010 das Flugzeug nach Chile. Obwohl Jeremiah drei große, krebsartige Hautläsionen hatte, war Tanya sehr zuversichtlich.

Die Spezialklinik, zu der sie sich begaben, folgte den Lehren von Don Manuel Lezaeta Acharán, einem Pionier der Naturmedizin in Chile, der 1959 verstorben war. Tanya hatte bei ihrem Vater ein Buch über ihn und seine Lehren entdeckt, das sie sehr beeindruckt hatte. Sie hatte somit auch eine ungefähre Vorstellung, wie die Therapie aussehen würde. Im Wesentlichen würden sich die Ärzte darauf konzentrieren, Jeremiahs Körper zu stärken, damit er die Krankheit selbst und auf natürliche Weise überwinden konnte. Das gefiel Tanya, weil sie bereits mit der Bedeutung einer gesunden Ernährung und Lebensweise, den Eckpfeilern der Behandlungen in der Klinik, vertraut war.

Bei der Ankunft empfahlen die Klinikärzte als Erstes eine strenge Ernährungsumstellung für den kleinen Jeremiah. Er sollte nur noch ganz bestimmte (vegane) Nahrungsmittel in einer bestimmten Reihenfolge über den Tag verteilt bekommen. In der Klinik wurde der Fokus stark auf die Optimierung der Verdauung gelegt, wegen der negativen Auswirkungen, die ein überlasteter

Magen auf den Körper haben kann. Um die Nährstoffaufnahme bei dem Kleinen zu verbessern, versuchten die Ärzte, die Innentemperatur seines Magens niedrig zu halten, da eine höhere Temperatur gemäß der Lehre von Dr. Acharán darauf hindeutet, dass der Magen überlastet ist.

Tanya hatte mit dem Stillen aufgehört, als Jeremiah vier Monate alt war. Die Ärzte in der Klinik sagten ihr, dass Muttermilch auch jetzt noch das Beste für Jeremiah gewesen wäre, es aber auch andere Optionen gäbe. Baby Jeremiah trank nun jeden Morgen frisch zubereitete Pflanzenmilch aus blanchierten Mandeln, die in einer Babyflasche mit Haferbrei, Äpfeln und Rosinen vermischt wurde.

Jeremiah begann während des Klinikaufenthaltes, feste Nahrung zu essen. Etwa eine Stunde nach der Mandelmilch gab es zum zweiten Frühstück Haferflocken und Äpfel für ihn, zum Mittagessen Kartoffeln, Spinat und andere Gemüsesorten, die in einer Brühe zerdrückt wurden, und zum Abendessen eine ähnliche vegane Mahlzeit. Zwischen den Mahlzeiten wurden ihm täglich drei frische grüne Säfte zubereitet. Einen Säugling dazu zu bringen, grüne Säfte aus Spinat, Grünkohl, Karotten und grünen Äpfeln zu trinken, war eine große Herausforderung, und Tanya musste jeweils jede erdenkliche Strategie anwenden, um ihn zum Trinken des Saftes zu bewegen.

Ein Mitarbeiter der Klinik half Tanya bei der Zubereitung der Mahlzeiten für Jeremiah, und Tanya zeigte sich sehr wissbegierig, weil sie lernen wollte, wie sie nach dem Klinikaufenthalt das Essen zu Hause zubereiten konnte.

Zur Optimierung der Magen- und Darmtemperaturen erhielt Jeremiah täglich eine Vielzahl von Wärmebehandlungen, wie es die in dieser Klinik angewandte Therapie in einem Fall wie seinem vorsah. Schon morgens ging es früh los. Der Kleine wurde geweckt und die Krankenschwestern halfen Tanya bei der ersten Wärmebehandlung. Tanya fuhr mit einem kalten, nassen Tuch über Jeremiahs Haut. Dies sollte ihm einen ganz kleinen Schock geben, um das Lymphsystem anzuregen und den Körper zur Freisetzung von Giftstoffen zu veranlassen. Unmittelbar danach wickelte Tanya ihr Baby in Decken ein und wiegte es wieder in den Schlaf. Diese Wiedererwärmung des Körpers durch die Decken war laut den Ärzten unerlässlich. Später, sobald Jeremiah von selbst aufwachte, erhielt er sein Frühstück.

Gegen Mittag nahmen die anderen Patienten in der Regel ein Dampfbad. Da Jeremiah noch zu klein dafür war, wurde er stattdessen in ein warmes, feuchtes Handtuch und dann wieder in mehrere Decken eingewickelt, woraufhin er einschlief. In dieser feuchtwarmen Dampfkompresse schwitzte er heftig, was die Wirkung eines Dampfbades simulierte. Nach einer Stunde wurde der Wickel entfernt, und Jeremiah schlief gewöhnlich noch etwas. Nach dem Aufwachen erhielt er dann eine Lehmpackung mit einer dünnen Schicht Lehm, der von den nahe gelegenen Bergen in die Klinik gebracht wurde.

Für diese Packung nahm Tanya ein sauberes quadratisches Tuch von der Größe des Babybauches, strich den feuchten Lehm auf das Tuch und legte es auf Jeremiahs Bauch. Als zweite Schicht legte sie ein Stück Vliesstoff darauf und wickelte den Kleinen dann in einer Babydecke ein. Durch den Lehm blieb die Körperkerntemperatur kühl, und die Decke sollte verhindern, dass ein Luftstrom in den Bauchbereich gelangt. Dieser kühlende Wickel blieb zwei Stunden lang auf dem Bauch, und in dieser Zeit fütterte Tanya den Kleinen mit einem Babyfläschchen mit Mandelmilch, in die Haferflocken, Äpfel und Rosinen hineingemischt waren. Wenn es warm genug war, ließ sie ihn draußen herumkrabbeln, damit er über die Haut Vitamin D im Sonnenlicht »tanken« konnte, und sie hielt ihn ab und zu so, dass er barfuß quasi im Stehen mit den Fußsohlen den Boden berührte, sodass er die Energie der Erde aufnehmen konnte. Zwischen den Behandlungen hatte Jeremiah Zeit, mit Tanya die ersten Schritte zu üben oder draußen zu spielen, und gegen 18 Uhr vor dem Schlafengehen nahm er seine letzte Mahlzeit ein.

Jeremiahs Krebs trug dazu bei, dass Spiritualität und der katholische Glaube für Tanya und ihre Familie wieder wichtiger wurden. Gleich nach der Diagnose luden Tanya und Gene ihre Familien ein, Rosenkränze mit ihnen zu beten. Tanya betete jeden Morgen und jede Nacht für Jeremiahs Gesundheit. Für sie war es normal, regelmäßig mit Gott zu sprechen. Auch für Jeremiah würde später das Abendgebet zu einer kindlichen Gewohnheit werden. Anfangs stellte Tanya Gott sehr infrage, aber sie verlor nie den Glauben. Oft brach sie weinend zusammen und rief aus: »Warum Jeremiah? Warum musste gerade er Krebs bekommen?« Mit der Zeit war Tanya aber überzeugt davon, dass die Krebserkrankung ihres Sohnes einen göttlichen Zweck hatte.

Plötzlich hatte ich die Erleuchtung, dass Gott mich aus einem bestimmten Grund auserwählt hatte. Er wusste, was ich für Jeremiah tun würde, und er kannte das Ergebnis. Er hatte mich zu diesem Zweck auserwählt. Wenn Jeremiah das hier hätte, wäre es ein Kind weniger, das unter einer Chemotherapie zu leiden hätte, weil ich so handeln würde, wie ich es jetzt tue. Es ist so wichtig, dass die Menschen wissen, dass es andere Möglichkeiten gibt.

Tanya erinnert sich lebhaft an eine Phase während der Behandlung von Jeremiah in Chile, während der sie befürchtete, dass er den Krebs nicht überleben und die Therapie nicht wirken würde. Eine der Krankenschwestern, mit der sich Tanya ein wenig angefreundet hatte, sagte daraufhin zu ihr:

Tanya, alles, was in diesem Krankenhaus passiert, passiert wegen dem da [zeigt nach oben]. Wir helfen ihm einfach bei seiner Arbeit. Also, haben Sie Vertrauen und beten Sie weiter für Ihr Kind. Keine Sorge, jemand hört Ihnen zu.

Tanya nahm den Rat der Krankenschwester an und bat Gott weiterhin um Hilfe. Kurz danach, es waren inzwischen etwas über zwei Drittel der sechswöchigen Behandlung verstrichen, kam einer der Ärzte, um nach Jeremiah zu sehen. Tanya drückte ihre Besorgnis darüber aus, dass sich eine seiner Läsionen veränderte – sie schien in drei Abschnitte zu zerfallen und die Haut dazwischen weich zu werden. Der Arzt sagte ihr, das sei ein Zeichen dafür, dass der Krebs verschwindet. Da wusste Tanya, dass Gott ihre Gebete erhört hatte, und sie konnte die Tränen der Freude und Erleichterung nicht zurückhalten.

Sie und ihr Baby fuhren mit der Intensivtherapie von zwei bis drei Thermalbehandlungen, drei Säften und drei veganen Mahlzeiten pro Tag fort. Jeremiah war der Starpatient in der Klinik, krabbelte überall herum und munterte alle mit seinem Babylächeln auf.

In dem Alter, in dem Jeremiah damals war, regenerieren sich die Zellen viel schneller als die von Erwachsenen. Das hieß, dass der ganze Heilungsprozess zehnmal schneller als im Körper eines Erwachsenen ablief. Der Arzt sagte, dass Jeremiah der beste Patient war, den er je hatte. Alle waren verblüfft, wie gut die Heilung verlief. Bis zum 45. Tag in der Klinik waren alle drei Läsionen verschwunden. Die meisten Patienten haben diese Art von Ergebnissen nicht, bevor sie die Klinik verlassen. Jeremiah schon.

Tanya und Jeremiah kehrten nach den 45 Tagen zurück in die USA. Erst ein Jahr nach ihrer Rückkehr ließ Tanya dann von den Ärzten in den USA einen weiteren Test von Jeremiahs Knochenmark durchführen, um seinen Gesundheitszustand beurteilen zu können. Vorher hatte sie dem Kleinen das nicht zumuten wollen, da ein solcher Test eine sehr schmerzhafte Prozedur ist. Der Onkologe konnte das Testergebnis kaum glauben: Jeremiah trug weniger Krebszellen in sich als ein durchschnittlicher gesunder Patient!

Die Ärzte sagten: »Das Knochenmark eines jeden Menschen weist etwa 3 Prozent abnorme Zellen auf. Bei Ihrem Sohn wur-

den weniger als 3 Prozent festgestellt! Das heißt, Ihr Sohn hat sich offensichtlich von einem der kränksten Kinder, die wir je gesehen haben, zu einem der gesündesten entwickelt. Wir haben alle Tests durchgeführt, und wir können weder in seinem Blut noch in seinem Knochenmark Krebs finden, und die Läsionen sind alle verschwunden. Zum jetzigen Zeitpunkt raten wir davon ab, eine Chemotherapie durchzuführen. In einem Jahr würden wir dann sicherheitshalber gerne noch mal eine Kontrolluntersuchung machen.«

Nachdem Tanya die gute Nachricht vernommen hatte, dankte sie Gott dafür, dass er ihren Sohn gerettet und ihm die Chance auf ein normales Leben gegeben hatte. Außerdem dankte sie ihrem spirituellen Glauben und ihrem Vater dafür, dass er während des gesamten Prozesses konzentriert und zuversichtlich geblieben war. Sie hatte sich von allen möglichen Seiten – von Ärzten, Freunden, Familie und sogar von sich selbst – mit Zweifeln konfrontiert gesehen, aber ihr Glaube an Gott hielt sie bei der Stange. Sie blieb fest entschlossen weiterzumachen, um ihrem Sohn das bestmögliche Leben zu ermöglichen.

Die Ärzte in Chile hatten Tanya empfohlen, Jeremiah noch weitere drei Jahre vegan zu ernähren, danach könne sie allmählich zu Mischkost übergehen. Tanya wollte jedoch besonders vorsichtig sein und bereitete Jeremiah ausschließlich veganes Essen zu, bis er sechs Jahre alt war. Danach überließ sie es ihm, was er essen wollte, aber er hatte überhaupt kein Bedürfnis nach Fleisch, und so ließen sie es weiterhin weg.

Wie schon erwähnt, empfahlen die amerikanischen Ärzte jährliche Kontrolluntersuchungen. Tanya aber fühlte intuitiv, dass das gar nicht notwendig sein würde, solange sie weiterhin so gut auf die Ernährung von Jeremiah achtete. Außerdem behielt sie immer den Zustand seiner Haut und seiner Finger- und Zehennägel im Auge. Letztendlich wurde dann erst im Jahr 2018 bei dem nun schon achtjährigen Jungen eine weitere Gesundheitskontrolle durchgeführt. Und wieder bestätigten die Testergebnisse, dass Jeremiah krebsfrei war. Der Arzt sagte nur: »Was immer Sie tun, machen Sie weiter damit!«

Heute ist Jeremiah ein glücklicher, unbekümmerter und gesunder neunjähriger Junge; ein Viertklässler, der öfters mal herumalbert, gerne malt und Baseball und Basketball liebt. Bis zum heutigen Tag hat er noch nie Rind- oder Schweinefleisch probiert. Seit seinem sechsten Geburtstag gehören ab und zu Geflügel aus Freilandhaltung, wild gefangener Fisch und Bio-Käse zu seinem Speiseplan, aber überwiegend ernährt er sich weiterhin vegan. Der aufgeweckte Junge trinkt häufig frische grüne Säfte und lernt bei Tanya, was gesunde Ernährung heißt. Er liebt Gemüse und zu seinen Lieblingsgerichten gehören die »sauguten Veggie-Tacos« seiner Mutter. Fast täglich gibt es frisches Obst, das die beiden von den Obstbäumen im Garten pflücken, und Tanya bereitet weiterhin regelmäßig Mandelmilch zu.

Ich bringe auch ab und zu Süßigkeiten auf den Tisch und mache zum Beispiel Crêpes mit meiner guten selbst gemachten Heidelbeermarmelade, die weder Sirup noch den schlechten, raffinierten Zucker enthält. Mein Sohn soll ein möglichst normales Leben haben. Er hat schon Süßigkeiten gekostet und mag sie auch, aber ich sage ihm, dass wir sie nicht bei uns im Haus haben können. Bei uns kann er dafür unbegrenzt Obst essen. Er liebt Obst, besonders Honigmelone und Mandarinen.

Bewegung als Therapie und Vorbeugemaßnahme war während der Behandlung von Jeremiah in der Klinik kein großes Thema, da er zu jener Zeit ja noch ein Baby war. Tanya hat Jeremiah jedoch stets nachdrücklich dazu ermutigt, Bewegung und Sport zu einem Kernbestandteil seines Lebens zu machen. Sie ist davon überzeugt, dass er durch körperliche Aktivität die Rückkehr der Krebserkrankung verhindern kann.

Jeremiah ist ein anderer Mensch, wenn er Sport treibt – sehr kompetitiv, sehr mobil, sehr agil. Er lässt sich mitreißen! Sogar wenn er allein oder mit einem Freund Basketball vor der Garage spielt, zeigt er sich total ehrgeizig. Im normalen Leben ist er überhaupt nicht angriffslustig. Ich habe selbst schon immer Sport getrieben und wir beide Elternteile fördern das bei Jeremiah sehr. Zum Beispiel liebe ich CrossFit und er macht jetzt mit mir mit. Es ist wirklich toll zu sehen, wie begeistert er trainiert!

Jeremiahs soziales Umfeld hat eine Schlüsselrolle für seine anhaltend gute Gesundheit gespielt. Es ist nicht leicht für ein kleines Kind, mit erheblichen Einschränkungen bei der Ernährung zu leben. Glücklicherweise haben Jeremiahs Freunde und Familie ihn unterstützt, indem sie in seiner Anwesenheit niemals Süßigkeiten aßen. Überdies hat seine Heilungsreise die gesamte Familie – sowohl die mütterliche als auch die väterliche Seite – dazu inspiriert, ihren Lebensstil zu ändern. Fast alle achten jetzt darauf, dass sie nur noch biologische Lebensmittel einkaufen, und trinken selbst gemachte Säfte. Diese Bereitschaft der Familienmitglieder, sich an Jeremiahs Ernährungsweise anzupassen und darauf Rücksicht zu nehmen, hat ihm geholfen, sich nicht als Außenseiter zu fühlen, und auch Tanya zu mehr Seelenfrieden verholfen. Sie weiß, dass sie sich darauf verlassen kann, dass ihre Familie und Freunde Jeremiah beistehen werden, egal, was passiert.

Alles hängt von der Selbstmotivation – niemand wird kontrollieren, ob man bei der Ernährung schummelt oder nicht – und der Unterstützergruppe um einen herum ab. Bei uns war es so, dass es bei Familienfeiern eben einfach keine Süßigkeiten gab. Wenn jemand doch etwas Süßes verdrücken wollte, dann niemals vor Jeremiahs Augen. An Geburtstagen der kleinen Cousins und Cousinen gab es für ihn einen eigenen Kuchen, der ganz ähnlich wie der andere aussah. Alle haben immer ihr Bestes gegeben, um seine Gesundheit zu schützen. Stress ist ein großes Problem bei der Krebsbekämpfung. Und dadurch, dass Jeremiah kaum etwas von den besonderen Vorkehrungen mitbekam, die für ihn getroffen wurden, fiel die Stressbelastung für ihn weg, anders als die anderen zu sein.

Tanya und Gene trennten sich eines Tages als Paar, blieben aber freundschaftlich verbunden und sind sich hinsichtlich der Maßnahmen für Jeremiah – eine gesunde Ernährung und Lebensweise – einig. Dank Ernährungsumstellung, Thermalbehandlungen und der Liebe und Unterstützung seiner Mutter, seines Vaters und der Großfamilie konnte sich Jeremiah von seiner schweren Krebserkrankung erholen, als er erst zehn Monate alt war. Jetzt ist er fast zehn Jahre alt und immer noch krebsfrei.
Jeremiah erinnert sich nicht an seine Behandlung in Chile, weil er damals noch so klein war, und deshalb kann es sein, dass er seine Radikalremission nicht voll zu schätzen weiß. Doch jedes Mal, wenn Tanya ihm zusieht, wie er einen Baseball wirft, mit seinen Freunden draußen herumtollt oder mit viel Appetit isst, ist sie dankbar für das normale, gesunde Leben, das ihr kleiner Junge führen kann.

Empfehlungen

In *9 Wege in ein krebsfreies Leben* habe ich angemerkt, dass einige Menschen in der Lage sind, ihre Ernährung quasi über Nacht komplett umzustellen, wenn sie das einmal als richtig erkannt haben. Die meisten Menschen aber lassen die Dinge eher langsam angehen. Wenn auch Sie dazugehören, empfehle ich Ihnen, in kleinen Schritten mit einer Anti-Krebs-Diät zu beginnen. Fangen Sie zum Beispiel damit an, täglich eine Süßigkeit weniger, eine Portion Fleisch weniger, ein verarbeitetes Lebensmittel weniger zu essen. Essen Sie außerdem mindestens ein Stück Obst oder Gemüse zu jeder Mahlzeit, und zwar unbedingt solches aus biologischem Anbau. Reduzieren Sie Ihren Alkoholkonsum und achten Sie beim Einkaufen tierischer Produkte darauf, dass diese von artgerecht gehaltenen Tieren stammen. Das sind alles noch gar keine so großen, aber doch entscheidende Veränderungen. Zusätzlich zu den in diesem Kapitel bereits beschriebenen Ernährungsumstellungen, die Sie mit Ihrem Arzt besprechen sollten, finden Sie nachstehend noch einige Ideen, die Ihnen den Einstieg in die Verbesserung Ihrer Ernährung erleichtern können.

- **Ernähren Sie sich zur Hälfte pflanzlich.**
  Diese Ernährungsumstellung ist sehr einfach durchzuführen, und sie wird Ihnen erhebliche Vorteile bringen. Stellen Sie sicher, dass mindestens die Hälfte jeder Mahlzeit aus Gemüse und/oder Obst besteht. Hier ein paar Vorschläge für solche Mahlzeiten:

1. Zum Frühstück mixen Sie sich einen Obst-Gemüse-Smoothie.
2. Richten Sie beim Mittagessen den Hauptbestandteil des Gerichts auf einem möglichst bunten Salatbett an.
3. Reduzieren Sie den Proteinbestandteil Ihres Abendessens auf die Größe eines Kartenspiels und vergrößern den Gemüseanteil so, dass er mindestens den halben Teller bedeckt.

- **Versuchen Sie es mit Intervallfasten.**
  Die einfachste Methode ist, nach dem Abendessen nichts mehr zu naschen. Wenn Sie gegen 19 Uhr zu Abend essen und am nächsten Tag nicht vor 7 Uhr frühstücken, fasten Sie jeden Tag zwölf Stunden. Im Laufe der Zeit, wenn sich Ihr Körper daran gewöhnt hat, könnten Sie das tägliche Zeitfenster, in dem Sie essen, noch weiter verkürzen. Alternativ dazu können Sie versuchen, jede Woche einen Fastentag einzulegen, an dem Sie nichts essen, sondern nur viel Wasser trinken (vorher den Arzt fragen). Eine dritte Variante ist ein 5:2-Wochenplan. An fünf Tagen essen Sie normal und nehmen dann an den

verbleibenden zwei Tagen nur 400 bis 600 Kalorien zu sich. Die Kalorienaufnahme können Sie leicht über eine entsprechende Tracking-App auf Ihrem Smartphone kontrollieren. Eine beliebte kostenlose App ist zum Beispiel MyFitnessPal.

- **Lassen Sie sich beraten.**
  Eine radikale Ernährungsumstellung kann leicht überfordernd sein, weshalb ein qualifizierter Ernährungsberater – insbesondere einer, der sich auf die Arbeit mit Krebspatienten spezialisiert hat – Ihnen helfen kann, sich im Dschungel der Anti-Krebs-Diäten zurechtzufinden. Er oder sie wird möglicherweise Nahrungsmittelunverträglichkeitstests mit Ihnen durchführen und eine Ernährungsweise empfehlen, die zu dem Zeitpunkt die richtige für Ihren Körper ist. Im heutigen Zeitalter der Videokonferenzen können Sie im Internet nach einer Ernährungsberaterin oder einem Ernährungsberater Ihrer Wahl suchen und sind nicht nur auf Personen in Ihrer Nähe beschränkt.

- **Unterstützen Sie Ihr Mikrobiom.**
  Um das Wachstum von gesunden Bakterien im Darm zu fördern, sollten Sie mehr ballaststoffreiches Gemüse essen und probiotische fermentierte Lebensmittel in Ihren Speiseplan aufnehmen. Sie können leicht Ihr eigenes Sauerkraut zubereiten, indem Sie einen Weißkohl (aus biologischem Anbau) raspeln oder in feine Streifen schneiden und mit Wasser und etwas Salz vermengen. Geben Sie den Kohl dann in ein Glasgefäß, drücken Sie ihn fest und verschließen Sie das Gefäß luftdicht. Bewahren Sie das nun entstandene Sauerkraut nach dem Öffnen unbedingt kühl auf. Eine weitere Möglichkeit, Ihr Mikrobiom zu unterstützen, besteht darin, den Gebrauch von antibakteriellen Seifen und anderen kosmetischen Präparaten mit schädlichen Wirkstoffen wie Triclosan zu reduzieren. Verwenden Sie stattdessen einfach normale Seife und Wasser.

- **Kaufen Sie kein stark pestizidbelastetes Obst und Gemüse.** Auf der (englischsprachigen) Website der Umweltorganisation der Environmental Working Group (EWG, www.ewg.org) finden Sie eine immer wieder aktualisierte Liste mit den sogenannten »dreckigen Dutzend« (Dirty Dozen™). Das sind die zwölf am stärksten pestizidbelasteten Obst- und Gemüsesorten. Wenn Sie aus Budgetgründen nicht ausschließlich Biolebensmittel kaufen wollen, gibt Ihnen die Liste einen Anhaltspunkt, welche Sorten bei konventionellem Anbau besonders hohe Pestizidkonzentrationen aufweisen und deshalb unbedingt in Bioqualität gekauft werden sollten. Ebenfalls auf der oben genannten Website findet sich die Liste der »Clean Fifteen™«, das sind die 15 sichersten Obst- und Gemüsesorten, also diejenigen, die auch bei konventionellem Anbau eine relativ geringe Pestizidbelastung aufweisen. Darüber hinaus finden Sie auf der Website die am wenigsten giftigen Haushaltsreiniger und Kosmetikprodukte. Für Ihr Smartphone können Sie die beiden EWG-Apps EWG's Healthy Living (umweltfreundliche Produkte) und EWG's Food Scores (Hinweise zu Lebensmittelzutaten) herunterladen. [Wenn Sie in Ihrer Suchmaschine »Dirty Dozen« und »Clean Fifteen« eingeben, werden Ihnen auch deutschsprachige Seiten mit entsprechenden Informationen angezeigt.]

Eine Ernährungsumstellung war in der Regel eine der ersten Gesundheitsmaßnahmen von Patienten, die später eine Radikalremission erfahren haben. Ernährung gehört zu den Faktoren, die man selbst kontrollieren kann und die sich relativ einfach verändern lassen. Auch wenn Schulmediziner in Ernährungsfragen nicht sehr gut ausgebildet sind, gibt es zahlreiche wissenschaftliche Belege für die Vorteile einer Abkehr von der westlichen Standardernährung, um Entzündungen zu reduzieren und das Immunsystem zu stärken.

Kapitel 8

Heilkräuter und Nahrungsergänzungsmittel

»Heilmittel aus Chemikalien werden niemals dem Vergleich mit den Produkten der Natur standhalten.«

THOMAS ALVA EDISON

Viele Patienten, die eine Radikalremission erfahren haben, sind der Meinung, dass Nahrungsergänzungsmittel ein Schlüsselfaktor für ihre Genesung waren. Es ist aber wichtig zu verstehen, dass dieser Faktor für jede Person individuell angepasst werden muss, unabhängig von der Krebsart. Aus diesem Grund empfehlen wir dringend, dass Sie einen Ernährungsberater, Heilpraktiker, Kräuterkundigen oder einen Arzt für funktionelle oder integrative Medizin konsultieren, bevor Sie anfangen, sich Nahrungsergänzungsmittel zu kaufen. Diesen Radikalremissions-Heilungsfaktor sollten Sie nicht ohne die Unterstützung von Fachleuten angehen.

Neben der Notwendigkeit einer Personalisierung ist auch die Qualität der Nahrungsergänzungsmittel sehr unterschiedlich, weshalb es wichtig ist, dass Sie einen Gesundheitsexperten in Ihrem Team haben, der Sie zu vertrauenswürdigen und wirksamen Marken führen kann. Im Internet werden viele Kräuter und Nahrungsergänzungen zur Heilung von Krebs oder anderen Krankheiten angepriesen. Oder einer Ihrer Bekannten hat einen »Musst du unbedingt nehmen«-Tipp für Sie. Zum Beispiel haben Sie sicher schon irgendwo gelesen, dass wir alle einen Mangel an Vitamin D haben oder dass Kurkuma durch seine entzündungshemmenden Eigenschaften eine Art Wundermittel ist. Das mag auch für Sie zutreffen, aber ohne eine genaue Analyse Ihres derzeitigen Gesundheitszustands, Ihres Blutbildes und Ihrer Ernährungsweise lässt sich das nicht feststellen. Wenn Sie Heilkräuter und Nahrungsergänzungsmittel einnehmen, ohne wirklich zu wissen, was Ihr Körper *tatsächlich* braucht, kann Ihnen das mehr schaden als nutzen.

Wie bereits früher erwähnt, erhalten Schulmediziner in der Regel keine angemessene Ausbildung in Ernährungsfragen und auch nicht hinsichtlich der Anwendung von Heilkräutern und Nahrungsergänzungsmitteln. Deshalb ist es möglicherweise besser, sich diesbezüglich nicht von Ihrem Hausarzt, sondern von einem anderen Fachmann – oder einer Fachfrau – beraten zu lassen.

Patienten mit Radikalremission haben uns erzählt, dass ihre Ärzte versucht haben, sie von der Einnahme von nicht verschreibungspflichtigen Nahrungsergänzungsmitteln abzubringen. Suchen Sie sich deshalb zunächst jemanden, der oder die auf dem Gebiet der Kräuter und Nahrungsergänzungsmittel geschult ist und Ihnen nach entsprechenden Untersuchungen ganz spezifische Empfehlungen geben kann. Danach sollten Sie Ihrem Arzt mitteilen, welche Mittel Sie nehmen möchten, um sicherzustellen, dass sie nicht in Wechselwirkung mit den Ihnen verschriebenen Medikamenten treten. Teilweise kann deren Wirkung nämlich durch Ergänzungspräparate entweder verstärkt oder verringert werden. In einer idealen Welt wären Ihr Naturheilkundearzt und Ihr Onkologe im selben Heilungsteam und würden direkt miteinander kommunizieren. In der realen Welt ist das natürlich oft nicht so einfach.

Die gute Nachricht ist, dass die meisten pflanzlichen Nahrungsergänzungsmittel, die während einer Krebsbehandlung eingenommen werden, sicher sind und es sehr unwahrscheinlich ist, dass sie negative Wechselwirkungen mit schulmedizinischen Therapien eingehen. Eine kürzlich durchgeführte Studie ergab, dass etwa ein Drittel bis die Hälfte aller befragten Krebspatienten während ihrer konventionellen Behandlung irgendeine Form von Heilkräutern oder Vitaminpräparaten einnimmt,[1] und dass das Potenzial negativer Kräuter-Medikamente-Wechselwirkungen bei 95 Prozent der Fälle entweder »unwahrscheinlich« oder »nicht zu erwarten« und bei den restlichen 5 Prozent von geringer klinischer Relevanz war.[2]

In diesem Kapitel werden wir Ihnen einige ermutigende Trends und die neuesten Forschungsergebnisse im Zusammenhang mit Heilkräutern und Nahrungsergänzungsmitteln vorstellen. Danach können Sie Toms inspirierende Geschichte seiner Radikalremission von Dickdarmkrebs im Stadium IV lesen, in der Nahrungsergänzungen – neben der Chemotherapie – eine Hauptrolle spielten. Zuletzt werden wir Ihnen einige einfache

Schritte vorschlagen, um Sie zu inspirieren, diesen kraftvollen Heilungsfaktor in Ihr eigenes Leben zu integrieren.

In meinem Buch *9 Wege in ein krebsfreies Leben* habe ich darauf hingewiesen, dass der Hauptunterschied zwischen Chemotherapie und der Einnahme von Vitamin- oder Kräuterzusätzen darin besteht, dass die Chemotherapie darauf ausgelegt ist, Krebszellen zu töten, während die meisten Nahrungsergänzungspräparate so konzipiert sind, dass sie das Immunsystem stärken, damit dieses dann die Krebszellen beseitigen kann.

Krebspatienten nehmen in der Regel aus einem von drei Gründen Nahrungsergänzungsmittel ein. Erstens wollen sie möglicherweise ihr Immunsystem und ihre allgemeine Gesundheit stärken, das heißt dem Körper etwas zuführen, was ihm fehlt, wie zum Beispiel Vitamin D oder Melatonin. Zweitens möchten sie vielleicht ihren Körper von etwas entgiften, das nicht im Körper sein sollte, wie Parasiten, Schwermetalle, schädliche Bakterien oder Toxine. Und schließlich helfen ihnen bestimmte Supplemente, wie Präbiotika, Probiotika oder Verdauungsenzyme, ihre Nahrung besser zu verdauen.

In der westlichen Welt hat man sich an die Vorstellung gewöhnt, dass so ziemlich jedes medizinische Problem mit einer Pille gelöst werden kann. Nahrungsergänzungen funktionieren nicht so. Zwar können die richtigen Mittel den Heilungsprozess entscheidend unterstützen, aber sie sind eher ein Wundpflaster als eine Wunderwaffe. Sie werden Ihnen nicht viel nützen, wenn Sie nicht auch bereit sind, Ihre Ernährung, Ihre Denk- und Lebensweise radikal zu ändern. Für viele Patienten mit Radikalremission war die Einnahme spezifischer Ergänzungsmittel das fehlende Glied auf ihrem Heilungsweg. Ihr Körper wurde durch die Präparate mit den Nähr- und Mineralstoffen versorgt, die er zur vollständigen Heilung benötigte.

Ein möglicher Grund dafür ist, dass es Obst und Gemüse, das heute angebaut wird, oft an wichtigen Spurenelementen fehlt, weil Pestizide und moderne Anbautechniken dem Boden die

Mineralien entziehen. Obst und Gemüse enthalten auch viel geringere Mengen an Vitaminen und Nährstoffen als noch vor 50 bis 100 Jahren.[3] Wissenschaftler der Washington State University stellten zum Beispiel fest, dass der Eisengehalt bei amerikanischen Weizensorten von 1842 bis 2003 um 11 Prozent, der Kupfergehalt um 16 Prozent und der Selengehalt um 25 Prozent gesunken ist.[4] Bei ähnlichen Studien in anderen Ländern ergab sich ein vergleichbarer Rückgang des Mikronährstoffgehalts von Nutzpflanzen.[5] Der globale Klimawandel trägt auch nicht gerade zur Lösung des Problems bei, da wissenschaftlich bewiesen ist, dass die steigenden Kohlendioxidwerte in der Luft zu einem Rückgang von Zink, Eisen und Protein in Nahrungsmittelpflanzen geführt haben.[6] Das Vorhandensein von Pestiziden und Chemikalien in unseren Nahrungsmitteln und im Trinkwasser wirkt sich überdies negativ auf unser Mikrobiom aus, was bedeutet, dass wir spezielle Ergänzungsmittel zur Darmheilung einnehmen müssen, um das Mikrobiom wieder auf den richtigen Weg zu bringen.

Dr. Keith Block, Arzt für integrative Onkologie, dessen umfassende, individualisierte Behandlungen wir später in Toms Heilungsgeschichte kennenlernen werden, glaubt fest an die Wirksamkeit einer Anti-Krebs-Diät einschließlich funktioneller Lebensmittel (Nutrazeutika) und Nahrungsergänzungsmittel. Seine Empfehlungen für Nahrungsergänzungen basieren auf der spezifischen Krebsart eines Patienten, den schulmedizinischen Behandlungsplänen und den Ergebnissen der Untersuchungen der Mikroumgebung und der molekularen Labortests. Diese Empfehlungen werden dann im Verlauf der Behandlung des Patienten immer wieder überprüft und modifiziert.

Dr. Block befürwortet Ergänzungsmittel auf der Basis von Nahrungskonzentraten und Kräuterextrakten. Darüber hinaus empfiehlt er zum Beispiel Produkte wie einen hochkonzentrierten grünen Tee,[7] der mit Reishi- und Chaga-Pilzen angereichert ist, und einen Gründrink aus biologischen Zutaten, beide in den

USA hergestellt und im Labor auf Reinheit getestet. Das von ihm verabreichte Multivitamin-Mineralien-Präparat ist speziell auf Krebspatienten zugeschnitten, anders als die in Supermärkten und Drogerien verkauften Standardprodukte. Das bedeutet unter anderem, dass sie kein Eisen und Kupfer enthalten, die beide oxidativen Stress und Angiogenese fördern können, stattdessen aber bestimmte krebsbekämpfende Nährstoffe und weitere Pflanzenextrakte.

Zentrale Themen und neue Erkenntnisse

Immer mehr Krebspatienten informieren sich über Heilkräuter und Nahrungsergänzungsmittel, fragen ihren Arzt, welche sie einnehmen sollen, und suchen bei Bedarf einen integrativ arbeitenden Arzt auf. Eine kürzlich durchgeführte Studie ergab, dass bei Brustkrebspatientinnen und anderen gynäkologischen Krebspatientinnen ein Drittel der Frauen in Zusammenarbeit mit ihrem Ärzteteam entweder Kräuterergänzungen, Homöopathie oder Vitamine in ihr Heilungsprogramm aufgenommen hatten.[8] Hunderte von Nahrungsergänzungsmitteln werden derzeit untersucht, und viele von ihnen haben sich bereits als hilfreich für das Immunsystem erwiesen.

Forscher fanden zum Beispiel heraus, dass Patienten mit multiplem Myelom, die sich einer Chemotherapie und Stammzelltransplantation unterziehen mussten, ihr Immunsystem durch die Einnahme des Pilzergänzungsmittels AndoSan signifikant stärken konnten.[9] Laut einer anderen Studie an Prostatakrebspatienten mit einem hohen PSA-Wert (die Kurzform für prostatakrebsspezifisches Antigen), der auf ein Wiederauftreten des Prostatakrebses hindeutet, senkte ein Pulver aus weißen Champignons die PSA-Werte. Darüber hinaus erhöhten sich signifikant diverse Blutmarkerwerte, die mit der Stärkung des Immunsystems zusammenhängen.[10]

Und nicht nur Pilzpräparate haben sich als hilfreich erwiesen. Ein probiotisches Kefirprodukt regt nachweislich das Absterben von Krebszellen (Apoptose) an.[11] Eine Vitamin-D-Supplementierung kann das Wachstum von bestimmten Brustkrebsarten hemmen (zum Beispiel von östrogenrezeptor-positivem Brustkrebs),[12] während Ginseng die Immunfunktion von Patientinnen mit nicht-kleinzelligem Lungenkrebs steigert.[13] Schließlich haben Forscher herausgefunden, dass die Verabreichung von Lycopin (der Farbstoff der Tomaten) bei Prostatakrebspatienten innerhalb von nur drei Wochen zur Senkung des PSA-Wertes beitrug.[14] All diese Studien zu verschiedenen Nahrungsergänzungsmitteln zeigen, dass Heilkräuter und Nahrungsergänzungsmittel ebenso wie verschreibungspflichtige Medikamente bei richtiger Dosierung gesundheitliche Vorteile bieten.

Erhöhte Toxinwerte

Einer der Gründe, warum sich viele Patienten mit Radikalremissionen für die Einnahme von Nahrungsergänzungsmitteln entschieden haben, ist die Entgiftung ihres Körpers von Karzinogenen. Die Krebsraten sind seit Beginn der industriellen Revolution im späten 18. Jahrhundert in die Höhe geschnellt,[15] und Hunderte von Studien haben viele menschengemachte Toxine mit Krebs in Verbindung gebracht.[16] So hat sich seit dem Ende des Zweiten Weltkriegs die weltweite Produktion von Pestiziden schätzungsweise um das 26-Fache erhöht, von 0,1 Millionen Tonnen auf über 2,6 Millionen Tonnen,[17] und parallel dazu ist die Zahl der durch Pestizide mitverursachten Krebsfälle gestiegen.[18] Dies ist nicht überraschend, wenn man bedenkt, dass nur 5 Prozent der 80 000 seit dem Zweiten Weltkrieg kommerziell hergestellten Chemikalien auf ihre Sicherheit getestet wurden.[19] Bei fast der Hälfte der seit 1971 von Organisationen wie der IARC (International Agency for Research on Cancer) getesteten Substanzen wurde festgestellt, dass sie zur Krebsentstehung beitragen.[20] Und in einer erst kürzlich durchgeführte Studie kamen die Wissenschaftler zu dem Schluss, dass mehr als 100 000 Krebsfälle auf krebserregende Chemikalien in Leitungswasser zurückzuführen sein könnten, das von den kommunalen Wasserbehörden als »trinkbar« eingestuft wird.[21]

Glücklicherweise ändern sich die Zeiten allmählich. In jüngster Zeit gab es mehrere Gerichtsverfahren, in denen die Hersteller von toxischen Chemikalien für ihren Beitrag zur globalen Krebsepidemie zur Verantwortung gezogen wurden. So hat zum Beispiel die Firma Monsanto, die das weitverbreitete Pestizid Roundup herstellt, kürzlich drei Prozesse verloren, weil es genügend Beweise dafür gab, dass Roundup eine direkte Ursache für das Non-Hodgkin-Lymphom der Kläger war. Die IARC klassifizierte Roundup – das Glyphosat, eines der meistverwendeten Herbizide der Welt, enthält – als ein »wahrscheinliches Karzinogen«.[22]

Darüber hinaus sieht sich Johnson & Johnson, der Hersteller eines Babypuders und vielen anderen Körperpflegeprodukten, derzeit mit mehr als 14 000 Klagen konfrontiert, in denen behauptet wird, dass die Körperpuder Talkum und Asbestfasern enthalten, die zu Eierstockkrebs oder Mesotheliom geführt haben, beides sehr aggressive Krebsarten. Mehrere Gerichte haben Johnson & Johnson bereits für solche Krebsfälle haftbar gemacht und das Unternehmen gezwungen, Millionen von Dollar an die Kläger oder die Familien der verstorbenen Kläger zu zahlen.

In vielen Fällen stellten Krebspatienten mit einer späteren Radikalremission aufgrund umfangreicher Blut-, Urin- und Haartests fest, dass sie in der Vergangenheit möglicherweise krebserregenden Substanzen ausgesetzt waren. Sie folgten dann den Empfehlungen qualifizierter Gesundheitsfachleute bezüglich entgiftender Ergänzungsmittel. Für einige Menschen kann dies eine intravenöse Chelattherapie bedeuten, um Blei, Quecksilber oder Arsen aus dem Körper zu entfernen, während andere Präparate mit Nystatin (zur Behandlung von Pilzinfektionen, beispielsweise Candida), Schwarzwalnuss oder Berberin (zur Beseitigung von Parasiten) oder Knoblauch oder Echinacea (gegen schädliche Bakterien) einnehmen.[23] Das letztendliche Ziel müsste aber natürlich lauten, die Toxine aus unserer Umwelt, der Luft und dem Trinkwasser zu beseitigen, sodass niemand überhaupt erst entgiftende Zusätze einnehmen muss. Das ist zwar ein idealistisches Ziel, aber eines, das Wähler und Verbraucher bedenken sollten, wenn sie abstimmen oder einkaufen gehen.

Homöopathie

Der Begriff »Homöopathie« kommt aus dem Lateinischen und bedeutet wörtlich übersetzt »ähnliches Leiden«. Homöopathisch arbeitende Ärzte verwenden extrem kleine Mengen von Pflanzen und Mineralien, die tausendfach in Wasser verdünnt werden, um einen inneren Heilungsprozess bei dem Patienten anzuregen. Genauer gesagt verabreichen die Homöopathen hochgradig verdünnte Versionen einer Substanz, die – wenn Sie sie als Gesunder in unverdünnter Form einnehmen würden – die gleichen Symptome hervorrufen würden, die Sie gerade erleben. An dieser Stelle kommt »ähnliches Leiden« ins Spiel. Die Theorie besagt, dass die Substanz, weil sie sich in einem so stark verdünnten Zustand befindet, in Ihrem Körper keine Symptome hervorruft, sondern vielmehr Ihren Körper über diese Substanz »unterrichtet« und somit die Symptome verringert. Auf diese Weise soll die Homöopathie ähnlich wie Impfstoffe funktionieren.

Klinische Studien mit homöopathischen Mitteln in Kombination mit schulmedizinischer Behandlung haben ergeben, dass homöopathische Mittel die Lebensqualität der Patienten verbessern, ihre Symptombelastung verringern und die Überlebenszeit bei Krebspatienten verlängern können.[24] Und Homöopathie kann offensichtlich den Schweregrad der belastenden Nebenwirkungen von Chemotherapie, Bestrahlung und Operationen wie Übelkeit, Müdigkeit und Benommenheit vermindern.[25] Bei einer

Studie von Forschern der Medizinischen Universität Wien wurde festgestellt, dass Patienten im fortgeschrittenen Krebsstadium, die homöopathische Mittel einnahmen, im Vergleich zu einer Kontrollgruppe eine signifikant längere Überlebenszeit hatten.[26] In einer sehr beeindruckenden Studie in Indien wurden 15 Patienten mit verschiedenen fortgeschrittenen Hirntumoren mit einer homöopathischen Verdünnung von Ruta 6 (isoliert aus der Rautenpflanze *Ruta graveolens*) sowie Kalziumphosphat behandelt.[27] Die Studienteilnehmer nahmen zweimal täglich zwei Tropfen Ruta 6 in einem Teelöffel Wasser und eine kleine Dosis Kalziumphosphat. Im Laufe der Zeit verbesserte sich der Gesundheitszustand aller Patienten, was durch regelmäßige Computertomografien und klinische Untersuchungen nachgewiesen wurde. Erstaunlicherweise bildete sich bei acht der neun Patienten mit einem Gliom der Tumor vollständig zurück und bei einem teilweise. Einer von den drei Patienten mit Meningeom zeigte ebenfalls eine vollständige Rückbildung, während bei den beiden anderen der Tumor zumindest stabil blieb und nicht weiterwuchs. Bei dem Patienten mit einem Schwannom beziehungsweise Neurinom blieb der Tumor über einen langen Zeitraum stabil. Ebenfalls eine vollständige Rückbildung konnte bei den beiden Patienten mit einem gutartigen Kraniopharyngeom beziehungsweise mit einem bösartigen Hypophysentumor dokumentiert werden. Die Zeitdauer von der ersten homöopathischen Behandlung bis zur vollständigen Rückbildung und/oder einem stabilen Zustand bewegte sich in einem Rahmen von drei Monaten bis zu sieben Jahren.

Auf der anderen Seite des Globus hatten mittlerweile Forscher des MD Anderson Cancer Center an der University of Texas, die mit den indischen Forschern zusammenarbeiteten, damit begonnen, die Auswirkungen von Ruta 6 und Kalziumphosphat auf Hirntumorzellen in vitro (das heißt in Petrischalen) zu untersuchen.[28] Sie entdeckten, dass die homöopathische Behandlung zum Absterben der Hirnkrebszellen in den Petrischalen führte.

Die Telomere dieser Zellen wurden förmlich weggefressen, während gesunde weiße Blutkörperchen überlebten. Diese laufende Pilotstudie deutet darauf hin, dass die Homöopathie eine potenzielle Krebsbehandlung mit minimalen Nebenwirkungen sein könnte, die weitere Studien rechtfertigt, insbesondere für Hirntumorpatienten.

Cannabis (Hanf)

Die medizinische Anwendung von Cannabis ist derzeit eines der heiß diskutierten Themen in medizinischen Fachkreisen. Befürworter sagen, es handele sich um ein Wundermittel, das bei Hunderten von Erkrankungen eingesetzt werden könne, darunter Reizdarmsyndrom, Multiple Sklerose (MS), Schlafstörungen, HIV/Aids, rheumatoide Arthritis, Fibromyalgie, Epilepsie und Krebs.[29] Cannabis sei sicher, für die Patienten einfach anzuwenden und im Vergleich zu pharmazeutischen Medikamenten auch noch relativ kostengünstig.[30, 31] Laut der einschlägigen wissenschaftlichen Literatur sind keine Todesfälle durch Überdosierung von medizinischem Marihuana bekannt.[32]
Die Gegner von Cannabis als Arzneimittel argumentieren, es gäbe noch nicht genügend randomisierte Studien, um Nutzen, Schaden oder Wirksamkeit zu erhärten. Sie weisen darauf hin, dass Cannabis die Koordination und das Urteilsvermögen beeinträchtigt und dass es ein Abhängigkeits-, Sucht- und Missbrauchspotenzial gibt.[33] Trotz dieser Einwände erklärt die Tatsache, dass sich Marihuana bei der Linderung zahlreicher Symptome – Übelkeit, Schmerzen, motorische Störungen, Magen-Darm-Probleme und so weiter – als unschätzbar wertvoll erwiesen hat, warum so viele US-Bundesstaaten es bereits für die medizinische Verwendung legalisiert haben.[34] Eine kürzlich durchgeführte Gallup-Umfrage ergab übrigens, dass zwei von drei Amerikanern der Meinung sind, Cannabis sollte legalisiert werden.[35]

Cannabis wurde in verschiedenen Kulturen schon vor Jahrtausenden als Arzneimittel (und als Rauschmittel bei religiösen Zeremonien) verwendet. Hanffasern sind außerdem seit Langem ein Rohstoff für Textilien; Hanfsamen, -nüsse und -öl gelten als sehr gesunde Lebensmittel.[36] Auch in der antiken Medizin war die Cannabispflanze bekannt.[37] Cannabis enthält mehr als 500 verschiedene biologisch aktive Verbindungen,[38] darunter Tetrahydrocannabinol (THC), das psychoaktiv ist und »high« macht, und das nicht psychoaktiv wirkende Cannabidiol (CBD).

Cannabis stimuliert das körpereigene Endocannabinoid-System, ein komplexes Zellsignalisierungssystem im Zentralnervensystem, in den inneren Organen, im Bindegewebe, in den Drüsen und den Immunzellen – mit anderen Worten: fast im gesamten Körper.[39] Wenn Sie Cannabis zu sich nehmen und Ihre Cannabinoid-Rezeptoren aktiviert werden, löst dies eine Vielzahl von Prozessen aus, darunter die Regulierung des Schlafes, die Steigerung des Appetits und die Verringerung von Stress, Schmerzen, Übelkeit und Entzündungen.[40] Im Allgemeinen hilft Ihr Endocannabinoid-System Ihrem Körper beim Essen, Schlafen, Entspannen, Vergessen und beim Eigenschutz.[41] Angesichts dieser großen Bedeutung für die Gesundheit ist es keine Überraschung, dass das Endocannabinoid-System im letzten Jahrzehnt im Rampenlicht der Krebsbekämpfung stand.[42,43]

Medizinisches Cannabis ist vor allem dafür bekannt, die Nebenwirkungen einer Chemotherapie zu verringern. Cannabis selbst hat nur sehr wenige Nebenwirkungen, und selbst diese sind mild. Nach einer im Jahr 2017 durchgeführten Studie vermeldete die Weltgesundheitsorganisation, dass CBD im Allgemeinen gut verträglich ist, ein gutes Sicherheitsprofil aufweist und nicht süchtig macht.[44] In einer anderen Studie, die die Auswirkungen von medizinischem Cannabis über einen Zeitraum von 40 Jahren untersuchte,[45] stellten die Forscher fest, dass weniger als 15 Prozent aller Studienteilnehmer überhaupt Nebenwirkungen hatten, und wenn, dann waren es Schwindel, Erbrechen und Harnwegsinfektionen.[46] Es gab *keine signifikanten Unterschiede* bei den berichteten Nebenwirkungen zwischen den Personen, die Cannabis, und denen, die kein Cannabis erhielten.[47]

Cannabis und Krebs

Die Verwendung von Cannabis in der Palliativpflege von Krebspatienten ist gut etabliert, wobei Hunderte von klinischen Studien eine signifikante Verbesserung der behandlungsbedingten Symptome wie Übelkeit, Untergewicht und Schmerzen zeigen.[48, 49, 50] Besonders bei Übelkeit ist Cannabis äußerst hilfreich. Laut einer Übersicht über 23 randomisierte kontrollierte Studien erfuhren Patienten, die Cannabis erhielten, signifikant weniger Übelkeit und Erbrechen als die auf Placebo gesetzten Probanden.[51]

Cannabis reduziert nicht nur die Nebenwirkungen von Chemotherapien, sondern verbessert nachweislich auch ihre Wirksamkeit.[52] In einer Studie stellten Forscher fest, dass THC und CBD die Effektivität vieler gebräuchlicher Chemotherapien, darunter Cytarabin, Doxorubicin, Cisplatin und andere, signifikant erhöhten.[53] In ähnlicher Weise untersuchte eine 2017 durchgeführte randomisierte, placebokontrollierte Phase-2-Studie die Auswirkungen von Cannabis auf Krebspatienten mit rezidivierendem Glioblastoma multiforme (GBM), einem besonders aggressiven Hirntumor mit sehr schlechter Prognose.[54] Diese Krebspatienten erhielten begleitend zu ihrer Chemotherapie THC und CBD oder aber Placebos. Nach einem Jahr waren 83 Prozent der Patienten in der THC/CBD-Gruppe noch am Leben, aber nur 53 Prozent der Patienten in der Placebogruppe.[55]

Jüngste Studien haben gezeigt, dass Cannabis aber noch mehr für kranke Patienten tun kann, als nur Nebenwirkungen zu lindern oder die Wirkung einer Chemotherapie zu verstärken. In einer Studie mit HIV-Patienten wurde festgestellt, dass Cannabis die Immunfunktion aktiviert und systemische Entzündungen reduziert.[56]

Alles, was zur Verringerung von Entzündungen und zur Stärkung der Immunfunktion beiträgt, kann dem Körper bei der Heilung helfen. Wenn Cannabis bei HIV-Patienten die Entzündung abschwächt und die Immunfunktion stärkt, könnte es für Krebspatienten ähnliche gesundheitsfördernde Wirkungen haben.[57]
Die vielversprechendsten Studien zu Cannabis sind unserer Meinung nach diejenigen, die sich mit den direkten, krebsbekämpfenden Eigenschaften von Cannabis befassen. Mehrere Studien haben ergeben, dass Cannabis eine starke Wirkung auf die Tumorverkleinerung und das Absterben von Krebszellen (Apoptose) hat, also antikarzinogen wirken kann.[58] Laut diversen Studien mit Labormäusen bremst CBD das Fortschreiten vieler Krebsarten, darunter Glioblastom, Brust-, Lungen-, Prostata- und Darmkrebs.[59] Andere Studien mit Mäusen haben gezeigt, dass CBD das Wachstum von Brusttumoren hemmt und die Tumorgröße verringert, was zu einer signifikant längeren Überlebenszeit führt.[60] Bei einer weiteren Studie mit Mäusen stellten die Forscher fest, dass CBD das Wachstum von dreifach-negativen Brusttumoren aufhält.[61] Und gemäß noch einer weiteren Studie dazu verlangsamt THC das Wachstum von Brusttumoren, indem es Apoptose, also den programmierten Zelltod, auslöst.[62] Menschen unterscheiden sich natürlich von Mäusen, sodass die Durchführung von Studien am Menschen abgewartet werden muss, bevor Cannabis zu einem anerkannten Krebsmittel erklärt werden kann. In der Zwischenzeit fällt CBD aber wohl mit Sicherheit in die Kategorie »kann nicht schaden, wird bei behandlungsbedingten Nebenwirkungen helfen und könnte helfen, das Tumorwachstum zu hemmen und/oder Krebszellen abzutöten«.

Misteltherapie

Ein weiteres vielversprechendes antikarzinogenes Ergänzungsmittel, das an Popularität gewinnt, ist der Flüssigextrakt aus Mistelbeeren, -blättern und -stielen. Wir haben die Mistel bereits kurz in Kapitel 3 in Bobs Geschichte der Heilung von Blinddarmkrebs erwähnt. Sie wird seit Jahrzehnten in Europa und Asien eingesetzt, sowohl als First-Line-Krebsbehandlung als auch als adjuvante (ergänzende) Therapie, um die Nebenwirkungen von Chemotherapie und Bestrahlung zu vermindern. Tatsächlich ist der Mistelextrakt eine der Therapien, die europäische Ärzte Krebspatienten am häufigsten verschreiben.[63] Normalerweise wird Mistelextrakt alle zwei Tage durch Selbstinjektion unter die Haut verabreicht. Zu den Vorteilen der Misteltherapie gehören die Verringerung der Tumoraktivität und die Verlängerung der Überlebenszeit, und das alles mit weit geringeren Nebenwirkungen als bei einer alleinigen konventionellen Behandlung.[64] Die Lebensqualität der Patienten verbessert sich, sie haben mehr Energie und leiden weniger an Übelkeit.[65]

In einer Phase-2-Sicherheitsstudie zur Misteltherapie in Deutschland erhielt eine Gruppe von Blasenkrebspatienten sechs Wochen lang wöchentliche Mistelspritzen *anstelle* einer Chemotherapie oder Operation. (Anmerkung: In dieser Studie gab es keine Kontrollgruppe.) Erstaunlicherweise waren mehr als die Hälfte der Patienten, die das Mistelpräparat verabreicht bekamen, nach nur zwölf Wochen in voller Remission, ein sehr ermutigendes Ergebnis.[66] Dabei traten nur milde Nebenwirkungen auf, darunter ein Hautausschlag an der Einstichstelle und einige wenige leichte Fieberzustände.

Eine andere Studie wollte die Wirkung der koreanischen Mistel als Krebsmittel untersuchen, und zwar anhand von Melanomen bei Mäusen. Die Forscher fanden heraus, dass die Mäuse, denen das Mistelpräparat verabreicht wurde, eine signifikante Reduktion der Tumorgröße und eine signifikant höhere Überlebensrate im Vergleich zur Kontrollgruppe der unbehandelten Mäuse aufwiesen. Darüber hinaus löste der Mistelextrakt sowohl im Früh- als auch im Spätstadium Apoptose (das heißt den natürlichen Zelltod) aus, was für die Krebsheilung von entscheidender Bedeutung ist. Ein Grund, warum Krebszellen außer Kontrolle geraten, ist nämlich der, dass sie »vergessen zu sterben« und sich dann zu bösartigen Wucherungen akkumulieren.[67]

Gegenwärtig ist die Misteltherapie in den Vereinigten Staaten nicht von der FDA zugelassen und kann deshalb von Onkologen nicht als Teil der offiziellen Standardbehandlung bei Krebs eingesetzt werden [in Deutschland ist sie eine der bei Krebserkrankungen am häufigsten eingesetzten komplementärmedizinischen Therapien]. Die Johns Hopkins University School of Medicine führt derzeit jedoch die erste klinische Studie der Phase 1 in den USA durch, um die Auswirkungen der Misteltherapie auf Krebspatienten zu analysieren. »Phase-1-Studie« bedeutet, dass Forscher eine Therapie testen, um ihre Sicherheit zu bewerten, geeignete Dosierungen zu bestimmen und eventuelle Nebenwirkungen zu ermitteln.

Diese klinische Studie stellt einen wichtigen Meilenstein in der Akzeptanz der Mistel in der amerikanischen Ärzteschaft dar. Sie ist nicht nur der erste Schritt zur FDA-Zulassung als First-Line-Krebsbehandlung, sondern trägt auch dazu bei, dass die Therapie von den Krankenkassen erstattet wird. Mehr über die Mistel erfahren Sie bei BelieveBig.org, einer gemeinnützigen Organisation, die den Einsatz der Misteltherapie und der ernährungsbasierten Heilung unterstützt.

BelieveBig.org wurde von Ivelisse Page gegründet, die eine Dickdarmkrebserkrankung im Stadium IV überlebt hat. Sie war 37 Jahre alt und glückliche Ehefrau und Mutter von vier Kindern, als 2008 der Krebs bei ihr diagnostiziert wurde. Bei ihrem Vater war in genau demselben Alter Dickdarmkrebs festgestellt worden, und Ivelisse hatte als Mädchen sein zweijähriges Siechtum und Sterben miterleben müssen. Sie und ihre Schwestern hatten sich damals geschworen, sich als Erwachsene regelmäßig untersuchen zu lassen, um gegebenenfalls durch rechtzeitiges Eingreifen eine Krebserkrankung stoppen zu können. Ivelisse war deshalb jahrelang immer zu Vorsorgeuntersuchungen gegangen, hatte sich sehr gesund ernährt und Sport getrieben.

Ivelisse, eine sehr gläubige Frau, war daher verständlicherweise schockiert, als bei ihr trotz allem eine seltene, asymptomatische, aber hochaggressive Form von metastatischem Dickdarmkrebs diagnostiziert wurde. Sie stimmte einer sofortigen Operation zur Entfernung von knapp 40 Zentimetern ihres Dickdarms und von 28 Lymphknoten zu, deren Biopsien die Krebsdiagnose bestätigten. Fünf Wochen später ließ sie sich erneut operieren, um 20 Prozent ihrer Leber entfernen zu lassen, da bildgebende Verfahren gezeigt hatten, dass der Krebs dort bereits Metastasen gestreut hatte. Der Chirurg empfahl ihr danach eine sofortige und aggressive Chemotherapie. Ivelisse schreckte jedoch davor zurück, weil sie der Meinung war, dass die Chemotherapie »wegen eines verfaulten Baums den ganzen Wald niederbrennen« würde. Darüber hinaus sagte ihr ihre Intuition, dass die Chemotherapie extrem schädlich für sie sein würde, weil sie empfindlich auf Chemikalien reagierte.

Ivelisses Ehemann hatte in der Zwischenzeit angefangen, hinsichtlich komplementärmedizinischer Therapien zu recherchieren. Letztendlich führte ihn seine Suche zu Peter Hinderberger, einen homöopathisch arbeitenden Arzt, der gar nicht weit von ihnen entfernt in Baltimore, Maryland, praktizierte. Er hatte sein Medizinstudium in Europa absolviert und war in der Misteltherapie ausgebildet. Nach den Gesprächen mit ihm hatte Ivelisse das Gefühl, dass sie mit einer solchen Behandlung alles gewinnen und nichts verlieren konnte.

In der Natur wächst die Mistel auf einem Wirtsbaum, tötet ihn aber anders als die meisten parasitären Pflanzen nicht ab. Und sie blüht sogar im Winter, wenn sonst fast alles abgestorben ist. So wie sie sich in der Natur verhält, hilft sie auch bei Krebserkrankungen.

Die täglichen Mistelinjektionen zusammen mit den anderen neun Radikalremissions-Heilungsfaktoren halfen Ivelisse dabei, ihren

Krebs auch ohne Chemotherapie in Schach zu halten. Was ihre Ernährung angeht, so schränkte sie den Verzehr von Fleisch und verarbeiteten Lebensmitteln ein, verzichtete auf alle Milchprodukte und aß weiterhin, wie früher schon, große Mengen an Obst und Gemüse aus biologischem Anbau. Bewegung kam wieder ins Spiel, sobald sie nach der Operation kräftig genug war. Starke Gründe für das Leben hatte sie allein schon durch ihre Familie. Während einer Gebetssitzung, die ihre Freunde für sie abhielten, erlebte sie einen starken Gefühlsausbruch und konnte sich von vielen unterdrückten Emotionen befreien. Sie konzentrierte sich darauf, während ihrer Behandlung positiv in die Zukunft zu blicken, und übernahm Eigenverantwortung, indem sie sich ein Team aus naturheilkundlich und konventionell arbeitenden Ärzten zusammenstellte. Schließlich folgte Ivelisse weiterhin ihrer Intuition und vertiefte ihren ohnehin schon starken Glauben, indem sie sich ganz in die Hand Gottes begab und ihm vertraute.

Ivelisses behandelnder Arzt lehnte den Verzicht auf eine Chemotherapie strikt ab. Als jedoch die bildgebenden Tests drei Jahre später immer noch zeigten, dass der Krebs in Remission war – etwas, das die Onkologen angesichts der aggressiven Natur ihres Krebses nicht für möglich gehalten hatten –, gab er sich »vorsichtig optimistisch«. Die Ärzte sagten ihr, sie solle nichts ändern und mit allem, was sie tat, einschließlich der Mistelinjektionen, fortfahren. Bis zum heutigen Tag, mehr als elf Jahre später, ist der Krebs bei Ivelisse nie wieder aufgetreten.

Diejenigen, die es ihr gleichtun wollen, warnt Ivelisse aber:

Die Mistel ist nicht nur einfach ein Ergänzungsmittel. Sie ist definitiv eine Wissenschaft. Sie müssen zu jemandem gehen, der in der Misteltherapie ausgebildet ist. Da es sich um eine natürliche Substanz handelt, wird jeder Körper anders reagieren. Es gibt verschiedene Arten und Stärken der Mistel. Es gibt Misteln, die auf Eschen, Kiefern und Pappeln wachsen – und für jede Krebsart kommen andere zum Einsatz. Die Therapie ist sehr individuell, auch was die Dosierung angeht. Eine Misteltherapie ist etwas Langfristiges und sollte nur unter der Aufsicht eines Experten erfolgen.

Ivelisse lässt sich nach wie vor mit Mistelpräparaten behandeln, worüber sich Freunde und Bekannte oft überrascht zeigen. Ein Absetzen der Mistel kommt für Ivelisse jedoch wegen ihrer Wirksamkeit und der relativ geringen Kosten (140 Dollar pro Monat) nicht infrage. Heute, mehr als elf Jahre nachdem ihr eine nur 8-prozentige Chance auf ein Überleben ihres Dickdarmkrebses im Stadium IV eingeräumt wurde, ist Ivelisse vital und energiegeladen wie eh und je, eine lebensprühende Ehefrau und Mutter von vier Kindern und zusammen mit ihrem Ehemann Gründerin der gemeinnützigen Organisation BelieveBig.org. Auf der Website finden Sie ein schönes Foto von ihr und ihrer Familie.

Nachdem wir über die neuesten Forschungsergebnisse in Bezug auf Heilkräuter und Ergänzungsmittel berichtet haben, möchten wir Ihnen nun die Heilungsgeschichte von Tom erzählen, einem mutigen Vater und Ehemann, der mithilfe von Kräutern und Nahrungsergänzungen sowie einer neuartigen Chemotherapie und den anderen neun Radikalremissions-Heilungsfaktoren seinen Dickdarmkrebs im Stadium IV überwand.

TOMS GESCHICHTE

Werfen wir einen Blick zurück ins Jahr 2012. Tom Melzer, ein glücklicher Mann von 62 Jahren, lebte mit seiner 43-jährigen Frau in einer Stadt im Mittleren Westen der USA. Ihre beiden erwachsenen Kinder, beides Twens, hatten ihr eigenes Leben begonnen. Die Eltern beobachteten mit Freude aus der Ferne, wie sie allmählich im Berufsleben Fuß fassten und liebevolle Beziehungen eingingen, in denen sie Unterstützung fanden.

Mehr als 40 Jahre lang hatte Tom eine relativ stressige Position im Produktionsmanagement bei der Eisenbahn innegehabt. Tom war trotz des unvermeidlichen Stresses immer gern zur Arbeit gegangen. In seiner Freizeit genoss er es, sich mit seinen Kindern auszutauschen, Zeit mit seiner Frau und Freunden zu verbringen, zu lesen und sich seinen Hobbys zu widmen: Weinherstellung, Golf und Gartenarbeit.

Wenn Sie ihn damals gefragt hätten, hätte Tom Ihnen gesagt, dass er seinen Lebensstil für gesund hält. Regelmäßige Bewegung und eine gute Nachtruhe verschafften ihm ein solides Fundament. Trotz der zeitweise anstrengenden Arbeit war Tom ein zufriedener Mensch, und Familie, Freunde und auch sein Glaube waren ihm große Stützen. Darüber hinaus hatte er regelmäßig einen Ernährungsberater konsultiert, um die richtigen Vitaminpräparate für seinen Körper und sein Alter zu finden. Doch im Nachhinein musste er feststellen, dass seine Ernährungsweise nicht optimal war:

Ich aß ziemlich viel Fleisch. Wir hatten ja einen über 300 Quadratmeter großen Garten, und dadurch gab es zu jeder Mahlzeit auch Salat und Gemüse, und so dachte ich, dass ich mich gesund ernähre. Wir praktizierten die in den 1970er-Jahren aufgekommene Trennkost, also nur Proteine und Gemüse oder Kohlenhydrate und Gemüse, niemals Proteine und Kohlenhydrate zusammen. Und wir wussten auch, dass wir Früchte vor *den Mahlzeiten essen mussten, da sie in purer Form schnell verdaut werden und sehr bekömmlich sind. Aber es stand zu viel Fleisch auf dem Speiseplan. Heute bin ich mir der Zusammenhänge zwischen Fleischkonsum und Dickdarmkrebs bewusst. Und hinzu kam noch, dass es immer ein Dessert gab – der viele Zucker war rückblickend sicher auch nicht gut.*

Zum Abendessen gönnte er sich ab und zu ein Glas hausgemachten Weins:

Ich bin schon mein ganzes Leben lang Hobbywinzer ... Die Trauben baue ich nicht selbst an, sondern kaufe jedes Jahr kalifornische Trauben. Ich beherrsche die Weinherstellung aus dem Effeff und mache inzwischen ziemlich gute Weine. Aber ich trinke nicht viel. Vielleicht abends ein Glas Wein, mehr nicht.

Tom ahnte nicht, dass es mit seinem geruhsamen Leben mit einem Schlag vorbei sein würde. An einem Werktag im Januar 2012 machte er sich wie üblich morgens auf den Weg ins Büro. Plötzlich traten Magenschmerzen auf, die den ganzen Tag nicht nachließen. Noch vom Büro aus vereinbarte er für den nächsten Morgen einen Termin bei seinem Hausarzt.

Obwohl er erhebliche Schmerzen hatte, erwartete Tom nicht, dass der Arzt etwas Ernstes feststellen würde. Bei der Routineuntersuchung fünf Monate vorher waren seine Blutwerte ganz normal gewesen, mit Ausnahme von einem etwas erhöhten PSA-Wert (dem prostataspezifischen Antigen), den der Arzt weiter beobachten wollte. Einer Darmspiegelung hatte sich der 62-jährige Tom noch nie unterzogen.

Zwei Stunden und mehrere Tests und bildgebende Verfahren später betrat Toms Arzt in Begleitung eines Chirurgen den Raum und schloss langsam die Tür. In diesem Moment wusste Tom, dass er keine guten Nachrichten zu hören bekommen würde.

Tom versuchte sein Bestes, sich zu konzentrieren, während ihm der Arzt erklärte, dass er einen ziemlich großen Tumor im Dickdarm hatte, der höchstwahrscheinlich über Jahre hinweg unentdeckt gewachsen war. Da er sich an der Spitze von Toms Dickdarm befand, konnte der Kot noch immer darunter vorbeifließen, sodass der Krebs mehr Zeit hatte, sich auf einen beträchtlichen Teil seines Abdomens auszubreiten, bevor er irgendwelche Symptome verursachte.

Tom hatte diese Nachricht noch kaum richtig verstanden, als der Arzt noch einen draufsetzte: Auf den Scans war ersichtlich, dass Toms Dickdarm jeden Moment zu platzen drohte, weshalb der

Arzt zu einer unverzüglichen Notoperation riet. Tom willigte ein, und innerhalb weniger Minuten zog der Chirurg seinen Kittel an, eine Krankenschwester benachrichtigte Toms Frau, und medizinische Assistenten bereiteten Tom auf die Operation vor. Er erinnert sich:

Mir wurde klar, dass dies sehr ernst und der Krebs weit fortgeschritten war. Und doch konnte ich von Glück reden, dass der Dickdarm noch nicht geplatzt war. Das war nämlich die Hauptangst des Chirurgen, weshalb er sofort loslegen wollte. Wenn der aufgrund des großen Tumors bereits stark gedehnte Dickdarm doch noch platzen würde, wäre die Operation viel schwerwiegender und komplizierter. Ich konnte also von Glück sagen, dass alles noch rechtzeitig entdeckt worden war.

Als die Chirurgen die Bauchdecke öffneten, stellten sie mit Bestürzung fest, dass der Krebs bereits auf mehrere Organe in seinem Bauchraum übergegriffen hatte. Am Ende entfernten sie zwei Drittel von Toms Dickdarm, ein Viertel seiner Bauchspeicheldrüse, einen erheblichen Teil seines Magens sowie seine Milz und die komplette Gallenblase. Und trotzdem blieben immer noch einige mikroskopisch kleine Krebszellen zurück. Toms Arzt testete fast zwei Dutzend Lymphknoten in Toms Unterleib, und die meisten von ihnen enthielten Krebszellen, was bedeutete, dass Tom auf jeden Fall eine Chemotherapie und vielleicht Bestrahlung benötigen würde, um die verbleibenden Krebszellen zu entfernen.

Als Tom aus der Narkose erwachte, befanden sich seine Frau und sein Arzt im Zimmer. Der Arzt teilte ihnen mit, dass Tom Dickdarmkrebs im Stadium IV hatte und dass mehrere seiner Organe nun kleiner oder gar nicht mehr vorhanden waren. Innerhalb nur eines Tages war aus einem sich gesund fühlenden, glücklichen Mann ein Patient geworden, der sich von einer schweren Operation erholen und noch dazu eine schlimme Diagnose verkraften

musste. Seine Frau rief unter Tränen ihre beiden Kinder an, um ihnen die Nachricht mitzuteilen, während Tom versuchte, alles zu verarbeiten.
Nach der Operation befürchtete Tom, dass er anfälliger für Infektionen und Krankheiten sein würde, da so viele seiner Organe entfernt worden waren, insbesondere auch die Milz (die hilft, das Blut zu filtern und Infektionen abzuwehren). Seine Ärzte trugen seiner Sorge Rechnung, indem sie ihm vorbeugende Impfungen verabreichten, aber Tom hatte intuitiv das Gefühl, dass er für den Rest seines Lebens Nahrungsergänzungsmittel einnehmen und seine Ernährung radikal umstellen musste, um die Tatsache auszugleichen, dass er jetzt weniger Organe als früher hatte.

In den sieben bis zehn Tagen nach der Operation nahm ich Antibiotika und andere Medikamente, die sie mir gaben. Aber ich habe das alles gut überstanden. Außerdem erhielt ich im Krankenhaus vier Injektionen. Zuerst eine Grippeimpfung (die ich noch nie vorher bekommen hatte, aber die Ärzte bestanden darauf) und dann noch drei weitere Immunisierungsspritzen. Ich fragte den Arzt: »Geht das in Zukunft jetzt immer weiter so?« Er verneinte dies, aber ich war schon etwas besorgt.

Als Tom nach der Operation nach Hause kam, hatte sein Kampf mit dem Krebs gerade erst begonnen. Seine Ärzte sagten, dass er eine Chemotherapie benötigen würde, um die verbliebenen Krebszellen in seinem Körper zu entfernen. Damit wusste Tom, dass er einen schweren Weg vor sich hatte. Freunde von ihm waren nach einer Krebserkrankung und der folgenden Chemotherapie schon für »krebsfrei« erklärt worden, jedoch war der Krebs bei ihnen einige Jahre später zurückgekommen. Daher vermutete Tom, dass die Chemotherapie nicht ausreichen würde, um seinen Krebs im Stadium IV langfristig in Schach zu halten.
Seinen Freunden beim Kampf gegen den Krebs zuzusehen, hatte Tom etwas über den Stress gelehrt, den die Chemotherapie auf

den Körper ausübt. Sobald er sich gut genug fühlte, rief er eine befreundete Naturheilärztin an, Dr. Robin Sielaff in Portland, Oregon, um sich nach alternativen Krebsbehandlungen zu erkundigen, zum Beispiel nach intravenös verabreichtem Vitamin C, mit dem einer von Toms Freunden seinen Krebs behandelt hatte. Dr. Sielaff warnte davor, dass Toms Krebs zu weit fortgeschritten sei, als dass er sich ausschließlich auf natürliche Heilmethoden verlassen könne, und drängte ihn deshalb, einen integrativ arbeitenden Onkologen zu finden, das heißt einen Facharzt, der sich sowohl mit natürlichen Heilmethoden als auch mit Chemotherapie auskennt.

Ich sah mich im Internet auf den Websites aller möglichen Einrichtungen um. Bei der Cleveland Clinic und dem Cancer Treatment Centers of America zum Beispiel. Am Ende landete ich beim Block Center for Integrative Cancer Treatment. Ich hatte Dr. Blocks Buch Life Over Cancer *gelesen, und zwar zuallererst das Kapitel über einen ganzheitlichen Umgang mit Krebs. Das hat mich überzeugt, und so fiel mir die Entscheidung für Dr. Block leicht. Als ich das Block Center aufsuchte, fragte ich erneut nach einer natürlicheren Art der Behandlung, wie zum Beispiel mit intravenös verabreichtem Vitamin C. Ich bemerkte das Zögern der Mediziner dort und sie sagten: »Der Krebs ist schon ziemlich weit fortgeschritten.« Also empfahlen sie mir ihr integratives Chemotherapeutika-Programm.*

Tom fühlte sich zum Block Center hingezogen, weil dort ein natürlicher Heilungsansatz in Verbindung mit den neuesten schulmedizinischen Behandlungen verfolgt wurde. Die Ärzte untersuchten Toms Blut, Genetik, Urin, Speichel und den Hormonspiegel gründlich und analysierten seine psychische Gesundheit und seinen Stresspegel. Dann empfahlen sie ihm, sich ein halbes Jahr zweimal monatlich einer integrativen Chemotherapie zu unterziehen.

Tom begann seine Behandlungstage mit einer frühmorgendlichen intravenösen Vitamininfusion, die zahlreiche Vitamine und immunsystemstärkende Wirkstoffe enthielt, um die Toxizität der Chemotherapie zu mildern und Nebenwirkungen möglichst zu verhindern. Jeweils vor Beginn seiner Chemotherapie hatte er einige Stunden Zeit, um die anderen im Block Center angebotenen Heilbehandlungen in Anspruch zu nehmen.

Tom hatte immer einen starken Glauben an Gott gehabt, aber während seiner Behandlung bekam sein Glaube eine ganz neue Dimension für ihn. Als Tom an den geleiteten Meditationssitzungen im Block Center teilnahm, konzentrierte er sich auf Gott und darauf, mit seiner Sterblichkeit zurechtzukommen. Tom beruhigte sein Glaube insofern, als dass er, wie auch immer das Ergebnis seiner Behandlung ausfallen mochte, in Frieden sein würde. So konnte er sich tief entspannen und dabei positive Emotionen wie Frieden und Liebe in den Mittelpunkt stellen.

Wenn ich meine Spiritualität zusammenfassen müsste, dann so, dass ich Gott als meine Quelle ansehe. Ich bete für ein langes Leben und ich bin zuversichtlich, dass ich erhört werde. Ich bitte um Heilung und Unterstützung. Wahrscheinlich ist der Hauptpunkt meiner Gebete die Dankbarkeit. Ich wäre auch dann dankbar, wenn Gott entschieden hätte, mir kein langes Leben zu gewähren – ich wäre immer noch dankbar für alles, was er schon für mich getan hat. Also ja, Gott kommt für mich an erster Stelle, gefolgt von den Richtlinien des Block Center.

Das Block Center bot psychotherapeutische Einzelsitzungen an, die sich auf das Loslassen unterdrückter Emotionen konzentrierten, und Lachtherapiesitzungen in einer Gruppe, um positive Emotionen zu verstärken. Diese Sitzungen ermöglichten es Tom und den anderen Krebspatienten, ihre Gefühle auszudrücken und sich gegenseitig bei ihren gemeinsamen Erfahrungen zu unterstützen.

Zusätzlich zu diesen Angeboten für die Psyche verfügt das Block Center über eine große, moderne Küche, die den Patienten gesundes Essen serviert und Kochkurse und -vorführungen anbietet, damit sie lernen können, wie sie ihren Ernährungsplan praktisch umsetzen. Diese Kochkurse und Mittagessen trugen dazu bei, Tom die radikalen Ernährungsumstellungen, die er vornehmen sollte, zu erleichtern.

Etwa zwei bis drei Stunden nach seiner morgendlichen Vitamininfusion, den therapeutischen Sitzungen und dem Kochkurs unterzog sich Tom den Chemotherapiebehandlungen, bei denen beruhigende Musik gespielt wurde. Außerdem wurde er während der Behandlung von einem Physiotherapeuten sanft massiert. Nachdem Tom ein paarmal im Block Center eine Chemotherapie erhalten hatte, gaben ihm die Ärzte ein tragbares Chemotherapiegerät mit nach Hause (es wurde in einer Gürteltasche getragen, und das Medikament wurde über eine Öffnung unter der Haut am oberen Brustkorb verabreicht), mit dem er in den darauffolgenden 48 Stunden die Chemotherapie in zeitgesteuerten Infusionen erhalten konnte.

Die Ärzte des Block Center planen die Durchflussmengen der tragbaren Chemotherapien so, dass die Dosis zu der Tageszeit am stärksten ist, an der das Medikament die Krebszellen am wirksamsten bekämpft. Interessanterweise hat jede Körperzelle – ob gesund oder kanzerös – ihren eigenen zirkadianen Rhythmus, der bestimmt, wann die Zelle »wach« ist (aktiv ist und sich teilt) und wann sie »schläft« und sich nicht teilt. Diese aktiven Zeiten variieren je nach Krebsart und stimmen oft nicht mit dem Tageszyklus des Körpers überein.

Wenn man einer Person eine Chemotherapie zu der Tages- oder Nachtzeit verabreicht, an der ihre Krebszellen am »wachsten« sind, kann die Dosis reduziert werden. Auf diese Weise können geringere Dosen eine vergleichbare Wirkung bei gleichzeitiger Senkung des Risikos schädlicher Nebenwirkungen erzielen.[68] Diese Methode wird als chronomodulierte Chemotherapie bezeichnet. Das Block Center importierte die Methode in den 1980er-Jahren aus Europa und war eine der ersten Kliniken in den USA, die sie anbot.

Sobald Tom sich im Block Center eingefunden hatte, führten die Ärzte zahlreiche Tests durch, um festzustellen, welche oralen und intravenösen Ergänzungsmittel die Nebenwirkungen seiner speziellen Chemotherapie am besten mildern und seine allgemeine Heilung unterstützen würden. Dabei berücksichtigten sie den speziellen Krebstyp sowie Toms Physiologie, genetische Konstitution und Mikrobenstatus. Tom erklärt:

Vor meiner Krebserkrankung hatte ich nur in geringem Umfang Vitaminzusätze genommen. Nach der Diagnose änderte ich meine Ernährung und begann, spezifischere Ergänzungen zu nehmen, und die Experten im Block Center halfen mir bei der Zusammenstellung. Sie machten Stoffwechseluntersuchungen und umfangreiche Bluttests und solche Sachen. Daraufhin erhielt ich einen Ernährungsplan, der nicht nur allgemein krebsbekämpfende Lebens- und Nahrungsergänzungsmittel umfasste, sondern auch solche, die speziell auf meinen Stoffwechsel zugeschnitten waren. Zum Beispiel trinke ich jetzt morgens als Erstes einen Smoothie. Meistens mixe ich Erdbeeren, Blaubeeren und oft auch Ananas, und dazu kommen vier verschiedene Arten von Pflanzenölen und Pulvern.

Die vier Öle, die Tom seinem Morgen-Smoothie hinzufügt, sind Leinöl mit einem hohen Anteil an Lignanen, Hanföl, das Omega-3- und Omega-6-Fettsäuren in einem gesunden Verhältnis enthält, MCT-Öl, das aus organischem Kokosfett gewonnen wird und hilft, den Blutzuckerspiegel auszugleichen, und einige Tropfen Tangerinenöl. Dann gibt er noch etwas Sauerkirschkonzentrat hinein, das dazu dient, seine inneren Entzündungen zu reduzieren. Schließlich fügt er noch diverse Pulver dazu: Bio-Molkenprotein, L-Glutamin, Taurin, das das Nervensystem unterstützt, und ein

Pulver aus gemischtem gefriergetrocknetem Gemüse, darunter Brokkoli, Kohl, Grünkohl, Petersilie, Tomaten, Chlorella, Spinat, Karotten, Weizengras, Rüben und Süßkartoffeln.

Der morgendliche Smoothie ist wirklich eine hilfreiche Sache für mich. Damit weiß ich, dass ich gleich zu Beginn des Tages eine gesunde Dosis von Vitaminen bekomme. Früher habe ich mir nie Smoothies gemacht, aber diese sind einfach großartig. Sie tun mir gut und sie schmecken mir.

Tom trinkt gefiltertes, alkalisches Wasser, um Entzündungen in seinem Körper zu reduzieren. Innere Entzündungen schaffen nämlich eine Umgebung, die das Wachstum von Krebszellen fördert,[69] und alles, was eine Person zur Verringerung von Entzündungen tun kann, gilt deshalb als krebsvorbeugend.
Was die Ernährung betrifft, empfahl Dr. Block, Zucker, Weißbrot, Nudeln, Fleisch, Milchprodukte und Alkohol so schnell wie möglich zu streichen. Für Tom war das eine ziemliche Umstellung, war er doch seit jeher an die amerikanische Standardkost gewöhnt. Der Hauptbestandteil seines neuen Speiseplans war nun frisches Gemüse und Obst. Fertigprodukte aus dem Supermarkt ließ er ganz weg, da diese fast immer irgendeine Art von Zucker und/oder andere ungesunde Zusatzstoffe enthalten. Tom stellte sich der Herausforderung und konzentrierte sich ganz bewusst auf die positiven Aspekte seiner neuen Ernährungsweise.

Etwa 20 Minuten vor einer Hauptmahlzeit esse ich etwas Obst, wodurch mein Obstkonsum insgesamt deutlich gestiegen ist. Danach gibt es Fisch statt Fleisch und dazu eine große Schüssel eines farbenfrohen Salats mit der Grundlage Kopfsalat und dann verschiedenen Paprikasorten, Sellerie, Karotten, Tomaten, Spinat und oft Brokkoli und Blumenkohl. Ich tröpfele Essig und Öl über den Salat und gebe zum Schluss noch einige geröstete Pekannüsse darauf. Es sind wirklich gute und gesunde Salate!

Durch die chronomodulierte Chemotherapie konnte Tom sich zu Hause auf andere Aspekte seiner Genesung konzentrieren, wie Ernährung, Nahrungsergänzungsmittel, positive Emotionen und Spiritualität. Die Körper-Geist-Seele-Therapieangebote im Block Center hatten ihm gute Anregungen gegeben. Als seine niedrig dosierte chronomodulierte Chemotherapie nach sechs Monaten abgeschlossen war, wurde eine bildgebende Untersuchung durchgeführt und das Ergebnis lautete, dass er krebsfrei war. In der Zwischenzeit hatte er sich an seine neue, krebsvorbeugende Lebensweise schon gewöhnt.

Nachdem die zwölf Chemotherapieblöcke über sechs Wochen abgeschlossen waren, begab ich mich noch einmal in die Praxis von Dr. Block. Er sagte: »Alles sieht gut aus! Ihre Vitalwerte sind super, und Ihr metabolisches Gleichgewicht stimmt auch. Ab jetzt möchte ich, dass Sie sich auf die fünf, sechs Dinge konzentrieren, die ich Ihnen jetzt nenne.« Und dann zählte er auf – Ernährung, Nahrungsergänzungsmittel, Bewegung, guter Schlaf sowie Schwitzen und Entgiftung. Ich halte mich bis heute an seine Empfehlungen und ich denke, dass diese neue Lebensweise für meine Gesundheit sehr wichtig ist.

Tom war überglücklich, sich nun in Remission von seinem Dickdarmkrebs im Stadium IV zu befinden, aber ihm war bewusst, dass der Krebs jederzeit zurückkommen konnte. Deshalb traf er die Entscheidung, sich in den vorzeitigen Ruhestand zu verabschieden, um Stress abzubauen und sich ganz auf seine Gesundheit und auf das Vorankommen in seinem neuen Leben zu konzentrieren. Er befolgte die Anweisungen von Dr. Block getreulich und hielt sich strikt an seinen neuen Ernährungs- und Supplementeplan.

Dr. Block betonte die Bedeutung von gutem Schlaf und regelmäßiger Bewegung. Da Tom jetzt nicht mehr arbeiten musste, hatte er mehr Zeit für körperliche Aktivitäten und schlief infolgedessen

auch besser. Er stellte fest, dass die Konzentration auf seine spirituelle Verbindung und die positiven Emotionen ihm half, dass er bei jedem Ergebnis seiner Behandlung mit sich im Reinen sein würde. Dadurch war er entspannter, was sich ebenfalls positiv auf seine Schlafqualität auswirkte.
Vor der Diagnose war Tom kaum körperlich aktiv gewesen. Nun aber war er jeden Tag im Freien, verrichtete eine Menge Gartenarbeit, eine seiner Lieblingsbeschäftigungen, ging mit seiner Frau spazieren, machte gelegentlich einen Ausflug mit dem Fahrrad und spielte mit Freunden Golf.

Nach den ersten sechs Chemotherapieblöcken ging es mir noch wirklich gut, was sicherlich auch mit meinem neuen Lebensstil zu tun hatte. Aber um die achte oder neunte Sitzung herum begann sich die Chemo in meinem System anzureichern. Ich wurde schwächer und war dann einige Zeit kaum körperlich aktiv. Ich konnte das akzeptieren, weil ich verstand, dass es Teil der Notwendigkeit war, den ganzen Kampf durchzustehen. Nach Abschluss der Chemotherapie nahm ich meine körperlichen Aktivitäten wieder auf. Ohne Bewegung würde ich mich gar nicht mehr gut fühlen, so einfach ist das.

Toms Frau und seine zwei erwachsenen Kinder sind seine wichtigsten Lebensgründe und geben ihm die Motivation, die er braucht, um an seinen neuen Gewohnheiten festzuhalten. Glücklicherweise unterstützt seine Frau die Veränderungen in seiner Lebensweise, seiner Ernährung und seinen Nahrungsergänzungen vorbehaltlos. Sie stand ihm vom Moment der Notoperation an immer fest zur Seite. Auch bei seinen ersten chronomodulierten Chemotherapieinfusionen im Block Center war sie dabei. Laut Tom war und ist sie ein unverzichtbarer Teil seines Heilungsteams. Seine beiden Kinder waren Tom ebenfalls eine wichtige Stütze. Als Tom wegen der Chemotherapie eine Weile schachmatt war, kam sein Sohn jedes Wochenende zu Besuch und half, wo er konnte. Toms Tochter arbeitete und lebte während seiner sechsmonatigen Behandlung weit weg in Übersee, aber ihre häufigen Telefonanrufe und sein Wunsch, das Leben seiner Kinder sich entfalten zu sehen, waren die beste Motivation für ihn, sich weiterhin für seinen Heilungsprozess einzusetzen.

Wir besuchen unsere Tochter gelegentlich, und wenn sie Urlaub hat, reist sie viel herum und manchmal fliegen wir dann auch zu ihrem Urlaubsort und treffen sie und ihren Ehemann dort. Dank ihr haben wir inzwischen schon so einiges von der Welt gesehen. Unsere beiden Kinder sind starke Gründe, dass ich weiterleben will. Ich bin neugierig, wie es bei ihnen noch so weitergeht. Meine Tochter hat erst kürzlich ein Baby bekommen, unser erstes Enkelkind! Sie meldet sich fast täglich und schickt uns Fotos. Das ist so wunderbar. Jetzt erwartet sie wieder ein Kind. Ich bin Gott einfach nur dankbar, dass ich noch am Leben bin.

Seit Toms Erstdiagnose und Notoperation sind nun acht Jahre vergangen. Obwohl bei ihm Dickdarmkrebs im Stadium IV diagnostiziert wurde, dessen 5-Jahres-Überlebensrate nur 14 Prozent beträgt, fühlt sich Tom heute stärker und glücklicher denn je. Er führt seine Heilung nicht auf einen einzigen Faktor zurück, sondern auf *all* die Veränderungen und Behandlungen, die er nach der Diagnose vorgenommen und ausprobiert hat. Von der Umstellung seiner Ernährung und den Nahrungsergänzungsmitteln über die chronomodulierte Chemotherapie bis hin zum Erlernen von Meditations- und Entspannungstechniken hat Tom vieles in seinem Leben radikal verändert. Er hat sich eingesetzt und alles getan, was er konnte, um am Leben zu bleiben, und zum Glück hat es sich gelohnt. Die süßeste Belohnung für ihn war, sein erstes Enkelkind im Arm zu halten!

Einer der wichtigsten Faktoren bei Toms Heilung war, die richtige Kombination der Nahrungsergänzungsmittel herauszufinden, um sein Immunsystem zu stärken. Doch die Nahrungsergänzungen allein hätten wohl nicht zu einer Remission geführt. Erst in Verbindung mit der chronomodulierten Chemotherapie und den anderen neun Radikalremissions-Heilungsfaktoren war dieser Faktor genau das, was den Dickdarmkrebs vollständig besiegen konnte.

Empfehlungen

Die Menschen, die eine Radikalremission erfahren und die wir befragt haben, nehmen drei Hauptkategorien von Nahrungsergänzungsmitteln, um ihre Genesung zu unterstützen:

1. **Ergänzungsmittel, die bei der Verdauung helfen** – Verdauungsenzyme und Präbiotika sowie Probiotika zur Unterstützung der »guten« Bakterien im Darm.
2. **Ergänzungsmittel, die den Körper entgiften** – zur Unterstützung der Ausscheidung von allem, was sich heilungsverzögernd auswirkt, wie Parasiten, Bakterien, Viren, Pilze und Schwermetalle.
3. **Ergänzungsmittel, die das Immunsystem stärken** – sie helfen, den Vitamin- und den Hormonspiegel in einen normalen Bereich zu bringen. Dazu gehören Nahrungsergänzungen wie Cannabisöl, Mistelpräparate, Vitamin B_{12}, Vitamin C, Vitamin D, Fischöl, Melatonin, bestimmte Speisepilze und Spurenelemente.

Denken Sie daran, immer einen Arzt zu konsultieren, um herauszufinden, welche Präparate für Sie persönlich und Ihre Heilung am geeignetsten sind, und vor allem auch, um eventuelle Wechselwirkungen mit Ihrer sonstigen Medikation auszuschließen. Nachstehend sind noch einige zusätzliche Ideen aufgelistet, die Ihnen den Einstieg in den Umgang mit Kräutern und Nahrungsergänzungsmitteln erleichtern sollen.

Das Heilungsteam erweitern

Ihr Hausarzt wird in der Lage sein, Ihre grundlegenden Vitamin- und Mineralstoffwerte mit einem einfachen Bluttest zu bestimmen, aber um Ihren vollständigen Supplementebedarf zu ermitteln, müssen Sie einen Mediziner oder Therapeuten aufsuchen, der darauf spezialisiert ist, Ihren Körper ganzheitlich zu betrachten, der sehr gründliche Tests durchführt und eine umfassende Ausbildung in der Verwendung von Nahrungsergänzungsmitteln hat. Solche Spezialisten sind zum Beispiel:

- Ärzte für funktionelle Medizin,
- Naturheilärzte/Heilpraktiker,
- Ernährungswissenschaftler und -berater,
- Homöopathen,
- TCM-Therapeuten (traditionelle chinesische Medizin),
- Ärzte für Misteltherapie.

Die Schadstoffbelastung im Körper erkennen

Wenn Sie eine qualifizierte Gesundheitsfachkraft finden, die Sie bei der Einnahme von personalisierten Nahrungsergänzungsmitteln anleiten kann, wird diese zunächst einige Tests mit Ihnen durchführen wollen, um genau festzustellen, welche Nahrungsergänzungen Ihr Körper benötigt. Nachstehend finden Sie eine unvollständige Liste von Toxinen, die Ihren Körper vielleicht belasten. Lassen Sie diese Belastungen testen, bevor sie mit der Einnahme von Ergänzungsmitteln beginnen:

- Schwermetalle (feststellbar über Blut- oder Urintest oder Haaranalyse),
- Parasiten (Blut-, Stuhl- und/oder Urintest),
- durchlässiger Darm (Blut-, Stuhl- und/oder Urintest, ergänzt durch einen Gentest),

- Überwucherung mit Candida oder anderen Pilzen (Blut-, Stuhl- und/oder Urintest),
- bakterielle und virale Infektionen (Blut-, Stuhl- und/oder Urintest),
- Vitaminmangel (Bluttest, der durch genetische Tests ergänzt wird).

Den Körper in Eigenregie entgiften

Neben der Einnahme von entgiftenden Nahrungsergänzungsmitteln, die Ihnen von einem qualifizierten Gesundheitsexperten empfohlen werden, gibt es noch einige andere Möglichkeiten, wie Sie Ihren Körper entgiften können:

- Trainieren Sie, bis Sie ordentlich schwitzen, um Giftstoffe auszuscheiden.
- Nehmen Sie ein heißes Bad, entweder mit Bittersalz oder Backpulver, um die Entgiftung noch zu verstärken.
- Trinken Sie viel Wasser, idealerweise täglich 30 bis 40 Milliliter Wasser pro Kilogramm Körpergewicht, das macht etwa zwei bis drei Liter am Tag.
- Machen Sie zu Hause immer mal wieder einen Darmeinlauf, entweder mit (möglichst gefiltertem) Wasser oder mit Kaffee.
- Schaffen Sie sich für zu Hause eine Infrarotsauna an (es gibt welche für ein paar Hundert Euro) und nutzen Sie sie 20 Minuten pro Tag.

Cannabis

In Deutschland ist Cannabis seit 2017 ein verschreibungsfähiges Arzneimittel, das von jedem Arzt verschrieben werden kann, wenn dieser den Einsatz als sinnvoll erachtet. In Österreich können Zubereitungen aus Cannabisextrakten gemäß der Suchtgiftverordnung in bestimmten Fällen verschrieben werden. Wenn möglich, kaufen Sie auch hier nur Produkte, die aus biologischem Anbau stammen, ohne den Einsatz von Pestiziden.

Wenn die Einnahme von ein oder zwei spezifischen Nahrungsergänzungsmitteln Ihrem Körper helfen würde, den Krebs zu überwinden, wäre dieses Kapitel viel einfacher gewesen, und wir als Gesellschaft wären der Suche nach einem einzigen Heilmittel für Krebs schon viel näher gekommen. Realistischer ist jedoch die Tatsache, dass Menschen, die eine Radikalremission erfahren haben, je nach den individuellen Bedürfnissen ihres Körpers in einer bestimmten Zeitphase verschiedene Ergänzungsmittel einnehmen. Wissenschaftler wissen mit Bestimmtheit, dass die diversen Krebsarten durch eine Vielzahl von Faktoren verursacht werden – Toxine, Viren, Bakterien, Mitochondrienversagen, genetische Mutation –, und dementsprechend hängt es von mehreren Faktoren ab, welche Präparate ein Krebspatient einnehmen sollte. Das Wichtigste ist, sich daran zu erinnern, dass der Körper eines jeden Patienten anders ist, was bedeutet, dass Sie individuelle Tests mit einem qualifizierten Gesundheitsexperten durchführen müssen, um festzustellen, welche Nahrungsergänzungen für Sie geeignet sind.

Kapitel 9

Starke Gründe für das Leben haben

»Wer ein Warum hat zu leben, erträgt fast jedes Wie.«

FRIEDRICH NIETZSCHE

Wofür lohnt es sich für Sie, morgens aufzustehen? Warum möchten Sie noch mehr Zeit auf diesem Planeten verbringen? Vielleicht haben Sie noch eine Wunschliste oder ein unvollendetes Projekt, oder Sie wollen einfach Zeit mit Ihren Kindern oder Enkeln verbringen. Menschen, die eine Radikalremission erlebt haben, sagen einem, dass es ganz egal ist, was man für einen Grund hat. Wichtig ist nur, einen zu haben! Das ist mitentscheidend für den Heilungsprozess.

Für manche Menschen kann es eine schwierige Aufgabe sein, starke Gründe für das Leben zu finden, insbesondere wenn sie kürzlich geschieden wurden, arbeitslos oder im Ruhestand sind oder einen geliebten Menschen verloren haben. Für andere, die kleine Kinder haben, ist der Grund offensichtlich. Und für diejenigen, die selbst noch Kinder sind, wie Alex in unserer Heilungsgeschichte, ist das Leben an sich – und die Chance, es zu erfahren – ein ausreichender Grund, leben zu wollen.

In diesem Kapitel werden wir erklären, warum dieser Faktor für die Heilung so entscheidend ist, wir werden außerdem neue Trends und Forschungsergebnisse aufzeigen und Ihnen die inspirierende Geschichte von Alex erzählen, dessen starker Lebenswille, nachdem bei ihm im Alter von zwölf Jahren ein aggressiver Krebs diagnostiziert wurde, ihm half, zu überleben und irgendwann ein erfolgreicher College-Student zu sein. Am Ende des Kapitels erhalten Sie wie immer ein paar einfach umzusetzende Empfehlungen, die Ihnen helfen sollen, Ihre eigenen starken Gründe für das Leben zu finden.

Als ich anfing, mich mit dem Thema Radikalremission zu beschäftigen, und die ersten Interviews mit Überlebenden führte, kam ich zu der Erkenntnis, dass »starke Gründe für das Leben haben« etwas ganz anderes ist als »nicht sterben wollen«. Einige der Menschen, denen ich bei meinen Recherchen begegnete, hatten Angst vor dem Tod, während andere die Möglichkeit des Sterbens akzeptiert hatten. Eines aber hatten sie alle gemeinsam: Freude und Lust am Leben.

Die von uns befragten Menschen mit Radikalremissionen – ebenso wie ihre Therapeuten – betonten, dass der Lebenswille eines Menschen stark sein und aus dem tiefsten Inneren kommen muss. Dies führt zu einem ganz anderen emotionalen Zustand, als wenn jemand gegen den Krebs und den Tod kämpft. Wie in diesem Buch schon erwähnt, versetzt der Kampfgeist den Körper in einen Kampf-oder-Flucht-Modus, der den Cortisolspiegel (Stresshormone) erhöht und das Immunsystem schwächt. Wenn Sie sich alternativ dazu darauf konzentrieren, warum Sie leben (wollen), empfinden Sie Freude, Sinn und Glück, was zu immunstärkenden hormonellen Veränderungen im ganzen Körper führt. Kurz gesagt: Der Geist leitet den Körper. Wenn Sie sich auf das Leben konzentrieren, wird Ihr Gehirn Ihren Blutkreislauf mit sogenannten Glückshormonen wie Serotonin, Oxytocin und Dopamin überfluten, die gleichzeitig auch noch das Immunsystem stärken. Aus Sicht der Alternativmedizin fließt Chi (Lebensenergie) in den Organismus, wenn Sie einen wichtigen Grund (oder mehrere Gründe) haben, warum Sie leben wollen. Auch das Gegenteil ist wahr: Wer keine Hoffnung hat und dem Leben nichts abgewinnen kann, bei dem ist der Spiegel der Glückshormone niedrig und er nimmt nicht mehr genügend Chi auf, um den Körper am Leben zu halten.

Viele ehemalige Krebspatienten berichten, dass sie die wahren Quellen der Freude und des Sinns in ihrem Leben entdecken – oder in einigen Fällen wiederentdecken – mussten, um sich auf das Leben zu konzentrieren. Die Krebsdiagnose hat viele von ihnen veranlasst, sich wieder vermehrt auf die Aspekte ihres Lebens zu konzentrieren, die ihnen immer Freude bereitet hatten, wie zum Beispiel Freundschaften, Familie, Spiritualität, Kreativität, Austausch oder auch längst vergessene Hobbys.

Die Gründe, leben zu wollen, verändern sich im Laufe des Lebens. Denken Sie an die Person, die Sie mit 20 waren, und versuchen Sie sich dann vorzustellen, wer Sie mit 80 sein werden. Glauben Sie, dass diese beiden Versionen von Ihnen genau die gleichen Prioritäten haben? Fügen Sie nun gedanklich eine unerwartete Diagnose wie Krebs hinzu. Was würde sich dadurch ändern? Krebs (oder eine andere schwere Krankheit) ist in den meisten Fällen ein Weckruf, die Prioritäten im Leben neu zu bewerten und das Leben aus einer anderen Perspektive zu betrachten. Die Diagnose zwingt zur Reflexion, was man an seinem Leben verändern und welche neuen Lebensziele man sich setzen möchte. Und manche Menschen finden sogar erst nach der Diagnose ihre eigentliche Berufung im Leben.

Zentrale Themen und neue Erkenntnisse

Neben den Büchern renommierter Autoren wie Jack Canfield, Louise Hay und Iyanla Vanzant gibt es inzwischen sogar eine Vielzahl von Apps, die Ihnen helfen, Ihre Lebensziele zu finden. Weiterhelfen können auch Onlinevideos zu diesem Thema von Selbsthilfeexperten wie Joe Dispenza, Elizabeth Gilbert und Brené Brown sowie viele Podcasts von in der Öffentlichkeit stehenden Persönlichkeiten wie Oprah Winfrey und Lewis Howes. Aaron Teich, ein Energieheiler und spiritueller Berater, der mit vielen Krebspatienten arbeitet, gibt Ihnen folgenden Rat, wie Sie Ihr Ziel finden können.

Es gibt nicht einen einzigen Lebenssinn für uns. Wir haben viele und werden viele haben. Wir sind nicht eindimensional, sondern körperlich, geistig, emotional, kreativ, spielerisch, Beziehungswesen. Und jeder von uns spielt viele Rollen – Freund(in), Partner(in), Kind, Geschwister- und/oder Elternteil, Kollege, Student(in), Mentor(in) und so weiter. Jede dieser Rollen erfordert Engagement und Ausdruck. Wenn wir in den verschiedenen Phasen unseres Lebens wachsen und uns verändern, werden sich auch unsere Interessen und Beziehungen verändern und neue Wege für einen Lebensinn eröffnen. Suchen wir nach Sinn in nur einer Sache, zum Beispiel in unserem Beruf, fühlen wir uns verloren. Erst indem wir unsere Vielfältigkeit anerkennen und ehren, finden wir viele Wege.

Wissenschaftler sagen: Finden Sie Ihre Berufung

Nicht so greifbare Heilungsfaktoren, wie starke Gründe für das Leben zu haben, mögen Menschen, die eher wissenschaftlich orientiert sind, vielleicht zu »abgedreht« erscheinen. Eine Vielzahl von Forschungsergebnissen zeigt jedoch, dass ein Leben mit einem starken Gefühl der Sinnhaftigkeit mit einer besseren Gesundheit und einer hohen Lebenserwartung einhergeht. Seit mehr als 60 Jahren gibt es wissenschaftliche Belege, die zeigen, dass Depressionen – deren Definition beinhaltet, keine starken Gründe für das Leben zu haben – das Immunsystem unterdrücken und zu einer signifikant kürzeren Überlebenszeit für Krebspatienten führen.[1]

Umgekehrt weisen bahnbrechende Forschungen auf einen Zusammenhang zwischen einem gefühlt sinnhaften Leben und Langlebigkeit und geistiger und körperlicher Gesundheit hin. Zu den Wissenschaftlern, die das herausgefunden haben, gehört Dr. Abdul Kadir Slocum, der in den USA geboren wurde, aber dann in Istanbul aufwuchs. Dort ist er heute als Krebsarzt tätig und wendet dabei sowohl konventionelle Methoden (zum Beispiel niedrig dosierte Chemotherapien) als auch integrative Behandlungsmethoden an. Zusammen mit seinen Kollegen Dr. med. Bulent Berkarda und Dr. med. Mehmet Salih İyikesici gründete er seine eigene integrative Krebsklinik, ChemoThermia. Dr. Slocum meint:

In den vielen Jahren der Behandlung von Krebspatienten, die meist schon im Stadium IV waren, habe ich gesehen, dass der primäre Faktor für die Fähigkeit eines Menschen, den Krebs zu überwinden, sein Lebenswille ist. Wenn dieser vorhanden ist, ist das zweitwichtigste Element eine vertrauensvolle Beziehung zum medizinischen Betreuer. Wenn diese beiden Bedingungen erfüllt sind, halten wir es für wichtig, einerseits einen disziplinierten Ansatz zu verfolgen, bei dem der Behandlungsplan des Arztes befolgt wird, während andererseits als Teil einer emotional-spirituellen Disziplin bewusst positive Gedanken gepflegt werden. Dazu kommt Disziplin beim Essen, die auf dem Bewusstsein beruht, dass Nahrung Medizin ist. Das Wichtigste aber, das muss ich wiederholen, ist der Lebenswille. Er ist die erste und wichtigste Voraussetzung für Heilung.

Jüngste Forschungen untermauern Dr. Slocums Behauptung und zeigen, dass starke Gründe für das Leben zu haben mit einer geringeren Sterblichkeit und einem geringeren Risiko für Krankheiten, Gebrechen und kognitive Beeinträchtigungen verbunden ist.[2] Eine Studie zeigte, dass Nachkommen von 100-Jährigen (plus x) in ihrem Leben einen ausgeprägteren Sinn sehen als ihre Ehepartner und andere Menschen ihrer jeweiligen Altersgruppe.[3] Die Forscher kamen zu dem Schluss, dass ein starkes Empfinden eines Lebenssinnes »eine Rolle bei der Fähigkeit spielt, altersbedingte Beschwerden hinauszuzögern« – und die Entzündungs- und Immunitätszustände, die zu Krebs führen, aufzuhalten.[4]

Eine kürzlich von der University of Michigan durchgeführte Studie hat ergeben, dass ein ausgeprägtes Gefühl der Sinnhaftigkeit des eigenen Lebens zu Verbesserungen sowohl der körperlichen als auch der psychischen Gesundheit führt und die allgemeine Lebensqualität erhöht. Das Forscherteam untersuchte fast 7000 Menschen über 50 Jahre und fand heraus, dass diejenigen mit einer stark wahrgenommenen Sinnhaftigkeit mit 2,5-mal geringerer Wahrscheinlichkeit sterben als diejenigen, bei denen dieses Gefühl weniger ausgeprägt ist.[5] Andere Studien aus Japan haben gezeigt, dass ein starkes *Ikigai* – ein subjektives Gefühl der Lebensfreude – ein verringertes Risiko für Herz-Kreislauf-

Erkrankungen zur Folge hat, während ein schwaches *Ikigai* mit einer höheren Mortalität verbunden ist.[6]

Starke Lebensgründe werden auch mit einer deutlich längeren Lebensdauer in Verbindung gebracht. Aus einer Metastudie, in der zehn prospektive Studien zum Thema Lebenszweck mit 136 000 Teilnehmern ausgewertet wurden, konnte der Schluss gezogen werden, dass ein starkes Gefühl der Sinnhaftigkeit des eigenen Lebens in Zusammenhang mit einem verringerten Sterblichkeitsrisiko steht.[7]

Eine andere Studie, die Erwachsene über einen Zeitraum von zehn Jahren begleitete, hatte zum Ergebnis, dass, je stärker das Gefühl der Sinnhaftigkeit war, desto geringer die langfristige allostatische Last ausfiel, das heißt die Abnutzungseffekte des Körpers durch chronischen Stress. Sie wird sowohl durch Urin- als auch durch Bluttests gemessen, bei denen Biomarker analysiert werden, die mit dem neuroendokrinen, kardiovaskulären, Immun- und Stoffwechselsystem in Verbindung stehen. Diese Studie ist insofern einzigartig, als sie eine der ersten ist, die schlüssig zeigt, dass es zu langfristigen positiven biologischen Vorteilen in Ihrem Körper führt, wenn Sie starke Gründe für das Leben haben.[8]

Die Suche nach dem Sinn des Lebens

Beispiele von Menschen mit Radikalremission zeigen uns, dass es keinen Einheitsansatz gibt, um starke Gründe zu finden, warum und wofür man leben will. Manche Menschen sind zielorientiert und ziehen es vor, ihren Fokus auf die Zukunft zu richten. Andere empfinden Ziele als anstrengend und konzentrieren sich stattdessen auf die Freude, die in jedem neuen Tag zu finden ist. Aufgrund der wachsenden Beliebtheit von Themen wie Selbstliebe, Selbstfürsorge und Steigerung des eigenen Glücks erleben wir derzeit eine wahre Explosion neuer Wege zur Erkundung dieses Heilungsfaktors. Für diesen Trend ist die Generation der

Jahrtausendwende (mit)verantwortlich, da es den jungen Leuten heutzutage sehr wichtig ist, Glück in ihrem täglichen Leben und Sinn in ihrer Arbeit zu finden. Der Trend könnte jedoch noch breiter angelegt sein. Vielleicht begreift die Gesellschaft als Ganzes bald, dass Überarbeitung, Überbelastung und übermäßig viel Zeit an diversen Bildschirmen wohl kaum zu einem erfüllten Leben führen.

Langfristige Ziele während Ihrer Heilungsreise motivieren Sie und halten Blut, Sauerstoff und Chi im Fluss. Überlegen Sie einmal: Haben Sie nicht auch Wünsche wie den, Ihre Tochter eines Tages zum Altar zu führen und/oder die Geburt Ihres ersten Enkelkindes mitzuerleben? Endlich den Roman zu schreiben, der Ihnen schon so lange im Kopf herumgeht oder 50 Länder bereist zu haben, wenn Sie eines fernen Tages sterben?

Eine ehemalige Krebspatientin mit Radikalremission, die sich während ihrer Heilungsreise auf ihre langfristigen Ziele konzentrierte, ist Cindy Handler. Bei ihr diagnostizierten die Ärzte 2015, als sie 44 Jahre alt war, ein anaplastisches Meningeom dritten Grades, einen aggressiven Hirnhauttumor. Cindy erinnert sich:

Es gibt wirklich keine Möglichkeit, sich auf eine lebensbedrohliche Diagnose oder den darauf folgenden Schock und Schrecken vorzubereiten. Der Tumor wurde drei Wochen nach Beginn des neuen Schuljahres entdeckt, als meine Mädchen 7, 10 und 14 Jahre alt waren. Wir hatten nicht lange davor unser erstes Haus gekauft und waren dabei, uns einzurichten. Ein Haus am Meer war immer unser Traum gewesen. Als ich mir vorstellte, welche Entwicklungen die Mädchen bald durchmachen würden, wusste mein Herz, wie sehr sie meine mütterliche Fürsorge und Führung brauchten. Meine Familie wurde zu meiner Motivation, jeden Tag aufzustehen und mein Leben aktiv zu verändern. Ich war bereit, alles Notwendige zu tun, um hierbleiben zu können und mitzuerleben, wie meine Töchter erblühen und erwachsen werden.

Durch die Kombination des Besten aus konventioneller und integrativer Medizin, einschließlich Gehirnchirurgie und der Bearbeitung aller zehn Radikalremissionsfaktoren, trotzte Cindy den enormen Widrigkeiten und zeigt heute, fünf Jahre später, keine Anzeichen einer Erkrankung mehr. Durch ihren Heilungsweg hat sie zusätzlich zu ihrer Familie noch weitere starke Gründe für das Leben entwickelt – sie betreut jetzt andere Menschen mit lebensbedrohlichen Krankheiten und hilft ihnen dabei, durch Geist-Körper-Arbeit und Veränderungen in der Lebensweise ihr angeborenes Wohlgefühl wiederzufinden. Außerdem hat sie sich zur Leiterin von Radikalremissions-Workshops ausbilden lassen. Erst vor Kurzem hat die Familie einen wichtigen Meilenstein erreicht, als die älteste Tochter ein College-Studium aufnahm.

Während einige (ehemalige) Krebspatienten wie Cindy sich auf langfristige Ziele konzentrieren, schrecken andere vor zukunftsorientierten Hoffnungen zurück und versuchen stattdessen, die Freuden des Alltagslebens wiederzuentdecken. Diese Menschen finden ihren starken Lebenswillen im Hier und Jetzt. Sie konzentrieren sich darauf, bewusst schöne Dinge zu erleben, wie das Beobachten von Sonnenauf- oder Sonnenuntergängen, Spaziergänge in der Natur oder das Zusammensein mit Freunden und Familie.

Zu dieser Art von Menschen gehört auch Kate, bei der 2009 aggressiver Eierstockkrebs im Stadium IIIc diagnostiziert wurde. Zu jener Zeit lebte Kate mit ihrem Mann – das Paar war kinderlos geblieben – im ländlichen Colorado, und angesichts ihrer abgeschiedenen Wohnlage fühlte sich Kate während ihrer medizinischen Behandlung ziemlich isoliert und einsam. Glücklicherweise erwies sich einer ihrer Hunde, Jasper, als eine unerwartete Quelle der Unterstützung und Inspiration.

Jasper ist die ganze Zeit, als ich krank war, nicht von meiner Seite gewichen. Eines Tages lag ich auf der Couch, als mir klar wurde, dass das Leben bis dahin ziemlich hart gewesen war. Ich fragte mich: Wird es das auch in Zukunft wert sein? Möchte ich mir all das wirklich antun? Es kam mir in den Sinn, dass ich wahrscheinlich entscheiden könnte, einfach nicht mehr leben zu wollen, und mein Körper würde sich dem fügen. Dann sah ich Jasper an, der mich anblickte, als könne er dieses Gespräch in meinem Kopf hören, und ich sagte zu ihm: »Keine Sorge, ich lasse dich nicht zurück, versprochen!« Danach begann ich mich darauf zu konzentrieren, was ich tun wollte, wenn es mir besser geht. Zum Beispiel kam mir in den Sinn, mit den Hunden und dem Pferd in die Berge zu gehen und im Wald zu zelten. Ich habe nicht mehr daran gedacht, wie elend ich mich im Moment fühle, sondern mir überlegt, worauf ich mich freuen könnte, wenn ich das alles überstanden habe.

So wie viele Menschen, die eine Radikalremission erfahren haben, traf Kate irgendwann die Entscheidung, sich auf ihre persönlichen Gründe für das Leben zu konzentrieren, anstatt sich mit den Beschwerden ihrer Behandlung oder der Möglichkeit des Sterbens aufzuhalten. Diese Strategie half ihr, die Behandlung zu überstehen, bei der sie einerseits die konventionelle Medizin mit Chirurgie und Chemotherapie in Anspruch nahm, andererseits aber auch alle zehn Heilfaktoren der Radikalremission berücksichtigte und in ihren Genesungsplan integrierte. Obwohl ihr die Ärzte gesagt hatten, dass sie nur noch ein Jahr zu leben habe, geht es Kate mehr als zehn Jahre nach dieser Prognose gut. Sie ist glücklich und genießt mit ihrem Mann und den Hunden ein naturnahes Leben, das für sie eine hohe Lebensqualität bedeutet.

Das Spielen zur Sinnfindung nutzen

Viele Patienten, die eine Radikalremission erleben, kommen unter anderem spielerisch mit ihren persönlichen Gründen, warum es sich zu leben lohnt, in Berührung, seien es Zukunftsziele oder alltägliche Freuden. Spielen ist nicht nur etwas für Kinder; auch für Erwachsene kann das Spielen eine Quelle der Entspannung, Anregung und Gesundheit sein.[9] In der Zeit, die Erwachsene mit Spielen verbringen, können sie ihre Arbeit, ihre Verantwortung oder sogar ihre Krankheit vergessen, während sie ihrem Gehirn etwas gestatten, was ihm bei der heutigen geschäftigen Lebensweise schmerzlich fehlt: unstrukturierte Freizeit und Raum für Kreativität. Mit Spielen verbrachte Zeit schafft ein gesünderes Immunsystem, indem Stress abgebaut, das Gefühl der Verbundenheit verbessert und die Kreativität gefördert wird.[10] Wenn Sie sich erlauben, mit der gleichen freudigen Hingabe zu spielen, wie Sie es in Ihrer Kindheit getan haben, werden Sie Ihre positiven Emotionen verstärken und vielleicht feststellen, dass die alltägliche Freude ein starker Lebensgrund werden kann. Und natürlich wird Ihr Körper von den vielen physiologischen und psychologischen Vorteilen des Spiels profitieren.[11]

Der Trend zum Spielen für Erwachsene ist inzwischen weltweit zu beobachten, was es für Krebspatienten einfacher macht, das Spielen als Teil ihrer Behandlung miteinzubeziehen. Zum Beispiel stehen Malbücher für Erwachsene ganz oben auf den Bestsellerlisten, und viele Krebszentren legen sie den Räumen aus, in denen die Chemotherapie verabreicht wird. Das Ausmalen bietet ein Ventil für kreativen Ausdruck und reduziert Stress,[12] außerdem verbessert es die Fähigkeit, im Augenblick zu leben, anstatt sich über eine ungewisse Zukunft Sorgen zu machen. Darüber hinaus erfreuen sich Brettspiele für Erwachsene und Spieleabende zunehmender Beliebtheit. Die guten alten Brettspiele wie Schach oder Mühle, Kartenspiele wie Poker oder moderne Formen wie Escape Rooms, real und virtuell, helfen, soziale Beziehungen zu stärken und die Lachmuskeln zu trainieren.[13]

Kunst- und Bastelangebote für Erwachsene gibt es sowohl für Einzelpersonen als auch für Gruppen. Bei einem »Paint and Sip«-Event beispielsweise finden Sie sich alleine oder mit Freunden in einem Kunstatelier ein, bringen etwas zu trinken mit und malen dann unter Anleitung eines professionellen Künstlers etwas ab.

Malen ist aber nicht Ihre einzige Option. Wie wäre es mit der Teilnahme an einem Kurs zu einem anderen Thema? Etwa die Herstellung von Holzschildern, Glasmalerei, Blumenarrangements oder Sushi? In vielen Gemeinden ebenso wie in Ferienorten und -klubs werden spielerische Aktivitäten für Erwachsene angeboten wie Völkerball, Seilrutschen, Naturwanderungen oder Talentshows. Inzwischen gibt es sogar Sommercamps, für die man sich sowohl allein als auch als Familie anmelden kann.
Es ist nie zu spät, seine spielerische Seite zu entwickeln oder sich an sie zu erinnern. Vergessen Sie nicht, dass Sie als Kind ganz selbstverständlich gespielt und sich nicht um die Reaktionen anderer Menschen oder um »wichtigere« Dinge gekümmert haben, die erledigt werden mussten. Wie wir in Kapitel 4 gesehen haben, ist das Lachen buchstäblich Medizin für den Körper. Zu spielen wird Ihnen helfen, positive Endorphine freizusetzen, die Freude am Alltag wiederzuentdecken und vielleicht sogar zu verstehen, warum und wofür Sie leben. Sie können damit beginnen, Ihr inneres Kind zurückzugewinnen, indem Sie sich Zeit für regelmäßiges, unstrukturiertes Spielen nehmen. Für viele Menschen mit Radikalremission war es wichtig zu lernen, jeden Augenblick in vollen Zügen zu genießen – sei es durch spielerischen Spaß oder durch beruhigende Dankbarkeit.

Die Gründe, warum er leben will, hat beispielsweise Alex nie infrage gestellt. Bei ihm wurde im jungen Alter von zwölf Jahren eine seltene Form von Knochenkrebs diagnostiziert. Seine Liebe zum Leben, zur Natur und insbesondere zu Vögeln gab Alex starke Gründe, die Hoffnung nie aufzugeben.

DIE GESCHICHTE VON ALEX

Alex wuchs mit zwei jüngeren Schwestern in einem glücklichen Zuhause in Connecticut auf. Er verbrachte eine unbeschwerte Kinderheit mit harmonischen Familienessen, viel Baseball und schönen Ferien. Obwohl es auch traurige Phasen gab, als Alex' Großmütter beide an Krebs starben, hatte er insgesamt eine wunderbare Kindheit.

Im Frühjahr 2009 war Alex zwölf Jahre alt und stand kurz vor dem Abschluss der sechsten Klasse. Seine größten Leidenschaften zu jener Zeit waren Baseball und Vogelbeobachtung. In der laufenden Saison hatte er allerdings öfters Mühe gehabt, den Ball gut zu schlagen und die erste Base zu erreichen. Eines Tages hatte er dann auch noch Probleme beim Werfen des Balls im Obergriff. Er änderte die Wurftechnik, aber trotzdem wurde er oft auf die Bank gesetzt. Dies war eine neue Erfahrung, da er zuvor ein wertvolles Mitglied der Mannschaft gewesen war. Als Baseball immer mehr zu einer Herausforderung für ihn wurde, verbrachte Alex mehr Zeit in der Natur, beobachtete Vögel und sagte sich schließlich, dass er vielleicht einfach nicht dazu bestimmt war, Baseball zu spielen.

Am Ende des Sommers waren Alex und seine Familie bei ihrem jährlichen Familienurlaub am Strand, als er Schmerzen und Schwellungen im Oberarm verspürte. Nachdem die Schmerzen eine Woche lang angehalten hatte, brachten ihn seine Eltern zu einem Kinderarzt, der eine Sehnenscheidenentzündung diagnostizierte und riet, Eis auf den Arm zu legen. Leider half das nicht viel. Nach einer Woche vergeblicher Eisbehandlungen wurden die Schmerzen eines Nachts so stark, dass Alex ausrief, er wolle seinen Arm abschneiden. Da wussten die Eltern, dass etwas falsch lief.

Gleich am nächsten Morgen fuhr Alex' Vater mit ihm in das örtliche Krankenhaus. Die Ärzte erstellten ein Röntgenbild, auf dem ein grapefruitgroßer Tumor an der rechten Schulter zu erkennen war. Der Krankenhausarzt wollte Alex sofort dabehalten, aber sein Vater entschied anders. Ein enger Freund von ihm war nämlich Onkologe und er wollte sich erst mit ihm besprechen. So packten sie das Röntgenbild ein und brachen den Familienurlaub ab. Die beiden Schwestern von Alex waren damals elf und sechs Jahre alt. Der abrupte Abschied erschreckte Alex. Die Familie war noch nie frühzeitig von einem Urlaub nach Hause gefahren. Als sie zu Hause angekommen waren, warf der befreundete Onkologe einen Blick auf das Röntgenbild und sagte, die Geschwulst sähe aus wie ein Osteosarkom, die häufigste Art von Knochenkrebs. Er überwies Alex sofort an einen orthopädischen Chirurgen im Memorial Sloan Kettering Cancer Center (MSKCC) in New York City, der weitere Scans anordnete und dann eine Biopsie des Tumors durchführte.

Die Biopsie bestätigte, dass Alex tatsächlich an einem Osteosarkom litt. Eine Krebsdiagnose ist für jeden traumatisch, aber besonders schwierig ist sie für einen zwölfjährigen Jungen und seine Eltern. Alex beschreibt es so:

Ich erinnere mich genau an den Raum im MSKCC. Ich war mit meinen Eltern da. Wir waren ja schon irgendwie darauf gefasst, was uns der Arzt mitteilen würde, aber ich weiß noch genau, was er als Erstes gesagt hat. Er sah mir in die Augen und sagte: »Du wirst wieder gesund, glaub mir, aber erst mal müssen wir dein Osteosarkom behandeln.« Und meine Mutter fing an zu weinen.

Osteosarkome machen etwa 3 Prozent der Krebserkrankungen bei Kindern aus.[14] Am häufigsten sind männliche Teenager betroffen, die einen Wachstumsschub haben.[15] Nach der offiziellen Diagnose wurde Alex durch seinen Onkologen weiterbetreut. Der Plan sah eine dreimonatige Chemotherapie vor, gefolgt von einem chirurgischen Eingriff, um so viel wie möglich von dem Tumor zu entfernen, und dann sechs weitere Monate Chemotherapie. Zu diesem Zeitpunkt schien es ein sehr typischer Fall für ein Osteosarkom. Es war entdeckt worden, bevor der Tumor im Körper gestreut hatte, was bedeutete, dass seine 5-Jahres-Überlebensrate mit allen empfohlenen konventionellen Behandlungsmethoden bei 60 bis 80 Prozent lag. Seine Ärzte sagten ihm, dass er in zehn Monaten »wieder gesund sein« werde.

Anstatt im September wieder, in die Schule zu gehen, nahm Alex eine Auszeit – seine Lehrer arbeiteten ihm einen Lehrplan für zu Hause aus – und begann mit der Chemo. Nach einigen Wochen der Behandlung verlor Alex seine Haare.

Abgesehen davon, dass ich mich von Familie und Freunden wirklich unterstützt fühlte, war das Wichtigste, was mich durch die Behandlung brachte, meine Liebe zu Vögeln und zum Birding. Wenn ich jeweils im Krankenhaus war, stellte ich mir ständig vor, wie ich später wieder Vögel beobachten würde, zu Hause und bei vielen Reisen. Ich hoffte, dass ich die Behandlung sehr bald hinter mich gebracht hätte, und dachte immer, dass im Mai alles vorbei sein würde.

Leider sollte sich diese Hoffnung nicht erfüllen. Ende November zeigten die Scans, dass der Tumor gewachsen war und sich der Krebs auf beide Lungenflügel ausgebreitet hatte. Kurz gesagt: Die Chemotherapie wirkte nicht. Die Ärzte ergänzten die Chemotherapie deshalb sofort um eine Immuntherapie. Im Dezember wurde Alex in einer 14-stündigen Operation der größte Teil seines rechten Oberarmknochens entfernt und durch ein Knochentransplantat ersetzt. Seine Ärzte entfernten auch die gesamte Rotatorenmanschette und den Deltamuskel (die Muskeln um das Schultergelenk), was Alex' Bewegungsumfang im rechten Arm dauerhaft einschränkte. Er würde nie wieder so wie früher einen Baseball werfen können.

Basierend auf dem »schrecklichen« Pathologiebericht, der nach der Operation erstellt wurde, entschieden die Ärzte, dass sie auf eine neue Chemotherapie umstellen mussten, während sie die Immuntherapie wie gehabt weiterführen wollten. Im Frühjahr 2010 wurde Alex zwei weiteren Operationen unterzogen, eine an jedem Lungenflügel, um die inzwischen aufgetretenen Lungenknötchen herauszuschneiden. Zur großen Erleichterung aller führten die Operationen zu einigen guten Nachrichten: Der Pathologiebericht zeigte eine hohe Rate an Zelltod innerhalb der Knötchen, was darauf hindeutete, dass die neue Kombination aus Chemo- und Immuntherapie funktionierte. Alex und seine Familie waren zwar begeistert, erkannten aber auch, dass seine Behandlung nicht wie erhofft im Mai abgeschlossen sein würde. Alex, ein ewiger Optimist, sagte sich: *Na gut, dann lege ich halt erst im Oktober wieder los.*

Als der Sommer kam, hatte Alex neun Monate Chemo- und Immuntherapie hinter sich und sein Körper begann zu ermüden. Seine Blutkörperchenanzahl erholte sich nicht mehr so schnell nach jeder Behandlung, sodass seine Ärzte den Behandlungsplan verlangsamen mussten. Erschwerend kam hinzu, dass Alex und seine Familie nun mit der Tatsache konfrontiert waren, dass die Fortsetzung der harten Behandlungen mit erheblichen Gesundheitsrisiken verbunden war.

Uns wurde bewusst, dass wir abwägen mussten. Im Wesentlichen war es nur eine Kosten-Nutzen-Analyse. Entweder wir setzten die Chemo fort und erhöhten das künftige Leukämierisiko, oder wir hörten auf und gingen das damit verbundene Risiko ein.

Alex und seine Familie beschlossen, die Chemo- und Immuntherapie noch einige Monate bis zum Herbst fortzusetzen, bis dann endlich Schluss war. Alex ging nach den Ferien auch wieder zur Schule, nachdem er das Schuljahr zuvor nur per Homeschooling gelernt hatte. Im Oktober 2010 wurde er 14 Jahre alt, und es war in der Tat ein sehr glücklicher Geburtstag.

Ich ging Vögel beobachten, wie fast immer an meinen Geburtstagen. Und ich war jetzt in der achten Klasse und wieder mit meinen Freunden zusammen. In Mathe musste ich einiges aufholen, Algebra verstand ich noch nicht gut. Ich fragte mich: Warum ist das x da? Warum verschwinden hier Dinge? Aber irgendwann habe ich es gecheckt.

Abgesehen davon, dass er alle drei Monate zu einer Kontrolluntersuchung gehen musste und seinen rechten Arm nicht mehr wie früher bewegen konnte, fühlte sich Alex fast wieder wie ein normaler Jugendlicher. Doch leider zeigten sich im nächsten Sommer, nachdem er die achte Klasse abgeschlossen hatte, erneut Knötchen auf seiner rechten Lunge. Sie waren noch nicht groß genug, um operiert zu werden, und die Ärzte beschränkten sich vorerst darauf, Alex mit monatlichen Scans zu überwachen. Der Schatten des Krebses tauchte bedrohlich wieder auf.

Im September 2011 erfuhr Alex, dass die Lungenknötchen noch weiter gewachsen waren, das heißt, die Chemotherapie-Immuntherapie-Kombination aus dem Vorjahr hatte nicht mehr funktioniert. Als letzten Versuch schrieben ihn seine Ärzte in eine klinische Studie ein, in der eine neue, noch nicht getestete Immuntherapie zum Einsatz kam. Alex tat sich in dieser Zeit schwer.

Dieser Herbst war merkwürdig, weil ich jetzt einerseits schon auf die Highschool ging und andererseits immer noch mit dem Krebs zu kämpfen hatte. Dieses Ding war den ganzen Sommer über gewachsen und immer noch da. Und nun begab ich mich in diese nebulöse weite Welt der klinischen Studien. Ich erfuhr, dass die Behandlungen im Rahmen der Studie einfacher und verträglicher für mich sein würden als die Chemo, aber wir klammerten uns auch irgendwie an Strohhalme.

Der Lehrplan an der Highschool war intensiv und rigoros. Alex hatte Mühe, seine guten Noten beizubehalten, während er sich der neuen Krebsbehandlung unterzog. Glücklicherweise hatte er zusätzliche Unterstützung.

Die Vertrauenslehrerin unterstützte mich während der gesamten Behandlung unermüdlich. Immer wieder suchte sie das Gespräch mit meinen Lehrern, informierte sie über meine Situation, überlegte sich, wie ich mein Pensum schaffen konnte, ging auf meine Bedürfnisse ein, war flexibel.

Unglücklicherweise bekam Alex im Dezember schreckliche Bauchschmerzen. Seine Eltern brachten ihn zu einem Gastroenterologen, der eine Endoskopie durchführte, ein Verfahren, bei dem eine kleine Kamera in die Speiseröhre eingeführt wird, um den Magen von innen zu untersuchen. Dabei stellte sich heraus, dass Alex' Magen an sich gesund war, was darauf hindeutete, dass die Schmerzen höchstwahrscheinlich durch Stress verursacht wurden. Der Arzt verschrieb ihm ein Antazidum zur Neutralisierung der Magensäure und ein Medikament gegen Angstzustände. Seine Eltern veranlassten, dass er wieder eine Schulpause machen konnte, und schickten ihn weiterhin einmal pro Woche zu einem Psychologen. Am besten ging es Alex, wenn er sich im Freien aufhielt, auch im Winter.

Birding war für mich damals definitiv eine große Sache. Früher war ich durch den Sport – Baseball und Tennis – viel an der frischen Luft gewesen, und jetzt musste ich mir eben andere Aktivitäten suchen. Wenn man Vögel beobachtet, ist man oft in Bewegung, eigentlich ist es so ähnlich wie Wandern. Außerdem entdeckte ich eine neue Sportart für mich: Fußball. Zum Fußballspielen brauchte ich meine Arme nicht.

Im Januar 2012 musste Alex wegen der neuen Tumore in seiner Lunge eine vierte Operation über sich ergehen lassen. Im März wurde er mit einer schweren Dickdarmentzündung, einer Colitis, ins Krankenhaus eingeliefert – eine unglückliche Nebenwirkung der Immuntherapiebehandlung im Rahmen der klinischen Studie. Er durfte zwei Wochen lang weder essen noch trinken und wurde intravenös ernährt. Infolge dieser schweren Reaktion kam er als Teilnehmer an der klinischen Studie nicht mehr infrage. Schon im Juni waren dann wieder neue Lungenknötchen gewachsen, sodass er sich einer weiteren Operation unterziehen musste.

In jenem Sommer wurde Alex eingeladen, an einem Vogelbeobachtungs- und Ornithologie-Sommerprogramm der Cornell-Universität teilzunehmen, was ihm große Freude bereitete. Er und sein Vater unternahmen außerdem eine spezielle Vater-und-Sohn-Reise, um Vögel in Kalifornien zu beobachten.

Meine Eltern haben mich, meine Hobbys und meine Leidenschaften während der gesamten Behandlung unglaublich unterstützt. Sie haben immer versucht, eine positive Einstellung zu meiner Krankheit beizubehalten. Sie waren für mich da, unterstützten meine Interessen und unternahmen einige wunderbare Reisen mit mir. Ich habe keinen Zweifel daran, dass auch sie gelitten haben, aber sie haben das gut vor mir verborgen und halfen mir, zuversichtlich zu bleiben. Ich bin ihnen sehr dankbar dafür.

Alex war es schon irgendwie klar, dass sein Krebs tödlich sein kann, aber er wollte sich mit diesem Gedanken gar nicht auseinandersetzen:

Ich hörte nie auf, auch wenn es immer unwahrscheinlicher schien, mir vorzustellen, dass ich eines Tages frei von dem Osteosarkom leben würde. Ich war ja erst 15 Jahre alt und hatte noch so viel vor! Über den Tod habe ich gar nicht nachgedacht, ich weiß auch nicht, wie ich das geschafft habe, aber das war einfach noch kein Thema für mich. Ich war überzeugt davon, dass die Vögel mir das Leben retten würde. Und deshalb wollte ich ihnen in der Zukunft etwas zurückgeben und alles tun, um sie zu schützen. Bald entwickelte ich eine unermüdliche Leidenschaft für den Planeten, auf dem wir leben, und ich betrachte die Erde heute als meine größte Liebe.

Im August 2012 meldeten die Ärzte Alex zu einer anderen klinischen Immuntherapie-Studie an. Das neue Medikament, 3F8, griff seine Nervenzellen an, wodurch er Schmerzen bekam. Dennoch machte Alex weiter und kehrte im September als Zehntklässler in die Schule zurück. Einen Monat später feierte er seinen 16. Geburtstag.

Im November erhielt die Familie entmutigende Nachrichten. Die routinemäßige CT-Untersuchung von Alex zeigte Krebsknötchen am linken Lungenflügel, sodass sich Alex im Dezember wieder einmal im Operationssaal wiederfand. Bei der ersten Operation wurden die Knötchen herausgeschnitten, und bei der zweiten, nur vier Tage später, wurde ein Hämatothorax (eine Blutansammlung im Raum zwischen Brustwand und Lunge) entfernt, das sich als Nebenwirkung seiner allerersten Operation gebildet hatte. Der pathologische Bericht nach der Operation war dann ein erster Silberstreifen am Horizont, denn er besagte, dass die Knötchen einige Nekrosen (abgestorbene Krebszellen) enthielten. Diese gute Nachricht veranlasste Alex dazu, mit der Schule und mit der Behandlung im Rahmen der zweiten klinischen Studie fortzufahren.

Nach dem Scan vom Februar 2013 konnten Alex und seine Eltern erst einmal durchatmen, denn seit seiner Operation waren keine neuen Knötchen gewachsen. Ungefähr zu dieser Zeit begannen sie sich nach komplementären Therapien umzusehen. Sie informierten sich umfassend, was Alex' Gesundheit und Wohlbefinden eventuell nützen könnte. Als eine der ersten Maßnahmen suchten sie einen bekannten Arzt auf, der die intuitive Diagnostik praktizierte. Er empfahl, dass Alex ergänzend eine Reihe von Substanzen einnehmen sollte, darunter eine Katzenkrallentinktur (die Katzenkralle, Uncaria tomentosa, ist eine Pflanzenart). Alex war der Meinung, sowieso nichts mehr zu verlieren zu haben, und nahm die empfohlenen Mittel.

Leider wurde dann nur drei Monate später, im Mai 2013, bei der Nachuntersuchung per Computertomografie ein neuer Tumor am linken Schulterblatt gefunden. Seit der ersten Operation, bei der Alex das rechte Schulterblatt entfernt worden war, hatte die linke Seite den Großteil der Hebe- und anderen Bewegungen übernommen. Wegen des Tumors musste Alex nun erneut operiert werden, und dabei wurden sein linkes Schulterblatt und ein Drittel der Rotatorenmanschette entfernt. Glücklicherweise war er nach der schwierigen Operation trotzdem immer noch in der Lage, den linken Arm normal zu gebrauchen.

Angesichts des neuen Tumorwachstums beschlossen Alex und seine Eltern, die klinische Immuntherapie-Studie abzubrechen. Alex war in jenem Sommer verständlicherweise deprimiert, aber weder er noch sonst jemand in der Familie wollte die Hoffnung ganz aufgeben. Er hörte auch mit der Einnahme der Katzenkrallentinktur auf und versuchte es stattdessen mit Hanfölen (THC und CBD). Aber obwohl diese Öle schon so vielen Patienten helfen konnten, war dies bei Alex nicht der Fall.

Im Herbst 2013 wurde Alex 17 Jahre alt, besuchte die elfte Klasse an der Highschool – und spürte einen Knoten an seiner Rippe. Ein CT-Scan zeigte, dass es sich um eine Metastase handelte, und so musste Alex im Oktober eine weitere Operation erdulden, dieses Mal zur Entfernung der krebsbefallenen Rippe. Während der Heilungsphase unterstützten ihn seine Lehrer, indem sie sein Lernpensum herabsetzten.

Zu diesem Zeitpunkt hatte sich Alex neun Operationen in vier Jahren unterzogen und endlose Blöcke von Chemotherapie und Immuntherapie überstanden, und trotzdem kam der Krebs immer wieder zurück. Dennoch war sein starker Lebenswille ungebrochen.

Ich wollte unbedingt leben und den Krebs mit so vielen verschiedenen Waffen wie möglich frontal angreifen. Meine Eltern und ich erkannten, dass der kurzsichtige Weg der konventionellen

Therapie für mich nicht mehr funktionieren würde. Die Ärzte waren keine Götter für mich, und wir suchten jetzt nach anderen Methoden als die, die den Verlauf meiner Krankheit offensichtlich nicht eindämmen konnten. Ich wollte überleben und würde alles Erdenkliche dafür tun. Dass ich nun einen anderen Weg einschlug, machte letztendlich den Unterschied für mich aus.

Alex und seine Familie beschlossen, das Heilungsteam um einen Arzt für Naturheilkunde, Dr. Mark Bricca, zu erweitern. Dr. Bricca ist ein Schüler von Dr. Dwight McKee, einem Facharzt für Onkologie und ein Pionier der integrativen Onkologie. Als Naturheilarzt behandelt Dr. Bricca seine Patienten ganzheitlich. Er unterzog Alex gründlichen Tests und verordnete ihm dann eine Kur mit für ihn persönlich ausgewählten Heilkräutern und Nahrungsergänzungen, um sein Immunsystem wieder aufzubauen. Und er empfahl Alex, sich mit regelmäßiger Bewegung, vollwertiger Ernährung und täglicher Meditation eine gesunde Lebensgrundlage zu schaffen.

Als Teil ihrer neuen Strategie, die Dinge vermehrt selbst in die Hand zu nehmen, sorgten Alex und seine Eltern dafür, dass Krebszellproben aus seiner Schulter sowohl an Rational Therapeutics als auch an Champions Oncology geschickt wurden, um ein zytometrisches Krebsprofil erstellen zu lassen. Bei dieser neuen Testform, die in den Bereich der personalisierten Medizin fällt, werden erst Proben der Krebszellen eines Patienten (in Petrischalen oder injiziert in Labormäuse) auf ihr Ansprechen auf eine Vielzahl von Chemotherapeutika und Immuntherapeutika getestet, bevor die Art der Behandlung festgelegt wird.[16] Anstatt also eine Chemotherapie aufgrund der Ergebnisse einer klinischen Studie an einer Gruppe von Unbekannten auszuwählen, können Ärzte anhand solcher personalisierten Tests die wirksamste Therapie für die *einzigartigen* Krebszellen eines Patienten bestimmen.[17] Dieser personalisierte Ansatz begeisterte Alex, denn nachdem er im Laufe der Jahre von so vielen verschiedenen Chemotherapien und Immuntherapeutika enttäuscht worden war, hatte er nun die Chance, genau das Mittel zu finden, das seinem speziellen Krebs entgegenwirken konnte. Außerdem wurde Krebsgewebe zur genomischen Sequenzierung der Krebszellen an Foundation Medicine, ein auf Gentestung spezialisiertes Unternehmen, geschickt. Die Ergebnisse des zytometrischen Krebs-Profilings kamen im Oktober zurück, und überraschenderweise war das Zytostatikum Cabazitaxel die Chemotherapie, auf die Alex' Krebszellen in der Petrischale am besten ansprachen. Cabazitaxel wird sonst in erster Linie zur Behandlung von Prostatakrebs eingesetzt und nicht bei Sarkompatienten. Wie es das Schicksal so wollte, begann gerade eine klinische Studie für Cabazitaxel, und Alex wurde als Studienteilnehmer zugelassen.

Endlich waren wir so weit, eine Therapie auszuprobieren, die wirklich für meine Krebsart geeignet war. Meine Mutter hatte das schon 2009 gewollt, aber die klassisch-schulmedizinisch arbeitenden Ärzte hatten es abgelehnt.

Alex' Mutter und deren Vater, sein Großvater also, hatten immer schon an die Wirksamkeit von Komplementärmedizin geglaubt und schon früh versucht, die konventionell behandelnden Ärzte dazu zu bringen, Therapien wie hochdosierte Vitamin-C-Infusionen in die Behandlung von Alex einzubeziehen. Leider lehnten die Ärzte rundheraus ab, etwas zu tun, was über die Standardbehandlung hinausging. Einer sagte damals zu Alex' Mutter: »Brokkoli wird ihn nicht heilen.« Aufgrund dieser Skepsis der Ärzte hat Alex ihnen bis heute nichts von den Therapiemaßnahmen seines Naturheilkundearztes erzählt.

Dr. Bricca verschrieb Alex eine große Anzahl Nahrungsergänzungsmittel, die anhand der zytometrischen Werte auf seinen Körper abgestimmt waren, darunter Grünteeextrakt, Power Adapt® (ein Energietonikum, das auch neurologische Funktionen unterstützt), CV-Res-Q™ (ein Antioxidans, das auf zellulärer Ebene wirkt und die Mitochondrien unterstützt), Immucare II (das unter anderem die Immunfunktion unterstützt), Ther-biotic Complete (ein Nahrungsergänzungsmittel mit natürlichen Mikroorganismen), Botanical Treasures® (ein Antioxidans, das eine gesunde Zellfunktion unterstützt und Entzündungsgeschehen im Körper reguliert) und andere, die zu dieser Zeit für Alex' Körper geeignet waren. Alex ist seiner Mutter heute noch dankbar, dass sie all die Mittel in Pillenboxen für jeden Wochentag sortierte und an seinem Smartphone die Weckerfunktion so einstellte, dass er zu den jeweiligen Tageszeiten an die Einnahme erinnert wurde.

Was die Ernährung anbelangt, so war Alex' Mutter schon immer unerschütterlich bemüht gewesen, ihre Kinder mit frischen, biologischen Vollwertlebensmitteln zu versorgen, sodass Dr. Bricca ihr kaum Änderungen der Ernährungsweise von Alex vorschlagen musste. Alex sagt, er habe »sehr viel Glück, eine Mutter zu haben, deren Einstellung ist: ›Wenn du Geld für etwas ausgeben willst, dann gib es für Essen aus‹«. Sie hatte ihrer Familie auch früher schon jeden Abend eine Mahlzeit zubereitet, die gesunde Proteinquellen, viel frisches Gemüse und kleine Portionen gesunder Kohlenhydrate wie braunen Reis oder Quinoa umfassten. Zu der »Schummelnahrung« für Alex gehörten Bio-Orangensaft und -Weißbrot, Clif-Riegel und in stressigen Zeiten in der Schule Schokokekse mit Chips.

Frühere Erfahrungen hatten Alex gezeigt, dass sein Krebs in der Regel innerhalb von drei bis sechs Monaten nach einer Operation wieder zu wachsen begann. Seit seiner letzten Operation bekam Alex jedoch aufgrund des zytometrischen Profiling-Tests im Rahmen der neuen klinischen Studie Cabazitaxel. Außerdem befolgte er Dr. Briccas Empfehlungen für seine Lebensweise, das heißt regelmäßige Bewegung, personalisierte Nahrungsergänzungen, gesunde Ernährung und Meditation. Die ganze Familie betete, dass die neuen Taktiken helfen würden, und hoffte im Januar 2014, dass der neue Scan kein Krebswachstum zeigen würde.

Und tatsächlich, ihre Gebete waren erhört worden. Alex hatte zwar immer noch kleine Knötchen in der Lunge, aber zumindest waren diese seit seiner letzten Operation nicht mehr gewachsen, und, noch wichtiger, es war nirgendwo anders ein neuer Krebs aufgetreten. Die Familie führte diesen Erfolg zu gleichen Teilen auf die neue, personalisierte Chemotherapie (Cabazitaxel) und auf Dr. Briccas Empfehlungen zu Nahrungsergänzungsmitteln und Lebensweise zurück. Alex konnte in der Highschool wieder Vollgas geben, und sein Gesundheitszustand verbesserte sich in diesem Frühjahr und bis in den Sommer hinein weiter. Die alle drei Monate durchgeführten Scans zeigten kein neues Krebswachstum mehr. Durch den ganzheitlicheren Behandlungsansatz fühlte Alex, dass er sein Immunsystem gestärkt hatte, um besser mit dem Krebs fertigzuwerden.

Im September 2014 trat Alex selbstbewusst in sein letztes Jahr an der Highschool ein und wurde einen Monat später 18 Jahre alt. In der Zwischenzeit hatte er sich schon an die Routine gewöhnt: Immer abwechselnd eine Woche Chemotherapie, während der er nicht zur Schule ging, und zwei Wochen Schule. Seine Nahrungsergänzungsmittel nahm er während der ganzen Zeit wie verschrieben ein, er trieb außerdem Sport und meditierte. Trotz seiner häufigen Abwesenheiten schaffte Alex den Lernstoff und bestand alle Prüfungen, was bedeutete, dass er wie seine Mitschüler die Highschool nach vier Jahren abschließen konnte.

Nach den Highschool-Abschlussfeierlichkeiten im Juni 2015 beschloss Alex, vor dem Eintritt ins College ein Jahr Pause zu machen. Nach fast fünf Jahren voller Operationen, schwieriger Krebsbehandlungen und der Bewältigung von Unmengen an Lernstoff dazwischen brauchte er etwas Erholung. Er nahm einen stressfreien Ferienjob an und genoss ansonsten die Zeit am Strand mit seiner Familie und widmete sich seinem liebsten Hobby, dem Birding. Im Herbst zeigte sich bei der CT-Untersuchung erneut, dass das Osteosarkom stabil geblieben war. Die Knötchen auf seiner Lunge, die sich seit Oktober 2013 dort befanden, hatten sich zwei Jahre lang nicht verändert – was eine großartige Neuigkeit bei einem metastasierenden Osteosarkom ist.[18] Jetzt konnte er sich ganz unbelastet für eine Reihe von Hochschulen bewerben. In der Mitte seines Auszeitjahres, im Januar 2016, unternahm Alex eine der besten Reisen seines Lebens: eine Vogelbeobachtungstour in Australien mit einem langjährigen Freund. Er fühlte sich wie im siebten Himmel, sah Vögel, über die er immer nur in Büchern gelesen hatte, verbrachte Zeit mit seinem guten Freund und wusste dabei immer, dass sein Krebs stabil war. Nach der Rückkehr von dieser Reise durfte sich Alex bald über eine weitere gute Nachricht freuen: Er war an der Brown University, eine angesehene Ivy-League-Universität in Rhode Island, aufgenommen worden.

Als Alex' Highschool-Freunde in jenem Sommer von ihrem ersten College-Jahr nach Hause kamen, luden sie ihn ab und zu ein, mit ihnen Baseball zu spielen. Er hatte schon gelernt, seinen linken Arm dafür zu gebrauchen. Während eines Spiels schaffte Alex mit dem ersten Schlag einen Homerun, und die Zuschauer tobten. Infolgedessen nahm der Pitcher seine Aufgabe ernster, als sich Alex das nächste Mal zur Home Plate begab. Alex schwang den Schläger so kräftig er konnte, verfehlte den Ball und brach sich beim folgenden Sturz den rechten Oberarmknochen (der ihm transplantiert worden war). Und so musste Alex im Juli wieder mal unters Messer. Bei der Operation wurde sein Ellbogen ersetzt und der obere Teil des transplantierten Knochengewebes mit einer Stahlstange verstärkt.

Während sich Alex von der Operation am Arm erholte, machte er sich Sorgen:

Ich wollte im September an der Brown University anfangen. Zur gleichen Zeit sollte mein 43. Cabazitaxel-Block losgehen. Ich dachte nur: »Das geht nicht.« An der Uni sind die Anforderungen viel größer als in der Schule. Außerdem wirkte sich Cabazitaxel allmählich auf meine Psyche aus, weil die Nebenwirkungen der

Behandlung immer schlimmer wurden. Ich litt an Candidapilzen und einem Chemohirn. Außerdem hatte ich ewig einen trockenen Mund, und nach jeder Behandlung war mein Geschmackssinn gestört. Und ich litt an einigen PTBS-Symptomen. Die Chemotherapie begann mich wirklich zu belasten, und ich wollte so nicht weitermachen. Infolgedessen entschied ich mich, auch wenn es mir irgendwie nicht ganz geheuer war, die Behandlung abzubrechen.

Im Herbst 2016 verließ Alex sein Elternhaus, um die Brown University zu besuchen. Zum ersten Mal seit seiner Diagnose sieben Jahre zuvor unterlag er keinem Behandlungsschema mehr. Allerdings machte ihn die Furcht, dass sein Krebs zurückkehren könnte, doch etwas nervös, weshalb er Dr. Bricca bat, die ganzheitlichen Heilungsempfehlungen für ihn noch etwas zu erweitern. Dementsprechend verschrieb ihm Dr. Bricca einen Kupferchelatbildner, um die Menge an Kupfer im Körper (der bei bestimmten Patienten nachweislich das Tumorwachstum erhöht) zu reduzieren.[19]

Alex ist noch dabei, seine Jahre der Krebsbehandlung zu verarbeiten, und kämpft immer wieder mit Depressionen, Angstzuständen und Symptomen einer posttraumatischen Belastungsstörung. Deshalb sucht Alex auch weiterhin einen Psychologen auf und meditiert regelmäßig. Insbesondere genießt er es, mit der Calm-App zu meditieren, liest Bücher von zum Beispiel Byron Katie und lässt sich von Steve Mattus inspirieren. Und schließlich achtet er darauf, aktiv zu bleiben – sich zu bewegen, auch wenn ihm nicht danach ist – und sich unter Leute zu begeben, wenn er sich niedergeschlagen fühlt.

Es ist keine Übertreibung zu sagen, dass diese Erfahrung traumatisierend war. Sie hat mich körperlich, emotional und psychisch von Anfang an tief getroffen. Auch jetzt noch habe ich eine Reihe von Problemen wie PTBS, Angst, Depression, Apathie und Gedächtnisverlust. All dies ist untrennbar mit meiner Diagnose verbunden. Am Anfang kostet es Überwindung, zu einem Psychologen zu gehen, aber mir hat das sehr geholfen. Darüber hinaus ist Dr. Bricca wie ein Heiler, buddhistischer Lehrer und Freund zugleich.

Alex fuhr während seines ersten, zweiten und dritten Jahres an der Brown University ausschließlich mit ganzheitlichen Heilmethoden fort, und bis heute, während dieses Buch entsteht, hatte er keinen einzigen Rückfall. Zuerst unterzog er sich noch alle drei Monate Kontrolluntersuchungen im MSKCC, dann alle sechs Monate und jetzt einmal im Jahr. In den letzten sechs Jahren wurden in seinen CT-Scans keine Auffälligkeiten mehr entdeckt. Alex arbeitet weiterhin eng mit seinem Naturheilkundearzt Dr. Bricca zusammen, der Alex' Blut sorgfältig überwacht und seine Empfehlungen zu Ernährung, Ergänzungsmitteln und Lebensstil entsprechend anpasst. Es überrascht nicht, dass Alex sich für ein Biologiestudium mit Schwerpunkt auf Ökologie und Evolution entschieden hat, und er hofft auf eine Karriere im Bereich Vogelkunde und -schutz.

Skeptiker mögen argumentieren, dass es die Einführung einer personalisierten Chemotherapie, nämlich Cabazitaxel, war, die zu Alex' Remission führte. Angesichts der statistisch hohen Rate von Osteosarkom-Rezidiven im Allgemeinen sowie angesichts von Alex' persönlichen Erfahrungen mit häufigen Rezidiven, bevor er zusätzlich auf ganzheitliche Methoden setzte, ist er jedoch der Ansicht, dass die ganzheitlichen Behandlungen und die Veränderungen der Lebensweise eine absolut entscheidende Rolle für seine Heilung spielten.

Als Wissenschaftler sucht man nach Ursache und Wirkung. Ich habe vor drei Jahren, also 2016, mit der konventionellen Behandlung aufgehört, und jetzt bin ich immer noch hier, und es geht mir gut. Wenn Sie also der Meinung sind, dass dieses alternative

Zeug nur Mumpitz ist, dann sind diese drei geschenkten Jahre ein echter Gegenbeweis dafür. Meine konventionellen Ärzte haben keine wirkliche Erklärung dafür, warum ich überlebt habe. Sie sehen nur dieses Kind, an dem Behandlungen und Operationen durchgeführt wurden und das Cabazitaxel-Infusionen bekam, und es hat funktioniert. Ich habe jetzt noch einige Knötchen in meiner Lunge, die aber nicht mehr wachsen. Das Osteosarkom ist jedoch eine aggressive, schnell wachsende Krankheit, und die Knötchen sind nicht allein durch Gottes Gnade seit drei Jahren stabil. Sie sind es deshalb, weil wir auf alternative Therapien gesetzt haben.

Zum Zeitpunkt der Niederschrift dieses Buches befindet sich Alex auf halbem Wege seines Abschlussjahres an der Brown University, zehn Jahre nach seiner Erstdiagnose und sechs Jahre nachdem sich sein Krebs dank einer personalisierten Chemotherapie, Nahrungsergänzungen sowie Änderungen der Ernährungs- und Lebensweise stabilisiert hat. Obwohl ihn die beiden Knötchen in seiner Lunge an seinen Krebs erinnern, ist er zum größten Teil ein typischer College-Absolvent, der schon Pläne für die Zeit nach dem Studienabschluss hat. Seine Liebe zur Natur hat nicht im Geringsten nachgelassen.

Jedes Mal, wenn ich auf Vogelbeobachtung bin oder Berichte über den Klimawandel lese, fühle ich mich zum Handeln aufgerufen, so wie ich mich schon als Zwölfjähriger dazu aufgerufen fühlte. Die Natur ist etwas, das mich immer wieder auf den rechten Weg gebracht hat.

Alex war gerade mal zwölf Jahre alt, als bei ihm ein Osteosarkom diagnostiziert wurde. Ihm war zwar bewusst, dass er sterben könnte, aber sein starker Lebenswille – befeuert durch seine tiefe Liebe zum Leben, zur Familie und zur Natur – half ihm, mehrere Operationen und endlose Chemotherapien zu überstehen, die seinen Krebs aber leider nicht aufhalten konnten. Als Alex und seine Eltern die Kontrolle über den Heilungsprozess übernahmen und sowohl personalisierte Chemotherapie als auch ganzheitliche Heilmethoden in sein Therapieprogramm aufnahmen, war er in der Lage, eine bisher schon sechsjährige Remission von einer sehr aggressiven Form von Krebs zu erreichen.

Wenn Alex auf seine Reise zurückblickt, ist er jedem Mitglied seines Heilungsteams, sowohl den konventionell als auch den integrativ arbeitenden Ärzten, für die geleistete Unterstützung unendlich dankbar. Auch seine Eltern, der Rest der Familie und seine Freunde haben ihm sehr geholfen. Er glaubt heute, dass es für Patienten von entscheidender Bedeutung ist, nicht nur für die Heilung des Körpers, sondern auch des Geistes und der Seele offen zu sein. Alex freut sich nun darauf, sich nicht mehr nur für die eigene Gesundheit, sondern auch für die unseres Planeten einsetzen zu dürfen – insbesondere für die Gesundheit der Vögel, die ihm so viel bedeuten.

Empfehlungen

In meinem Buch *9 Wege in ein krebsfreies Leben* habe ich ein paar einfache Schreibübungen vorgeschlagen, mit denen sich das Leben lebendiger und erfüllter gestalten lässt. Kurz gesagt: Schnappen Sie sich einen Stift, suchen Sie sich einen ruhigen Platz und vertiefen Sie sich in diese Übungen, mit denen Sie sich dem Sinn Ihres Lebens annähern können.

- Schreiben Sie auf, wie lange Sie leben möchten.
- Schreiben Sie Ihren eigenen, idealen Nachruf.
- Erstellen Sie eine Liste, auf der all Ihre derzeitigen Gründe notiert sind, warum und wofür Sie leben wollen.
- Stellen Sie sich vor, Sie wären unglaublich reich (Sie besäßen etwa 300 Milliarden Euro), würden sich bester Gesundheit

erfreuen und mit absoluter Sicherheit in allem, was Sie tun, die größten Erfolge erzielen. Was würden Sie tun? Dann stellen Sie sich vor, dass Ihnen Ihre Ärzte sagen, Sie hätten nur noch anderthalb Jahre zu leben, ohne vorher irgendwelche Symptome gehabt zu haben. Wie würden Sie diese Ihnen verbleibende Zeit verbringen? Vergleichen Sie nun Ihre beiden Antworten. Wo stimmen sie überein? Und was sagt Ihnen das über Ihre Gründe für das Leben, unabhängig von den Umständen?

Diese Schreibübungen können Ihnen einen Anstoß zum Nachdenken über Ihre eigene innere Berufung geben. Allerdings verspürt gar nicht unbedingt jeder Mensch eine Berufung. Für manche ist die Freude, die ihnen der Alltag schenkt, Lebenssinn genug. Im Folgenden finden Sie einige weitere Ideen, die Ihnen helfen sollen herauszufinden, warum und wofür es sich für Sie zu leben lohnt.
Ein kurzer Hinweis: Wenn Sie schwerstkrank sind und sich nicht mit dem Lebenssinn auseinandersetzen möchten, dann konzentrieren Sie sich auf den heutigen Tag und vielleicht auch auf den morgigen Tag. Was bereitet Ihnen heute Freude?

- **Ihre Leidenschaft muss nicht zu Ihrem Beruf werden.**
  Wenn Ihr Beruf nicht Ihr Lebensinhalt ist, müssen Sie ihn deshalb nicht gleich aufgeben. Alles, was Sie brauchen, sind Momente, in denen Sie spontan sein können, Hemmungen ablegen, etwas Lustiges ausprobieren oder sonst eine Abwechslung genießen. Reservieren Sie sich solche Zeitfenster und schalten Sie dann Radio, Fernseher, Smartphone und andere Geräte aus. Geben Sie sich ausdrücklich die Erlaubnis, in dieser Zeit zu tun, was immer Sie wollen.
- **Finden Sie Experten.**
  Lesen Sie Bücher, hören Sie sich Podcasts an oder sehen Sie sich Onlinevideos an, die Ihnen helfen, Ihre eigenen einzig-

artigen Gründe zu erkennen, wofür es sich zu leben lohnt. Bekannte Autoren, die zu diesem Themenbereich etwas geschrieben haben, sind zum Beispiel Jack Canfield, Iyanla Vanzant, Elizabeth Gilbert, Michael Beckwith, Martha Beck, Louise Hay und Joe Dispenza.

- **Verbinden Sie sich mit Ihrem inneren Kind.**
  Welche Spiele, Sportarten und/oder Aktivitäten haben Ihnen als Kind Spaß gemacht? Waren Sie gern mit dem Fahrrad unterwegs? Haben Sie gerne gebastelt, gemalt oder Geschichten geschrieben? Eine bestimmte Sportart betrieben? Wann haben Sie die größte Freude in Ihrem Leben erlebt? Denken Sie an die Aktivitäten zurück, die Ihnen am meisten Spaß gemacht haben, schreiben Sie sie auf und überlegen Sie, wie Sie sie jetzt in Ihr Leben integrieren könnten.
- **Spielen Sie mit Kindern.**
  Kinder wissen, wie man spielt. Wenn Sie eigene Kinder oder Enkelkinder, Nichten oder Neffen haben oder die Nachbarskinder Sie besuchen, nehmen Sie sich Zeit, mit ihnen zu spielen. Beobachten Sie ihre Fähigkeit, im Augenblick zu leben, und üben Sie den spielerischen Umgang mit ihnen. Manchmal kann unser Lebensinhalt einfach nur darin bestehen, Spaß zu haben und jeden Tag so weit wie möglich zu genießen. Kinder können Ihnen zeigen, wie das geht.
- **Fassen Sie alles zusammen.**
  Nehmen Sie sich ein paar Minuten Zeit und schreiben Sie auf, wie Ihr Leben aussehen würde, wenn alles für Sie »perfekt« wäre. Schreiben Sie im Präsens. Was tun Sie und die Menschen um Sie herum? Wie fühlen Sie sich? Was bedeutet es und wie sieht es aus, alles zu haben, was Sie wollen? Fassen Sie diese Gedanken zu einer Aussage zusammen, und Sie werden eine klarere Vorstellung von Ihrem Lebenssinn haben.
- **Leisten Sie Freiwilligenarbeit.**
  Wenn Sie von sich selbst geben, um anderen zu helfen, erfüllt das Ihre Seele und verleiht Ihrem Leben Sinn. Eine ehrenamt-

liche Tätigkeit für eine gemeinnützige Organisation – idealerweise persönlich in Ihrer Gemeinde und nicht online – gibt Ihnen ein gutes Gefühl. Außerdem verhilft Ihnen eine solche Arbeit dazu, nach Ihren Werten zu leben.

Für jeden Menschen ist es ein Geschenk, jeden Morgen mit Zuversicht in den Tag zu gehen, gespannt darauf zu sein, was passieren wird. Wie die Geschichte von Alex zeigt – und wie es die Forschung unterstützt –, ist es für Heilung und Gesundheit unerlässlich, einen Lebenssinn zu haben und Freude im Leben zu finden.

Was wollten Sie schon immer im Leben tun? Wir geben Ihnen die Erlaubnis dazu! Was würden Sie im Rückblick bedauern, *nicht* getan zu haben, wenn Sie wüssten, dass Ihre Zeit begrenzt ist? Einen starken Lebenswillen zu haben und zu wissen, wofür Sie leben, gibt Ihnen ein Gefühl der Sinnhaftigkeit Ihres Daseins, das Ihre Heilung unterstützen und sicherstellen kann, dass Sie Ihre Zeit mit dem verbringen, was Ihnen am wichtigsten ist.

Kapitel 10

Soziale Unterstützung zulassen

*»Umgeben Sie sich mit Menschen,
mit denen Sie sich wohlfühlen.«*

LOUISE HAY

Einer der größten Kritikpunkte an der modernen Gesellschaft ist die Art und Weise, wie dem Grundsatz »Ich schaffe es allein« gehuldigt wird. Auch wenn Unabhängigkeit eine wichtige menschliche Eigenschaft sein mag, dürfen wir nicht vergessen, dass Menschen soziale Wesen sind, die über Jahrtausende hinweg in Gruppen gelebt haben, deren Mitglieder in Bezug auf Überleben, Gesundheit und Glück aufeinander angewiesen waren.
Menschen, bei denen Krebs oder eine andere schwere Krankheit diagnostiziert wurde, werden typischerweise von einer Flut von Emotionen überrollt, darunter Schock, Unglauben, Angst, Furcht, Besorgnis, Wut, Frustration, Trauer, Schuldgefühle und Verzweiflung. Diese Emotionen sind zu überwältigend, als dass man allein damit fertigwerden könnte. Die von uns befragten Menschen mit Radikalremissionen haben übereinstimmend berichtet, dass es für ihre Heilung von entscheidender Bedeutung war, angemessene soziale Unterstützung durch ihre Freunde, ihre Familie und ihre Heilungsteams zu erhalten.
In diesem Kapitel erklären wir Ihnen, warum und wie der Aufbau eines sozialen Unterstützungsnetzwerks Ihrer Heilung zugutekommt. Wir werden neue und einfache Wege aufzeigen, wie Sie die passende Gemeinschaft finden können, sowie auf einige der Fallstricke hinweisen, die die moderne Technologie bietet. Freuen Sie sich auf die herzerwärmende Geschichte von Sally, einer mutigen Frau, die alle zu einer Radikalremission beitragenden Heilungsfaktoren, einschließlich sozialer Unterstützung, nutzte, um ihre Alzheimerkrankheit aufzuhalten. Am Ende des Kapitels finden Sie noch einige praktische Empfehlungen, die Ihnen helfen können, sich Ihr eigenes soziales Unterstützungsnetz zu schaffen.
Bei meinen Recherchen zum Thema Radikalremissionen hat sich das bestätigt, was wir alle instinktiv wissen: Auf einer grundlegenden Ebene brauchen die Menschen einander, um zu überleben. Menschen sind während ihres ganzen Lebens voneinander abhängig, von der Geburt bis zum Tod. Im Laufe der Mensch-

heitsgeschichte hat das Miteinander unsere Überlebenschancen verbessert. Die Bildung von Agrargesellschaften hat es den Menschen ermöglicht, in immer größeren Gruppen zu leben und die Vorteile der Spezialisierung zu nutzen. Heute sind wir mehr denn je miteinander verbunden, und nur sehr wenige von uns verfügen über die Fähigkeiten, allein in der Wildnis zu überleben. Liebe von anderen zu empfangen, wenn wir gesund sind, hilft uns, Infektionen abzuwehren. Sind wir krank, hilft uns die Liebe anderer, gesund zu werden. Wenn wir von geliebten Wesen, wozu auch Haustiere zählen können, umgeben sind, setzt dies eine Flut von heilenden Hormonen in den Blutkreislauf frei.[1] Dadurch fühlen wir uns emotional besser und stärken gleichzeitig unser Immunsystem.[2]

Es ist wissenschaftlich erwiesen, dass Menschen mit starken sozialen Bindungen deutlich länger leben und seltener an Krebs erkranken als Menschen mit schwachen Bindungen.[3,4] Und in einer kürzlich durchgeführten Studie stellten die Wissenschaftler fest, dass ein höheres Maß an sozialer Unterstützung mit einer verbesserten kognitiven Gesundheit einhergeht.[5] Überraschenderweise können soziale Bindungen die Gesundheit eines Menschen sogar noch stärker fördern als Bewegung, gesunde Ernährung oder das Vermeiden von Rauchen und Alkohol.[6] Betrachtet man die Wissenschaft hinter sozialen Beziehungen, sind all diese Studienergebnisse durchaus einleuchtend. In dem Augenblick nämlich, in dem Sie durch einen menschlichen Kontakt Liebe, Unterstützung oder Trost erfahren,[7] erhöht Ihr Gehirn die Produktion von heilenden Hormonen wie Dopamin, Oxytocin, Serotonin und Endorphinen,[8] die alle das Immunsystem stärken, indem sie Entzündungen verringern, den Blut- und Sauerstoffkreislauf anregen und die Zahl der weißen und roten Blutkörperchen, T-Helferzellen und natürlichen Killerzellen erhöhen.[9]

Während also soziale Bindungen das Immunsystem gewaltig stärken, kann das Gegenteil – Einsamkeit – ein stiller Killer sein. Laut einer Studie aus dem Jahr 2019 hatten Herzpatienten, die berichteten, sich einsam zu fühlen, ein signifikant höheres Sterberisiko.[10]

Patienten mit Radikalremission haben uns berichtet, dass es keine Rolle spielt, wie und wer sie unterstützt hat; das konnten drei enge Freunde, 30 Bekannte oder der Lebenspartner sein. Vielmehr sagten sie – und bestätigten uns dadurch die einschlägige Forschung –, dass einzig wichtig sei, sich überhaupt unterstützt zu fühlen.[11] Das soziale Unterstützungsnetz in Ihrem Leben umfasst alle Menschen, die Ihnen Unterstützung, Liebe, Inspiration oder Führung bieten. Dazu gehören Familie, Freunde, Kollegen, Geistliche, Heiler, Ärzte und Lehrer. Über die Geborgenheit der Herkunftsfamilie hinaus haben auch nichtfamiliäre Gemeinschaften, die wir bewusst in unserem Leben schaffen, die Kraft, uns wieder gesund zu machen und uns Auftrieb zu geben. Und schließlich sind auch Haustiere eine Quelle der Unterstützung. Sie sind uns bedingungslos zugetan und leisten uns Gesellschaft, was ebenfalls die Freisetzung von heilenden Hormonen bewirkt. Studien haben gezeigt, dass Haustierbesitzer deutlich länger leben als Menschen, die keine Haustiere haben.[12]

Vielen Menschen ist es unangenehm, um Hilfe zu bitten, weil sie anderen nicht zur Last fallen wollen. Möglicherweise waren auch Sie schon immer stolz darauf, unabhängig und eigenverantwortlich zu sein. Wer jedoch schwer krank ist, wird die von Freunden und Familienangehörigen angebotene Hilfe zu schätzen wissen. Glücklicherweise gibt es heutzutage eine riesige Bandbreite an Möglichkeiten, um uns mit anderen Menschen zu verbinden (mehr dazu später in diesem Kapitel).

Dr. Ian Gawler, ein ehemaliger Knochenkrebspatient – er litt an einem Osteosarkom –, ist als Fürsprecher der ganzheitlichen Medizin bei der Krebsheilung bekannt. Für ihn sind Meditation und soziale Unterstützung wesentliche Elemente einer Krebstherapie. Als bei ihm 1975 die Diagnose gestellt wurde, ließ er sein rechtes Bein amputieren, um den Krebs loszuwerden, doch leider kehrte die Krankheit trotzdem bald wieder zurück. Er wollte nun der düsteren Prognose aktiv etwas entgegensetzen und unterzog sich einem intensiven Gesundheitsprogramm, das eine krebsbekämpfende Ernährung, eine positive Einstellung, regelmäßige Meditationen und die Annahme liebevoller Unterstützung umfasste. Seine eigenen Heilungserfahrungen veranlassten ihn schließlich dazu, die erste Krebshilfegruppe Australiens zu gründen, und er schrieb mehrere Bücher über Krebsheilung, die zu Bestsellern wurden. Dr. Gawler meint:

Im Grunde genommen wissen wir alle, dass uns soziale Unterstützung dabei helfen kann, eine positive Haltung aufrechtzuerhalten, Stress abzubauen und ihn besser bewältigen zu können. Soziale Isolation hingegen prädisponiert uns für eine ganze Reihe von Krankheiten, einschließlich Krebs, und ist mit einer höheren Sterblichkeitsrate verbunden. Es hat sich gezeigt, dass das Fehlen einer Beziehung und angemessener Unterstützung das Immunsystem des Körpers und damit unsere Fähigkeit zur Heilung schwächt.

Mehr als 45 Jahre nach der Diagnose seines aggressiven Krebses ist Dr. Gawler heute wohlauf. Die von ihm gegründete gemeinnützige Gawler-Krebsstiftung bietet Retreats für von Krebs betroffene Menschen an. Die Schwerpunkte liegen auf Geistesschulung, sozialer Unterstützung, Stressabbau, gesunder Ernährung und Meditation.

Zentrale Themen und neue Erkenntnisse

Einsamkeitsforschung

Einfach ausgedrückt: Nicht genügend soziale Unterstützung zu haben ist schlecht für Ihre Gesundheit. Tatsächlich nähert sich das Phänomen Einsamkeit dem Punkt einer Krise der öffentlichen Gesundheit. Einer 2018 durchgeführten Studie zufolge fühlt sich fast die Hälfte aller Amerikaner allein, isoliert oder zumindest zeitweise von der Gesellschaft ausgeschlossen,[13] und 10 Prozent der Amerikaner sagen, dass sie sich die ganze oder die meiste Zeit einsam fühlen.[14] Eine Krise der öffentlichen Gesundheit wird daraus, wenn man sich ins Bewusstsein ruft, dass die Auswirkungen von Einsamkeit die Lebensspanne genauso verkürzen wie das Rauchen von 15 Zigaretten pro Tag, Übergewicht oder Alkoholkonsum.[15]

Einsamkeit kann unserer Gesundheit schaden, indem sie uns zu ungesunden Verhaltensweisen veranlasst. Eine Studie ergab, dass sozial isolierte Teilnehmer sich seltener jede Woche mäßig bis intensiv bewegen oder täglich fünf Portionen Obst und Gemüse essen. Dagegen rauchen sie mit größerer Wahrscheinlichkeit und schafften es nicht, damit aufzuhören.[16]

Eine andere neuere Studie untersuchte mehr als 10 000 Personen in Finnland, Polen und Spanien und stellte fest, dass Einsamkeit diejenige Variable war, die am stärksten mit einem schlechten Gesundheitszustand korrelierte.[17] Laut der Forschungsstudie gehörten zu den Folgen von Einsamkeit Störungen der Aufmerksamkeit und der Kognition, negative Veränderungen der Genexpression und des Hormonspiegels sowie Beeinträchtigungen des Nerven- und Immunsystems.[18] All dies trug im Studienverlauf zu nachteiligen gesundheitlichen Ergebnissen bei den Teilnehmern bei.

Interessanterweise fanden die Forscher heraus, dass die *Häufigkeit* der sozialen Kontakte die einzige Komponente des sozialen Netzwerks war, die mit einer verbesserten Gesundheit korrelierte, während Größe und Qualität keinen Einfluss auf den Grad der Einsamkeit der Teilnehmer hatte.[19] Das heißt, unabhängig davon, ob Sie 200 Freunde oder nur wenige gute Freundschaften haben: Der Hauptfaktor, der Sie sich tatsächlich weniger einsam fühlen lässt, ist, dass Sie Ihre Freunde oft sehen.

In einer anderen Studie aus Großbritannien wurden die Auswirkungen der Einsamkeit in verschiedenen Wohngegenden untersucht. Das Forscherteam stellte fest, dass die Einsamkeit am höchsten bei denjenigen war, die nur eingeschränkten Kontakt zu Familie oder Nachbarn und keine anderen Quellen praktischer oder emotionaler Unterstützung hatten.[20] Die Einsamkeitsgefühle waren mit langfristigen Problemen wie Stress, Angst und Depression verbunden.[21]

Diese Studie legt nahe, dass nachbarschaftliches Verhalten (wie freundliche Interaktionen im Park oder Laden um die Ecke) und ein aktiver Umgang mit den Nachbarn (also nicht ein Nachbar sein, den die anderen nur vom Sehen kennen) wichtig sind, um sich vor Einsamkeit zu schützen.[22] Die Forscher kamen zu dem Schluss, dass drei Mechanismen einen Zusammenhang zwischen Einsamkeit und schlechter Gesundheit herstellen können: Erstens ist die Einsamkeit selbst ein Stressfaktor für den Körper; zweitens reagieren einsame Menschen nicht so gut auf andere Stressfaktoren und drittens bedeutet Einsamkeit, dass man nicht den Vorteil hat, Freunde zu haben, die einem in einer Krisenzeit helfen.[23]

Eine eigene Gemeinschaft aufbauen

In den letzten Jahren ist das Bewusstsein für sogenannte toxische Beziehungen und ihre negativen Auswirkungen auf die geistige und körperliche Gesundheit gewachsen. Selbst wenn Sie immer gedacht haben, dass Ihr soziales Unterstützungsnetz stark ist, gibt es nichts Besseres als die Diagnose einer ernsten Krankheit, um die wahre Natur von Beziehungen zu erkennen. Deshalb berichten Menschen, die eine Radikalremission erfahren haben, dass es wichtig ist, nach einer solchen Diagnose neue Menschen kennenzulernen und neue Ressourcen im eigenen Leben willkommen zu heißen. Wie sie in unseren Befragungen oft sagten: »Die neuen Freunde sehen vielleicht nicht so aus wie die alten.« Viele solcher ehemaliger Patienten stellten nach der Diagnose lang gehegte Überzeugungen auf den Prüfstand. Sie mussten sich mit möglichen Behandlungen auseinandersetzen und waren verunsichert. Einige wurden von Freunden enttäuscht, von denen sie gedacht hatten, sie könnten sich auf sie verlassen. Andere wurden von Menschen überrascht, die sie kaum kannten und die ihnen unerwartete Unterstützung zuteilwerden ließen. Unabhängig von ihrer Situation merkten sie, dass es ungeheuer hilfreich war, wenn sie sich ihren Ängsten, Zweifeln, Schuldgefühlen und moralischen Bedenken stellten und dabei auf den Beistand von Freunden, Familienangehörigen und Heilern zählen konnten, die ihnen Halt gaben.

Eine solche Überlebende ist auch Debra (genannt Deb) Nozik, die nach der Diagnose von Brustkrebs im Stadium IV vor mehr als 20 Jahren den Krebs mithilfe der konventionellen Medizin unter der Berücksichtigung der zehn Radikalremissions-Heilungsfaktoren überwand. Deb entdeckte die Heilungsfaktoren von sich aus, und sie fühlte sich durch die Hilfe, die sie von anderen erhielt – von ihrer Familie, ihrem Hund, einer lokalen Brustkrebsselbsthilfegruppe und sogar von Fremden –, sehr ermutigt. Liebe und Unterstützung zu akzeptieren, war für Deb jedoch nicht immer leicht gewesen. Vielmehr war es etwas, das sie lernen und üben musste – so wie viele andere Patienten, die dann später eine Radikalremission erleben. Deb beschreibt es so:

Als bei mir 1999 metastasierender Brustkrebs diagnostiziert wurde, war eine der tiefgreifendsten Lektionen, die ich gelernt habe, nicht mehr nur zu geben, sondern auch zu nehmen. Als Ehefrau, Mutter, Tochter, Schwester, Freundin und Therapeutin war ich eine Expertin im Geben von Hilfe, Unterstützung und Liebe. Die Krise einer lebensbedrohlichen Krankheit verschaffte mir die Gelegenheit, dies nun auch von anderen anzunehmen. Ich empfing in jener Zeit sogar Gebete von Menschen, die ich gar nicht kannte. Ich wurde Mitglied einer Selbsthilfegruppe für Brustkrebs vor Ort, was mir ermöglichte, meinen Weg durch all die Herausforderungen zu finden, vor die mich der Krebs stellte.

Und darüber hinaus erhielt ich jeden Tag einen Oxytocinschub durch die bedingungslose Treue meines Hundes Daisy! Innerhalb weniger Jahre wurde mein Krebs komplett geheilt. Ich glaube absolut daran, dass Liebe heilt!

In jenen Krankheitstagen hat Deb gelernt, ein Gleichgewicht zwischen Geben und Nehmen herzustellen. Gegenwärtig unterstützt sie Krebspatienten als zertifizierte Workshop-Leiterin für Radikalremission und erhält selbst viel Liebe und Beistand von ihrer Familie, ihren Freunden und anderen Workshop-Leitern.

Viele Menschen, die wie Deb eine Radikalremission erfahren haben, berichten, dass sie versucht haben, sich mit Menschen zu umgeben, die ihren Weg, den sie zur Heilung einschlugen, unterstützten und ihnen neues Wissen, neue Perspektiven oder Ideen gaben. Sie suchten die Gesellschaft von positiven Menschen, die glaubten, dass Heilung möglich ist. Die sie bei ihrer neuen gesunden Lebensweise bestärkten und die ihnen zuhörten, ohne das Thema zu wechseln oder abzuwiegeln, dass schon alles gut werde. Vor echten Freunden kann man seine Gefühle zeigen, kann weinen, schreien oder lachen, wie einem eben gerade zumute ist.

Eine Krebsdiagnose zwingt dazu, jeden Bereich des Lebens neu zu bewerten, einschließlich der bestehenden sozialen Unterstützungsnetze. Patienten, die sich für unkonventionelle Behandlungsmöglichkeiten entscheiden, passiert es manchmal, dass einige Menschen in ihrem Umfeld sich durch solche neuen Ideen in Bezug auf ihre eigenen tief verwurzelten Überzeugungen angegriffen fühlen.

So erging es auch Andrea Sexton (wie Deb heute eine zertifizierte Workshop-Leiterin), die eine Radikalremission bei Eierstockkrebs erlebt hat. Im Jahr 2014 war Andrea gerade erst umgezogen, weg von ihrem langjährigen Zuhause in New Jersey, als sie ihre düstere Krebsdiagnose erhielt. Diese Diagnose in Verbindung damit, an einem neuen Ort zu sein, an dem sie kaum jemanden kannte, war absolut niederschmetternd für sie. Sie hatte intuitiv das Gefühl, dass sie die empfohlene Chemotherapie nicht überleben würde, zumal sie vor Ort keine Unterstützung durch ein soziales Netzwerk haben würde. Daher traf sie die Entscheidung, die empfohlene Operation durchführen zu lassen, eine Chemotherapie aber abzulehnen und sich stattdessen einer alternativen Behandlung in der Klinik Marinus am Stein in Oberbayern zu unterziehen.

Naiverweise glaubte ich, dass alle meine Freunde meine gut durchdachte und auf der Basis von zahlreichen Recherchen gefällte Entscheidung unterstützen würden. Einige Freunde taten das auch bedingungslos, andere aber waren der Meinung, dass ich leichtsinnig mit meiner Gesundheit umgehen würde. Mir wurde klar, dass der Krebs ihnen Angst machte – sie konnten meine Behandlungswahl nur dann unterstützen, wenn es eine war, mit der auch sie sich wohlfühlen würden. Also zeichnete ich einen imaginären Kreis um mich herum und entschied, wer in den Kreis aufgenommen werden sollte und wer nicht. Ich wurde sehr gut darin, Menschen zu erkennen, die außerhalb des Kreises standen. Sie waren es, die immer das Thema wechselten, mir nicht in die Augen sahen oder still wurden, wenn ich etwas über meine Krebserfahrung erzählte. Aber so, wie es jetzt ist, ist es in Ordnung. Diejenigen innerhalb des Kreises sind mehr als genug.

Eine weitere interessante Erfahrung, von denen Menschen mit Radikalremissionen berichten, ist, dass je zuversichtlicher sie ihre Behandlungsentscheidungen treffen, desto eher ihre Freunde und Familienmitglieder bereit sind, ihren Entschluss zu akzeptieren. Freunde, die sich aus dem inneren Zirkel verabschiedet hatten, weil sie eine Entscheidung nicht nachvollziehen konnten, wurden durch eine stärker unterstützende Gruppe anderer Freunde ersetzt. Dieser neue Kreis war dann oftmals kleiner als vorher, was aber keine Rolle spielte.

Suche nach sozialer Unterstützung

Forscher haben herausgefunden, dass Beistand aus dem sozialen Umfeld dazu beiträgt, Ängste zu verringern, selbst wenn jemand pessimistisch in Bezug auf seine Prognose ist.[24] Eine Studie an Menschen mit fortgeschrittenem Krebs zeigte, dass diejenigen, die im sozialen Miteinander viel Unterstützung erfuhren, von einer signifikant höheren Lebensqualität profitierten.[25] Auch bei den Krebspatienten in dieser Studie, die wenig Optimismus in Bezug auf ihre gesundheitliche Situation an den Tag legten, war ein höheres Maß an sozialer Unterstützung mit einem niedrigeren Angstniveau verbunden.

In ähnlicher Weise wollte eine kürzlich in Deutschland durchgeführte Studie die Auswirkungen von psychischem Stress auf Frauen messen, denen vor einer Operation eine Chemotherapie verordnet wurde, um ihren Brustkrebstumor zu verkleinern.[26] Die Wissenschaftler stellten die Hypothese auf, dass sich diese Frauen in einer besonders belastenden Situation befänden, weil sie nicht nur mit dem Schock ihrer Diagnose umgehen mussten, sondern auch mit der Tatsache, dass ihr bösartiger Tumor nicht sofort, sondern erst nach wochenlanger Chemotherapie entfernt werden würde.

Es überrascht nicht, dass laut dieser Studie die Bewältigungsstrategien von Patientinnen mit einer schwachen psychosozialen Anpassung an ihre Situation eher dürftig waren. Ihr Bewältigungsverhalten war durch Resignation und fehlende Anstrengungen, sich Unterstützung zu suchen, gekennzeichnet. Dementsprechend waren ihr Gesamtrisiko für ein Wiederauftreten der Krebserkrankung sowie ihr Risiko, während der drei- bis fünfjährigen Nachbeobachtungszeit eine andere Krebsart zu entwickeln, signifikant erhöht.[27]

Die gute Nachricht war, dass Patientinnen, die einen Weg gefunden hatten, ihre Bewältigungsstrategien zu *verstärken* – wie zum Beispiel durch die Suche nach mehr sozialer Unterstützung –, mit ihrer Krebsbehandlung dann deutlich besser zurechtkamen als diejenigen, die keine solchen Anstrengungen unternahmen.

Kontakte online finden

Die sozialen Medien und die neuen Technologien bieten viele Möglichkeiten, mit Gleichgesinnten rund um den Globus in Kontakt zu treten. Im Jahr 2018 nutzten etwa 3,8 Milliarden Menschen das Internet, also 51 Prozent der Weltbevölkerung.[28] Das bedeutet, dass wir jetzt überall auf der Welt Menschen finden können, die unsere Interessen, Diagnosen und Leidenschaften teilen, anstatt hauptsächlich nur mit denen zu interagieren, die zufällig im gleichen Wohnort leben. Mittels Apps, Videokonferenzen und virtuellen Treffen können wir heute zu jeder Tages- und Nachtzeit mit einer riesigen Anzahl von Menschen kommunizieren. Darüber hinaus ermöglicht uns diese Technologie, wieder mit Menschen in Kontakt zu treten, die wir aus den Augen verloren haben, wie zum Beispiel mit alten Schulfreunden. Viele Menschen, die eine Radikalremission erfahren haben, nutzten und nutzen die Technologie, um ein stärkeres soziales Unterstützungsnetzwerk aufzubauen, indem sie Onlinegruppen für ihre spezifische Krebsart beitreten oder online einen Krebsmentor finden.

Bob Granata, den Sie in Kapitel 3 kennengelernt haben, hatte zum Beispiel einen extrem seltenen Blinddarmkrebs, von dem nur etwa neun von einer Million Krebspatienten betroffen sind. Dementsprechend konnten seine Ärzte ihn nicht mit anderen Patienten mit einer ähnlichen Diagnose vergleichen. Stattdessen spürte Bob online Überlebende seines seltenen Krebses auf. Andere Krebspatienten suchen über das Internet lokale Selbsthilfegruppen oder interessante Gruppenaktivitäten. Für alle, die an behandlungsbedingter Schlaflosigkeit leiden, ist es eine großartige Sache, zu jeder Tages- und Nachtzeit mit anderen Menschen in Kontakt treten zu können.

Der Umgang mit sozialen Medien und der neuen Technologie hat aber auch seine Tücken. Zum einen fehlt Onlineverbindungen die Energie einer persönlichen sozialen Bindung. Studien haben gezeigt, dass Menschen vom Säuglings- bis zum Erwachsenenalter für ihr psychisches und physisches Wohlbefinden echte, körperliche Berührungen benötigen.[29] Wenn wir den persönlichen Kontakt durch rein digitale Kontakte ersetzen, enthalten wir uns die Heilwirkungen vor, die physische Nähe und persönliche Begegnungen mit sich bringen.

Wir alle wissen, dass wir das Smartphone ausschalten sollten, während wir auf unsere Kinder aufpassen oder mit unseren Freunden zu Mittag essen, da wir durch die digitalen Ablenkungen ansonsten Momente wahrer Verbundenheit mit anderen verlieren. Wir müssen uns vor einer Technologiesucht hüten, die uns oftmals frustriert zurücklässt und ironischerweise unsere soziale Unterstützung schwächt. Im Bedürfnis, sich in bestimmten Onlinegemeinschaften gemocht und akzeptiert zu fühlen, veröffentlichen viele nur gute Nachrichten oder idealisierte Bilder aus ihrem Leben. Das Verlangen nach vielen »Gefällt mir«-Reaktionen kann, wenn es nicht erfüllt wird, zu einem Gefühl der Leere führen und uns deprimieren.[30] Es ist deshalb besser, Onlinegemeinschaften zu finden, in denen Sie authentisch sein können, auch mit Fehlern und allem, was zum Leben gehört, an guten und schlechten Tagen.

Und schließlich ist es zwar wunderbar, um 3 Uhr morgens eine Ablenkung zu haben, wenn man wegen chemotherapiebedingter Übelkeit wach ist, aber das Surfen im Internet kann sich auch zu einem echten Zeitfresser entwickeln. Wenn Sie abends noch lange am Bildschirm abhängen, stört das Ihr Schlafmuster und Ihren zirkadianen Rhythmus und damit Ihre Heilung. Deshalb ist es wichtig, Technologie und soziale Medien täglich nur für eine begrenzte Zeitspanne zu nutzen, und zwar in einer Weise, dass Sie sich gut aufgehoben und mit anderen verbunden fühlen.

Entzündungen und der Kampf-oder-Flucht-Modus

Menschen, die eine Krebserkrankung überlebt haben, sind generell nervöser und fühlen sich schneller bedroht als andere Menschen. Sie haben das Trauma einer Krebsdiagnose und -behandlung durchlitten und machen sich möglicherweise ständig Sorgen darüber, dass der Krebs wiederkommen könnte. Wie bereits erwähnt, schaffen Entzündungen und der Stress des chronischen Kampf-oder-Flucht-Modus Bedingungen, unter denen Krebszellen gedeihen, und diese Zustände sind laut einer Studie mit Brustkrebspatientinnen mit einem erhöhten Risiko eines Krebsrezidivs und einer erhöhten Sterblichkeit verbunden.[31] In dieser 2016 von mehreren Einrichtungen der University of California durchgeführten Studie machten sich Forscherinnen und Forscher daran, die Beziehung zwischen sozialer Unterstützung, Entzündungsmarkern und der Amygdala-Reaktivität (ein Indikator für den Kampf-oder-Flucht-Modus) bei Brustkrebsüberlebenden im Vergleich zu gesunden Menschen, die noch nie an Krebs erkrankt waren, zu untersuchen. Zur Beurteilung wurden die Werte von Entzündungsmarkern in Blutproben sowie Gehirnscans mit funktioneller Magnetresonanztomografie (fMRT), die die Aktivität in der Amygdala darstellten, nachdem den Probandinnen bedrohliche Bilder gezeigt worden waren, herangezogen. Nach diesen Tests wurden die Teilnehmerinnen außerdem dazu befragt, inwiefern sie soziale Unterstützung fanden.[32]
Es stellte sich heraus, dass jeweils nach dem Betrachten der Bilder mit möglichen Gefahren bei der Gruppe der Brustkrebsüberlebenden die Entzündungswerte und die Aktivität der Amygdala stark erhöht waren, während die entsprechenden Werte bei der Kontrollgruppe mit gesunden Probandinnen nicht anstiegen. Die ehemaligen Brustkrebspatientinnen jedoch, die über ein hohes Maß an sozialer Unterstützung erfuhren, wiesen eine *geringere* Entzündungs- und Amygdala-Reaktivität auf.[33] Diese Studie bestärkt die Annahme, dass Krebspatienten aufgrund ihrer leicht

auslösbaren Kampf-oder-Flucht-Reaktionen im Gehirn noch mehr als andere Menschen soziale Unterstützung benötigen.[34]
Im weiteren Sinne kann der Grad der sozialen Unterstützung eines Menschen mitbestimmen, ob er überhaupt krank wird beziehungsweise wie schwer die Krankheit ausfallen wird. Im Jahr 2018 werteten Forscher mehr als 40 Studien über den Zusammenhang zwischen sozialer Unterstützung und Entzündungen aus, bei denen insgesamt über 73 000 Probanden teilgenommen hatten.[35] Sie stellten fest, dass eine höhere soziale Unterstützung signifikant mit einem geringeren Grad an Entzündung verbunden ist und dass das Entzündungsgeschehen offensichtlich »zumindest ein wichtiger biologischer Mechanismus ist, der mit sozialer Unterstützung und sozialer Integration und der Entwicklung sowie dem Verlauf von Krankheiten in Zusammenhang steht«.
Eine andere Studie der Ohio State University beschäftigte sich mit dem Zusammenhang zwischen sozialen Beziehungen und Entzündungen bei Afroamerikanerinnen, einer Bevölkerungsgruppe mit einer relativ hohen Rate von Herz-Kreislauf-Erkrankungen.[36] Die Forscherinnen und Forscher untersuchten fast 2000 junge schwarze Frauen im Alter von 24 bis 34 Jahren, die in verschiedenen sozialen Beziehungen eingebunden waren, wie in einer Ehe beziehungsweise Paarbeziehung, in einer Kirchengemeinde, durch Freiwilligenarbeit und enge Freundschaften.[37] Mittels eines Bluttests wurde bei den Frauen der hs-CRP-Spiegel (hochsensitives C-reaktives Protein) gemessen, ein bekannter Marker für Entzündungen im Körper.[38]
Bei der Studie stellte sich heraus, dass eine stärkere soziale Integration und eine höhere Qualität spezifischer sozialer Beziehungen, wie sie zum Beispiel in einer Ehe oder einer festen Mutterbeziehung zu finden ist, signifikant mit einem niedrigeren Entzündungsniveau verbunden sind. Das Forscherteam zog daraus den Schluss, dass die Stärkung der sozialen Unterstützung der Schlüssel für die Gesundheit junger schwarzer Frauen ist, insbesondere angesichts der Tatsache, dass die Krebsraten in dieser Bevölkerungsgruppe

im Steigen begriffen sind.[39] Der Zusammenhang zwischen hohen hs-CRP-Werten und Herz-Kreislauf-Erkrankungen war bereits bekannt, aber neuere Studien zeigen, dass hohe hs-CRP-Werte auch auf ein erhöhtes Krebsrisiko hindeuten.[40]

Verletzlichkeit und Authentizität

Ein Teil der Gegenreaktion gegen das Bilderbuchleben, das wir in den sozialen Medien von vielen Menschen präsentiert bekommen, ist eine Bewegung weg von gefälscht, gefiltert, geprobt, aufpoliert und Nur-die-guten-Momente-Zeigen hin zu mehr Authentizität, Verletzlichkeit und Ehrlichkeit. Das ist eine gute Nachricht für alle Menschen und insbesondere für Krebspatienten, die vielleicht nicht sehr viele gute Tage haben, die sie über soziale Medien teilen können.

Die weltbekannte Soziologieprofessorin Brené Brown hat Jahrzehnte damit verbracht, Menschen über tiefe Emotionen wie Verletzlichkeit, Mut, innere Stärke und Scham zu befragen und diese Themen zu erforschen. Sie hat mehrere *New York Times*-Bestseller geschrieben, und ihr TED-Talk »Die Kraft der Verletzlichkeit« wurde weltweit mehr als 40 Millionen Mal heruntergeladen. Dr. Brown hat damit eine Diskussion über die Notwendigkeit angestoßen, über Themen wie Verletzlichkeit und Verbundenheit mit anderen zu sprechen und diese auch zu zeigen. Sie sagt:

Soziale Bindungen sind der Grund, warum wir hier sind. Sie geben unserem Leben Sinn und Zweck, und »Zugehörigkeit« liegt in unserer DNA. Wir sind biologisch, kognitiv, körperlich und geistig darauf ausgerichtet, zu lieben, geliebt zu werden und dazuzugehören. Wenn diese Bedürfnisse nicht erfüllt werden, funktionieren wir nicht so, wie wir sein sollen. Wir zerbrechen. Wir fallen auseinander. Die Menschen lieben Sie nicht trotz Ihrer Unvollkommenheit und Verletzlichkeit, sondern wegen Ihrer Unvollkommenheit und Verletzlichkeit.

In der Zeit nach einer lebensbedrohlichen Diagnose ist man maximal verletzlich. Browns Forschungsergebnisse spiegeln auch die Rückmeldungen wider, die wir von Menschen mit Radikalremission erhalten. Sie betonen immer wieder, wie wichtig der Aufbau eines authentischen Unterstützungsnetzwerks ist. In dem Maße, wie die Verletzlichkeit gesellschaftlich akzeptabler wird, hoffen wir, dass Sie sich mit Menschen umgeben, die verletzlich und authentisch an Ihrer Seite sein können. Offenheit gegenüber Verletzlichkeit spielt eine große Rolle in Krebsselbsthilfegruppen, deren Mitglieder zu Ehrlichkeit ermutigt werden.

Finanzielle Unterstützung

Krebspatienten fällt es oft schwer, um finanzielle Hilfe zu bitten. In unserer Gesellschaft, insbesondere in den USA, glauben wir, dass es in unserer eigenen Verantwortung liegt, unseren Lebensunterhalt selbst zu bestreiten, auch für teure Krebsbehandlungen. 30 Prozent der Krebspatienten geben an, in finanzieller Not zu sein,[41] und ihre Insolvenzrate ist zweieinhalbmal so hoch wie die von Menschen ohne Krebs.[42] Selbst Patienten mit einer Krankenversicherung können Probleme bekommen. Eine kürzlich an der Duke University durchgeführte Studie ergab, dass mehr als ein Drittel der versicherten Krebspatienten mit höheren medizinischen Kosten konfrontiert war, als sie für ihre Behandlung erwartet hatten. Einige Patienten mussten fast ein Drittel ihres Einkommens für Kosten im Zusammenhang mit der Gesundheitsversorgung aufwenden.[43]

Viele Patienten mit Radikalremission haben uns berichtet, dass die finanzielle Unterstützung durch ihre Gemeinde oder Kirchengemeinde, Freunde, Familie oder sogar Fremde zu den besonders hilfreichen Formen der sozialen Unterstützung gehörte, die sie während ihrer Heilungsreise erhielten.

Dankenswerterweise haben in den letzten Jahren Crowdfunding-Websites wie GoFundMe und Kickstarter Krebspatienten das

Bitten um finanzielle Unterstützung auf rationelle und effiziente Weise erleichtert. Laut GoFundMe kommen ein Drittel der Spenden über die Website medizinischen Spendenkampagnen zugute, um Arztrechnungen und andere Krankheitskosten zu bezahlen.[44] Jüngste Trends und wissenschaftliche Forschungen zeigen weiterhin, dass soziale Unterstützung für die Erhaltung der körperlichen und emotionalen Gesundheit entscheidend ist, insbesondere in Krisenzeiten wie nach der Diagnose von Krebs oder einer anderen schweren Krankheit. Eines unserer Ziele beim Schreiben von *Hoffnung auf ein krebsfreies Leben* war es, auch Geschichten von Menschen zu präsentieren, die Radikalremissionen von anderen Krankheiten als Krebs erfahren haben. Nach dem Erscheinen von *9 Wege in ein krebsfreies Leben* haben wir E-Mails von Menschen auf der ganzen Welt erhalten, in denen sie uns schilderten, wie sie sich mithilfe der Heilungsfaktoren der Radikalremission selbst heilen konnten – von Krebs, aber auch von Multipler Sklerose (MS), der Lyme-Krankheit, Lupus, Diabetes und anderen mehr.

Dementsprechend haben wir unsere Website RadicalRemission.com nun so gestaltet, dass auch Heilungsgeschichten über andere Krankheiten als Krebs aufgenommen werden. In Kapitel 5 dieses Buches konnten Sie Palmers Geschichte über die Heilung von MS lesen, die erste Heilungsgeschichte über eine andere Krankheit als Krebs, die wir in unsere Datenbank aufgenommen haben. In diesem Kapitel nun, in dem es darum geht, dass soziale Unterstützung körperliche Heilung ermöglichen kann, freuen wir uns, Ihnen Sally vorzustellen, eine temperamentvolle Frau aus dem Süden der Vereinigten Staaten, die alle zehn Radikalremissionsfaktoren, einschließlich der unglaublichen Unterstützung ihres Mannes, nutzte, um die Alzheimerkrankheit zu überwinden.

Heute leben 5,8 Millionen Amerikaner mit der Alzheimerkrankheit;[45] sie ist die dritthäufigste Todesursache in den Vereinigten Staaten.[46] Ein Drittel aller US-Bürger, die älter als 65 Jahre sind, werden an Alzheimer oder Demenz sterben, das heißt, es sterben mehr Senioren an Alzheimer als an Brust- und Prostatakrebs zusammen.[47]

Viele von uns kennen jemanden, der oder die den Krebs besiegt hat. Eine Heilung von der Alzheimerkrankheit aber erscheint uns kaum möglich. Dr. Dale Bredesen jedoch, der an der UCLA bahnbrechende Forschungen anstellt, hat einen Therapieplan für Alzheimer entwickelt, der auch die zehn Radikalremissions-Heilungsfaktoren umfasst. Sein Therapieplan hat Hunderten von Menschen geholfen, sich vollständig von Alzheimer zu erholen. Eine dieser Patientinnen ist Sally, deren Geschichte wir im Folgenden erzählen wollen.

SALLYS GESCHICHTE

Sally, eine promovierte Krankenschwester, genießt heute ihren Ruhestand und ist ganz vernarrt in ihre sechs Enkelkinder. Mit ihrer warmherzigen und großzügigen Art, ihrem freundlichen Lachen und ihrem südländischen Charme nimmt sie jeden für sich ein. Ihr scharfer Intellekt und ihre natürlichen Führungsqualitäten verhalfen ihr zu einer sehr erfolgreichen Karriere in der Krankenpflege und später in der Gesundheitsforschung. Sie erhielt zahlreiche Auszeichnungen auf lokaler, bundesstaatlicher und nationaler Ebene.

So wie viele Menschen, die sich darüber Gedanken machen, möchte Sally auf keinen Fall an Alzheimer sterben. Vier ihrer Tanten und Onkel (mütterlicher- und väterlicherseits) erlitten dieses Schicksal, sodass Sally genau weiß, wie schmerzhaft diese Art des Abschieds sein kann. Ihr war immer klar gewesen, dass sie durch ihre Familiengeschichte einem erhöhten genetischen Risiko für die Krankheit ausgesetzt sein könnte, doch als sich erste Symptome geistiger Verwirrung bei ihr zeigten, wollte sie die Wahrheit lange Zeit nicht wahrhaben.

Die ersten Jahre ihrer beruflichen Tätigkeit verbrachte Sally in der Altenpflege, weshalb sie ein viel besseres Gespür für frühe Alzheimersymptome als die meisten Menschen hat. In der Regel wird die Krankheit ja nur mit ihren fortgeschrittenen Symptomen in Verbindung gebracht (das Nicht-mehr-Erkennen der Angehörigen, Persönlichkeitsveränderungen, Probleme bei den grundlegenden Aktivitäten des täglichen Lebens), aber es gibt oft schon vorher Warnzeichen.

Sallys erste Symptome traten im Jahr 2000 auf, als sie, damals erst 53 Jahre alt, und ihr Ehemann Martin für ihren aufregenden, aber auch stressigen neuen Job in einen anderen Bundesstaat zogen. Ihr neues Zuhause war ein nach außen sehr schönes, 50 Jahre altes Haus, und sie sahen keinen Grund, Schimmel in der Kellerisolierung oder der Teppichpolsterung zu vermuten. Und es war ihnen auch nicht klar, dass Sallys brennende Augen von den Abgasen der Fahrzeuge auf dem nahe gelegenen und viel befahrenen Interstate Highway verursacht wurden. Als Sally erste geistige Aussetzer hatte, führte sie dies auf den Stress und die Depressionen aufgrund des Umzugs und des neuen Jobs zurück.

Als Dozentin in den 1980er-Jahren hatte Sally ihren Gerontologiestudenten beigebracht, dass geistige Verwirrung eine häufige Nachwirkung von Depressionen ist und dass die Behandlung der Depression die Verwirrung in der Regel kuriert. Sally nahm deshalb nun ein Antidepressivum ein, und glücklicherweise linderte dies die Depressionen, und auch die Desorientiertheit verschwand wieder.

Fünf Jahre später zogen Sally und ihr Mann erneut um, weil sie wieder an einer anderen Universität in einem anderen Bundesstaat eine Arbeitsstelle gefunden hatte. Sally erinnert sich:

Plötzlich verwechselte ich Wörter, indem ich ein falsches, aber ähnliches Wort sagte, anstatt das, was ich zu sagen glaubte. Meinen Krankenschwestern und Kollegen, meiner Familie und mei-

nen Freunden erzählte ich, dass ich mit zunehmendem Alter eine Legasthenie beim Sprechen entwickelt hatte. Für einen Außenstehenden – und für mich selbst – schien ich keine wirklichen Symptome der Alzheimerkrankheit aufzuweisen. Im Nachhinein glaube ich jedoch, dass ich an einer subjektiven kognitiven Beeinträchtigung litt, die ich aber nicht erkannt habe. Wobei ich auch sagen muss, dass es den Begriff »subjektive kognitive Beeinträchtigung« zu diesem Zeitpunkt noch nicht einmal gab.

Eine subjektive kognitive Störung kann verschiedene Ursachen haben, und es zählt auch schon, wenn ein Patient über eine Verschlechterung seiner Denkfähigkeiten, einschließlich des Gedächtnisses, berichtet, bevor die Veränderungen anhand von Beurteilungen der kognitiven Funktion erkannt werden können.[48, 49] Zwar reicht ein Symptom allein noch nicht aus, um eine Alzheimererkrankung zu diagnostizieren, es ist jedoch eines der frühesten Warnzeichen.[50]

Als Sally 61 Jahre alt geworden war, zogen sich ihr Mann und sie aus dem Berufsleben zurück und gingen frühzeitig in Pension. Sie freuten sich darauf und gingen zurück in ihren Heimatstaat, um ihrem Sohn und seiner Familie, einschließlich drei jungen Enkelinnen, nahe zu sein. Sally glaubte, dass ihre anhaltenden Symptome auf das normale Altern zurückzuführen waren. Schon nach zwei Jahren jedoch stellte sie eine zeitweilige Verschlimmerung ihrer Symptome fest. Sie irrte sich im Wochentag und vergaß Termine oder hatte Probleme auszurechnen, wann sie das Haus verlassen musste, um rechtzeitig bei einem Termin zu sein. Ihre »Legasthenie« verschlechterte sich so weit, dass die Zuhörer manchmal nicht mehr recht verstanden, was sie eigentlich sagen wollte. Sie erlitt drei Beinahe-Autounfälle, die alle von ihr selbst verschuldet gewesen waren. Sie vergaß, wo sie etwas hingelegt hatte, und hatte Schwierigkeiten mit der Benutzung des Computers und mit der Rechtschreibung. Alles in allem waren dies, gelinde gesagt, alarmierende Signale.

Ich versuchte, mir den nächsten Satz zu überlegen, den ich sagen wollte, aber als ich dann darüber nachdachte, ergab sich kein Zusammenhang mehr. So als ob ein Gedanke an eine Mauer stößt und man weiß, dass es auf der anderen Seite etwas gibt, an das man denken wollte, aber man beides nicht mehr verknüpfen kann.

Ein weiteres Jahr später hatte Sally Mühe, eine Gruppenaktivität anzuleiten – die Dekoration von Lebkuchenkeksen mit der Klasse ihrer Enkelin in der Schule –, obwohl sie dies schon viele Male zuvor ohne Schwierigkeiten getan hatte. Als sie schließlich sogar noch den Minuten- und Stundenzeiger der Uhr verwechselte, musste sich Sally schließlich der Wahrheit stellen: Dies waren keine normalen Alterserscheinungen mehr.

Ich musste mich der Realität stellen, als ich zweimal in vier Wochen vergaß, meine Enkeltöchter abzuholen. Ich sagte mir: »Sally, Verleugnung funktioniert nicht mehr, lass es, du musst damit fertigwerden.« Und weiter: »Sally, du hast Alzheimer. Du solltest es den Leuten in deinem Umfeld sagen, damit sie dir helfen können und damit du Unterstützung bekommst und es nicht verheimlichen musst.«

In einem ersten Schritt sichtete Sally neuere Publikationen über Alzheimer, in der Hoffnung, klinische Studien zu finden, an denen sie als Patientin teilnehmen könnte. Sie vereinbarte sogar einen Termin am Alzheimer-Zentrum der Duke University, sagte diesen aber ab, nachdem sie sich entschlossen hatte, sich für eine landesweite Forschungsstudie anzumelden, deren Ziel die Behandlung von Alzheimer durch die Entfernung von Beta-Amyloid-Ablagerungen (die sogenannten »senilen Plaques«) war.

Im Rahmen der Forschungsstudie unterzog sich Sally, die damals 67 Jahre alt war, einer Positronenemissionstomografie (PET). Die

Ergebnisse bestätigten ihre schlimmsten Befürchtungen: Es gab tatsächlich Beta-Amyloid-Plaques in ihrer grauen Hirnsubstanz.

Nachdem mir der Arzt gesagt hatte, ich sei positiv auf Alzheimer getestet worden, wollte er gleich weiterreden. Ich sagte ihm aber: »Warten Sie, ich brauche jetzt einen Moment!« Als Erstes umarmte ich meinen Mann. Ich war so deprimiert, dass ich nicht mehr leben wollte. Meine beiden erwachsenen Kinder wussten schon lange, dass ich keine weitere Behandlung wünschte, wenn ich die Enkelkinder nicht mehr bei ihrem richtigen Namen nennen konnte.

Damals wurde Sally gesagt, dass Beta-Amyloid-Plaques ein definitiver Indikator für eine zukünftige Alzheimerkrankheit seien. Inzwischen haben aber mehrere Studien ergeben, dass das Vorhandensein von Ablagerungen nicht in jedem Fall zu Alzheimer führt, und neue Forschungen zeigen zudem, dass leichte kognitive Beeinträchtigungen rückgängig gemacht werden können.[51]

Sally blieb innerhalb der Studie neun Monate lang in Behandlung. Sie hörte auf, als die Nebenwirkungen (Reizbarkeit und Desorientiertheit mehrere Tage nach jeder Infusion) Anlass zur Sorge gaben. Drei Monate später zog sie sich formell aus der Studie zurück.

Nachdem der PET-Scan Sally gezwungen hatte, sich ihren schlimmsten Befürchtungen zu stellen, beschloss sie, selbst aktiv zu werden. Zusätzlich zur Teilnahme an der klinischen Studie bat sie ihren Mann, den Montreal-Cognitive-Assessment-Test (MoCA) mit ihr durchzuführen.[52] Sie wollte ein Basismaß für die Kognition, das sie zur Beurteilung von Veränderungen im Laufe der Zeit verwenden konnte. Die MoCA-Ergebnisse reichen von 1 bis 30. Ein Wert über 25 gilt als normal, während ein Wert zwischen 18 und 25 eine leichte kognitive Beeinträchtigung (MCI), zwischen 10 und 17 eine mäßige kognitive Beeinträchtigung und ein Wert unter 10 eine schwere kognitive Beeinträchtigung anzeigt.

Sally erzielte 24,5 Punkte in ihrem MoCA, ein weiterer Datenpunkt, der bestätigte, dass ihre Schwierigkeiten nicht einfach »normale Alterserscheinungen« waren. Zu den häufigen Symptomen von MCI – die Sally nur allzu geläufig waren – gehören das Vergessen geplanter Termine, das Verwechseln von Wörtern, das Stocken mitten im Satz, Schwierigkeiten, sich zu erinnern, wo man seinen Geldbeutel oder seine Schlüssel aufbewahrt, und ein schlechtes räumliches Vorstellungsvermögen, das das Autofahren erschwert.[53]

Um diese Zeit hörte Martin, Sallys Mann, zufällig Dr. Dale Bredesen in einer Radiosendung über Alzheimer sprechen. Dr. Bredesen ist Professor an der UCLA und ein international anerkannter Experte für die Mechanismen neurodegenerativer Erkrankungen. Er war einer der ersten Ärzte, die bewiesen haben, dass es möglich ist, Alzheimer vorzubeugen und zu heilen. Die von ihm entwickelte ausgeklügelte Therapie, die sich auf seine jahrzehntelange Forschung über die Neurobiologie der Alzheimerkrankheit stützt, nannte er ReCODE (für Reversal of Cognitive Decline – Umkehrung des kognitiven Abbaus).

Sally und Martin waren völlig fasziniert, als sie Dr. Bredesens 2014 in einer wissenschaftlichen Zeitschrift erschienenen Artikel lasen, in dem er berichtete, dass er mithilfe seines ReCODE-Therapieplans bei neun von zehn Alzheimerpatienten den kognitiven Verfall rückgängig machen konnte.[54] Sally setzte sofort zwei der in seinem Programm empfohlenen Punkte in Bezug auf Schlaf und Meditation um.

Wie für Krebspatienten gilt auch für Alzheimerpatienten: Sie sind alle sehr unterschiedlich und haben ganz individuelle Bedürfnisse. Dr. Bredesen hat herausgefunden, dass es drei Subtypen der Alzheimerkrankheit gibt: Typ 1 geht mit Entzündungen durch Infektionen und andere Ursachen einher; Typ 2 ist verbunden mit einem Mangel an wichtigen Nährstoffen, Hormonen und anderen Molekülen, die das Gehirn braucht; Typ 3 hat zu tun mit Schadstoffen wie Schwermetallen oder Biotoxinen (Gifte, die Mikroben, zum Beispiel Schimmelpilze, bilden).[55, 56] Laut Dr. Bredesen gib es für jeden Subtyp eine spezifische optimale Behandlung. Der personalisierte Therapieplan eines Patienten hängt von seinen individuellen Testergebnissen ab.

Kurz nach ihrem PET-Scan bat Sally einen befreundeten Arzt und ehemaligen Forschungskollegen, der von dem ReCODE-Programm von Dr. Bredesen ebenfalls fasziniert war, sie bei der Behandlung ihrer Alzheimerkrankheit zu unterstützen.

Sally bat Dr. Bredesen in einer E-Mail, an seinen Forschungsstudien teilnehmen zu dürfen. Leider war dies aber nicht möglich, da Dr. Bredesens Studien in jener Zeit erforderten, dass die Patienten ihren Wohnsitz in Kalifornien hatten. Er bot Sally jedoch großzügig an, sie und ihren Arzt trotzdem an dem ReCODE-Programm partizipieren zu lassen.

Der erste Schritt bestand für Sally darin, eine sogenannte *Kognoskopie* durchführen zu lassen, Dr. Bredesens Bezeichnung für eine detaillierte Beurteilung ihres Gesundheitszustands, einschließlich Labor- und genetischer Tests und anderer Faktoren.[57] Viele der Blutuntersuchungen waren für Sally, ihren Arzt, und sogar für die kommerziellen Labors, die mit der Durchführung der Tests beauftragt wurden, neu, und der ganze Prozess dauerte vier Monate. Letztendlich zeigte jeder der 36 Tests ein Problem auf, was wiederum bedeutete, dass Sally alle drei Subtypen von Alzheimer hatte. Der resultierende zwölfseitige ReCODE-Bericht von Dr. Bredesen empfahl ihr spezifische Änderungen der Lebensweise sowie bestimmte Behandlungen und Nahrungsergänzungen.

Zuerst war Sally überwältigt von der Vielzahl der Anordnungen, aber sie war auch eine starke, widerstandsfähige Frau, die schon viele Herausforderungen im Leben überwunden hatte. Sie dachte sich: »*Ich kann jetzt ›Oh, nein, ich bin erledigt!‹ rufen oder aber mir sagen: ›Wenn ich wirklich alle drei Typen von Alz-*

heimer habe, ist es auf jeden Fall hilfreich, das zu wissen. Dann kann ich wenigstens etwas dagegen tun.‹«

Sally war immer davon ausgegangen, dass sie positiv auf das »Alzheimer-Gen« (Apolipoprotein E, oder APoeE4) getestet werden würde, was sich auch bewahrheitete. Zu ihrer Erleichterung hatte sie aber offensichtlich nur eine statt zwei Kopien des Gens. Ihre eine Kopie erhöhte ihr Risiko, an Alzheimer zu erkranken, von 10 bis 15 Prozent auf 20 bis 25 Prozent. Zwei Kopien hätten ihr Risiko auf 30 bis 55 Prozent erhöht.[58, 59] Bei den Tests wurde außerdem festgestellt, dass sie eine genetische Variante aufwies, die es ihr erschwerte, B-Vitamine und Folsäure zu verstoffwechseln, und eine weitere Variante, die ihren Körper daran hinderte, aufgenommene Toxine effektiv wieder auszuleiten.

Sally wusste, dass Verhaltensänderungen leichter zu verwirklichen sind, wenn man dafür sorgt, dass man immer wieder daran erinnert wird.[60] Dementsprechend klebte sie sich kleine Haftnotizzettel an Stellen, wo sie mit Sicherheit jeden Tag mehrmals vorbeikam – an die Kühlschranktür und den Badezimmerspiegel zum Beispiel. Von der Weckerfunktion ihres Smartphones ließ sie sich an die Einnahme bestimmter Nahrungsergänzungsmittel erinnern. Und schließlich machte sie Häkchen auf einem gedruckten Monatskalender, um ihren Fortschritt zu dokumentieren. All das half ihr, neue Gewohnheiten zu entwickeln, die inzwischen Teil ihres täglichen Lebens geworden sind.[61]

Das ReCODE-Programm empfiehlt Menschen mit allen drei Alzheimertypen eine Änderung ihrer Lebensgewohnheiten hinsichtlich Schlaf, körperlicher und geistiger Bewegung, Ernährung, Stressabbau und Wohnhygiene.[62] Sally hatte vor ihrer Alzheimerdiagnose nicht groß auf ihre Schlafgewohnheiten geachtet. Sie war immer stolz darauf gewesen, nur sechs Stunden Schlaf zu brauchen und schon frühmorgens aufzustehen. Aber bereits nach der Lektüre von Dr. Bredesens Artikel, Monate vor ihrer eigenen Kognoskopie, setzte sich Sally zum Ziel, mindestens acht Stunden pro Nacht zu schlafen.

Genügend Schlaf ist enorm wichtig für alle, die an Alzheimer, Krebs oder anderen Krankheiten leiden, da er laut verschiedener Forschungsergebnisse eine entscheidende Rolle für die Gehirn-, Immun-, Herz-Kreislauf- und neurokognitive Funktion spielt.[63, 64] Eine 2013 durchgeführte Studie zeigte, dass während der Tiefschlafphase Giftstoffe wie Beta-Amyloid abgebaut werden.[65] Da bekommt der Begriff »Gehirnwäsche« eine ganz neue Bedeutung … Aus dieser Tatsache ergeben sich möglicherweise noch neue Ansätze für die Alzheimerforschung und die Suche nach einer Therapie.[66]

Sally plant jetzt nur noch Termine am Nachmittag oder am späten Vormittag. An sechs Tagen in der Woche nimmt sie abends eine kleine Dosis Melatonin, um den Schlaf zu verbessern. An einem Wochentag lässt sie es (gemäß dem ReCODE-Therapieplan) weg, damit der Körper nicht vergisst, auch weiterhin selbst Melatonin zu produzieren.

Ein wichtiger Bestandteil des ReCODE-Programms ist auch die Stressreduzierung. Sally hatte bereits mit einer Meditationspraxis begonnen, aber es gab diesbezüglich noch mehr zu tun für sie. Um mit ihrer Stressreaktion besser umgehen zu können, musste sie sie erst einmal verstehen, und dazu musste sie sich auf ihre Kindheit besinnen.

Sally hatte keine leichte Kindheit gehabt. Ihr Vater starb, als sie fünf Jahre alt war, und ihre Mutter musste später in eine psychiatrische Klinik eingewiesen werden. Infolgedessen besuchte Sally zunächst Internatsschulen. Sie beschreibt ihre Kindheit als »eine ohne festes Zuhause«.

Als Sally 13 Jahre alt geworden war, wurden sie und ihre beiden Geschwister von mehreren ihrer Tanten und Onkel aufgenommen, denen sie für ihre Liebe und Fürsorge immer dankbar sein werden. Jede und jeder von ihnen lieferte ein lebendiges Beispiel dafür, wie man ein positives und sinnvolles Leben führen kann.

Doch Sallys neues Familienleben wurde durch die immer wieder auftretenden großen Gesundheitsprobleme ihres Cousins überschattet, was ihr Gefühl, kein festes Zuhause zu haben, noch verstärkte. Darüber hinaus führte Sallys starkes Verantwortungsgefühl, verbunden mit einem ausgeprägten Bewusstsein für die Gefühle aller ihr Nahestehenden, dazu, dass sie sich für schwierige emotionale Situationen verantwortlich fühlte, auch wenn diese völlig außerhalb ihrer Kontrolle lagen. Sie entwickelte großartige Fähigkeiten im Umgang mit Menschen, was aber seinen Preis hatte.

Als junge Frau heiratete Sally dann. Nach 13 Jahren wurde die Ehe wieder geschieden und sie stand mit einem siebenjährigen Sohn und einer fünfjährigen Tochter erst einmal alleine da. Drei Jahre nachdem sie Martin kennengelernt hatte, heirateten sie und führten ihre beiden Familien zu einer zusammen. Beide verfügten jeweils über das Sorgerecht für ihre zwei Kinder aus der ersten Ehe. Die neue Patchworkfamilie war eine Herausforderung für alle, insbesondere für die Kinder.

Sally nahm damals eine Reihe von beruflichen Herausforderungen an, die zu ihrer Stressbelastung beitrugen. Heute ist sie der Meinung, dass diese verschiedenen Stressquellen insgesamt einen negativen Einfluss auf ihr Immunsystem hatten und dies in Kombination mit ihrer genetischen Vorbelastung letztendlich zum Ausbruch der Alzheimerkrankheit geführt hatte.

Heute ist Sallys Programm zur Stressreduzierung vielfältig. Dr. Bredesen betont, dass das Finden von Lebensfreude und Entspannung entscheidend für den Abbau von hirnschädigendem Stress ist,[67] und Sallys regelmäßige Meditationspraxis bietet ihr inzwischen ein Maß an Frieden und Freude, wie sie es zuvor nicht gekannt hatte.

Als promovierte Krankenschwester bin ich froh, dass es so viele wissenschaftliche Beweise für die positiven Auswirkungen von Meditation gibt. Aber ich bin auch sehr spirituell. Es gibt eine Menge Bibelverse, die den Nutzen des Zwiegesprächs mit Gott unterstützen. Ich versuche jetzt vor allem auch, ruhig zuzuhö-

ren, anstatt immer nur Bitten vorzubringen. Dafür muss ich mein Gehirn beruhigen, und die Meditation hilft mir wirklich dabei. Ich übe eine Kombination aus Gebet, stiller Meditation, geführter Meditation und achtsamem Stressabbau aus.

Nach nur einem Monat täglicher Meditationspraxis bemerkte Sally, dass sie weniger oft Wörter verwechselte und die Siebener-Reihe von 100 (eine nicht leichte geistige Übung, die Dr. Bredesen empfiehlt) schneller als zuvor herunterzählen konnte. Zusätzlich zur Meditation hat Sally an der Steigerung positiver Emotionen gearbeitet. Sie ist inzwischen ein richtiger Spaßvogel geworden und erzählt gerne Witze. Im Fernsehen überspringt sie die Nachrichtensendungen und schaltet lieber Comedyshows ein. Ihr Ehemann konnte das zunächst nicht verstehen.

Ich bestimme selbst, was ich für mein Gehirn brauche. In der Vergangenheit habe ich mit meinem Mann zusammen die Nachrichtensendungen angeschaut, aber Nachrichten prägen auf Dauer ein negatives Denken. Jetzt bin ich die »neue Sally« und nicht die »alte Sally«, die sich ihm zuliebe dieser ganzen Negativität aussetzt. Ich brauche mehr positive Emotionen, und deshalb setze ich mich jetzt durch. Ich sage ihm: »Das ist nicht gut für mein Gehirn«, und bitte ihn, statt mit mir mit seinen Freunden über das Weltgeschehen zu sprechen. Und wenn ich irgendwie mitbekomme, dass Leute miteinander streiten, sage ich: »Ich will das nicht hören, das schadet mir«, oder ich ziehe mich aus der Situation zurück.

Was den Heilungsfaktor Bewegung angeht, fiel es Sally nicht schwer, Dr. Bredesens Empfehlungen umzusetzen.

Rückblickend denke ich, dass ich meine Alzheimerkrankheit 15 Jahre lang hinausgezögert habe, weil ich jeden Sommer den Fernwanderweg Appalachian Trail gegangen bin. Das bedeutete jeweils, zwei oder mehr Wochen lang täglich acht Stunden zu wandern. Als ich mit Dr. Bredesens Programm begann, trainierte ich bis zu zwei Stunden pro Tag, und merkte schnell, wie gut das nicht nur meinem Körper, sondern auch meinem Geist tat. Ich habe immer mehr als die empfohlenen 30 Minuten pro Tag gemacht, weil ich schon immer gerne körperlich aktiv war, vor allem draußen in der Natur – Spazierengehen, Schwimmen, Radfahren, Wandern, Kajakfahren.

Außerdem trainierte Sally ihr Gehirn auch mit dem Computerspiel BrainHQ von Posit Science,[68] das auf umfangreichen Forschungen basiert. Sie spielte an drei bis fünf Tagen in der Woche jeweils 10 bis 45 Minuten lang.

Eine für Sally einfach durchzuführende Ernährungsumstellung war die ReCODE-Version des intermittierenden Fastens, die mindestens zwölf Stunden Nahrungsabstinenz zwischen Abendessen und Frühstück und drei Stunden vor dem Schlafengehen vorsieht.[69] Sally hatte sich schon früher recht gesund ernährt. Ihre wissenschaftliche Arbeit im Bereich der Gesundheits- und Krankenpflege hatte sie schon in den 1980er-Jahren dazu inspiriert, sich an eine krebspräventive Ernährungsweise zu halten, die unter anderem vier Tassen Grüntee pro Tag, viel Gemüse und wenig Fleisch umfasste. Zum Glück für Sally waren dies auch alles Aspekte der ReCODE-Diät. Sally fiel es anfangs schwer, Zucker und Gluten vollkommen von ihrem Speisezettel zu streichen, aber inzwischen ist das ganz normal für sie geworden. Sie praktiziert eine ketogene Ernährung, die reich an Gemüse und anderen Lebensmitteln mit einem niedrigen glykämischen Index ist.[70]

In den ReCODE-Empfehlungen für Sally waren auch 20 Nahrungsergänzungsmittel enthalten. Wegen ihrer Genvariante, die es ihr schwer macht, B-Vitamine und Folat zu verstoffwechseln, muss sie zum Beispiel methylierte Ergänzungspräparate einnehmen. Als Krankenschwester war Sally vor Nebenwirkungen neuer Arzneimittel auf der Hut, weshalb sie nicht alle Präparate auf einmal einzunehmen begann, sondern gestaffelt vorging: Alle zwei bis vier Wochen kam ein weiteres hinzu. So hätte sie immer gewusst, worauf eine eventuelle Nebenwirkung zurückzuführen gewesen wäre. Sie recherchierte im Voraus über jedes Supplement und machte sich Notizen über die Wirkungsweise bei ihr.

Aufgrund ihrer Typ-1-Alzheimerkrankheit musste Sally die Entzündungswerte reduzieren, Virusinfektionen unter Kontrolle bringen und ihren durchlässigen Darm heilen. Sally verzichtete auf Zucker in ihrer Ernährung und begann, mehrere Nahrungsergänzungsmittel speziell für den Darm einzunehmen. Ihr niedriger Albuminspiegel zeigte den Bedarf an mehr gesundem Protein an. Und eine Kegelstrahl-Computertomografie mit einem 3-D-Dentalröntgenbild zeigte, dass sie aufgrund einer bakteriellen Infektion Abszesse an fünf Zähnen hatte. Außerdem trug ihre langjährige Geschichte von Wunden um den Mund durch das Virus HSV-1 (Herpes-simplex-Virus 1) zu ihrem hohen Entzündungsniveau bei. Um die Häufigkeit und Schwere dieser Wunden zu verringern, nahm sie nun täglich ein Präparat mit der essenziellen Aminosäure Lysin.

Sallys Alzheimerkrankheit des Typs 2 war der Grund für die bei ihrer Kognoskopie ermittelten suboptimalen Schilddrüsenwerte (TSH) und der weiblichen Geschlechtshormone. Sie wies einen erhöhten Östrogen- und Progesteronspiegel und sehr niedrige Werte von T3 (Trijodthyronin) auf. Da ihre Schilddrüse 2007 entfernt worden war, wird Sally ihre T3-, T4- und TSH-Spiegel immer genau überwachen müssen. Nachdem ihr Arzt ihr Schilddrüsenpräparat durch eine andere Substanz ersetzt hatte, bemerkte sie, dass sich ihr Energieniveau und ihre geistigen Fähigkeiten verbesserten. Der Arzt passte außerdem die Dosierungen ihres bioidentischen Östrogens und Progesterons an.

Im Nachhinein wurde Sally klar, dass ihre frühesten Symptome für den Alzheimer Typ 3 mit ihrem fünfjährigen Wohnen in einem mit Schimmelpilzen belasteten Haus zusammenfielen. Zusätzlich zu ihrer genetischen Toxinüberempfindlichkeit zeigte Sallys ReCODE-Bericht mehrere Blutwerte, die auf Alzheimer Typ 3 hindeuteten, darunter niedrige Magnesium- und Zinkwerte sowie hohe C4a- und TGF-beta-1-Spiegel. Sie hatte ein chronisches Entzündungsreaktionssyndrom (CERS) entwickelt, das auf eine Belastung mit Biotoxinen, zum Beispiel mit Mykotoxinen aus Schimmelpilzen, hindeutete.[71]

Dr. Bredesen empfahl Sally, sich bei der Behandlung des CERS an die Methode von Dr. Ritchie Shoemaker zu halten. Diese umfasst 13 aufeinanderfolgende Schritte, von denen jeder auf die individuelle Physiologie des Patienten zugeschnitten ist, die durch verschiedene Blut- und Nasenabstrichuntersuchungen bestimmt wird.[72] Mit der Hilfe ihres Arztes ist Sally inzwischen in den letzten Phasen des Shoemaker-Programms angekommen, und die meisten ihrer CERS-Symptome sind verschwunden. Sie ist sich jedoch bewusst, dass ihr seltenes genetisches Profil bedeutet, dass sie immer sehr auf ihre starken negativen Reaktionen auf Biotoxine achten muss.[73] Ihre kognitive Gesundheit hängt unter anderem davon ab.

Auch wenn soziale Unterstützung kein ausdrücklicher Bestandteil von Dr. Bredesens ReCODE-Therapie ist, zählt sie doch zu den Heilungsfaktoren, die Patienten, die eine Radikalremission erfahren haben, gemeinsam ist. Sally findet diese Unterstützung bei ihrer Familie und ihren Freunden. Häufige Telefonanrufe und Besuche der Familie bereiten ihr große Freude. Die Bibelgruppe, zu der sie gehört, trifft sich alle zwei Monate. Und ihre Spaziergänge und Kajakfahrten machen ihr noch mehr Spaß, wenn sie sie mit Freunden unternimmt.

Bei Sally waren außerdem das tägliche Engagement, die Liebe, Hilfe und Unterstützung ihres Mannes für ihre Genesung absolut unerlässlich. Martin war bei unseren Gesprächen mit Sally dabei, weil er sich an manche Dinge besser erinnerte. Die gegenseitige Liebe und der Respekt, den sie füreinander empfinden, war dabei offensichtlich. Martin sagt:

Wenn bei Alzheimer der Ehepartner sich nur halbherzig kümmert, wird der Weg zehnmal schwieriger sein. Ich kann das nicht genug betonen und würde es auch auf Freunde und Familie ausdehnen. Die meisten Menschen sind froh zu hören, dass es einem gut geht, die Details interessieren sie nicht groß. Sie wollen die positive Zusammenfassung und nichts von den Kämpfen wissen. Wenn man aber die ganze Zeit dabei ist, wenn man sich engagiert und wirklich liebt, dann wird man alles tun, was nötig ist.

Nachdem Martin stolz eine lange Liste von Sallys beruflichen Erfolgen heruntergerasselt hatte, sagte er kurz und bündig: »Sie ist meine Heldin«, worauf eine errötende Sally erwiderte: »Er war eine wunderbare Hilfe. Er ist ein Traum von einem Ehemann!« Beide sind sich darin einig, dass sie sich aufgrund von Sallys Diagnose und Martins Bereitschaft, sie zu unterstützen, noch nähergekommen sind und sich jetzt noch viel näherstehen als je zuvor.

Vielleicht am meisten schätzt Sally, dass Martin bereit war, die vielen Veränderungen in ihrer Lebensweise mitzutragen (viele Menschen mit Radikalremissionen sind ihren Partnern dafür dankbar). Da Sallys Alzheimersymptome durch Umweltschadstoffe ausgelöst werden können, musste Martin seine Gewohnheiten anpassen. Er badete nun am Abend und wechselte das Handtuch täglich. Außerdem ließ er im Badezimmer einen Ventilator laufen, um jede schimmelpilzfördernde Feuchtigkeit zu vermeiden. Bei Sallys Ernährungsumstellung machte er genauso mit wie bei vielen ihrer sportlichen und geistigen Aktivitäten.

Laut dem ReCODE-Programm von Dr. Bredesen ist Wut eine toxische Emotion für das Gehirn. Deshalb haben sowohl Sally als auch Martin einen Kurs zur Wutbewältigung besucht und arbeiten proaktiv daran, Wege zu finden, sich gegenseitig zu unterstützen, wobei sie ihre unterschiedlichen Kommunikationsstile berücksichtigen. Sally beschreibt es so:

Wenn wir diskutierten, nahm ich oft etwas als Angriff wahr, was mein Mann als Ausdruck seiner Frustration oder einfach als Bitte ansah. Aber nun hat er seine Art zu reden und ich meine Art zu reagieren geändert. Ich habe gelernt, mich aus der Situation zurückzuziehen, wenn ich negativ reagiere, und mein Mann hat gelernt, sanfter zu sprechen.

Sally und ihr Mann lernten auch, dass Berührungen sich fördernd auf Sallys Heilung auswirken können. Sie kuschelten öfters als früher, da die Berührungen Sally schnell und effektiv beruhigten. Ein neues nächtliches Ritual wurde eingeführt, bei dem Martin, der abends oft las oder Computerspiele spielte, um 21 Uhr mit seiner jeweiligen Aktivität aufhörte, um mit Sally im Bett zu schmusen, bis sie einschlief. Auch morgens nahmen sie sich vor dem Aufstehen noch einmal fest in den Arm. Diese »Berührungstherapie« wirkte sich unglaublich positiv aus.
Wie für viele Menschen mit Radikalremission war es für Sally anfangs eine Herausforderung, eine solche enorme Liebe und Unterstützung annehmen zu können.

Eines der schwierigsten Dinge für mich war zu lernen, mich auf mich selbst zu konzentrieren anstatt auf andere. Als Krankenschwester war ich immer diejenige, die mitfühlend zuhörte und genau das Richtige zu sagen wusste. Ich bin in einem Internat und bei verschiedenen Verwandten aufgewachsen, sodass das vorrangige Denken an andere mein übliches Verhalten wurde. Aber ReCODE kostet mich nun viel Energie und Zeit, und die große Umstellung für mich war, mich selbst an die erste Stelle meiner Prioritätenliste zu setzen. Wenn mein Mann etwas braucht oder möchte, dass ich ihm zuhöre, ich aber etwas für meinen Verstand und meine Gesundheit tun muss, dann hat das in dem Moment Priorität. Früher habe ich meine eigenen Bedürfnisse immer zurückgestellt.

Durch striktes Befolgen des ReCODE-Programms von Dr. Bredesen und die Einbeziehung der Radikalremissions-Heilungsfaktoren, einschließlich der sozialen Unterstützung, war Sally in der Lage, ihre Alzheimersymptome vollständig rückgängig zu machen. 17 Monate nach ihrer Erstdiagnose war Sallys MoCA-Punktezahl von 24 auf 30 angestiegen, was als normal gilt. Ein Gehirnscan ergab, dass ihr Hippocampusvolumen vom 14. auf das 28. Perzentil für Frauen ihres Alters angestiegen war, was bedeutete, dass sich ihr Gedächtnis deutlich gebessert hatte.[74] Sallys Fähigkeit, Wörter zu buchstabieren, kehrte zurück, ihre Redefähigkeit erhöhte sich deutlich und ihre Fähigkeit, Auto zu fahren und am Computer zu arbeiten, verbesserte sich ebenfalls wieder signifikant.

Heute setzt sich Sally für Alzheimerpatienten ein und spricht bereitwillig über ihre Erfahrungen. Dr. Bredesen nennt Sallys Fall eine Umkehrung der Alzheimerkrankheit, aber der Begriff »Remission« ist ebenfalls angebracht, da sie eine Rückbildung ihrer Symptome erlebt hat und stabil geblieben ist. Sally wird jedoch immer wachsam sein müssen.

Meine kognitiven Fähigkeiten schwanken in Abhängigkeit davon, wie viel Toxinen ich ausgesetzt bin. Auch Müdigkeit und Stress wirken sich negativ auf meinen Geist aus. Auf diese Weise werde ich ständig an die Notwendigkeit erinnert, mich täglich positiv und gesund zu verhalten ... Alzheimer ist jetzt ein Teil von mir, und die Umkehrung der Krankheit ist ein Teil meines Lebens. Ich habe nun mal nur ein Gehirn und kann mir kein neues transplantieren lassen. Ich muss hinnehmen, dass es in meinem Gehirn Ablagerungen gibt. Zuerst habe ich sie nicht akzeptiert, sondern nur bekämpft. Aber jetzt kann ich liebevoll an mein Gehirn denken, auch an meine Beta-Amyloid-Plaques. Es ist ein allmählicher Prozess; der Übergang zur Akzeptanz ist entscheidend.

Sally meditiert weiterhin jeden Abend, weil sie dann besser schläft und sich am nächsten Tag ruhiger fühlt. Sie verbringt so viel Zeit wie möglich in der Natur, denn die frische Luft verschafft ihr einen klaren Kopf. Sie hält sich an eine vorwiegend pflanzliche ketogene Diät und nimmt eine Reihe von individuell abgestimmten Nahrungsergänzungsmitteln ein, um ihren Schlaf, ihren Hormonhaushalt und ihr allgemeines Wohlbefinden zu unterstützen. Weil sie im Moment so viele andere Dinge tut, treibt sie etwas weniger Sport als vorher, aber immer noch eine Stunde am Tag. Wenn Sally und Martin nicht gerade Zeit mit ihren Kindern oder Enkelkindern oder in der Natur verbringen, lesen sie gern oder treffen sich mit Freunden. Beide sprechen bereitwillig über Alzheimer und die vielen Dinge, die man tun kann, um die Krankheit zu verhindern oder rückgängig zu machen. Martin sagt:

Ich sehe einen wirklichen Sinn in Sallys derzeitigem Leben und meiner Unterstützung. Wie viele Leute über 70 Jahre haben schon die Chance, Millionen von Menschen zu beeinflussen, und sei es auch nur ein ganz klein wenig? Ich kann es kaum in Worte fassen, wie wichtig das für den Sinn meines Lebens ist.

Sallys Geschichte zeigt, dass man die Hoffnung nie aufgeben sollte, selbst wenn man mit einer »unheilbaren« Krankheit konfrontiert ist. Zuerst hatte Sally das Gefühl, dass sie lieber sterben würde, als mit Alzheimer zu leben, aber ihr Hintergrund in der Forschung veranlasste sie dazu, nicht aufzugeben. Dank des von Dr. Bredesen entwickelten hochmodernen Therapieprogramms hat Sally einen Weg gefunden, ihre Alzheimerkrankheit in Remission zu halten. Dr. Bredesen und viele andere vorausschauende Gesundheitsexperten verschieben das Gesundheitsparadigma von Krankheit zu Wohlbefinden. Der Schlüssel ist ein gesünderer Lebensstil, der unglaublich positive Auswirkungen auf die Lebensqualität haben kann – und vielleicht sogar Krankheiten heilt, die früher als unheilbar galten.

Empfehlungen

Wir hoffen, dass Sallys tiefgehende Heilungsgeschichte zusammen mit den neuesten Trends und Forschungsergebnissen Sie dazu inspiriert hat, Ihr soziales Unterstützungsnetz zu stärken. In *9 Wege in ein krebsfreies Leben* habe ich die folgenden Vorschläge zur Verstärkung Ihres sozialen Netzwerks gemacht, und meine Vorschläge gelten immer noch und können Ihnen nützen: Wenn Sie selbst mit einer gesundheitlichen Herausforderung konfrontiert sind, nehmen Sie Kontakt zu einem geliebten Menschen auf; melden Sie sich für einen Gruppenkurs an, in dem leichte Übungen praktiziert werden, für eine Selbsthilfegruppe oder eine andere Aktivität, um mit Gleichgesinnten in Kontakt zu kommen; und scheuen Sie nicht davor zurück, um Hilfe zu bitten.

Wenn Sie einen Freund oder Familienangehörigen haben, der erkrankt ist, dann ist es das Wichtigste, dieser Person zu zeigen, dass Sie an sie denken und sich um sie kümmern. Rufen Sie an, bringen Sie gesundes Essen vorbei, machen Sie Besorgungen, bieten Sie Unterstützung für den Haushalt an und planen Sie einen Tag ein, an dem Sie die Person verwöhnen und ablenken.

Hier sind noch ein paar weitere Ideen zum Thema soziale Unterstützung:

- **Schaffen Sie sich einen vierbeinigen Freund an.**
  Soziale Unterstützung in Form von bedingungsloser Zuneigung von einem Haustier zu erhalten, hat sich als ebenso nützlich erwiesen wie menschliche soziale Unterstützung. Wenn Sie die Idee, sich ein Haustier zuzulegen, anspricht, gibt es sicher auch irgendwo in Ihrer Nähe ein Tierheim, in dem zahlreiche Tiere auf ein liebevolles Zuhause warten. Darüber hinaus gibt es viele Websites und Apps, die Ihnen bei der Suche nach dem perfekten Haustier helfen können. Und Allergiker finden zum Beispiel durch Eingabe des Suchbe-

griffs »hypoallergene Hunderassen« ein Tier, das zu ihnen passt.

- **Werden Sie zur Ersatzfamilie.**
  Haben Sie sich schon immer Enkelkinder gewünscht, aber nie Kinder gehabt, oder leben Ihre erwachsenen Kinder weit weg von Ihnen? Oder hätten Sie gerne eine Katze zum Schmusen, aber Ihre Wohnung lässt das Halten von Haustieren nicht zu? Gute Nachrichten! Es gibt eine Reihe von Websites, die »Leihomas/-opas« oder »Tierleihmütter« vermitteln oder andere Generationenprojekte organisieren.[75] Und in vielen Großstädten warten in Katzen- oder Hunde-Cafés knuddelige Haustiere darauf, von Ihnen gestreichelt zu werden, während Sie Ihren Kaffee oder Tee trinken.[76] Wenn Sie nicht durch Kinderhüten, sondern auf andere Art anderen helfen möchten, gibt es Organisationen, die Freiwillige für vorübergehende Aufgaben vermitteln, ohne dass sie sich länger verpflichten müssen.
- **Bauen Sie eine eigene Gemeinschaft auf.**
  Wenn Sie beginnen, Ihr eigenes Netzwerk von Freunden und Familienmitgliedern aufzubauen, die Sie unterstützen, suchen Sie nach Menschen, die Ihnen einen sicheren Raum bieten, in dem Sie Sie selbst sein können, und die es Ihnen ermöglichen, Ihre wahren Gedanken und Gefühle auszudrücken, ohne dass Sie befürchten müssen, dass die anderen Sie bewerten. Die Menschen, mit denen Sie sich umgeben, spiegeln oft Ihre eigenen Überzeugungen, Ihre Sprache und Ihre Handlungen wider, seien Sie also wählerisch. Ihre Gemeinschaft wird wahrscheinlich aus Optimisten bestehen, die an Sie und Ihre Ziele glauben und Ihnen helfen werden, wenn Sie zu lange in einer bestimmten Emotion (zum Beispiel Angst, Depression, Trauer) stecken bleiben.
  Ein Krankenhaus oder eine Bibliothek vor Ort und/oder Ihr Gemeindezentrum bietet Ihnen emotionale Unterstützung oder möglicherweise auch verschiedene Gruppen oder Kurse.

Auf Social-Media-Websites finden Sie themenspezifische Angebote, über die Sie mit anderen Menschen mit der gleichen Diagnose in Kontakt treten können. Oder verfolgen Sie @RadicalRemission in den sozialen Medien, um inspirierende Beiträge aus unserer Onlinegemeinschaft zu erhalten. Auf unserer Website, RadicalRemission.com, finden Sie in unserer ständig wachsenden Datenbank jede Menge Geschichten von Heilungen, die Sie ermutigen werden.

- **Berührungen durch Massagen oder Energiearbeit.**
  Sie haben vielleicht keinen Partner, kein Kind und keinen geliebten Menschen, der in der Lage ist, Sie mit Oxytocin freisetzenden Streicheleinheiten zu versorgen, aber das bedeutet nicht, dass Sie keinen Zugang zu körperlicher Berührung haben. Berührungen sind für die Heilung unerlässlich. Überlegen Sie sich dann, sich massieren zu lassen oder mit einem Energieheiler zusammenzuarbeiten, um sicherzustellen, dass Ihr Körper das Oxytocin erhält, das er braucht. Die Kosten für manche Anwendungen werden sogar von den Krankenkassen übernommen.
- **Starten Sie eine Crowdfunding-Kampagne.**
  Ob es sich um einen Stapel von Krankenhausrechnungen oder den hohen Preis von Bionahrungsmitteln und Nahrungsergänzungsmitteln handelt, die Kosten für die medizinische Behandlung stellen für manche Patienten eine kaum zu stemmende finanzielle Belastung dar. Wenn Sie sich in dieser Situation befinden, sollten Sie eine Online-Spendenkampagne über kostenlose Websites wie GoFundMe oder Kickstarter in Erwägung ziehen. Ryan Luelf, ein Patient, der eine Radikalremission erlebt hat, sammelte mehr als 100 000 Dollar für seine Behandlung und ist inzwischen so davon überzeugt, dass Crowdsourcing einen wichtigen Beitrag zur Heilung leisten kann, dass er einen Onlinekurs entwickelt hat (siehe theyololifeblog.com/freely-funded), mit dem die Durchführung einer erfolgreichen Geldbeschaffungskampagne erlernt werden kann.

- **Üben Sie, um Hilfe zu bitten.**
  Versuchen Sie, sich daran zu erinnern, wie Sie sich gefühlt haben, als Sie das letzte Mal von einem Freund um Hilfe gebeten wurden. Haben Sie sich gefreut, helfen zu können, oder war Ihnen das lästig? Menschen, denen Sie wichtig sind, würden Ihnen ganz sicher gerne helfen, wissen aber oft nicht, wie. Deshalb sollten Sie in Ihren Bitten an Freunde und Bekannte konkret werden und sich darin üben, Fragen zu stellen wie: »Ich könnte echt deine Hilfe brauchen. Könntest du bitte morgen für mich babysitten? Mich zu meinem Arzttermin bringen? Für mich einkaufen?« Es mag sich anfangs unangenehm anfühlen, aber denken Sie immer daran, dass Ihre Freunde und Familie froh sind, Ihnen helfen zu können.

Wir hoffen, dieses Kapitel hat Sie davon überzeugt, dass Liebe und Unterstützung für Ihre Gesundheit ebenso wichtig sind wie eine überwiegend pflanzliche Ernährung, körperliche Betätigung oder die Einnahme von Nahrungsergänzungsmitteln. Zeit mit Freunden und Familie zu verbringen, kann Sie von Ihren Stressfaktoren ablenken und gleichzeitig Ihr Immunsystem stärken, dank der heilenden Hormone, die beim Zusammensein mit geliebten Menschen freigesetzt werden. Und wenn Sie andere Menschen aufsuchen, die gerade eine schwierige Phase durchmachen oder schon durchgemacht haben, kann Ihnen das helfen, Ihre Ängste abzubauen, Hoffnung zu schöpfen und neue Lösungen auf Ihrem Weg zu finden.

Versuchen Sie, sich am Ende jedes Tages zu fragen: Habe ich heute Liebe gegeben? Habe ich Liebe zugelassen? Wenn Sie diese beiden Fragen jedes Mal bejahen können, können Sie damit viel dazu beitragen, Ihre soziale Unterstützung ebenso wie Ihr Immunsystem zu stärken.

Schlussbemerkung

»Was man als Genie bezeichnet,
ist der Reichtum an Leben und Gesundheit.«

HENRY DAVID THOREAU

Jede Reise muss zu einem Ende kommen oder genauer gesagt zu einem Übergangspunkt. Wir hoffen, dass dieses Buch, an dessen Ende Sie jetzt angekommen sind, Ihnen einen Anstoß für die Fortsetzung Ihrer eigenen Heilungsreise gibt, ob dieser Weg nun schulmedizinische Behandlung, alternative Optionen oder eine Kombination aus beidem umfasst.

Wir haben die zehn Heilungsfaktoren der Radikalremissionen untersucht, indem wir die jüngsten gesellschaftlichen Entwicklungen betrachtet, die neuesten Forschungsergebnisse analysiert und die Heilungsgeschichten von zehn Menschen mit Radikalremission ausführlich erzählt haben. Außerdem haben wir uns eingehend mit dem neu hinzugekommenen zehnten Heilungsfaktor beschäftigt, der körperlichen Aktivität: Durch Bewegung können Sie fast jeden Körper-Geist-Seele-Aspekt verbessern, einschließlich Ihres Immun-, Herz-Kreislauf-, Lymph- und Nervensystems sowie Ihrer geistigen, emotionalen und seelischen Gesundheit.

Auf unserer Website haben in den letzten Jahren auch viele Patienten mit anderen Krankheiten als Krebs ihre Erfolgsgeschichten über eine Radikalremission hinterlassen. Stellvertretend für sie haben wir in diesem Buch über Sally berichtet, die der Alzheimerkrankheit Einhalt gebieten konnte, und von Palmer, die von einer fortgeschrittenen Multiplen Sklerose genesen ist. Sie sind gute Beispiele dafür, dass die zehn Heilungsfaktoren nicht nur für die Krebsheilung und -prävention, sondern auch für die Heilung und Vorbeugung anderer Krankheiten hilfreich sein könnten. Viele ehemalige Patienten haben uns geschrieben, dass sie die zehn Faktoren als eine Möglichkeit sehen, ein langfristig »gesundes und sinnvolles Leben zu führen«, anstatt sich einer nur kurzfristig wirkenden Behandlung zu unterziehen.

Die Vielzahl neuerer Studien über den Einfluss der Lebensweise – essen, trinken, denken, fühlen, sich bewegen, schlafen – auf das Immunsystem beweisen, wie viel Sie durch die Übernahme von Eigenverantwortung selbst bewirken können. Die

Studien zu diesem Thema sind so zahlreich und überzeugend, dass das American Institute for Cancer Research kürzlich verkündete, dass »fast die Hälfte aller Krebsfälle in den USA durch eine Änderung unserer Alltagsgewohnheiten verhindert werden könnte«, und zu diesen Gewohnheiten gehören unter anderem Ernährung, Bewegung, Sonnenschutz und nicht zu rauchen.[1]
Die immer wieder neuen Erzählungen von Radikalremissionen auf unserer Website zeigen uns außerdem, dass unsere zehn Heilungsfaktoren, die ja alle mit Lebensstiländerungen zu tun haben, mehr als nur der Krebsvorbeugung dienen können. Die zehn Faktoren sind offensichtlich stark genug, um Patienten mit Krebs und anderen schweren Krankheiten in eine komplette Remission zu bringen. Wir planen, unsere Forschung – die bereits eine Pilotstudie mit der Harvard-Universität umfasst und hoffentlich eines Tages auch eine randomisierte, kontrollierte Studie umfassen wird – weiterzuführen, bis wir noch besser verstehen können, bei welchen Krankheiten genau die zehn Heilungsfaktoren der Radikalremissionen wirksam sind.

Das Gesamtbild

Wenn wir einen Schritt zurücktreten und uns den Inhalt dieses Buches noch einmal ansehen, fallen uns einige Dinge auf. Erstens: Es gibt so viel, was Sie für Ihre Gesundheit tun können. Auch wenn wir in unserer Gesellschaft am liebsten 3-Punkte-Listen haben, die wir abhaken können, und dann ist alles gut, und die klassische Medizin bei Krankheiten »einfache« Lösungen in Form eines Arzneimittels oder einer Operation bevorzugt, ist es Forschern nicht erlaubt, ihre Erkenntnisse aus Bequemlichkeit zu sehr zu straffen und zu kurz zu fassen. Der Weg, den Patienten beschreiten, die eine Radikalremission erfahren, ist ein komplexer Weg, der die völlige Umgestaltung von zehn Lebensbereichen umfasst, wobei einige dieser Bereiche Welten von Möglichkeiten umfassen.

Anstatt uns von all dem, was für unsere Gesundheit getan werden kann, überfordert zu fühlen, konzentrieren wir uns auf die Fülle von Veränderungen in der Lebensweise, die unser Immunsystem stärken können, und lassen uns von dieser Bandbreite an Möglichkeiten befähigen und nicht belasten. Es ist beruhigend zu wissen – wie wir es in den Heilungsgeschichten gesehen haben –, dass Menschen mit Radikalremission sich selten mit allen zehn Heilungsfaktoren gleichzeitig beschäftigen. Vielmehr beginnen sie in der Regel mit den Faktoren, die unmittelbar ihre besondere Aufmerksamkeit erfordern, und setzen dann nach und nach auch die anderen Faktoren um, bis sie einen Zustand von Gesundheit und Balance erreicht haben. Niemand wird über Nacht zu einem vollkommen neuen Menschen!

Das Zweite, was auffällt, ist die Tatsache, dass die genauen Ursachen und die Heilung von Krebs für die konventionelle Medizin nach wie vor schwer fassbar sind. Wissenschaftler haben in den letzten 100 Jahren herausgefunden, wie Krebs durch eine Reihe von Faktoren verursacht werden kann, darunter Schadstoffe, Bakterien, Viren, genetische Mutationen, epigenetische Veränderungen und mitochondriale Funktionsstörungen. Trotz dieses Spektrums möglicher Auslöser ist den Forschern immer noch unklar, was genau die Ursachen einiger der häufigsten Krebsarten wie Brustkrebs oder Prostatakrebs und anderer aggressiver Krebsarten wie Lungenkrebs bei Nichtrauchern oder Bauchspeicheldrüsenkrebs sind.

Drittens haben Krebspatienten, die eine Radikalremission anstreben, in Ermangelung klarer Ursachen für ihre Erkrankung (und damit klarer Lösungen für diese Ursachen) kaum eine andere Wahl, als einen allgemeineren Ansatz zur Heilung zu wählen. Dementsprechend werden sie über die zehn Heilungsfaktoren hinaus alles tun, was sie können, um ihr Immunsystem zu stärken. Das wiederum ermöglicht es dem Immunsystem, die ihm zugedachte Aufgabe zu erfüllen: Krebszellen zu identifizieren und zu entfernen. Im Blutkreislauf jedes Menschen zirkulieren sagenhafte Immunzellen, die als »natürliche Killerzellen« (NK-Zellen) bezeichnet werden und deren Hauptfunktion darin besteht, Viren und Krebszellen aufzuspüren und den Garaus zu machen.[2] Es ist äußerst beruhigend zu wissen, dass diese wunderbaren, krebsbekämpfenden Zellen zum angeborenen Immunsystem gehören und im Körper jedes Menschen gebildet werden. Wir beim Radical Remission Project unterstützen derzeit Biotech-Unternehmen dabei, das Blut und die Genetik von Menschen mit Radikalremission zu untersuchen, in der Hoffnung, dass eines Tages neue Immuntherapien entwickelt werden, die *allen* Krebspatienten eine Radikalremission ermöglichen. Bis dahin jedoch praktizieren die Menschen, deren Heilungsweg wir verfolgen, eine Immuntherapie der »alten Schule«. Das heißt, sie stärken ihr Immunsystem auf die altbewährte Weise, indem sie die zehn Heilungsfaktoren der Radikalremission vollständig in ihr tägliches Leben integrieren. Es mag nicht leicht sein, so viele physische, emotionale und spirituelle Aspekte des eigenen Lebens einer Generalüberholung zu unterziehen, aber die Aussicht auf ein perfekt funktionierendes Immunsystem und eine höhere Lebensqualität sind zweifellos die Mühe wert.

Die Reise fortsetzen

Wenn Sie nicht wollen, dass Ihre Reise mit dem Radical Remission Project jetzt schon zu Ende ist, gibt es viele Möglichkeiten für Sie, sich zu engagieren, sich inspirieren zu lassen und unsere laufende Forschung zu unterstützen. Zögern Sie nicht, dieses Buch einem Freund oder einer Freundin, der/die es vielleicht braucht, oder einem Arzt oder einer Ärztin, der/die dafür offen ist, weiterzugeben. Oder spenden Sie ein Exemplar an die Bibliothek in Ihrem Wohnort. Teilen Sie uns auch Ihre Meinung über das Buch mit, indem Sie eine Onlinerezension schreiben oder sich über soziale Medien an uns wenden: @radicalremission mit dem Hashtag #radicalhope.

Datenbank für Radikalremissionen

Bitte helfen Sie uns, unsere Forschungsdatenbank zu erweitern, indem Sie Ihre Geschichte auf unsere Website RadicalRemission.com stellen (Rubrik »Share your Story«). Momentan Erkrankte, geheilte Patienten, Angehörige von Gesundheitsberufen und -unternehmen, an Gesundheitsthemen Interessierte sowie Freunde und Familie von Erkrankten – deren Einverständnis vorausgesetzt – können auf unserer Website kostenlos ein Profil erstellen. Wir werden Ihnen ein paar Fragen stellen, für deren Beantwortung Sie nicht länger als zehn Minuten brauchen. Auf Wunsch können Sie Ihre Privatsphäre wahren, indem Sie nicht Ihren echten Namen, sondern ein beliebiges Pseudonym nutzen. Die Datenbank auf unserer Website können Sie jederzeit aufrufen, um die Heilungsgeschichten anderer zu lesen. Nutzen Sie die Suchfunktion (»Find Stories«), um die Krebsfälle zu finden, die Ihrem ähnlich sind. Wir haben uns entschieden, einen kostenlosen Onlinezugriff auf unsere ständig wachsende Datenbank zu ermöglichen, weil wir wollten, dass Patienten mit Krebs oder anderen gesundheitlichen Herausforderungen inspirierende Geschichten von Betroffenen mit der gleichen Diagnose lesen können.

Forschungsstudien

Hinsichtlich unserer wissenschaftlichen Forschung informieren Sie sich auf der Website unserer gemeinnützigen Stiftung RadicalRemissionFoundation.org über unsere aktuellen Studien und darüber, wie Sie eine steuerlich absetzbare Spende zur Unterstützung unserer laufenden Forschungsbemühungen leisten können. Unser Ziel ist es, eine prospektive, randomisierte Studie zur Untersuchung der Auswirkungen der zehn Heilungsfaktoren der Radikalremission auf Krebspatienten durchzuführen. Jede Spende, wie klein sie auch sein mag, bringt uns diesem Ziel näher.

Doku-Serie und Spielfilm

Zu Ihrer visuellen und emotionalen Inspiration habe ich eine zehnteilige Doku-Serie zum Thema Radikalremission produziert. Sie finden einen Link dazu auf unserer Website RadicalRemission.com. In diesen Dokumentarfilmen zeigen wir Ihnen ausführliche Interviews mit 20 Menschen mit Radikalremission, darunter einige, deren Geschichten in *9 Wege in ein krebsfreies Leben* und *Hoffnung auf ein krebsfreies Leben* beschrieben sind. Darüber hinaus erhalten Sie Einblicke in die Arbeit von mehr als 20 Ärzten und Forschern, die an vorderster Front der integrativen Krebsbehandlung und der Radikalremissionsforschung stehen. Diese Experten erklären die wissenschaftlichen Hintergründe, warum und wie die zehn Heilungsfaktoren das Immunsystem stärken.

Außerdem arbeiten wir derzeit an einem Spielfilm über eine Frau, die eine Radikalremission erlebt, inspiriert von den wahren Fällen in den beiden oben erwähnen Büchern. Dieses Projekt liegt mir sehr am Herzen, da ich damit meine Leidenschaft für das Drehbuchschreiben und visuelle Erzählen mit den mir wichtigen Geschichten über Radikalremissionen verbinden kann. Der aktuelle Titel des Films lautet *Open-Ended Ticket*, und ich hoffe, ihn bald zeigen zu können, entweder in Kinos und/oder im Fernsehen. Mehr erfahren Sie unter RadicalRemission.com.

Workshops und Kurse

Wenn Sie daran arbeiten wollen, die zehn Heilungsfaktoren in Ihr eigenes Leben zu bringen, um Ihr Immunsystem so weit wie möglich zu stärken, können Sie von zahlreichen Angeboten profitieren, die wir auf Bitten unserer Leserinnen und Leser geschaffen haben. Zunächst bieten wir unseren eigenen Radical-Remission-Workshop an: entweder als Wochenendveranstaltung oder als Kurs über acht Wochen mit jeweils zwei Stunden pro Woche. Diese Workshops [in Europa werden sie bisher nur in Großbritannien angeboten] werden von unseren wunderbaren zertifizierten Radical-Remission-Dozentinnen geleitet, von denen viele selbst eine Radikalremission erfahren haben. Auf unserer Website RadicalRemission.com sind alle Veranstaltungsangebote aufgeführt.

Wenn Sie zu krank sind, um an einem Workshop teilzunehmen, oder wenn in Ihrem Land keine solcher Workshop angeboten wird, bieten wir auch eine Onlineversion an, die Sie in Ihrem eigenen Tempo bequem von zu Hause aus (oder im Krankenhauszimmer) absolvieren können. Viele Teilnehmerinnen und Teilnehmer haben darüber hinaus nach der Absolvierung eines Workshops nach Einzelcoachings gefragt, um konkrete und individuelle Hilfestellungen zur praktischen Umsetzung der zehn Heilungsfaktoren zu erhalten. Als Antwort auf diese Bitte haben wir jetzt eine wunderbare und gründlich geschulte Gruppe von zertifizierten Radical-Remissions-Gesundheitscoaches, mit denen Sie sich in Verbindung setzen können.

Unsere Mission ist es, Krebspatienten, Patienten mit anderen Krankheiten sowie ihren Freunden und Familien zu dienen, indem wir Ressourcen bereitstellen, die sowohl aufklären als auch aufrichten. Wenn Sie weitere Ideen haben, wie wir diese Mission erfüllen können, kontaktieren Sie uns bitte über unsere Website RadicalRemission.com.

Es war mir eine Ehre, dieses Buch zu schreiben und Ihnen die andauernden Forschungsergebnisse über Radikalremissionen, das Immunsystem und die Möglichkeiten einer gesunden Lebensweise nahezubringen. Wir hoffen, Sie hatten ebenso viel Freude, Mary, Bailey, Bob, Di, Palmer, Alison, Jeremiah, Tom, Alex und Sally kennenzulernen, wie wir sie hatten, als wir die Gespräche mit ihnen führten. Mögen dieses Buch und alle Ressourcen auf der Website des Radical Remission Project Sie dazu inspirieren, Ihr bestmögliches Leben zu leben, nichts für selbstverständlich zu halten und immer Gründe zu finden, radikale Hoffnung zu haben.

NACHWORT

Dieses Buch ist meiner lieben Freundin und Co-Autorin Tracy White gewidmet. Ich war sehr dankbar, dass Tracy mir beim Schreiben dieses Buches half, weil sie am eigenen Leib erfahren hat, wie es sich anfühlt, eine Krebsdiagnose zu erhalten. Im Februar 2016 wurde bei ihr ein aggressiver, rezidivierender Gebärmutterhalskrebs diagnostiziert und die sie behandelnden Ärzten prophezeiten ihr, nur noch 15 Monate zu leben. Ein Arzt sagte ihr: »Sie werden Chemos bekommen, bis Sie nicht mehr können, und dann werden Sie sterben.« Mit einem achtjährigen Sohn und einem liebenden Ehemann, die ihr beide starke Motivation gaben weiterzuleben, wollte sie alles in ihrer Macht Stehende tun, um diese Zeitspanne zu verlängern.

Bereits vier Jahre zuvor war bei Tracy ein Gebärmutterhalskrebs im Stadium Ib diagnostiziert worden, worauf ihr mittels einer radikalen Hysterektomie die Gebärmutter entfernt wurde. Nach der Operation sagten ihr die Ärzte, sie werde wieder gesund und könne wie bislang einfach weiterleben, was sie auch tat – bis zum Rezidiv, dem Wiederauftreten der Krebserkrankung. Als das Rezidiv festgestellt worden war, begann sie sofort mit der ihr von den Ärzten empfohlenen konventionellen Behandlung, einer starken Chemotherapie mit Taxol, Cisplatin und Avastin alle drei Wochen. Im Laufe der Zeit verlor sie 15 Kilo Körpergewicht, alle ihre Haare und fast ihre gesamte Energie.

Im Oktober 2016 war Tracy gezwungen, die Chemotherapie abzubrechen, weil ihr Körper einer weiteren konventionellen Behandlung nicht mehr standhalten konnte. Zu diesem Zeitpunkt war sie unglaublich untergewichtig und fragil, und ihr Immunsystem praktisch nicht mehr vorhanden. Die Ärzte glaubten, ihre Zeit auf Erden sei abgelaufen, aber Tracy war entschlossen, noch lange zu leben. Allen Prognosen zum Trotz begab sie sich auf eine transformative Reise, auf der sie schließlich jeden Aspekt ihres Lebens veränderte: Sie kündigte ihren stressigen Firmenjob, zog in ein neues Haus, wechselte von der amerikanischen Standardernährung zu einer veganen und dann ketogenen Ernährung, baute ein starkes Team von Therapeuten und unterstützenden Freunden und Familienmitgliedern auf und achtete extrem darauf, sich keinerlei Schadstoffen auszusetzen.

Auf diese Weise und mithilfe komplementärmedizinischer Heilmethoden waren Tracy dann noch drei weitere Jahre mit einer hohen Lebensqualität vergönnt. Einen großen Teil der Zeit widmete sie anderen Menschen, durch Schreiben, Unterrichten und Gesundheitscoaching. Als ich Tracy damals kennenlernte, war mir sofort klar, dass sie und ich einen guten Draht zueinander hatten. Was ich am Anfang noch nicht wusste, war, dass sich diese Verbindung in einem Buch manifestieren würde. Tracy hatte immer den Traum gehabt, Schriftstellerin zu werden. Sie überzeugte mich schließlich davon, dass wir gemeinsam ein Nachfolgebuch zu *9 Wege in ein krebsfreies Leben* in Angriff nehmen könnten. Ich allein hätte mir das schon aus Zeitgründen – mein Terminkalender war irgendwie immer voll – nicht zugetraut.

Uns beiden war von Anfang an klar, dass Tracys Uhr tickte. Nichtsdestotrotz würde ihr das Schreiben dieses Buches neben ihrem Sohn und Ehemann noch einen weiteren starken Grund zum Weiterleben geben. Allein schon deshalb erklärte ich mich nur allzu gerne bereit, dieses umfangreiche Projekt gemeinsam mit ihr anzugehen. Wir planten im Voraus, was geschehen würde, wenn sie jemals mit dem Schreiben aufhören und sich voll und ganz auf ihre Gesundheit konzentrieren müsste, und dieser Moment kam schließlich. Tracy starb im Dezember 2019 umgeben von ihrer Familie und engen Freunden. Letztendlich hatte sie dem Krebs noch zweieinhalb Lebensjahre mehr abgetrotzt, als die Ärzte es prognostiziert hatten.

Tracy hat das fertige Buch leider nicht mehr zu sehen bekommen. Indem Sie es nun in Ihren Händen halten, halten Sie auch Tracys großes Herz. Tracy, ich vermisse dich jeden Tag. Du konntest dir deinen Traum, Buchautorin zu sein, noch erfüllen, und ich weiß, dass deine Energie, deine Leidenschaft und deine Worte viele, viele Menschen inspirieren werden. Ich danke dir, dass du mein Leben – und das Leben aller Leserinnen und Leser dieses Buches – berührt hast!

– KAT

DANKSAGUNG

Von Kelly Turner

Ich brauchte zehn Jahre, um mein erstes Buch zu schreiben, und sechs weitere für dieses Buch. Der Grund dafür, dass dieses Buch weniger Zeit in Anspruch nahm, waren die vielen, vielen Menschen, die mitgeholfen haben, es möglich zu machen. Die Hauptperson, der ich zu danken habe – ohne die dieses Buch gar nie zustande gekommen wäre –, ist meine Co-Autorin Tracy White, die mich davon überzeugt hat, dass wir diese gewaltige Anstrengung auf uns nehmen sollten. Ihre Motivation, ihre Schreibarbeit und ihre partnerschaftliche Unterstützung während des gesamten Prozesses machten das Ganze so viel angenehmer, als ich es mir je hätte vorstellen können. Tracy, ich danke dir, dass du deinen Traum, Autorin zu sein, gelebt hast, um dazu beizutragen, *Hoffnung auf ein krebsfreies Leben* in die Welt zu bringen.

Außerdem danke ich Lisa und Alexander Laing, dass sie mit ihren hervorragenden Schreib- und Redaktionsfähigkeiten immer dann eingegriffen haben, wenn ich sie brauchte. Dieses Buch hätte es ohne sie beide nicht bis zur Ziellinie geschafft, und dafür werde ich ihnen auf ewig dankbar sein.

Mein Herz ist bei meinem Agenten Ned Leavitt, der sich auf ein weiteres kreatives Abenteuer mit mir eingelassen hat, und auch bei Lisa Cheng, Patty Gift, Reid Tracy und allen anderen bei Hay House, die an dieses Buch geglaubt und so hart daran gearbeitet haben, es bestmöglich zu machen. Vielen Dank auch an meinen Redakteur bei HarperOne, Gideon Weil, und an die Presseagentin des Verlags, Melinda Mullin, für ihre unerschütterliche Unterstützung.

Hoffnung auf ein krebsfreies Leben wird nicht im luftleeren Raum lanciert, denn es gibt viele neue Facetten des Radical Remission Project, die sich in den letzten sechs Jahren entwickelt haben. Ich danke Cindy Handler, unserer Ausbildungsleiterin, und allen unseren zertifizierten Radical-Remission-Kursleiterinnen (und den vereinzelten -leitern natürlich auch) für ihre Geduld und ihr Verständnis, als ich damit beschäftigt war, *Hoffnung auf ein krebsfreies Leben* zu schreiben. Danke auch an alle, die in den vergangenen sechs Jahren ihre Heilungsgeschichte auf unsere Website gestellt, an unserem Onlinekurs oder einem Präsenz-Workshop teilgenommen haben – unsere Mission ist es, Ihnen zu dienen, und wir hoffen, dass dieses Buch ein weiterer Weg ist, diese Mission zu erfüllen.

Ein grenzenloser Dank geht an Dr. Junaidah Barnett, Dr. Michelle Holmes und Dr. George Wang, M.D., die Hauptinvestoren unserer Pilotstudie mit der Harvard-Universität, für ihr Interesse und ihr Engagement, meine qualitative Forschung auf die quantitative Ebene zu bringen. Bis zur Veröffentlichung dieses Buches wird unsere zehnteilige Doku über Radikalremissionen ausgestrahlt worden sein, und ich bin meinem Filmteam – Jennifer, Ryan, Taylor und Karli – extrem dankbar, dass sie sich so viele Wochen Zeit genommen haben, um mir zu helfen, die Geschichten über Radikalremissionen visuell umzusetzen.

Danke an meine Schwestern Lisa, Melissa und Sarah für unsere wöchentlichen Telefonate, die mich am Ball gehalten haben. Mom, Dad, Chris, Carrie, Andy und Patrick unterstützten mich ebenfalls aus der Ferne, ebenso wie meine liebenswerten Nichten und Neffen, Cousins, Cousinen, Tanten und Onkel. Meine Familie ist eine einzige Wohltat für mich.

Dieses Buch wäre ganz sicher nicht ohne Tracy entstanden, aber auch nicht ohne die Unterstützung meines unglaublichen Ehemannes und Lebensgefährten Aaron, dessen emotionale Unterstützung keine Grenzen kennt. Ohne diesen Ruhepol in meinem Leben hätte ich nichts erreicht. Worte können nicht ausdrücken, wie viel Liebe ich in meinem Herzen für unsere beiden tollen Kinder hege, die immer da waren, um zu kuscheln und mich zu umarmen, wenn ich der Textbearbeitung müde war. Und Lisa

Malota, du bist unsere ganz eigene Mary Poppins – ohne dich würde unsere Familie nicht funktionieren.

Schließlich geht ein riesiges Dankeschön an all die, die den Krebs und andere Krankheiten überlebt haben und die sich bereit erklärt haben, sich für dieses Buch befragen zu lassen. Indem Sie uns erlauben, Ihre Erfahrungen zu analysieren, daraus zu lernen und sie mit anderen zu teilen, helfen Sie der Welt, mehr über den menschlichen Körper und das menschliche Potenzial zu erfahren. Danke, dass Sie unsere Lehrer sind! Und all den Ärzten, Therapeuten und Experten, die ihre Weisheit in dieses Buch eingebracht haben, danke ich dafür, dass Sie uns auf unserem Weg zu Gesundheit und Ganzheit als Wegweiser gedient haben. Mögen wir alle weiterlernen und die menschliche Erfahrung verbessern.

Dr. Kelly Turner

Von Tracy G. White – November 2019

In diesem Buch geht es nicht um meine Krebsgeschichte. In diesem Buch geht es vielmehr darum, an Krebs Erkrankten Hoffnung zu machen. Hoffnung, wie sie mir zuteilwurde, als ich 2016 die Diagnose metastasierender Gebärmutterhalskrebs erhielt. Ich habe vielen Menschen für die Gelegenheit und das Privileg zu danken, bei diesem Projekt mitarbeiten zu dürfen. Das Schreiben von Teilen von *Hoffnung auf ein krebsfreies Leben* war einer der Höhepunkte meines Lebens.

Mein Beitrag zu diesem Buch wäre ohne das Vertrauen und die Zuversicht von Dr. Kelly Turner nicht möglich gewesen. Ich bin Kelly für so viele Dinge auf ewig dankbar. Im Jahr 2016 führten die Heilungsfaktoren, wie sie in *9 Wege in ein krebsfreies Leben* beschrieben sind, unzweifelhaft zu meiner wunderbaren Remission. Ich war drei Jahre lang glücklich, und die Krankheit war stabil. In dieser Zeit wurde ich Radical-Remission-Kursleiterin und -Coach. Die Menschen, die bei dem Radical Remission Project mitarbeiteten, wurden zu einer wichtigen Unterstützungs- und Bezugsgruppe für mich. Es war mir eine große Freude,

Kelly als Person kennen- und als Mentorin schätzen gelernt zu haben.

Ich bin Kelly Turner, Lisa Cheng, Ned Leavitt, unserem Agenten, sowie dem gesamten Hay-House-Team zutiefst dankbar, dass sie das Risiko einer Erstlings-Co-Autorin eingegangen sind. Es war mir eine Ehre, bei *Hoffnung auf ein krebsfreies Leben* mitzuwirken, und ich hoffe sehr, dass dieses Buch für andere Krankheitsbetroffene ähnliche inspirierend sein wird, wie *9 Wege in ein krebsfreies Leben* es für mich war. Es gibt immer Hoffnung! Seit Januar 2019 erlebe ich nun ein aggressives Wiederauftreten des Krebses. Für den Fall, dass Sie jetzt denken, ein solches Rezidiv würde ja gegen die Heilungsfaktoren sprechen, vergessen Sie eines nicht: Ich bin jetzt bereits zweieinhalb Jahre nach dem »Verfallsdatum«, das mir meine Ärzte 2016 gegeben haben, immer noch am Leben! Allein dies schon beweist mir, dass die Heilungsfaktoren einen handfesten Nutzen haben. Sie haben mein Immunsystem während meiner konventionellen Behandlung gestärkt, obwohl das Immunsystem bei solchen Behandlungen in der Regel stark beeinträchtigt wird. Letzten Endes müssen wir uns jedoch dem großen Bild des Universums von unserem Überleben hingeben.

Mein immer liebevoller, loyaler und mitfühlender Ehemann Paul hat mich auf Schritt und Tritt begleitet. Außerdem ist mein freundlicher, charmanter und herziger Sohn Blake mein größter Motivator gewesen. Blake, du bist das Beste, was mir je passiert ist. Ich werde dich immer lieben, auch wenn ich dich nicht mehr sehen kann.

Ich fühle mich überwältigt von der Unterstützung und dem Einsatz von so vielen Freundinnen und Freunden. Ihre Liebe ist außergewöhnlich und zutiefst berührend. Besonders möchte ich die folgenden lieben Freundinnen und wunderbaren Seelen erwähnen: Stacey Staaterman, Melissa Myers, Clare Hand, Hillary Periera, die SMS-Truppe und die Clique aus West Palm Beach – sie alle haben unendlich viel von sich gegeben, um mir zu helfen.

Ich habe das Glück gehabt, mit einem fantastischen Team von Ärzten und Therapeuten zusammenarbeiten zu können, darunter mit meinem Onkologen Dr. Kevin Holcomb, der im Gegensatz zu vielen seiner Schulmedizinkollegen meinen integrativen Behandlungen gegenüber aufgeschlossen blieb und mich nie entmutigt hat. Ich danke auch meinem sehr fähigen Naturheilpraktiker Dr. Mark Bricca, dessen Freundlichkeit, Wissen und Mitgefühl ihn zu einem Geschenk für Krebspatienten machen. Mit der Hilfe von Dr. Nasha Winters konnte ich Änderungen in meiner Umgebung durchführen, die für meine Gesundheit von Vorteil waren. Außerdem möchte ich Dr. Mark Rosenberg von Advanced Medical Therapeutics dafür danken, dass er Krebsforschung mit unkonventionellem Denken betreibt. Mögen mehr Ärzte sich an seinen guten Ergebnissen orientieren und sie als Beleg für die Verbindungen zwischen Körper, Geist und Seele ansehen. Zuletzt möchte ich die spirituellen Heilerinnen würdigen, die mir geholfen haben, den Weg und die Bestimmung meiner Seele zu finden: Carrie Severson, Gina Martin und Janet O'Shea im Besonderen, sowie all die anderen, die ich auf meinem Weg getroffen habe.

Abschließend danke ich Ihnen, liebe Leserin oder lieber Leser, für den Kauf von *Hoffnung auf ein krebsfreies Leben*. Ich wünsche Ihnen, dass es Ihnen Ermutigung bringen wird, wenn Sie sie am meisten brauchen.

In Licht und Liebe,

Tracy

ÜBER DIE AUTORINNEN

Dr. KELLY TURNER ist eine US-amerikanische Wissenschaftlerin. Vor *Hoffnung auf ein krebsfreies Leben* schrieb sie den *New York Times*-Bestseller *9 Wege in ein krebsfreies Leben*, das in 22 Sprachen übersetzt wurde und in dem sie ihre Forschungen zu Radikalremissionen zusammenfasst – bei denen Patienten, die von Schulmedizinern schon aufgegeben worden waren, Mittel und Wege fanden, um sich von ihrer schweren Krankheit zu heilen. In den letzten 15 Jahren hat Dr. Turner in zehn verschiedenen Ländern geforscht und über 1500 Fälle von Radikalremission analysiert. Davor hat sie an den renommierten Universitäten Harvard und Berkeley studiert. Sie ist die Gründerin des Radical Remission Project (siehe RadicalRemission.com), eine Organisation, die Kurse, Workshops und eine kostenlose Datenbank mit Heilungsgeschichten für Patienten und ihre Angehörigen anbietet. Außerdem hat sie die Radical Remission Foundation gegründet, eine gemeinnützige Stiftung, deren Aufgabe es ist, die wissenschaftliche Erforschung von Radikalremission zu fördern. Kelly Turner hat die Doku-Serie *Radical Remission* über Menschen mit Radikalremission produziert und das Drehbuch zu dem Spielfilm *Open-Ended Ticket* geschrieben, der sich ebenfalls mit dem Thema Radikalremission befasst. Weitere Informationen finden Sie unter Kelly-Turner.com.

TRACY WHITE ist Co-Autorin von *Hoffnung auf ein krebsfreies Leben*. Bevor Tracy 2016 die Diagnose eines rezidivierenden Gebärmutterhalskrebses erhielt und ihre Ärzte ihr noch 15 Monate Lebenszeit voraussagten, war sie 20 Jahre erfolgreich als Marketingleiterin für führende Zeitschriften und Websites tätig und handelte komplizierte Werbeverträge und Partnerschaften für Marken wie Travel + Leisure, Food & Wine, Traditional Home, Fortune, Inc., Seventeen und Bankrate aus. Außerdem war sie eine gefragte Rednerin und Kursleiterin für Gesundheitsthemen. Ihre Artikel wurden auf verschiedenen Websites wie SheKnows, SurvivorNet und Elephant Journal veröffentlicht. Sie leitete Workshops und hielt Vorträge an Orten wie dem Omega Institute, T.E.A.L. und SHARE. Entgegen der Prognosen ihrer Ärzte konnte Tracy nach ihrer Diagnose noch zweieinhalb Jahre ein Leben mit einer hohen Lebensqualität führen und viel Zeit mit ihrem Sohn und ihrem Ehemann verbringen. Außerdem unterstützte sie während dieser Zeit Kelly Turner als Co-Autorin des vorliegenden Buches.

ANMERKUNGEN

KAPITEL 1

1. U.S. Centers for Disease Control and Prevention. *A Report of the Surgeon General Physical Activity and Health At-A-Glance.* 1996.
2. Office of Disease Prevention and Health Promotion, U.S. Department of Health and Human Services. *2008 Physical Activity Guidelines for Americans* https://health.gov/our-work/physical-activity/previous-guidelines/2008-physical-activity-guidelines
3. Office of Disease Prevention and Health Promotion, U.S. Department of Health and Human Services. *Physical Activity Guidelines for Americans, 2nd edition.* Februar 2018. https://health.gov/paguidelines/second-edition/pdf/Physical_Activity_Guidelines_2nd_edition.pdf.
4. Ebenda.
5. World Health Organization. »Obesity and Overweight«. Letzte Änderung 16. Februar 2018. https://www.who.int/en/news-room/fact-sheets/detail/obesity-and-overweight.
6. »Cleveland Clinic Study Finds Obesity as Top Cause of Preventable Life-Years Lost«. *Consult QD.* Letzte Änderung 2. Mai 2017. https://consultqd.clevelandclinic.org/cleveland-clinic-study-finds-obesity-top-cause-preventable-life-years-lost/.
7. Nimptsch, K., and T. Pischon. »Obesity Biomarkers, Metabolism and Risk of Cancer: An Epidemiological Perspective«. *Recent Results in Cancer Research.* 208 (2016): 199–217. DOI: 10.1007/978-3-319-42542-9_11.
8. »Cleveland Clinic Study«. Siehe Fußnote 6 oben.
9. U.S. CDC. Siehe Fußnote 1 oben.
10. Booth, F. W. et al. »Lack of Exercise Is a Major Cause of Chronic Diseases«. *Comprehensive Physiology.* 2, Nr. 2 (April 2012): 1143–1211. DOI: 10.1002/cphy. c110025.
11. Li, Y. et al. »Impact of Healthy Lifestyle Factors on Life Expectancies in the US Population«. *Circulation.* 138, Nr. 4 (24. Juli 2018): 345–355. DOI: 10.1161/CIRCULATIONAHA.117.032047.
12. Ekelund, U. et al. »Does physical activity attenuate, or even eliminate, the det- rimental association of sitting time with mortality? A harmonised meta-analysis of data from more than 1 million men and women«. *Lancet.* 388, Nr. 10051 (24. September 2016): 1302–1310. DOI: 10.1016/S0140-6736(16)30370-1.
13. Hart, N. und R. Newton. »Exercise is Medicine for Cancer: The Evolution and Role of Exercise Oncology«. *Sports Health.* 36, Nr. 2 (2018): 6–11.
14. Schmitz, K. H. et al, and the American College of Sports Medicine. »American College of Sports Medicine roundtable on exercise guidelines for cancer

survivors«. *Medicine & Science in Sports & Exercise.* 42, Nr. 7 (Juli 2010): 1409–1426. DOI: 10.1249/MSS.0b013e3181e0c112.

15. Ashcraft, K. A. et al. »Exercise as Adjunct Therapy in Cancer«. *Seminars in Radiation Oncology.* 29, Nr. 1 (Januar 2019): 16–24. DOI: 10.1016/j.semradonc.2018.10.001.
16. Schmitz, K. H. et al. »Exercise Is Medicine in Oncology: Engaging Clinicians to Help Patients Move through Cancer«. *CA: A Cancer Journal for Clinicians.* 69, Nr. 6 (November 2019): 468–484. DOI: 10.3322/caac.21579.
17. Galvão, D. A. et al. »Combined resistance and aerobic exercise program reverses muscle loss in men undergoing androgen suppression therapy for prostate cancer without bone metastases: A randomized controlled trial«. *Journal of Clinical Oncology.* 28, Nr. 2 (10. Januar 2010): 340–347. DOI: 10.1200/JCO.2009.23.2488.
18. Backman, M. et al. »A randomized pilot study with daily walking during adjuvant chemotherapy for patients with breast and colorectal cancer«. *Acta Oncologica.* 53, Nr. 4 (April 2014): 510–520. DOI: 10.3109/0284186X.2013.873820.
19. Ashcraft, K. A. et al. Siehe Fußnote 15 oben.
20. Mishra, S. I. et al. »Exercise interventions on health-related quality of life for cancer survivors«. *Cochrane Database of Systematic Reviews.* 2012, Nr. 8 (15. August 2012): DOI: 10.1002/14651858.CD007566.pub2.
21. Fong, D. Y. et al. »Physical activity for cancer survivors: meta-analysis of randomised controlled trials«. *BMJ.* 2012, Nr. 344 (30. Januar 2012): e70. DOI: 10.1136/bmj.e70.
22. »Physical Activity and Cancer«. National Cancer Institute. Letzte Änderung 27. Januar 2017. https://www.cancer.gov/about-cancer/causes-prevention/risk/obesity/physical-activity-fact-sheet.
23. Ashcraft, K. A. et al. Siehe Fußnote 15 oben.
24. Ashcraft, K. A. et al. Siehe Fußnote 15 oben.
25. Brown, J. C. et al. »Cancer, Physical Activity, and Exercise«. *Comprehensive Physiology.* 2, Nr. 4 (Oktober 2012): 2775–2809. DOI: 10.1002/cphy.c120005.
26. Kenfield, S. A. et al. »Physical activity and survival after prostate cancer diagnosis in the health professionals follow-up study«. *Journal of Clinical Oncology.* 29, Nr. 6 (20. Februar 2011): 726–732. DOI: 10.1200/JCO.2010.31.5226.
27. Holick C. N. et al. »Physical activity and survival after diagnosis of invasive breast cancer«. *Cancer Epidemiology, Biomarkers & Prevention.* 17, Nr. 2 (Februar 2008): 379–386. DOI: 10.1158/1055-9965.EPI-07-0771; »Can Exercise Reduce the Risk of Cancer Recurrence?«. https://blog.dana-farber.org/insight/2018/02/can-exercise-reduce-risk-cancer-recurrence/. Veröffentlichungsdatum: 7 Februar 2018. Zugriff am 11. Dezember 2019.
28. Arem, H. et al. »Pre- and postdiagnosis physical activity, television viewing, and mortality among patients with colorectal cancer in the Nati-

onal Institutes of Health-AARP Diet and Health Study«. *Journal of Clinical Oncology.* 33, Nr. 2 (10. Januar 2015): 180–188. DOI: 10.1200/JCO.2014.58.1355.

29. Ashcraft, K. A. et al. Siehe Fußnote 15 oben.
30. Lu, M. et al. »Exercise inhibits tumor growth and central carbon metabolism in patient-derived xenograft models of colorectal cancer«. *Cancer & Metabolism.* 2018, Nr. 6 (15. November 2018): 14. DOI: 10.1186/s40170-018-0190-7.
31. Pedersen, L. et al. »Voluntary Running Suppresses Tumor Growth through Epinephrine- and IL-6-Dependent NK Cell Mobilization and Redistribution«. *Cell Metabolism.* 23, Nr. 3 (8. März 2016): 554–562. DOI: 10.1016/j.cmet.2016.01.011.
32. Hart, N. und R. Newton. Siehe Fußnote 13 oben.
33. AKTIV Against Cancer, c/o WCPG, 207 Front Street, 3rd Floor, New York, NY 10038. http://www.aktivagainstcancer.org/.
34. »Aerobic Exercise«. Cleveland Clinic. Letzte Änderung 16. Juli 2019. https://my.clevelandclinic.org/health/articles/7050-aerobic-exercise.
35. Padilha, C. S. et al. »Evaluation of resistance training to improve muscular strength and body composition in cancer patients undergoing neoadjuvant and adjuvant therapy: a meta-analysis«. *Journal of Cancer Survivorship.* 11, Nr. 3 (11. uni 2017): 339–349. DOI: 10.1007/s11764-016-0592-x.
36. Ebenda.
37. Cormie, P. et al. »The Impact of Exercise on Cancer Mortality, Recurrence, and Treatment-Related Adverse Effects«. *Epidemiologic Reviews.* 39, Nr. 1 (1. Januar 2017): 71–92. DOI: 10.1093/epirev/mxx007.
38. Milanović, Z. et al. »Effectiveness of High-Intensity Interval Training (HIT) and Continuous Endurance Training for VO2max Improvements: A Systematic Review and Meta-Analysis of Controlled Trials«. *Sports Medicine.* 45, Nr. 10 (Oktober 2015): 1469–1481. DOI: 10.1007/s40279-015-0365-0.
39. Toohey, K. et al. »A pilot study examining the effects of low-volume high-inten- sity interval training and continuous low to moderate intensity training on quality of life, functional capacity and cardiovascular risk factors in cancer survivors«. *PeerJ – the Journal of Life and Environmental Sciences.* 2016, Nr. 4 (20. Oktober 2016): e2613. DOI: 10.7717/peerj.2613.
40. Devin, J. L. et al. »The influence of high-intensity compared with moderate-intensity exercise training on cardiorespiratory fitness and body composition in colorectal cancer survivors: a randomised controlled trial«. *Journal of Cancer Survivorship.* 10, Nr. 3 (Juni 2016): 467–479. DOI: 10.1007/s11764-015-0490-7.
41. »The lymphatic system and cancer«. Cancer Research UK. Letzte Änderung 13. Dezember 2017. https://www.cancerresearchuk.org/what-is-cancer/body-systems-and-cancer/the-lymphatic-system-and-cancer.
42. Aberdour, S. »The Lymphatic System: It's Life-Supporting«. *Alive.* Letzte

Änderung 24. April 2015. https://www.alive.com/health/the-lymphatic-system/.

43. Lane K. et al. »Exercise and the lymphatic system: Implications for breast-cancer survivors«. *Sports Medicine.* 35, Nr. 6. (2005): 461–471. DOI: 10.2165/00007256-200535060-00001.
44. Franchi, M.V. et al. »Bouncing Back! Counteracting Muscle Aging with Plyometric Muscle Loading«. *Frontiers in Physiology.* 2019, Nr. 10 (5. März 2019): 178. DOI: 10.3389/fphys.2019.00178.
45. Cugusi, L. et al. »Effects of a mini-trampoline rebounding exercise program on functional parameters, body composition and quality of life in overweight women«. *Journal of Sports Medicine and Physical Fitness.* 58, Nr. 3 (März 2018): 287–294. DOI: 10.23736/S0022-4707.16.06588-9.
46. Požgain, I. et al. »Placebo and Nocebo Effect: A Mini-Review«. *Psychiatria Danubina.* 26, Nr. 2 (Juni 2014): 100–107.
47. Diamond, S. A. »Essential Secrets of Psychotherapy: What is the ›Shadow‹?«. *Psychology Today.* 20. April 2012.
48. Rock, C.L. et al. »Nutrition and physical activity guidelines for cancer survivors«. *CA: A Cancer Journal for Clinicians.* 62, Nr. 4 (Juli–August 2012): 243–274. DOI: 10.3322/caac.21142.
49. »A Healthy Salute to New Year's Resolutions«. The Nielsen Company. Letzte Änderung 20. Januar 2016. https://www.nielsen.com/us/en/insights/news/2016/a-healthy-salute-to-new-years-resolutions/

KAPITEL 2

1. *Why Americans Go (and Don't Go) to Religious Services.* Meridian Magazine, 1. August 2018; Washington, D.C.: Pew Research Center, 2018.
2. Lipka, M., and C. Gecewicz. »More Americans now say they're spiritual but not religious«. Pew Research Center. Letzte Änderung 6. September 2017. https://www.pewresearch.org/fact-tank/2017/09/06/more-americans-now-say-theyre-spiritual-but-not-religious/.
3. Pew Research Center. »Attendance at Religious Services«. Zugriff am 11. Dezember 2019. https://www.pewforum.org/religious-landscape-study/attendance-at-religious-services/.
4. »More adults and children are using yoga and meditation«. National Center for Complementary and Integrative Health. Letzte Änderung 13. November 2018. https://nccih.nih.gov/news/press/More-adults-and-children-are-using-yoga-and-meditation.
5. »2016 Yoga in America Study Conducted by Yoga Journal and Yoga Alliance«. *Yoga Journal* and Yoga Alliance. 13. Januar 2016. https://www.yogajournal.com/page/yogainamericastudy.
6. Brodesser-Akner, T. »Behind the Cover: The Big Business of Being Gwyneth Paltrow«, *New York Times Sunday Magazine.* (29. Juli 2018): 22.
7. Jacobs, T.L. et al. »Intensive meditation training, immune cell telomerase

activity, and psychological mediators«. *Psychoneuroendocrinology.* 36, Nr. 5 (Juni 2011): 664–668. DOI: 10.1016/j.psyneuen.2010.09.010.

8. Shammas, M. A. »Telomeres, lifestyle, cancer, and aging«. *Current Opinion in Clinical Nutrition and Metabolic Care.* 14, Nr. 1 (Januar 2011): 28–34. DOI: 10.1097/MCO.0b013e32834121b1.
9. Rosenkranz, M. A. et al. »Reduced stress and inflammatory responsiveness in experienced meditators compared to a matched healthy control group«. *Psychoneuroendocrinology.* 68 (Juni 2016): 117–125. DOI: 10.1016/j.psyneuen.2016.02.013.
10. Heid, M. »How Stress Affects Cancer Risk«. MD Anderson Cancer Center. Letzte Änderung Dezember 2014. https://www.mdanderson.org/publications/focused-on-health/how-stress-affects-cancer-risk.h21-1589046.html.
11. Tadi Uppala, P. P. et al. »Stress, spiritual wellbeing and cancer risk among diverse racial faith-based communities: Elevated levels of stress proteomic biomarkers in breast cancer patients«. *Cancer Research.* 2017, Nr. 77, Suppl. 13 (1. Juli 2017): 4999. DOI: 10.1158/1538-7445.AM2017-4999.
12. Bhasin, M. K. et al. »Relaxation Response Induces Temporal Transcriptome Changes in Energy Metabolism, Insulin Secretion and Inflammatory Pathways«. *PLOS ONE.* 8, Nr. 5 (1. Mai 2013): e62817. DOI: 10.1371/journal.pone.0062817.
13. Buric, I. et al. »What Is the Molecular Signature of Mind–Body Interventions? A Systematic Review of Gene Expression Changes Induced by Meditation and Related Practices«. *Frontiers in Immunology.* 2017, Nr. 8: 670. DOI: 10.3389/fimmu.2017.00670.
14. »What is Coley's toxins treatment for cancer?«. Cancer Research UK. Letzte Änderung 22. August 2012. https://www.cancerresearchuk.org/about-cancer/cancer-in-general/treatment/ complementary-alternative-therapies
15. Gerson Institute. Zugriff am 11. November 2019. https://gerson.org/gerpress/about-us/.
16. U. S. National Institutes of Health, National Cancer Institute. »Laetrile/Amygdalin (PDQ)–Patient Version«. Letzte Änderung 5. April 2018. https://www.cancer.gov/about-cancer/treatment/cam/patient/laetrile-pdq.
17. Brouwer, B. »YouTube Now Gets Over 400 Hours of Content Uploaded Every Minute«. TubeFilter. Letzte Änderung 26. Juli 2015. https://www.tubefilter.com/2015/07/26/youtube-400-hours-content-every-minute/.

KAPITEL 3

1. Wu, X. et al. »Ultraviolet blood irradiation: Is it time to remember ›the cure that time forgot‹?«. *Journal of Photochemistry and Photobiology B: Biology.* 157 (April 2016): 89–96. DOI: 10.1016/j.jphotobiol.2016.02.007.
2. Heynsbergh, N. et al. »Feasibility, useability and acceptability of technology-based interventions for informal cancer carers: a systematic review«.

BMC Cancer. 18, Nr. 1, Art. Nr. 244 (2. März 2018). DOI: 10.1186/s12885-018-4160-9.

3. Chida, Y. et al. »Do stress-related psychosocial factors contribute to cancer incidence and survival?«. *Nature Reviews Clinical Oncology.* 5, Nr. 8 (August 2008): 466–475. DOI: 10.1038/ncponc1134.
4. Paek, M. S. et al. »Longitudinal Reciprocal Relationships Between Quality of Life and Coping Strategies Among Women with Breast Cancer«. *Annals of Behavioral Medicine.* 50, Nr. 5 (Oktober 2016): 775–783. DOI: 10.1007/s12160-016-9803-y.
5. Cheng, C. T. et al. »Cancer-coping profile predicts long-term psychological functions and quality of life in cancer survivors«. *Supportive Care in Cancer.* 27, Nr. 3 (März 2019): 933–941. DOI: 10.1007/s00520-018-4382-z.
6. White, L. L. et al. »Perceived Self-Efficacy: A Concept Analysis for Symptom Management in Patients With Cancer«. *Clinical Journal of Oncology Nursing.* 21, Nr. 6 (1. Dezember 2017): E272–E279. DOI: 10.1188/17.CJON.E272-E279.
7. Mirrione, M. M. et al. »Increased metabolic activity in the septum and habenula during stress is linked to subsequent expression of learned helplessness behavior«. *Frontiers in Human Neuroscience.* 8 (3. Februar 2014): 29. DOI: 10.3389/fnhum.2014.00029.
8. Schou Bredal, I. et al. »Effects of a psychoeducational versus a support group intervention in patients with early-stage breast cancer: results of a randomized controlled trial«. *Cancer Nursing.* 37, Nr. 3 (Mai–Juni 2014): 198–207. DOI: 10.1097/NCC.0b013e31829879a3.
9. Harvey, A. et al. »Factors Influencing Treatment Decisions Among Cancer Patients: Results from National Patient Education Workshops«. *Psycho Oncology* 24 (Juli 2015): 136, Präsentiert am 2015 World Congress of Psycho-Oncology, 28. Juli–1. August 2015 in Washington, D. C. P1–61. Zugriff am 11. November 2019. Siehe auch Patient experience with survivorship care plans: Findings from the Cancer Experience Registry®, https://www.cancersupportcommunity.org/sites/default/files/uploads/our-research/presentations/treatment-decision-making/2014_biennial_cer_scp_poster.pdf.
10. Conners, A. »Does Patient Empowerment Lead to Better Cancer Treatment Outcomes?«. Patient Empowerment Network. Letzte Änderung 10. August 2015. https://powerfulpatients.org/2015/08/10/does-patient-empowerment-lead-to-better-cancer-treatment-outcomes/.
11. Price, M. A. et al. »Helplessness/hopelessness, minimization and optimism predict survival in women with invasive ovarian cancer: a role for targeted support during initial treatment decision-making?«. *Supportive Care in Cancer.* 24, Nr. 6 (Juni 2016): 2627–2634. DOI: 10.1007/s00520-015-3070-5.
12. Marmor, S. et al. »The Rise in Appendiceal Cancer Incidence: 2000–2009«. *Journal of Gastrointestinal Surgery.* 19, Nr. 4 (April 2015): 743–750. DOI: 10.1007/s11605-014-2726-7.

13. » HIPEC. Hyperthermic (or Heated) Intraoperative Peritoneal Chemotherapy«. Zugriff am 11. November 2019. https://hipectreatment.com/the-hipec-procedure/; Chalikonda, S. (Online-Chat). »What Is HIPEC and Is it Right for Me?«. Cleveland Clinic. Letzte Änderung 8. November 2011. https://my.clevelandclinic.org/health/transcripts/1301_hipec.

KAPITEL 4

1. U.S. Department of Health and Human Services, Centers for Disease Control and Prevention. »Suicide rates rising across the U.S.«. Letzte Änderung 7. Juni 2018. https://www.cdc.gov/media/releases/2018/p0607-suicide-prevention.html.
2. World Health Organization. »Depression: Key Facts«. Letzte Änderung 22. März 2018. https://www.who.int/news-room/fact-sheets/detail/depression.
3. Zaorsky, N.G. et al. »Suicide among cancer patients«. *Nature Communications.* 10 (2019): 207. DOI: 10.1038/s41467-018-08170-1.
4. Salimpoor, V.N. et al. »Anatomically Distinct Dopamine Release During Anticipation and Experience of Peak Emotion to Music«. *Nature Neuroscience.* 14, Nr. 2 (Februar 2011): 257–262. DOI: 10.1038/nn.2726; Burgdorf, J. und J. Panksepp. »The Neurobiology of Positive Emotions«. *Neuroscience and Biobehavioral Reviews.* 30, Nr. 2 (2006): 173–187. DOI: 10.1016/j.neubiorev.2005.06.001; Benarroch, E.E., »Oxytocin and Vasopressin: Social Neuropeptides with Complex Neuromodulatory Functions«. *Neurology.* 80, Nr. 16 (16. April 2013): 1521–1528. DOI: 10.1212/WNL.0b013e31828cfb15.
5. Sarkar, D.K. et al. »Regulation of cancer progression by ⍰-endorphin neuron«. *Cancer Research.* 72, Nr. 4 (15. Februar 2012): 836–840. DOI: 10.1158/0008-5472.CAN-11-3292.
6. Zaninotto, P. et al. »Sustained enjoyment of life and mortality at older ages: analysis of the English Longitudinal Study of Ageing«. *BMJ.* 355, Nr. 8086 (2016): i6267. DOI: 10.1136/bmj.i6267.
7. Helliwell, J. et al., Hrsg. *World Happiness Report 2019.* New York: United Nations Sustainable Development Solutions Network, 2019. Central Intelligence Agency. »Country Comparison: Life Expectancy at Birth (2017)«. *The World Fact Book.*
8. GNH Centre Bhutan. Zugriff am 11. November 2019. http://www.gnh-centrebhutan.org/about/; Wyss, J. »Happy by Decree: Ecuador's Chief of ›Good Living‹ Tries to Raise National Contentment«. *Miami Herald.* 17. Juli 2015 (aktualisiert am 18. Juli 2015). Zugriff am 11. November 2019. https://www.miamiherald.com/news/nation-world/world/americas/article27536497.html; Burgess, K. »ACT Government to Introduce Wellbeing Index«. *The Canberra Times.* 16. Januar 2019. https://www.canberratimes.com.au/story/5997331/act-government-to-introduce-wellbeing-index/.

9. A connected society: A strategy for tackling loneliness–laying the foundations for change. London: United Kingdom Department for Digital, Culture, Media and Sport, 2018. »Her Excellency Ohoud Bint Khalfan al Roumi, Minister of State for Happiness and Wellbeing«. United Arab Emirates, The Cabinet. Zugriff am 11. November 2019. https://uaecabinet.ae/en/details/cabinet-members/her-excellency-ohood-bint-khalfan-al-roumi.
10. Cunha, L. F. et al. »Positive Psychology and Gratitude Interventions: A Randomized Clinical Trial«. *Frontiers in Psychology*. 10 (21. März 2019): 584. DOI: 10.3389/fpsyg.2019.00584.
11. Emmons, R. A. und M. E. McCullough. »Counting blessings versus burdens: An experimental investigation of gratitude and subjective well-being in daily life«. *Journal of Personality and Social Psychology.* 84, Nr. 2 (2003): 377–389. DOI: 10.1037//0022-3514.84.2.377.
12. Algoe, S. B. et al. »Beyond reciprocity: gratitude and relationships in everyday life«. *Emotion.* 8, Nr. 3 (Juni 2008): 425–429. DOI: 10.1037/1528-3542.8.3.425; Emmons, R. A. und M. E. McCullough. Siehe vorige Fußnote 11; Wood, A. M. et al. »Gratitude influences sleep through the mechanism of pre-sleep cognitions«. *Journal of Psychosomatic Research.* 66, Nr. 1 (Januar 2009): 43–48. DOI: 10.1016/j.jpsychores.2008.09.002.
13. Hill, P. L. et al. »Examining the Pathways between Gratitude and Self-Rated Physical Health across Adulthood«. *Personality and Individual Differences.* 54, Nr. 1 (Januar 2013): 92–96. DOI: 10.1016/j.paid.2012.08.011.
14. Cash, H. et al. »Internet Addiction: A Brief Summary of Research and Practice«. *Current Psychiatry Reviews.* 8, Nr. 4 (November 2012): 292–298. DOI: 10.2174/157340012803520513; Montag, C. et al. »Internet Communication Disorder and the Structure of the Human Brain: Initial Insights on WeChat Addiction«. *Scientific Reports.* 8, Nr. 1 (1. Februar 2018): 2155. DOI: 10.1038/s41598-018-19904-y.
15. »Global mobile consumer trends, 2nd edition: Mobile continues its global reach into all aspects of consumers' lives«. Deloitte Touche Tohmatsu Limited. 2017. https://www2.deloitte.com/us/en/pages/technology-media-and-telecommunications/articles/global-mobile-consumer-trends.html.
16. Ebenda.
17. Cash, H. et al. Siehe Fußnote 14 oben.
18. Montag, C. et al. Siehe Fußnote 14 oben.
19. Montag, C. et al. Siehe Fußnote 14 oben; Alexander, G. E. et al. »Parallel Organization of Functionally Segregated Circuits Linking Basal Ganglia and Cortex«. *Annual Review of Neuroscience.* 9, Nr. 1 (1. März 1986): 357–381. DOI: 10.1146/annurev.ne.09.030186.002041.
20. Miller, A. B. et al. »Cancer epidemiology update, following the 2011 IARC evaluation of radiofrequency electromagnetic fields (Monograph 102)«. *Environmental Research.* 167 (November 2018): 673–683. DOI: 10.1016/j.envres.2018.06.043.
21. Ebenda.

22. Smith-Roe, S. L. et al. »Evaluation of the genotoxicity of cell phone radiofrequency radiation in male and female rats and mice following subchronic exposure«. *Environmental and Molecular Mutagenesis.* 21. Oktober 2019 (e-pub vor Drucklegung). DOI: 10.1002/em.22343.
23. Miller, A. B. et al. Siehe Fußnote 20 oben.
24. Tausk, F. et al. »Psychoneuroimmunology«. *Dermatologic Therapy.* 21, Nr. 1 (Januar–Februar 2008): 22–31. DOI: 10.1111/j.1529-8019.2008.00166.x.
25. Moraes, L. J. et al. »A systematic review of psychoneuroimmunology-based interventions«. *Psychology, Health & Medicine.* 23, Nr. 6 (Juli 2018): 635–652. DOI: 10.1080/13548506.2017.1417607.
26. Chacin-Fernández, J. et al. »Psychological intervention based on psychoneuroimmunology improves clinical evolution, quality of life, and immunity of children with leukemia: A preliminary study«. *Health Psychology Open.* 6, Nr. 1 (1. April 2019). DOI: 10.1177/2055102919838902.
27. Ben-Shaanan, T. L. et al. »Modulation of Anti-Tumor Immunity by the Brain's Reward System«. *Nature Communications.* 9, Nr. 1 (13. Juli 2018): 2723. DOI: 10.1038/s41467-018-05283-5.
28. Dinan, T. G. et al. »Psychobiotics: A Novel Class of Psychotropic«. *Biological Psychiatry.* 74, Nr. 10 (15. November 2013): 720–726. DOI: 10.1016/j.biopsych.2013.05.001.
29. Rajagopala, S. V. et al. »The Human Microbiome and Cancer«. *Cancer Prevention Research.* 10, Nr. 4 (April 2017): 226–234. DOI: 10.1158/1940-6207.CAPR-16-0249.
30. Sarkar, A. et al. »Psychobiotics and the Manipulation of Bacteria-Gut-Brain Signals«. *Trends in Neurosciences.* 39, Nr. 11 (November 2016): 763–781. DOI: 10.1016/j.tins.2016.09.002.
31. Kurokawa, S. et al. »The effect of fecal microbiota transplantation on psychiatric symptoms among patients with irritable bowel syndrome, functional diarrhea and functional constipation: An open-label observational study«. *Journal of Affective Disorders.* 235 (1. August 2018): 506–512. DOI: 10.1016/j.jad.2018.04.038.
32. Lerman, B. et al. »Oxytocin and Cancer: An Emerging Link«. *World Journal of Clinical Oncology.* 9, Nr. 4 (14. September 2018): 74–82. DOI: 10.5306/wjco.v9.i5.74.
33. Ebenda.
34. Neumann, I. D. »Oxytocin: the neuropeptide of love reveals some of its secrets«. *Cell Metabolism.* 5, Nr. 4 (April 2007): 231–233. DOI: 10.1016/j.cmet.2007.03.008.
35. Misrani A. et al. »Oxytocin system in neuropsychiatric disorders: Old concept, new insights«. *Acta Physiologica Sinica.* 69, Nr. 2 (25. April 2017): 196–206. PMID: 28435979; Neumann, I. D. und D. A. Slattery. »Oxytocin in General Anxiety and Social Fear: A Translational Approach«. *Biological Psychiatry.* 79, Nr. 3 (1. Februar 2016): 213–221. DOI: 10.1016/j.biopsych.2015.06.004.

36. Louie, D. et al. »The Laughter Prescription: A Tool for Lifestyle Medicine«. *American Journal of Lifestyle Medicine.* 10, Nr. 4 (23. Juni 2016): 262–267. DOI: 10.1177/1559827614550279.
37. Ebenda.
38. Fleishman, S.B. et al. »Beneficial effects of animal-assisted visits on quality of life during multimodal radiation-chemotherapy regimens«. *Journal of Community and Supportive Oncology.* 13, Nr. 1 (Januar 2015): 22–26. DOI: 10.12788/jcso.0102.
39. Ebenda.

KAPITEL 5

1. Liu, C. et al. »X-ray phase-contrast CT imaging of the acupoints based on synchrotron radiation«. *Journal of Electron Spectroscopy and Related Phenomena.* 196 (Oktober 2014): 80–84. DOI: 10.1016/j.elspec.2013.12.005.
2. Jain, S. et al. »Clinical Studies of Biofield Therapies: Summary, Methodological Challenges, and Recommendations«. *Global Advances in Health and Medicine.* 4, Suppl. (November 2015): 58–66. DOI: 10.7453/gahmj.2015.034.suppl.
3. Yang, P. et al. »Human Biofield Therapy and the Growth of Mouse Lung Carcinoma«. *Integrative Cancer Therapies.* 18 (Januar–Dezember 2019). DOI: 10.1177/1534735419840797.
4. Liu, C. et al. Siehe Fußnote 1 oben.
5. Lu, W. et al. »The value of acupuncture in cancer care«. *Hematology/Oncology Clinics of North America.* 22, Nr. 4 (August 2008): 631–648, viii. DOI: 10.1016/ j.hoc.2008.04.005; Ohj, B. et al. »Acupuncture in Oncology: The Effectiveness of Acupuncture May Not Depend on Needle Retention Duration«. *Integrative Cancer Therapies.* 17, Nr. 2 (Juni 2018): 458–466. DOI: 10.1177/1534735417734912; Potter, P.J. »Energy Therapies in Advanced Practice Oncology: An Evidence-Informed Practice Approach«. *Journal of the Advanced Practitioner in Oncology.* 4, Nr. 3 (Mai 2013): 139–151. PMID: 25031994.
6. Xu, Y. et al. »Acupuncture Alleviates Rheumatoid Arthritis by Immune-Network Modulation«. *American Journal of Chinese Medicine.* 46, Nr. 5 (2018): 997–1019. DOI: 10.1142/S0192415X18500520.
7. Yang, P. et al. Siehe Fußnote 3 oben.
8. Cuthbert, S.C. und A.L. Rosner. »Applied kinesiology methods for a 10-year-old child with headaches, neck pain, asthma, and reading disabilities«. *Journal of Chiropractic Medicine.* 9, Nr. 3 (September 2010): 138–145. DOI: 10.1016/j.jcm.2010.05.002.
9. Cuthbert. S.C. und A.L. Rosner. »Conservative chiropractic management of urinary incontinence using applied kinesiology: a retrospective case-series report«. *Journal of Chiropractic Medicine.* 11, Nr. 1 (März 2012): 49–57. DOI: 10.1016/j.jcm.2011.10.002.
10. Moncayo, R. und H. Moncayo. »Evaluation of Applied Kinesiology meri-

dian techniques by means of surface electromyography (sEMG): demonstration of the regulatory influence of antique acupuncture points«. *Chinese Medicine.* 4 (29. Mai 2009): 9. DOI: 10.1186/1749-8546-4-9.

11. Molsberger, F. et al. »Yamamoto New Scalp Acupuncture, Applied Kinesiology, and Breathing Exercises for Facial Paralysis in a Young Boy Caused by Lyme Disease – A Case Report«. *EXPLORE.* 12, Nr. 4 (Juli–August 2016): 250–255. DOI: 10.1016/j.explore.2016.02.001.
12. Scaer, R. *The Body Bears the Burden.* (New York: Routledge, 2014). DOI: 10.4324/9780203081822.
13. Underwood, Emily. »Your gut is directly connected to your brain, by a newly discovered neuron circuit«. *Science.* 20. September 2018. DOI: 10.1126/science.aav4883.
14. Lufityanto, G. et al. »Measuring Intuition: Nonconscious Emotional Information Boosts Decision Accuracy and Confidence«. *Psychological Science.* 27, Nr. 5 (Mai 2016): 622–634. DOI: 10.1177/0956797616629403.
15. McCraty, R. und M. Atkinson. »Electrophysiology of Intuition: Pre-stimulus Responses in Group and Individual Participants Using a Roulette Paradigm«. *Global Advances in Health and Medicine.* 3, Nr. 2 (März 2014): 16–27. DOI: 10.7453/gahmj.2014.014.
16. Margittai, Z. et al. »Exogenous cortisol causes a shift from deliberative to intuitive thinking«. *Psychoneuroendocrinology.* 64 (Februar 2016): 131–135. DOI: 10.1016/j.psyneuen.2015.11.018.
17. Liebowitz, J. et al., Hrsg. *How Well Do Executives Trust Their Intuition.* 1st Edition. (Boca Raton: Auerbach Publications, 2018).
18. *PwC's Global Data and Analytics Survey 2016.* PwC. Zugriff am 11. November 2019. https://www.pwc.com/us/en/services/consulting/analytics/big-decision-survey.html.
19. Ebenda.
20. Stolper, C.F. et al. »Family physicians' diagnostic gut feelings are measurable: construct validation of a questionnaire«. *BMC Family Practice.* 14 (2. Januar 2013): 1. DOI: 10.1186/1471-2296-14-1.
21. »Uncovering the Mysteries of Multiple Sclerosis«. *NIH Medline Plus Magazine.* 14, Nr. 2 (Sommer 2018): 20–23.
22. U.S. Centers for Disease Control and Prevention. »Injury Prevention and Control: Adverse Childhood Experiences (ACES)«. Zugriff am 11. November 2019. https://www.cdc.gov/injury/.
23. U.S. Centers for Disease Control and Prevention. »About the CDC-Kaiser ACE Study«. Letzte Änderung 2. April 2019. https://www.cdc.gov/violenceprevention/childabuseandneglect/acestudy/about.html.
24. »Food sensitivities may affect gut barrier function«. Mayo Clinic, Digestive Diseases. Letzte Änderung 12. November 2016. https://www.mayoclinic.org/medical-professionals/digestive-diseases/news/food-sensitivities-may-affect-gut-barrier-function/mac-20429973.

25. Obrenovich, M. E. M. »Leaky Gut, Leaky Brain?«. *Microorganisms.* 6, Nr. 4 (Oktober 2018): pii: E107. DOI: 10.3390/microorganisms6040107.

KAPITEL 6

1. Roberts, A. L. et al. »Posttraumatic stress disorder (PTSD) is associated with increased risk of ovarian cancer: A prospective and retrospective longitudinal cohort study«. *Cancer Research.* 79, Nr. 19 (Oktober 2019): 5113–5120. DOI: 10.1158/0008-5472.CAN-19-1222.
2. Lengacher, C. A. et al. »Influence of mindfulness-based stress reduction (MBSR) on telomerase activity in women with breast cancer (BC)«. *Biological Research for Nursing.* 16, Nr. 4 (Oktober 2014): 438–447. DOI: 10.1177/1099800413519495.
3. U.S. Centers for Disease Control and Prevention. »About the CDC-Kaiser ACE Study«. Letzte Änderung 2. April 2019. https://www.cdc.gov/violenceprevention/childabuseandneglect/acestudy/about.html.
4. »Past trauma may haunt your future health: Adverse childhood experiences, in particular, are linked to chronic health conditions«. Harvard Health Publishing, Harvard Medical School. Letzte Änderung Februar 2019. https://www.health.harvard.edu/diseases-and-conditions/past-trauma-may-haunt-your-future-health.
5. Chivers-Wilson, K. A. »Sexual assault and posttraumatic stress disorder: a review of the biological, psychological and sociological factors and treatments«. *McGill Journal of Medicine.* 9, Nr. 2 (Juli 2006): 111–118. PMID: 18523613.
6. Smith, S. G. et al. *National Intimate Partner and Sexual Violence Survey: 2015 Data Brief – Updated Release.* Atlanta, GA: United States Centers for Disease Control and Prevention, National Center for Injury Prevention and Control, Division of Violence Prevention, November 2018. https://www.va.gov/HOMELESS/nchav/resources/docs/trauma/ipv/National-Intimate-Partner-and-Sexual-Violence-Survey-2015-Data-Brief-508.pdf.
7. Cash, H. et al. »Internet Addiction: A Brief Summary of Research and Practice«. *Current Psychiatry Reviews.* 8, Nr. 4 (November 2012): 292–298. DOI: 10.2174/157340012803520513; Montag, C. et al. »Internet Communication Disorder and the Structure of the Human Brain: Initial Insights on WeChat Addiction«. Scientific Reports. 8, Nr. 1 (1. Februar 2018): 2155. DOI: 10.1038/s41598-018-19904-y.
8. U.S. Department of Veterans Affairs, National Center for Posttraumatic Stress Disorder. »How Common Is PTSD in Veterans?«. Zugriff am 11. November 2019. https://www.ptsd.va.gov/understand/common/common_veterans.asp.
9. Kaster, T. S. et al. »Post-traumatic stress and cancer: Findings from a cross-sectional nationally representative sample«. *Journal of Anxiety Disorders.* 65 (7. Mai 2019): 11–18. DOI: 10.1016/j.janxdis.2019.04.004.
10. Carletto, S. et al. »Neurobiological features and response to eye movement

desensitization and reprocessing treatment of posttraumatic stress disorder in patients with breast cancer«. *European Journal of Psychotraumatology.* 10, Nr. 1 (25. April 2019). DOI: 10.1080/20008198.2019.1600832.

11. Ebenda.
12. Novo Navarro, P. et al. »25 years of Eye Movement Desensitization and Reprocessing (EMDR): The EMDR therapy protocol, hypotheses of its mechanism of action and a systematic review of its efficacy in the treatment of post-traumatic stress disorder«. *Revista de Psiquiatria y salud mental.* 11, Nr. 2 (April–Juni 2018): 101–114. DOI: 10.1016/j.rpsm.2015.12.002.
13. Carletto, S. et al. Siehe Fußnote 10 oben.
14. Borji, M. et al. »Efficacy of Implementing Home Care Using Eye Movement Desensitization and Reprocessing in Reducing Stress of Patients with Gastrointestinal Cancer«. *Asian Pacific Journal of Cancer Prevention.* 20, Nr. 7 (1. Juli 2019): 1967–1971. DOI: 10.31557/APJCP.2019.20.7.1967.
15. »Tapping 101: What Is Tapping and How Can I Start Using It?«. The Tapping Solution. Zugriff am 11. November 2019. https://www.thetappingsolution.com/tapping-101/.
16. Ortner, Nick. *The Tapping Solution: A Revolutionary System for Stress-Free Living.* (Carlsbad, CA: Hay House, Inc., 2013). Deutsche Ausgabe: Ortner, Nick. *Tapping: Leben ohne Stress. Die revolutionäre neue Selbsthilfe-Methode.* (München: Scorpio 2014).
17. Clond, M. »Emotional Freedom Techniques for Anxiety: A Systematic Review with Meta-Analysis«. *Journal of Nervous and Mental Disease.* 204, Nr. 5 (Mai 2016): 388–395. DOI: 10.1097/NMD.0000000000000483.
18. Sebastian, B. und J. Nelms. »The Effectiveness of Emotional Freedom Techniques in the Treatment of Posttraumatic Stress Disorder: A Meta-Analysis«. *Explore.* 13, Nr. 1 (Januar–Februar 2017): 16–25. DOI: 10.1016/j.explore.2016.10.001.
19. Nelms, J. A. und L. Castel. »A Systematic Review and Meta-Analysis of Randomized and Nonrandomized Trials of Clinical Emotional Freedom Techniques (EFT) for the Treatment of Depression«. *Explore.* 12, Nr. 6 (November– December 2016): 416–426. DOI: 10.1016/j.explore.2016.08.001.
20. Bach, D. et al. »Clinical EFT (Emotional Freedom Techniques) Improves Multiple Physiological Markers of Health«. *Journal of Evidence-Based Integrative Medicine.* 24 (Januar–Dezember 2019). DOI: 10.1177/2515690X18823691.
21. Ebenda.
22. Church, D. et al. »Epigenetic Effects of PTSD Remediation in Veterans Using Clinical Emotional Freedom Techniques: A Randomized Controlled Pilot Study«. *American Journal of Health Promotion.* 32, Nr. 1 (Januar 2018): 112–122. DOI: 10.1177/0890117116661154.
23. Maharaj, M. E. »Differential Gene Expression after Emotional Freedom Techniques (EFT) Treatment: A Novel Pilot Protocol for Salivary mRNA Assessment«. *Energy Psychology: Theory, Research, and Treatment.* 8,

Nr. 1 (2016): 17–32. https:// www.serenityocala.com/resource-content/ Differential-Gene-Expression-After-EFT-Treatment.pdf.

24. Baker, B. S., and C. J. Hoffman. »Emotional Freedom Techniques (EFT) to reduce the side effects associated with tamoxifen and aromatase inhibitor use in women with breast cancer: A service evaluation«. *European Journal of Integrative Medicine.* 7, Nr. 2 (April 2015): 136–142. DOI: 10.1016/j.eujim.2014.10.004.
25. Stapleton, Peta. *The Science Behind Tapping: A Proven Stress Management Technique for the Mind and Body.* (Carlsbad, CA: Hay House, Inc., 2013).
26. Ortner, Nick. Siehe Fußnote 16 oben.
27. Fancourt, D. et al. »Effects of Group Drumming Interventions on Anxiety, Depression, Social Resilience and Inflammatory Immune Response among Mental Health Service Users«. *PLOS One.* 11, Nr. 3 (14. März 2016): e0151136. DOI: 10.1371/journal.pone.0151136.

KAPITEL 7

1. Jankovic, N. et al. »Adherence to the WCRF/AICR Dietary Recommendations for Cancer Prevention and Risk of Cancer in Elderly from Europe and the United States: A Meta-Analysis within the CHANCES Project«. *Cancer Epidemiology, Biomarkers, and Prevention.* 26, Nr. 1 (Januar 2017): 136–144. DOI: 10.1158/1055-9965.EPI-16-0428.
2. Ward, E. et al. »Annual Report to the Nation on the Status of Cancer, 1999–2015, Featuring Cancer in Men and Women ages 20–49«. *Journal of the National Cancer Institute.* 30. Mai 2019 (e-pub vor Drucklegung). DOI: 10.1093/jnci/djz106.
3. Ebenda.
4. Ebenda.
5. Sung, H. et al. »Emerging cancer trends among young adults in the USA: Analysis of a population-based cancer registry«. *Lancet Public Health.* 4, Nr. 3 (März 2019): e137–e147. DOI: 10.1016/S2468-2667(18)30267-6.
6. Ward, E. et al. Siehe Fußnote 2 oben.
7. Ward, E. et al. Siehe Fußnote 2 oben.
8. Murray, C. J. L. et al. »The State of US health, 1990–2010: Burden of Diseases, Injuries, and Risk Factors«. *JAMA.* 310, Nr. 6 (14. August 2013): 591–608. DOI: 10.1001/jama.2013.13805.
9. Adams, K. et al. »The State of Nutrition Education at US Medical Schools«. *Journal of Biomedical Education.* 2015. DOI: 10.1155/2015/357627.
10. Crowley, J. et al. »Nutrition in Medical Education: A Systematic Review«. *The Lancet: Planetary Health.* 3, Nr. 9 (September 2019): e379–e389. DOI: 10.1016/S2542-5196(19)30171-8.
11. Adams, K. M. et al. »Nutrition Is Medicine: Nutrition Education for Medical Students and Residents«. *Nutrition in Clinical Practice: Official Publication of the American Society for Parenteral and Enteral Nutrition.* 25, Nr. 5 (Oktober 2010): 471–480. DOI: 10.1177/0884533610379606.

12. Danek, R. L. et al. »Perceptions of Nutrition Education in the Current Medical School Curriculum«. *Family Medicine.* 49, Nr. 10 (November 2017): 803–806. PMID: 29190407.
13. Zhang, F. F. et al. »Preventable Cancer Burden Associated with Poor Diet in the United States«. *JNCI Cancer Spectrum.* 3, Nr. 2 (Mai 2019). DOI: 10.1093/jncics/pkz034.
14. Ebenda.
15. Jiao, L. et al. »Low-Fat Dietary Pattern and Pancreatic Cancer Risk in the Women's Health Initiative Dietary Modification Randomized Controlled Trial«. *Journal of the National Cancer Institute.* 110, Nr. 1 (1. Januar 2018): 49–56. DOI: 10.1093/jnci/djx117.
16. Muscaritoli, M. et al. »Prevalence of malnutrition in patients at first medical oncology visit: the PreMiO study«. *Oncotarget.* 8, Nr. 45 (10. August 2017): 79884–79896. DOI: 10.18632/oncotarget.20168.
17. Mourouti, N. et al. »Optimizing diet and nutrition for cancer survivors: A review«. *Maturitas.* 105 (November 2017): 33–36. DOI: 10.1016/j.maturitas.2017.05.012.
18. Grosso, G. et al. »Possible role of diet in cancer: systematic review and multiple meta-analyses of dietary patterns, lifestyle factors, and cancer risk«. *Nutrition Reviews.* 75, Nr. 6. (1. Juni 2017): 405–419. DOI: 10.1093/nutrit/nux012.
19. Park, S. Y. et al. »High-Quality Diets Associate with Reduced Risk of Colorectal Cancer: Analyses of Diet Quality Indexes in the Multiethnic Cohort«. *Gastroenterology.* 153, Nr. 2 (August 2017): 386–394. e2. DOI: 10.1053/j.gastro.2017.04.004.
20. Ebenda.
21. Toledo, E. et al. »Mediterranean Diet and Invasive Breast Cancer Risk among Women at High Cardiovascular Risk in the PREDIMED Trial: A Randomized Clinical Trial«. *JAMA Internal Medicine.* 175, Nr. 11 (November 2015): 1752–1760. DOI: 10.1001/jamainternmed.2015.4838.
22. Ebenda.
23. Playdon, M. C. et al. »Pre-diagnosis diet and survival after a diagnosis of ovarian cancer«. *British Journal of Cancer.* 116, Nr. 12 (6. Juni 2017): 1627–1637. DOI: 10.1038/bjc.2017.120.
24. Ebenda.
25. Greenlee, H. et al. »Long-Term Diet and Biomarker Changes after a Short-Term Intervention among Hispanic Breast Cancer Survivors: The ¡Cocinar Para Su Salud! Randomized Controlled Trial«. *Cancer Epidemiology, Biomarkers, and Prevention.* 25, Nr. 11 (November 2016): 1491–1502. DOI: 10.1158/1055-9965.EPI-15-1334.
26. Reedy, J. et al. »Higher diet quality is associated with decreased risk of all-cause, cardiovascular disease, and cancer mortality among older adults«. *Journal of Nutrition.* 144, Nr. 6 (Juni 2014): 881–889. DOI: 10.3945/jn.113.189407.

27. Chen, Z. et al. »Dietary patterns and colorectal cancer: results from a Canadian population-based study«. *Nutrition Journal.* 14 (15. Januar 2015): 8. DOI: 10.1186/1475-2891-14-8.
28. Government of Canada. »Eat a Variety of Healthy Foods Each Day«. *Canada's Food Guide.* Letzte Änderung 11. Oktober 2019. https://food-guide.canada.ca/en/.
29. Government of Canada. »Healthy Food Choices«. *Canada's Food Guide.* Letzte Änderung 16. Juli 2019. https://food-guide.canada.ca/en/healthy-food-choices/.
30. »New food guide unveiled without food groups or recommended servings«. CBS News, Health. Letzte Änderung 22. Januar 2019. https://www.cbc.ca/news/health/canada-food-guide-unveil-1.4987261.
31. Winter, S. F. et al. »Role of Ketogenic Metabolic Therapy in Malignant Glioma: A Systematic Review«. *Critical Reviews in Oncology/Hematology.* 112 (April 2017): 41–58. DOI: 10.1016/j.critrevonc.2017.02.016.
32. Weber, D. D. et al. »Ketogenic Diet in Cancer Therapy«. *Aging.* 10, Nr. 2 (11. Februar 2018): 164–165. DOI: 10.18632/aging.101382.
33. Allen, B. G. et al. »Ketogenic diets as an adjuvant cancer therapy: History and potential mechanism«. *Redox Biology.* 2 (2014): 963–970. DOI: 10.1016/j.redox.2014.08.002.
34. Ebenda.
35. Nebeling, L. C. et al. »Effects of a Ketogenic Diet on Tumor Metabolism and Nutritional Status in Pediatric Oncology Patients: Two Case Reports«. *Journal of the American College of Nutrition.* 14, Nr. 2 (April 1995): 202–208. DOI: 10.1080/07315724.1995.10718495.
36. Zuccoli, G. et al. »Metabolic Management of Glioblastoma Multiforme Using Standard Therapy Together with a Restricted Ketogenic Diet: Case Report«. *Nutrition & Metabolism.* 7, Nr. 33 (22. April 2010). DOI: 10.1186/1743-7075-7-33.
37. Hay, L. »18 Amazing Health Benefits of Bone Broth«. Zugriff am 31. Mai 2019. https://www.louisehay.com/18-amazing-health-benefits-bone-broth/.
38. Wheless, J. W. »History and Origin of the Ketogenic Diet«. In: *Epilepsy and the Ketogenic Diet*, bearbeitet von C. E. Stafstrom und J. M. Rho, Seiten 31–50. (Totowa, NJ: Humana Press, 2004). https://link.springer.com/chapter/10.1007/978-1-59259-808-3_2
39. Bischoff, S. C. et al. »Intestinal permeability – a new target for disease prevention and therapy«. *BMC Gastroenterology.* 14, (18. November 2014): 189. DOI: 10.1186/s12876-014-0189-7.
40. Winters, N. und J. H. Kelley. *The Metabolic Approach to Cancer: Integrating Deep Nutrition, the Ketogenic Diet, and Nontoxic Bio-Individualized Therapies.* (White River Junction, VT: Chelsea Green Publishing, 2017).
41. Ebenda.
42. Tinkum, K. L. et al. »Fasting protects mice from lethal DNA damage by promoting small intestinal epithelial stem cell survival«. *Proceedings of the*

National Academies of Sciences of the United States of America. 112, Nr. 51 (22. Dezember 2015): E7148–E7154. DOI: 10.1073/pnas.1509249112.

43. Lee, C. et al. »Fasting cycles retard growth of tumors and sensitize a range of cancer cell types to chemotherapy«. *Science Translational Medicine.* 4, Nr. 124 (7. März 2012): 124ra27. DOI: 10.1126/scitranslmed.3003293; Safdie, F. M. et al. »Fasting and cancer treatment in humans: a case series report«. *Aging.* 1, Nr. 12 (31. Dezember 2009): 988–1007. DOI: 10.18632/aging.100114.
44. Lee, C. et al. Siehe Fußnote 42 oben.
45. Marinac, C. R. et al. »Prolonged Nightly Fasting and Breast Cancer Prognosis«. *JAMA Oncology.* 2, Nr.8 (1. August 2016): 1049–1055. DOI: 10.1001/jamaoncol.2016.0164.
46. Wei, M. et al. »Fasting-mimicking diet and markers/risk factors for aging, diabetes, cancer, and cardiovascular disease«. *Science Translational Medicine.* 9, Nr. 377 (15. Februar 2017). DOI: 10.1126/scitranslmed.aai8700.
47. Ebenda.
48. Vighi, G. et al. »Allergy and the gastrointestinal system«. *Clinical and Experimental Immunology.* 153, Suppl. 1 (September 2008): 3–6. DOI: 10.1111/j.1365-2249.2008.03713.x.
49. Hadrich, D. »Microbiome Research Is Becoming the Key to Better Understanding Health and Nutrition«. *Frontiers in Genetics.* 9 (13. Juni 2018): 212. DOI: 10.3389/fgene.2018.00212.
50. Ebenda.
51. Bischoff, S. C. et al. »Intestinal permeability – a new target for disease prevention and therapy«. *BMC Gastroenterology.* 14 (18. November 2014): 189. DOI: 10.1186/s12876-014-0189-7.
52. Ebenda.
53. Ebenda.
54. Ebenda.
55. Rajagopala, S. V. et al. »The Human Microbiome and Cancer«. *Cancer Prevention Research.* 10, Nr. 4 (April 2017): 226–234. DOI: 10.1158/1940-6207.CAPR-16-0249.
56. Bischoff, S. C. et al. Siehe Fußnote 50 oben.
57. Hadrich, D. Siehe Fußnote 48 oben.
58. Hadrich, D. Siehe Fußnote 48 oben.
59. Martin, C. R. et al. »The Brain-Gut-Microbiome Axis«. *Cellular and Molecular Gastroenterology and Hepatology.* 6, Nr. 2 (12. April 2018): 133–148. DOI: 10.1016/j.jcmgh.2018.04.003.
60. Ebenda.
61. Hadrich, D. Siehe Fußnote 48 oben.
62. Hadrich, D. Siehe Fußnote 48 oben.
63. Rajagopala, S. V. et al. Siehe Fußnote 54 oben.
64. Rajagopala, S. V. et al. Siehe Fußnote 54 oben.
65. Rajagopala, S. V. et al. Siehe Fußnote 54 oben.

66. Dinwiddie, M.T. et al. »Recent Evidence Regarding Triclosan and Cancer Risk«. *International Journal of Environmental Research and Public Health.* 11, Nr. 2 (21. Februar 2014): 2209–2217. DOI: 10.3390/ijerph110202209.
67. Yang, J.J. et al. »Association of Dietary Fiber and Yogurt Consumption with Lung Cancer Risk: A Pooled Analysis«. *JAMA Oncology.* 24. Oktober 2019 (e-pub vor Drucklegung). DOI: 10.1001/jamaoncol.2019.4107.
68. Gopalakrishnan, V. et al. »Gut microbiome modulates response to anti-PD-1 immunotherapy in melanoma patients«. *Science.* 359, Nr. 6371. (5. Januar 2018): 97–103. DOI: 10.1126/science.aan4236.
69. Reis Ferreira, M. et al. »Microbiota- and Radiotherapy-Induced Gastrointestinal Side-Effects (MARS) Study: A Large Pilot Study of the Microbiome in Acute and Late-Radiation Enteropathy«. *Clinical Cancer Research.* 25, Nr. 21 (1. November 2019): 6487–6500. DOI: 10.1158/1078-0432.CCR-19-0960.
70. Senghor, B. et al. »Gut microbiota diversity according to dietary habits and geographical provenance«. *Human Microbiome Journal.* 7–8 (April 2018): 1–9. DOI: 10.1016/j.humic.2018.01.001.

KAPITEL 8

1. Jermini, M. et al. »Complementary medicine use during cancer treatment and potential herb-drug interactions from a cross- sectional study in an academic centre«. *Scientific Reports.* 9, Nr. 1 (25. März 2019): 5078. DOI: 10.1038/s41598-019-41532-3.
2. Ebenda.
3. Guo, W. et al. »Magnesium deficiency in plants: An urgent problem«. *The Crop Journal.* 4, Nr. 2 (April 2016): 83–91. DOI: 10.1016/j.cj.2015.11.003.
4. Worldwatch Institute. »Crop yields expand, but nutrition is left behind«. Environmental News Network. Zugriff am 11. November 2019. https://www.enn.com/articles/22903-crop-yields-expand,-but-nutrition-is-left-behind; Davis, D., »Declining fruit and vegetable nutrient composition: What is the evidence?«. *Horticultural Science.* 44, Nr. 1 (Februar 2009): 15–19. DOI: 10.21273/HORTSCI.44.1.15; Scheer, R. und D. Moss. »Dirt poor: Have fruits and vegetables become less nutritious?«. *Scientific American.* 27. April 2011. Zugriff am 11. November 2019. https://www.scientificamerican.com/article/soil-depletion-and-nutrition-loss/.
5. Varshney, V. »Food Basket in Danger«. *Down to Earth.* Letzte Änderung 1. Dezember 2017. Zugriff am 11. November 2019. https://www.downtoearth.org.in/news/health/food-basket-in-danger-57079.
6. Daley, J. »Climate Change Could Lead to Nutrient Deficiency for Hundreds of Millions«. *Smithsonian.* 28. August 2018. https://www.smithsonianmag.com/smart-news/climate-change-could-lead-nutrient-deficiency-hundreds-millions-180970149/.
7. Luo, K.W. et al. »EGCG inhibited bladder cancer SW780 cell proliferation and migration both in vitro and in vivo via down-regulation of NF-κB

and MMP- 9«. *Journal of Nutritional Biochemistry.* 41 (März 2017): 56–64. DOI: 10.1016/j. jnutbio.2016.12.004; Wang, J. et al. »A prodrug of green tea polyphenol (-)-epigallocatechin-3-gallate (Pro-EGCG) serves as a novel angiogenesis inhibitor in endometrial cancer«. *Cancer Letters.* 412 (1. Januar 2018): 10–20. DOI: 10.1016/j.canlet.2017.09.054; Zan, L. et al. »Epigallocatechin gallate (EGCG) suppresses growth and tumorigenicity in breast cancer cells by downregulation of miR-25«. *Bioengineered.* 10, Nr. 1 (Dezember 2019): 374–382. DOI: 10.1080/21655979.2019.1657327.

8. Schuerger, N. et al. »Evaluating the Demand for Integrative Medicine Practices in Breast and Gynecological Cancer Patients«. *Breast Care.* 14, Nr. 1 (März 2019): 35–40. DOI: 10.1159/000492235.
9. Tangen, J.M. et al. »Immunomodulatory effects of the Agaricus blazei Murrill- based mushroom extract AndoSan in patients with multiple myeloma undergoing high dose chemotherapy and autologous stem cell transplantation: a randomized, double blinded clinical study«. *BioMed Research International.* 2015. DOI: 10.1155/2015/718539.
10. Twardowski, P. et al. »A phase I trial of mushroom powder in patients with biochemically recurrent prostate cancer: Roles of cytokines and myeloid-derived suppressor cells for Agaricus bisporus-induced prostate-specific antigen responses«. *Cancer.* 121, Nr. 17 (1. September 2015): 2942–2950. DOI: 10.1002/cncr.29421.
11. Ghoneum, M. und J. Gimzewski. »Apoptotic effect of a novel kefir product, PFT, on multidrug-resistant myeloid leukemia cells via a hole-piercing mechanism«. *International Journal of Oncology.* 44, Nr. 3 (März 2014): 830–837. DOI: 10.3892/ijo.2014.2258.
12. Going, C.C. et al. »Vitamin D supplementation decreases serum 27-hydroxycholesterol in a pilot breast cancer trial«. *Breast Cancer Research and Treatment.* 167, Nr. 3 (Februar 2018): 797–802. DOI: 10.1007/s10549-017-4562-4.
13. Ma, J. et al. »Effect of ginseng polysaccharides and dendritic cells on the balance of Th1/Th2 T helper cells in patients with non-small cell lung cancer«. *Journal of Traditional Chinese Medicine.* 34, Nr. 6 (Dezember 2014): 641–645. DOI: 10.1016/s0254-6272(15)30076-5.
14. Paur, I. et al. »Tomato-based randomized controlled trial in prostate cancer patients: Effect on PSA«. *Clinical Nutrition.* 36, Nr.3 (Juni 2017): 672–679. DOI: 10.1016/j.clnu.2016.06.014.
15. Winters, N. und J.H. Kelley. *The Metabolic Approach to Cancer: Integrating Deep Nutrition, the Ketogenic Diet, and Nontoxic Bio-Individualized Therapies.* (White River Junction, VT: Chelsea Green Publishing, 2017).
16. World Health Organization, International Agency for Research on Cancer. »Agents Classified by the IARC Monographs, Volumes 1–124«. Letzte Änderung 23. September 2019. https://monographs.iarc.fr/agents-classified-by-the-iarc/; Ma, X., et al. »Critical windows of exposure to household

pesticides and risk of childhood leukemia«. *Environmental Health Perspectives.* 110, Nr. 9 (September 2002): 955–960. DOI: 10.1289/ehp.02110955.

17. McGinn, A. P. »POPs Culture«. *World Watch.* 13, Nr. 2 (März–April 2000): 26–36. PMID: 12349645.
18. Alavanja, M. C. R. und M. R. Bonner. »Occupational pesticide exposures and cancer risk. A review«. *Journal of Toxicology and Environmental Health, Part B: Critical Reviews.* 15, Nr. 4 (2012): 238–263. DOI: 10.1080/10937404.2012.632358.
19. Winters, N. und J. Higgins Kelley. Siehe Fußnote 15 oben.
20. Winters, N. und J. Higgins Kelley. Siehe Fußnote 15 oben; Ma, J. et al. Siehe Fußnote 13 oben.
21. Evans, S. et al. »Cumulative risk analysis of carcinogenic contaminants in United States drinking water«. *Heliyon.* 5, Nr. 9 (18. September 2019). DOI: 10.1016/j.heliyon.2019.e02314
22. Tarazona, J. V. et al. »Glyphosate toxicity and carcinogenicity: a review of the scientific basis of the European Union assessment and its differences with IARC«. *Archives of Toxicology.* 91, Nr. 8 (August 2017): 2723–2743. DOI: 10.1007/s00204-017-1962-5.
23. Bayan, L. et al. »Garlic: A Review of Potential Therapeutic Effects«. *Avicenna Journal of Phytomedicine.* 4, Nr. 1 (Januar–Februar 2014): 1–14. PMID: 25050296; Hudson, J. B. »Applications of the Phytomedicine *Echinacea purpurea* (Purple Coneflower) in Infectious Diseases«. *Journal of Biomedicine and Biotechnology.* (2012). DOI: 10.1155/2012/769896.
24. Frenkel, M. »Is There a Role for Homeopathy in Cancer Care? Questions and Challenges«. *Current Oncology Reports.* 17 (2015): 43. DOI: 10.1007/s11912-015-0467-8.
25. Yadav, R. et al. »How homeopathic medicine works in cancer treatment: deep insight from clinical to experimental studies«. *Journal of Experimental Therapeutics and Oncology.* 13, Nr. 1 (Januar 2019): 71–76. PMID: 30658031.
26. Gleiss, A. et al. »Re-analysis of survival data of cancer patients utilizing additive homeopathy«. *Complementary Therapies in Medicine.* 27 (August 2016): 65–67. DOI: 10.1016/j.ctim.2016.06.001.
27. Pathak, S. et al. »Ruta 6 selectively induces cell death in brain cancer cells but proliferation in normal peripheral blood lymphocytes: A novel treatment for human brain cancer«. *International Journal of Oncology.* 23, Nr. 4 (Oktober 2003): 975–982. DOI: 10.3892/ijo.23.4.975.
28. Ebenda.
29. Bridgeman, M. B. und D. T. Abazia. »Medicinal Cannabis: History, Pharmacology, and Implications for the Acute Care Setting«. *Pharmacy and Therapeutics.* 42, Nr. 3 (März 2017): 180–188. PMID: 28250701.
30. Sidney, S. »Comparing cannabis with tobacco–again«. *BMJ.* 327, Nr. 7416 (20. September 2003): 635–636. DOI: 10.1136/bmj.327.7416.635; Clark, P. A. et al. »Medical marijuana: medical necessity versus political agenda«.

Medical Science Monitor. 17, Nr. 12 (Dezember 2011): RA249–61. DOI: 10.12659/msm.882116.

31. »Annual Causes of Death in the United States«. *Drug War Facts.* Zugriff am 3. Juni 2019. https://www.drugwarfacts.org/chapter/causes_of_death.
32. Gable, R. S., »The Toxicity of Recreational Drugs«, *American Scientist.* 94, Nr. 3 (Mai–Juni 2006). https://www.americanscientist.org/article/the-toxicity-of-recreational-drugs.
33. National Institutes of Health, National Institute on Drug Abuse. »Drug facts: is marijuana medicine?«. Dezember 2014. https://www.drugabuse.gov/sites/default/files/ismarijuanamedicine_12_2014.pdf; »Should marijuana be a medical option?«. ProCon.org. Letzte Änderung 20. September 2019. https://medicalmarijuana.procon. org/; MacDonald, K. und K. Pappas. »Why Not Pot? A Review of the Brain-Based Risks of Cannabis«. *Innovations in Clinical Neuroscience.* 13, Nr. 3–4 (März–April 2016): 13–22. https://www.researchgate.net/publication/304630004_WHY_NOT_POT_A_Review_of_the_Brain-based_Risks_of_Cannabis.
34. Moreno, E. et al. »The Endocannabinoid System as a Target in Cancer Diseases: Are We There Yet?«. *Frontiers in Pharmacology.* 10 (5. April 2019): 339. DOI: 10.3389/fphar.2019.00339.
35. McCarthy, J. »Two in Three Americans Now Support Legalizing Marijuana«. Gallup. 22. Oktober 2018. https://news.gallup.com/poll/243908/two-three- americans-support-legalizing-marijuana.aspx.
36. Kisková, T. et al. »Future Aspects for Cannabinoids in Breast Cancer Therapy«. *International Journal of Molecular Sciences.* 20, Nr. 7 (3. April 2019): 1673. DOI: 10.3390/ijms20071673.
37. Zias, J. et al. »Early medical use of cannabis«. *Nature.* 363, Nr. 6426 (20. Mai 1993): 215. DOI: 10.1038/363215a0.
38. Hanus, L. O. et al. »Phytocannabinoids: A unified critical inventory«. *Natural Product Reports.* 33, Nr. 12 (23. November 2016): 1357–1392. DOI: 10.1039/C6NP00074F.
39. Bridgeman, M. B. und D. T. Abazia. Siehe Fußnote 29 oben; Raypole, C. »A Simple Guide to the Endocannabinoid System«. *Healthline.* Letzte Änderung 17. Mai 2019. https://www.healthline.com/health/endocannabinoid-system-2.
40. Bridgeman, M. B. und D. T. Abazia. Siehe Fußnote 29 oben; Wilson, R. I., und R. A. Nicoll. »Endocannabinoid signaling in the brain«. *Science.* 296, Nr. 5568 (26. April 2002): 678–682. DOI: 10.1126/science.1063545; Klein, T. W. »Cannabinoid-based drugs as anti-inflammatory therapeutics«. *Nature Reviews Immunology.* 5, Nr. 5 (Mai 2005): 400–411. DOI: 10.1038/nri1602.
41. McPartland, J. M. et al. »Are cannabidiol and Δ9-tetrahydrocannabivarin negative modulators of the endocannabinoid system? A systematic review«. *British Journal of Pharmacology.* 172, Nr. 3 (Februar 2015): 737–753. DOI: 10.1111/bph.12944.

42. Moreno, E. et al. Siehe Fußnote 34 oben.
43. Moreno, E. et al. Siehe Fußnote 34 oben.
44. »Cannabidiol (compound of cannabis)«. The World Health Organization. Letzte Änderung Dezember 2017. https://www.who.int/features/qa/cannabidiol/en/.
45. Wang, T. et al. »Adverse effects of medical cannabinoids: a systematic review«. *CMAJ.* 178, Nr. 13 (17. Juni 2008): 1669–1678. DOI: 10.1503/cmaj.071178.
46. Ebenda.
47. Ebenda.
48. Lynch, M. E. und F. Campbell. »Cannabinoids for treatment of chronic noncancer pain: a systematic review of randomized trials«. *British Journal of Clinical Pharmacology.* 72, Nr. 5 (November 2011): 735–744. DOI: 10.1111/j.1365-2125.2011.03970.x.
49. Kisková, T. et al. Siehe Fußnote 36 oben.
50. Kisková, T. et al. Siehe Fußnote 36 oben.
51. Smith, L. A. et al. »Cannabinoids for nausea and vomiting in adults with cancer receiving chemotherapy«. *Cochrane Database of Systematic Reviews.* Nr. 11 (12. November 2015). DOI: 10.1002/14651858.CD009464.pub2.
52. McAllister, S. D. et al. »The Antitumor Activity of Plant-Derived Non-Psychoactive Cannabinoids«. *Journal of Neuroimmune Pharmacology.* 10, Nr. 2 (Juni 2015): 255–267. DOI: 10.1007/s11481-015-9608-y.
53. Ramer, R. und B. Hinz. »Cannabinoids as anticancer drugs«. *Advances in Pharmacology.* 80 (2017): 397–436. DOI: 10.1016/bs.apha.2017.04.002.
54. »GW Pharmaceuticals Achieves Positive Results in Phase 2 Proof of Concept Study in Glioma«. GW Pharmaceuticals, 2017 press release. ClinicalTrials.gov identifiers: NCT01812616, NCT01812603. https://www.gwpharm.co.uk/about/news/gw-pharmaceuticals-achieves-positive-results-phase-2-proof-concept-study-glioma.
55. Ebenda.
56. Manuzak, J. A. et al. »Heavy Cannabis Use Associated With Reduction in Activated and Inflammatory Immune Cell Frequencies in Antiretroviral Therapy–Treated Human Immunodeficiency Virus–Infected Individuals«. *Clinical Infectious Diseases.* 66, Nr. 12 (15. Juni 2018): 1872–1882. DOI: 10.1093/cid/cix1116.
57. Ebenda.
58. McAllister, S. D. et al. Siehe Fußnote 52 oben.
59. McAllister, S. D. et al. Siehe Fußnote 52 oben.
60. Takeda, S. et al. »Cannabidiolic acid as a selective cyclooxygenase-2 inhibitory component in cannabis«. *Drug Metabolism and Disposition.* 36, Nr. 9. (September 2008): 1917–1921. DOI: 10.1124/dmd.108.020909.
61. Kisková, T. et al. Siehe Fußnote 36 oben.
62. Ligresti, A. et al. »Antitumor activity of plant cannabinoids with emphasis on the effect of cannabidiol on human breast carcinoma«. *Journal of*

Pharmacology and Experimental Therapeutics. 318, Nr. 3 (September 2006): 1375–1387. DOI: 10.1124/jpet.106.105247.

63. National Cancer Center, U.S. National Institutes of Health. »Mistletoe Extracts (PDQ)–Patient Version«. Letzte Änderung 25. April 2019. https://www.cancer.gov/ about-cancer/treatment/cam/patient/mistletoe-pdq.
64. Tröger, W. et al. »Viscum album [L.] extract therapy in patients with locally advanced or metastatic pancreatic cancer: A randomised clinical trial on overall survival«. *European Journal of Cancer.* 49, Nr. 18 (Dezember 2013): 3788–3797. DOI: 10.1016/j.ejca.2013.06.043. National Cancer Center, U.S. NIH. »Mistletoe Extracts ...«. Siehe Fußnote 63 oben.
65. Kienle, G. S. et al. »Mistletoe in Cancer – A Systematic Review on Controlled Clinical Trials«. *Database of Abstracts of Reviews of Effects (DARE): Quality-Assessed Reviews.* York (U.K.): Centre for Reviews and Dissemination (U.K.), 1995.https://www.ncbi.nlm.nih.gov/books/NBK69731/; Kienle, G., S. und H. Kiene. »Complementary Cancer Therapy: A Systematic Review of Prospective Clinical Trials on Anthroposophic Mistletoe Extracts«. *European Journal of Medical Research.* 12, Nr. 3 (26. März 2007): 103–119. PMID: 17507307.
66. Rose, A. et al. »Mistletoe Plant Extract in Patients with Nonmuscle Invasive Bladder Cancer: Results of a Phase Ib/IIa Single Group Dose Escalation Study«. *Journal of Urology.* 194, Nr. 4 (Oktober 2015): 939–943. DOI: 10.1016/j. juro.2015.04.073.
67. Han, S. Y. et al. »Anti-cancer effects of enteric-coated polymers containing mistletoe lectin in murine melanoma cells in vitro and in vivo«. *Molecular and Cellular Biochemistry.* 408, Nr. 1–2 (Oktober 2015): 73–87. DOI: 10.1007/s11010-015-2484-1.
68. Liao, C. et al. »Chronomodulated chemotherapy versus conventional chemotherapy for advanced colorectal cancer: A meta-analysis of five randomized controlled trials«. *International Journal of Colorectal Disease.* 25, Nr. 3 (März 2010): 343–350. DOI: 10.1007/s00384-009-0838-4.
69. Mantovani, A. »Molecular pathways linking inflammation and cancer«. *Current Molecular Medicine.* 10, Nr. 4 (Juni 2010): 369–373. DOI: 10.2174 /156652410791316968.

KAPITEL 9

1. Watson, M. et al. »Influence of Psychological Response on Survival in Breast Cancer: A Population-Based Cohort Study«. *The Lancet.* 354, Nr. 9187 (Oktober 16, 1999): 1331–1336. DOI: 10.1016/S0140-6736(98)11392-2; Pinquart, M. und P. R. Duberstein. »Depression and Cancer Mortality: A Meta-Analysis«. *Psychological Medicine.* 40, Nr. 11 (November 2010): 1797–1810. DOI: 10.1017/S0033291709992285; Faller, H. und M. Schmidt. »Prognostic Value of Depressive Coping and Depression in Survival of Lung Cancer Patients«. *Psycho-oncology.* 13, Nr. 5 (Mai 2004): 359–363. DOI: 10.1002/pon.783; Goodwin, J. S. et al. »Effect of Depression on Di-

agnosis, Treatment, and Survival of Older Women with Breast Cancer«. *Journal of the American Geriatrics Society.* 52, Nr. 1 (Januar 2004): 106–111. DOI: 10.1111/j.1532-5415.2004.52018.x.

2. Cohen, R. et al. »Purpose in Life and Its Relationship to All-Cause Mortality and Cardiovascular Events: A Meta-Analysis«. *Psychosomatic Medicine.* 78, Nr. 2 (Februar–März 2016): 122–133. DOI: 10.1097/PSY.0000000000000274; Andersen, S. L. et al. »Health Span Approximates Life Span among Many Supercentenarians: Compression of Morbidity at the Approximate Limit of Life Span«. *The Journals of Gerontology, Series A: Biological Sciences and Medical Sciences.* 67A, Nr. 4 (April 2012): 395–405. DOI: 10.1093/gerona/glr223; Gellert, P. et al. »Centenarians Differ in Their Comorbidity Trends during the Six Years before Death Compared to Individuals Who Died in Their 80s or 90s«. *The Journals of Gerontology, Series A: Biological Sciences and Medical Sciences.* 73, Nr. 10 (11. September 2018): 1357–1362. DOI: 10.1093/gerona/glx136; Ismail, K. et al. »Compression of Morbidity Is Observed across Cohorts with Exceptional Longevity«. *Journal of the American Geriatrics Society.* 64, Nr. 8 (August 2016): 1583–1591. DOI: 10.1111/jgs.14222; Sebastiani, P. et al. »Families Enriched for Exceptional Longevity Also Have Increased Health-Span: Findings from the Long Life Family Study«. *Frontiers in Public Health.* 1 (30. September 2013): 38. DOI: 10.3389/fpubh.2013.00038; Terry, D. F. et al. »Disentangling the Roles of Disability and Morbidity in Survival to Exceptional Old Age«. *Archives of Internal Medicine.* 168, Nr. 3 (2008): 277–283. DOI: 10.1001/archinternmed.2007.75.
3. Marone, S. et al. »Purpose in Life Among Centenarian Offspring«. *The Journals of Gerontology, Series B: Psychological Sciences and Social Sciences.* 7. März 2018. DOI: 10.1093/geronb/gby023.
4. Friedman, E. M. et al. »Plasma interleukin-6 and soluble IL-6 receptors are associated with psychological well-being in aging women«. *Health Psychology.* 26, Nr. 3 (Mai 2007): 305–313. DOI: 10.1037/0278-6133.26.3.305; Thoma, M. V., et al. »Stronger hypothalamus-pituitary-adrenal axis habituation predicts lesser sensitization of inflammatory response to repeated acute stress exposures in healthy young adults«. *Brain, Behavior, and Immunity.* 61 (März 2017): 228–235. DOI: 10.1016/j.bbi.2016.11.030; Fogelman, N. und T. Canli. »›Purpose in Life‹ as a psychosocial resource in healthy aging: An examination of cortisol baseline levels and response to the Trier Social Stress Test«. *NPJ Aging and Mechanisms of Disease.* 1 (28. September 2015): 15006. DOI: 10.1038/npjamd.2015.6.
5. Alimujiang, A. et al. »Association between Life Purpose and Mortality among US Adults Older Than 50 Years«. *JAMA Network Open.* 2, Nr. 5 (3. Mai 2019): e194270. DOI: 10.1001/jamanetworkopen.2019.4270.
6. Yasukawa, S. et al. »›Ikigai‹, Subjective Wellbeing, as a Modifier of the Parity-Cardiovascular Mortality Association – The Japan Collaborative

Cohort Study«. *Circulation Journal.* 82, Nr. 5 (25. April 2018): 1302–1308. DOI: 10.1253/circj. CJ-17-1201.

7. Cohen, R. et al. Siehe Fußnote 2 oben.
8. Zilioli, S. et al. »Purpose in life predicts allostatic load ten years later«. *Journal of Psychosomatic Research.* 79, Nr. 5 (November 2015): 451–457. DOI: 10.1016/j.jpsychores.2015.09.013.
9. Proyer, R.T. »A multidisciplinary perspective on adult play and playfulness«. *International Journal of Play.* 6, Nr. 3 (2017): 241–243. DOI: 10.1080/21594937.2017.1384307.
10. Holland, E. »Adult Playtime: 6 Ways to Bring More Fun into Your Day«. The Chopra Center. Letzte Änderung 22. Januar 2016. https://chopra.com/articles/adult- playtime-6-ways-to-bring-more-fun-into-your-day; Magnuson, C.D. und L.A. Barnett. »The Playful Advantage: How Playfulness Enhances Coping with Stress«. *Leisure Sciences.* 35, Nr. 2 (2013): 129–144. DOI: 10.1080/01490400.2013.761905.
11. Thiel, A. et al. »Have adults lost their sense of play? An observational study of the social dynamics of physical (in)activity in German and Hawaiian leisure settings«. *BMC Public Health.* 16 (2. August 2016): 689. DOI: 10.1186/s12889- 016-3392-3; Proyer, R.T. »The well-being of playful adults: Adult playfulness, subjective well-being, physical well-being, and the pursuit of enjoyable activities«. *European Journal of Humour Research.* 1, Nr. 1 (2013): 84–98. DOI: 10.7592/ejhr2013.1.1.proyer.
12. Krug, N. »Why Adults Coloring Books Are the Latest Trend«. *Washington Post.* Letzte Änderung 2. Mai 2016. http://wapo.st/26KuQik.
13. Ajiboye, T. »Adults Need Recess Too. Here's Why You Should Make Time to Play«. NBC News. Letzte Änderung 7. Juli 2018. https://www.nbcnews.com/better/health/ adults-need-recess-too-here-s-why-you-should-make-ncna887396.
14. Sandler, E.S., Hrsg. »Osteosarcoma«. Kids Health from Nemours. Letzte Änderung Januar 2017. https://kidshealth.org/en/parents/cancer-osteosarcoma.html.
15. Ebenda.
16. »Patients/Physicians. Champions Personalized Oncology Services. Personalized PDX Models may offer hope for your specific cancer«. Champions Oncology. Zugriff am 11. November 2019. https://championsoncology.com/patients-physicians; » Cytometric Cancer Profiling Services Personalized for You«. Weisenthal Cancer Group. Zugriff am 11. November 2019. https://www.weisenthalcancer.com/Services.html.
17. Ebenda.
18. Wan, J. et al. »Strategies and developments of immunotherapies in osteosarcoma«. *Oncology Letters.* 11, Nr. 1 (Januar 2016): 511–520. DOI: 10.3892/ol.2015.3962.
19. Tornesello, A.L. et al. »New Insights in the Design of Bioactive Peptides

and Chelating Agents for Imaging and Therapy in Oncology«. *Molecules.* 22, Nr. 8 (August 2017): 1282. DOI: 10.3390/molecules22081282.

KAPITEL 10

1. Ishak, W. W. et al. »Oxytocin Role in Enhancing Well-Being: A Literature Review«. *Journal of Affective Disorders.* 130, Nr. 1–2 (April 2011): 1–9. DOI: 10.1016/j.jad.2010.06.001.
2. Steptoe, A. et al. »Positive Affect and Psychobiological Processes Relevant to Health«. *Journal of Personality.* 77, Nr. 6 (Dezember 2009): 1747–1776. DOI: 10.1111/j.1467-6494.2009.00599.x.
3. Berkman, L. F. und S. L. Syme. »Social Networks, Host Resistance, and Mortality: A Nine-Year Follow-Up Study of Alameda County Residents«. *American Journal of Epidemiology.* 109, Nr. 2 (Februar 1979): 186–204. DOI: 10.1093/oxfordjournals. aje.a112674; Glass, T. A. et al. »Population-Based Study of Social and Productive Activities as Predictors of Survival Among Elderly Americans«. *BMJ.* 319 (21. August 1999): 478–483. DOI: 10.1136/bmj.319.7208.478; Giles, L. C. et al. »Effects of Social Networks on 10 Year Survival in Very Old Australians: The Australian Longitudinal Study of Aging«. *Journal of Epidemiology & Community Health.* 59, Nr. 7 (Juli 2005): 574–579. DOI: 10.1136/jech.2004.025429; House, J. S. et al. »The Association of Social Relationships and Activities with Mortality: Prospective Evidence from Tecumseh Community Health Study«. *American Journal of Epidemiology.* 116, Nr. 1 (Juli 1982): 123–140. DOI: 10.1093/oxfordjournals.aje. a113387.
4. Reynolds, P. et al. »The Relationship Between Social Ties and Survival Among Black and White Breast Cancer Patients: National Cancer Institute Black/White Cancer Survival Study Group«. *Cancer Epidemiology, Biomarkers, and Prevention.* 3, Nr. 3 (April–Mai 1994): 253–259. PMID: 8019376.
5. Zuelsdorff, M. L. et al. »Social support and verbal interaction are differentially associated with cognitive function in midlife and older age«. *Neuropsychology, Development, and Cognition, Section B Aging Neuropsychology, and Cognition.* 26, Nr. 2 (März 2019): 144–160. DOI: 10.1080/13825585.2017.1414769.
6. Berkman, L. F. und S. L. Syme. Siehe Fußnote 3 oben; Glass, T. A. et al. Siehe Fußnote 3 oben; Wolf, S. und Bruhn, J. G. *The Power of Clan: The Influence of Human Relationships on Heart Disease.* (Piscataway, NJ: Transaction Publishers, 1998); Holahan, C. J. et al. »Late-Life Alcohol Consumption and Twenty-Year Mortality«. *Alcoholism, Clinical and Experimental Research.* 34, Nr. 11 (November 2010): 1961–1971. DOI: 10.1111/j.1530-0277.2010.01286.x.
7. Steptoe, A. Siehe Fußnote 2 oben; Ader, R., Hrsg., *Psychoneuroimmunology, 4th Edition.* (Burlington, MA: Elsevier Academic Press, 2011).
8. Uchino, B. N. et al. »The Relationship between Social Support and Phy-

siological Processes: A Review with Emphasis on Underlying Mechanisms and Implications from Health«. *Psychological Bulletin.* 119, Nr. 3 (Mai 1996): 488–531. DOI: 10.1037/0033-2909.119.3.488; Uchino, B.N. »Social Support and Health: A Review of Physiological Processes Potentially Underlying Links to Disease Outcomes«. *Journal of Behavioral Medicine.* 29, Nr. 4 (August 2006): 377–387. DOI: 10.1007/s10865-006-9056-5.

9. Steptoe, A. Siehe Fußnote 2 oben; Ader, R., Hrsg. Siehe Fußnote 7 oben.
10. Christensen, A.V. et al. »Significantly Increased Risk of All-Cause Mortality among Cardiac Patients Feeling Lonely«. *Heart.* 4. November 2019. DOI: 10.1136/heartjnl-2019-315460.
11. Pinquart, M. und P.R. Duberstein. »Associations of Social Networks with Cancer Mortality: A Meta-Analysis«. *Critical Reviews in Oncology/ Hematology.* 75, Nr. 2 (August 2010): 122–137. DOI: 10.1016/j.critrevonc.2009.06.003.
12. Friedmann, E. und S.A. Thoms. »Pet Ownership, Social Support, and One-Year Survival After Acute Myocardial Infarction in the Cardiac Arrhythmia Suppression Trial (CAST) «. *American Journal of Cardiology.* 76, Nr. 17 (15. Dezember 1995): 1213–1217. DOI: 10.1016/s0002-9149(99)80343-9; McNicholas, J. et al. »Pet Ownership and Human Health: A Brief Review of Evidence and Issues«. *BMJ.* 331, Nr. 7527 (26. November 2005): 1252–1254. DOI: 10.1136/bmj.331.7527.1252; Steele, R.W., »Should Immunocompromised Patients Have Pets?«. *Ochsner Journal.* 8, Nr. 3 (Fall 2008): 134–139. PMID: 21603465; Müllersdorf, M. et al. »Aspects of Health, Physical/Leisure Activities, Work and Socio-Demographics Associated with Pet Ownership in Sweden«. *Scandinavian Journal of Public Health.* 38, Nr. 1 (Februar 2010): 53–63. DOI: 10.1177/1403494809344358; Qureshi, A.I. et al. »Cat Ownership and the Risk of Fatal Cardiovascular Diseases: Results from the Second National Health and Nutrition Examination Study Mortality Follow-Up Study«. *Journal of Vascular and Interventional Neurology.* 2, Nr. 1 (Januar 2009): 132–135. PMID: 22518240.
13. Cigna. *2018 Cigna's U.S. Lonliness Index: Survey of 20,000 Americans Examining Behaviors Driving Loneliness in the United States.* Zugriff am 11. November 2019. https://www.multivu.com/players/English/8294451-cigna-us-loneliness-survey/.
14. Bialik, K. »Americans unhappy with family, social or financial life are more likely to say they feel lonely«. Pew Research Center. Letzte Änderung 3. 3. Dezember 2018. https://www.pewresearch.org/fact-tank/2018/12/03/americans-unhappy-with-family-social-or-financial-life-are-more-likely-to-say-they-feel-lonely/.
15. Holt-Lunstad, J. et al. »Social Relationships and Mortality Risk: A Meta-Analytic Review«. *PLOS Medicine.* 7, Nr. 7 (27. Juli 2010): e1000316. DOI: 10.1371/journal. pmed.1000316; Thomas, S.N. »Prescription for Living Longer: Spend Less Time Alone«. *BYU News.* (2015). Letzte Ände-

rung 10. März 2015. https://news.byu.edu/news/prescription-living-longer-spend-less-time-alone.

16. Kobayashi, L. C. und A. Steptoe. »Social Isolation, Loneliness, and Health Behaviors at Older Ages: Longitudinal Cohort Study«. *Annals of Behavioral Medicine.* 52, Nr. 7 (31. Mai 2018): 582–593. DOI: 10.1093/abm/kax033.
17. Rico-Uribe, L. A. et al. »Loneliness, Social Networks, and Health: A Cross- Sectional Study in Three Countries«. *PLOS ONE.* 11, Nr. 1 (13. Januar 2016): e0145264. DOI: 10.1371/journal.pone.0145264.
18. Ebenda.
19. Ebenda.
20. Kearns, A. et al. »Loneliness, social relations and health and well-being in deprived communities«. *Psychology, Health, and Medicine.* 20, Nr. 3 (2015): 332–344. DOI: 10.1080/13548506.2014.940354.
21. Ebenda.
22. Ebenda.
23. Ebenda.
24. Applebaum, A. J. et al. »Optimism, social support, and mental health outcomes in patients with advanced cancer«. *Psychooncology.* 23, Nr. 3 (März 2014): 299–306. DOI: 10.1002/pon.3418.
25. Ebenda.
26. Tschuschke, V. et al. »Psychological Stress and Coping Resources during Primary Systemic Therapy for Breast Cancer. Results of a Prospective Study/Psychische Belastungen und Patientinnenressourcen während einer primär systemischen Therapie bei Brustkrebs. Ergebnisse einer prospektiven Studie«. *Geburtshilfe Frauenheilkd.* 77, Nr. 2 (Februar 2017): 158–168. DOI: 10.1055/s-0043-101237.
27. Ebenda.
28. Meeker, M. »Internet Trends 2019«. *Bond.* Zugriff am 11. November 2019. https://www.bondcap.com/pdf/Internet_Trends_2019.pdf.
29. Jakubiak, B. K. und B. C. Feeney. »Affectionate Touch to Promote Relational, Psychological, and Physical Well-Being in Adulthood: A Theoretical Model and Review of the Research«. *Personality and Social Psychology Review.* 21, Nr. 3 (August 2017): 228–252. DOI: 10.1177/1088868316650307.
30. Shensa, A. et al. »Social Media Use and Depression and Anxiety Symptoms: A Cluster Analysis«. *American Journal of Health Behavior.* 42, Nr. 2 (1. März 2018): 116–128. DOI: 10.5993/AJHB.42.2.11.
31. Muscatell, K. A. et al. »Links between inflammation, amygdala reactivity, and social support in breast cancer survivors«. *Brain, Behavior, and Immunity.* 53 (März 2016): 34–38. DOI: 10.1016/j.bbi.2015.09.008.
32. Ebenda.
33. Ebenda.
34. Ebenda.
35. Uchino, B. N. et al. »Social support, social integration, and inflammatory

cytokines: A meta-analysis«. *Health Psychology.* 37, Nr. 5 (Mai 2018): 462–471. DOI: 10.1037/hea0000594.

36. Ford, J. et al. »Social Integration and Quality of Social Relationships as Protective Factors for Inflammation in a Nationally Representative Sample of Black Women«. *Journal of Urban Health.* 96, Suppl. 1 (März 2019): 35. DOI: 10.1007/s11524-018-00337-x.
37. Ebenda.
38. Lee, S. et al. »High-sensitivity C-reactive protein and cancer«. *Journal of Epidemiology.* 21, Nr. 3 (2011): 161–168. DOI: 10.2188/jea.je20100128.
39. Ford, J. et al. Siehe Fußnote 36 oben.
40. Lee, S. et al. Siehe Fußnote 38 oben.
41. Banegas, M. P. et al. »For Working-Age Cancer Survivors, Medical Debt and Bankruptcy Create Financial Hardships«. *Health Affairs.* 35, Nr. 1 (Januar 2016): 54–61. DOI: 10.1377/hlthaff.2015.0830.
42. Ebenda.
43. Chino, F. et al. »Out-of-Pocket Costs, Financial Distress, and Underinsurance in Cancer Care«. *JAMA Oncology.* 3, Nr. 11 (1. November 2017): 1582–1584. DOI: 10.1001/jamaoncol.2017.2148.
44. Young, J. »Life and Debt: Stories from Inside America's GoFundMe Health Care System«. *Huffpost.* Zuletzt aktualisiert am 19. Juni 2019. https://www.huffpost.com/entry/gofundme-health-care-system_n_5ced9785e4b0ae6710584b27.
45. »2019 Alzheimer's Disease Facts & Figures«. *Alzheimer's & Dementia: The Journal of the Alzheimer's Association.* 15, Nr. 3 (März 2019): 321–387. DOI: 10.1016/j.jalz.2019.01.010.
46. Bredesen, D. E. et al. »Reversal of cognitive decline in Alzheimer's disease«. *Aging.* 8, Nr. 6 (Juni 2016): 1250–1258. DOI: 10.18632/aging.100981.
47. »2019 Alzheimer's Disease: Facts & Figures«. Siehe Fußnote 45 oben.
48. U.S. Centers for Disease Control and Prevention, Division of Population Health, National Center for Chronic Disease Prevention and Health Promotion. »Subjective Cognitive Decline — A Public Health Issue«. Letzte Änderung 27. Februar 2019. https://www.cdc.gov/aging/data/ subjective-cognitive-decline-brief.html; »Subjective Cognitive Decline: The Earliest Sign of Alzheimer's Disease?« *Neurology Reviews.* 21, Nr. 9 (September 2013): 1, 33–37; Jessen, F. et al. »A conceptual framework for research on subjective cognitive decline in preclinical Alzheimer's disease«. *Alzheimer's & Dementia: The Journal of the Alzheimer's Association.* 10, Nr. 6 (November 2014): 844–852. DOI: 10.1016/j.jalz.2014.01.001.
49. Ebenda.
50. Ebenda.
51. Bredesen, D. E. *The End of Alzheimer's: The First Program to Prevent and Reverse Cognitive Decline.* (New York: Avery, 2017).
52. »About Us«. MoCA: Montreal Cognitive Assessment. Zugriff am 11. November 2019. https://www.mocatest.org/about/.

53. »10 Early Signs and Symptoms of Alzheimer's«. Alzheimer's Association. Zugriff am 11. November 2019. https://www.alz.org/alzheimers-dementia/10_signs.
54. Bredesen, D. E. »Reversal of cognitive decline: A novel therapeutic program«. *Aging*. 6, Nr. 9 (September 2014): 707–717. DOI: 10.18632/aging.100690.
55. Bredesen, D. E. »Metabolic profiling distinguishes three subtypes of Alzheimer's disease«. *Aging*. 7, Nr. 8 (August 2015): 595–600. DOI: 10.18632/aging.100801.
56. Bredesen, D. E. »Inhalational Alzheimer's disease: an unrecognized—and treatable—epidemic«. *Aging*. 8, Nr. 2 (Februar 2016): 304–313. DOI: 10.18632/aging.100896.
57. Bredesen, D. E. Siehe Fußnote 51 oben.
58. Qian, J. et al. »APOE-related risk of mild cognitive impairment and dementia for prevention trials: An analysis of four cohorts«. *PLOS Medicine*. 14, Nr. 3 (21. März 2017): e1002254. DOI: 10.1371/journal.pmed.1002254.
59. Dacks, P. »What APOE Means for Your Health«. *Cognitive Vitality*. 26. November 2016. https://www.alzdiscovery.org/cognitive-vitality/blog/what-apoe-means-for-your-health.
60. Nivens, A. S. et al. »Cues to participation in prostate cancer screening: a theory for practice«. *Oncology Nursing Forum*. 28, Nr. 9 (Oktober 2001): 1449–1456. PMID: 11683314.
61. Ebenda.
62. Bredesen, D. E. Siehe Fußnote 51 oben.
63. Medic, G. et al. »Short- and long-term health consequences of sleep disruption«. *Nature and Science of Sleep*. 9 (2017): 151–161. DOI: 10.2147/NSS.S134864.
64. Owens, R. L. et al. »Sleep and Breathing … and Cancer?«. *Cancer Prevention Research*. 9, Nr. 11 (November 2016): 821–827. Published correction, 10, Nr. 1 (Januar 2017): 98. DOI: 10.1158/1940-6207.CAPR-16-0092.
65. Xie, L. et al. »Sleep drives metabolite clearance from the adult brain«. *Science*. 342, Nr. 6156 (18. Oktober 2013): 373–377. DOI: 10.1126/science.1241224.
66. Fultz, N. E. et al. »Coupled electrophysiological, hemodynamic, and cerebrospinal fluid oscillations in human sleep«. *Science*. 366, Nr. 6465 (1. November 2019): 628–631. DOI: 10.1126/science.aax5440.
67. Bredesen, D. E. Siehe Fußnote 51 oben.
68. Posit Science BrainHQ. Zugriff am 11. November 2019. https://www.brainhq.com/ about.
69. Bredesen, D. E.. Siehe Fußnote 51 oben.
70. »Glycemic index for 60+ foods: Measuring carbohydrate effects can help glucose management«. Harvard Health Publishing, Harvard Medical School. Letzte Änderung 14. März 2018. https://www.health.harvard.edu/diseases-and-conditions/glycemic-index-and-glycemic-load-for-100-foods.
71. Berndtson, K. »Chronic Inflammatory Response Syndrome: Overview, Di-

agnosis, and Treatment«. Zugriff am 11. November 2019. https://www.survivingmold.com/docs/Berndtson_essay_2_CIRS.pdf.

72. Ebenda.
73. Shoemaker, R. C. und D. E. House. »Sick building syndrome (SBS) and exposure to water-damaged buildings: time series study, clinical trial and mechanisms«. *Neurotoxicology and Teratology.* 28, Nr. 5 (September–Oktober 2006): 573–88. DOI: 10.1016/j.nett.2006.07.003.
74. Rahman, M. M. et al. »Early hippocampal volume loss as a marker of eventual memory deficits caused by repeated stress«. *Scientific Reports.* 6 (4. Juli 2016): 29127. DOI: 10.1038/srep29127.
75. Lilleston, R. »For Surrogate Grandparents, the Ties Still Bind«. AARP. Zugriff am 11. November 2019. https://www.aarp.org/home-family/friends-family/info-2017/surrogate-grandparents-benefits-fd.html.
76. Gordon, E. »5 Pet Cafes in NYC: Eat, Sip, and Play With Your Furry Friends«. *Untapped New York.* Letzte Änderung 7. August 2017. https://untappedcities. com/2017/08/07/the-top-5-pet-cafes-in-nyc-including-the-first-ever-dog-cafe/.

SCHLUSSBEMERKUNG

1. »Take Control of your Cancer Risk: Nearly Fifty Percent of common Cancers are Preventable«. American Institute for Cancer Research. Letzte Änderung 1. Februar 2018. https://www.aicr.org/news/take-control-of-your-cancer-risk-nearly-fifty-percent-of-common-cancers-are-preventable/.
2. Wu, J. und L. L. Lanier. »Natural killer cells and cancer«. Advances in Cancer Research. 90 (2003): 127–56. DOI: 10.1016/s0065-230x(03)90004-2.

REGISTER

J

K

L

M